第Ⅰ部 看護診断

	Ⅰ
健康知覚-健康管理パターン	1
栄養-代謝パターン	2
排泄パターン	3
活動-運動パターン	4
睡眠-休息パターン	5
認知-知覚パターン	6
自己知覚パターン	7
役割-関係パターン	8
セクシュアリティ-生殖パターン	9
コーピング-ストレス耐性パターン	10
価値-信念パターン	11

第Ⅱ部 ヘルスプロモーション型看護診断　Ⅱ

第Ⅲ部 共同問題　Ⅲ

第Ⅳ部 診断クラスター　Ⅳ
看護診断と共同問題

HANDBOOK OF NURSING DIAGNOSIS 15th Edition

Lynda Juall Carpenito, RN, MSN, CRNP

看護診断ハンドブック

第11版

著
リンダ J. カルペニート

監訳
黒江ゆり子　岐阜県立看護大学教授・学長

訳（翻訳順）
黒江ゆり子　岐阜県立看護大学教授・学長
高井奈美　　名古屋大学医学部附属病院・慢性疾患看護専門看護師
中岡亜希子　大阪府立大学大学院看護学研究科准教授
田中利江子　岐阜大学医学部附属病院・慢性疾患看護専門看護師
北原保世　　慢性看護研究会
田中結華　　摂南大学看護学部教授
森谷利香　　摂南大学看護学部准教授
神谷千鶴　　関西看護医療大学教授
髙橋智子　　岐阜県立看護大学助教
任　和子　　京都大学大学院医学研究科教授
市橋惠子　　日本バプテスト看護専門学校専任教員
寳田　穂　　武庫川女子大学看護学部教授
藤澤まこと　岐阜県立看護大学教授

Authorized translation of the original English language edition
Lynda Juall Carpenito: "Handbook of Nursing Diagnosis, 15th edition"
published by arrangement with Wolters Kluwer Inc., USA
Copyright © 1991, 1989, 1987, 1985 by J. B. Lippincott Company
Copyright © 2017, 2013, 2006, 2004, 2002, 1999, 1997, 1995, 1993
by Lynda Juall Carpenito.
Copyright © 2010, 2008 by Lynda Juall Carpenito-Moyet
© 11th Japanese edition 2018 by Igaku-Shoin Ltd., Tokyo. All rights reserved.
This book is protected by copyright. No part of this book may be
reproduced or transmitted in any manner whatsoever without written
permission except for brief quotations embodied in critical articles and reviews.
Wolters Kluwer did not participate in the translation of this title.

Printed and bound in Japan

看護診断ハンドブック

発　行	1991 年 6 月 1 日	第 1 版第 1 刷	2004 年 11 月 15 日	第 6 版第 1 刷
	1993 年 6 月 15 日	第 1 版第 7 刷	2005 年 12 月 1 日	第 6 版第 3 刷
	1994 年 5 月 15 日	第 2 版第 1 刷	2006 年 12 月 1 日	第 7 版第 1 刷
	1994 年 9 月 15 日	第 2 版第 4 刷	2007 年 12 月 1 日	第 7 版第 2 刷
	1995 年 1 月 15 日	新訂第 2 版第 1 刷	2009 年 1 月 1 日	第 8 版第 1 刷
	1997 年 8 月 1 日	新訂第 2 版第 10 刷	2009 年 10 月 15 日	第 8 版第 2 刷
	1997 年 12 月 15 日	第 3 版第 1 刷	2011 年 1 月 15 日	第 9 版第 1 刷
	1999 年 5 月 15 日	第 3 版第 6 刷	2012 年 11 月 1 日	第 9 版第 4 刷
	2000 年 3 月 1 日	第 4 版第 1 刷	2014 年 1 月 1 日	第 10 版第 1 刷
	2002 年 1 月 15 日	第 4 版第 5 刷	2016 年 11 月 1 日	第 10 版第 4 刷
	2002 年 12 月 1 日	第 5 版第 1 刷	2018 年 3 月 15 日	第 11 版第 1 刷
	2004 年 5 月 15 日	第 5 版第 5 刷	2019 年 1 月 1 日	第 11 版第 2 刷

監　訳　黒江ゆり子

発行者　株式会社　医学書院

　　　　代表取締役　金原　俊

　　　　〒113-8719　東京都文京区本郷 1-28-23

　　　　電話　03-3817-5600(社内案内)

印刷・製本　アイワード

本書の内容を院内で電子カルテや LAN などに使用される場合は出版者の許諾が必要です．詳細は弊社出版総務課までお問い合わせください．
本書の複製権・翻訳権・上映権・譲渡権・貸与権・公衆送信権(送信可能化権を含む)は株式会社医学書院が保有します．

ISBN978-4-260-03451-7

本書を無断で複製する行為(複写，スキャン，デジタルデータ化など)は，「私的使用のための複製」など著作権法上の限られた例外を除き禁じられています．大学，病院，診療所，企業などにおいて，業務上使用する目的(診療，研究活動を含む)で上記の行為を行うことは，その使用範囲が内部的であっても，私的使用には該当せず，違法です．また私的使用に該当する場合であっても，代行業者等の第三者に依頼して上記の行為を行うことは違法となります．

JCOPY 〈出版者著作権管理機構　委託出版物〉
本書の無断複製は著作権法上での例外を除き禁じられています．
複製される場合は，そのつど事前に，出版者著作権管理機構
(電話 03-5244-5088，FAX 03-5244-5089，info@jcopy.or.jp)の
許諾を得てください．

著者

Lynda Juall Carpenito, RN, MSN, CRNP

Family Nurse Practitioner, ChesPenn Health Services, Chester, Pennsylvania
Nursing Consultant, Mullica Hill, New Jersey

謹告

- 本書の内容を無断で電子カルテや LAN, その他のソフトウェアやシステム等に利用することを禁じます。許可なく使用した場合には著作権侵害により利用停止の措置をとらせていただくことがあります。
  利用をご希望の場合には, 下記あてにご連絡ください。
  　医学書院総務管理部出版総務課　著作権係　TEL 03-3817-5721
- 本書には薬剤の適応, 副作用, 投与法について記していますが, これらには変更がありうることが前提となっています。したがって, 読者が薬剤を使用される際には必ず, 添付文書等製薬メーカーからの情報を確認したうえで使用されるようお願いいたします。本書の記述を実施して生じたいかなる結果, 過誤や遺漏について, 著者, 編集者, 出版社, 販売店のいずれも責任を負うものではありませんし, 記載されている内容に関して, 明示であるか黙示であるかを問わず, いかなる保証もいたしません。加えて, 本書の刊行から生じる人・物への危害・毀損についても, 法的責任を負うものではないことをお断りしておきます。

監訳者まえがき
PREFACE

　私たち看護職は，人々の健康の質を高めるために，健康にかかわる諸事象を看護学的に的確に判断し，最良のケアを提供する責務がある。その判断は，きわめて短時間で迫られる場合もあれば，人生観にかかわる事柄のように時間をかけることが重要となることもある。いずれの場合も，諸事象をどのように見きわめ判断するかは，看護実践の質に繋がり，看護過程の中核となる。そのため，1984 年に訳出した看護過程に関する H. ユラと B. ウオルシュの書籍『看護過程―ナーシング・プロセス（アセスメント・計画立案・実施・評価）』（医学書院）は，わが国で初めて看護過程を体系的に紹介したものであったが，この書籍にはすでに看護診断の経緯と定義等が盛り込まれていた。その後，看護診断は看護過程の中にしっかりと位置づくのである。

　看護診断の考え方は，今から 40 年以上もさかのぼる 1970 年代から始まっている。社会および医療における IT 化が躍進し，看護がどのような責任を果たすかを明確に提示するために看護診断分類が推進された。1973 年には第 1 回全米看護診断分類会議が開催され，1982 年には北米看護診断協会（NANDA）の設立に至った。1990 年代以降は大きく発展し，日本看護診断学会の前身である日本看護診断研究会第 1 回学術集会が開催されたのも 1991 年のことである。2002 年には国際的な組織 NANDA インターナショナル（NANDA‐Ⅰ）へと発展し現在に至る。

　NANDA 設立の初期は，看護理論家会議を背景に，看護診断において人間をどのような存在として捉えるかという理論的基盤が加味されていた。それが，M. ロジャーズらの「ユニタリー・ヒューマンビーイングズ」の考え方であり，人間は，開放系として環境との相互作用をもつ 4 次元の存在として示された。相互作用（交換・伝達・関係），行為（価値・選択・運動），心の動き（知覚・理解・感情）という 3 つの特性と 9 つの「人間の反応パターン」をもつ人間を明快に描いた理論的基盤であり，この意義深い考えのもとで分類が推進された。

　本書は，『Handbook of Nursing Diagnosis』の訳書である。著者である L. J. カルペニートは，1980 年代から看護診断とその臨床的活用に向けて取り組み，1994 年にセントルイスで開催された看護診断に関するカルペニートの研修会に参加した私は，看護診断は臨床における活用が重要であり，それは最良のケアに繋がるとの彼女の考えに深く頷かされた。看護実践の質向上に寄与する看護診断およびその診断のもとで実践すべき看護ケアについて，本書では体系的に記述している。1985 年に初版が出版され，貴重な書として第 15 版を迎えている。

V

看護診断名とともに看護ケアが具現化に向けて示されており，さらに臨床で活用するときに留意すべきこととして「CARPENITO MEMO」が加えられている。臨床において看護を実践している看護職のみなさまには，ベッドサイドで根拠のある看護ケアを考え，実施することができる活用しやすい構成となっている。また，看護学を学んでいる学生のみなさまには，看護診断や共同問題とともに，病態生理学的理解を深めることができるように構成されており，多彩に活用いただけると思う。

　本書がみなさまの日々の看護活動の一助となれば幸いである。

　最後に，本書の出版に際してご尽力いただいた医学書院の木下和治氏に，感謝申し上げたい。

2017 年 12 月

訳者を代表して　黒江ゆり子

まえがき
Preface

　数多くの看護職，そしておそらく教員が看護診断の有用性について疑問をもっていることであろう。残念なことに，看護診断はいまだに伝統的なケアプランニングと結びついている。このような結びつきを解き放ち，その両者がそれぞれ機能を果たすときが来ている。看護診断は，医学診断が医師にとって必須であるのと同様に，看護職にとって必須のものであり，看護のサイエンスとアートを明らかにする。また，看護診断は，論文や研究で得た知識と看護職のマインドのなかにある知識を体系化することに役立つ。看護診断の分類法の重要性を見過ごしてはならない。看護診断に熟達した看護職は，クライアントの怒りの理由について，たとえば，不安や悲しみ，あるいは無力感やスピリチュアルな苦悩などを予測することができる。もし，看護診断の知識がなければ，そのクライアントは，ただ怒っているということになる。

　看護基礎教育で教えられるケアプランニング（ケア計画立案）は，学問的な演習としての学びである。これは，間違ってはいない。しかしながら，この学問的演習としてのケアプランは，学年が進むにしたがって，臨床的に有用なプランに変換されていかなければならない。学生は，ケアプランを創るというより，むしろ標準的なケアプランを活用するであろう。複数の書籍からコピーすることは，看護診断や批判的分析に関する自らの知識を高めることにはならない。学生は，標準的な記録（電子的あるいは印刷物）から学習を始めるが，自分が担当するクライアントのケアを通して得た個別のデータに基づいて，記録を修正する。たとえば，それぞれの学生は，腹部の手術を受けるクライアントのために，まず，標準的ケアプランを立てるであろう。その個人が，糖尿病を合併していれば，「低血糖／高血糖の合併症リスク状態」が共同問題として加えられ，継続観察（モニタリング）の必要性が示される。また，その個人の手術は，自動車事故に伴う緊急手術であり，その事故で妻を亡くしているとすれば，〈悲嘆〉が看護診断として加えられるであろう。

　教員，看護師長，看護管理者，および看護師はそれぞれ自らの役割を果たす必要がある。変化は必然的なものであり，医学がそうであるように，看護は，看護における記録の必要条件を決定する権利を守らなくてはならない。もし，看護がこれまでと同様の仕事を続けるのであれば，私たちが求める看護，すなわち，クライアントが必要とする看護は存在しなくなるであろう。

　特定のケア／介入の目標からもわかるように，この『看護診断ハンドブック』は，看護実践に焦点をおいており，創造的な臨床看護実践に繋がるようにデザインされた凝縮的で体系化されたアウトラインを提供する。これは，看護のテ

vii

キストブックを置き換えるためのものではなく，文献レビューに十分な時間を費やすことのできないなかで，必要な情報収集を行いながら多様な状況のなかで実践している看護職のためのものである。学生にとっては，自分たちの理論的知識を臨床実践に応用するときの支えとなるであろう。また，経験豊富な看護職にとっては，過去の学びを思い起こし，これまでは無視をしたり，気づかなかったりした臨床状況に介入することに役立つであろう。

　本書第 15 版は，4 部で構成されている。第Ⅰ部は，筆者のコメント（CARPENITO MEMO）と看護介入を含めて看護診断を提示している。第Ⅱ部は，ヘルスプロモーション型看護診断に焦点をおいている。第Ⅲ部は，この版で新たに加えた共同問題マニュアルであり，看護職がモニタリング（継続観察）を行うことで状態の変化や発症を見つけなければならない特定の身体的合併症を提示している。第Ⅳ部は，看護診断分類／クラスターのアイデアを紹介している。医学的状態の例を示し，その共同問題と看護診断を提示している。

Lynda Juall Carpenito, RN, MSN, CRNP

目次

序説　黒江ゆり子　1

第Ⅰ部　看護診断

1 健康知覚−健康管理パターン —— 高井奈美・中岡亜希子　27

汚染：個人　28

　汚染リスク状態：個人　34

汚染：家族　35

　汚染リスク状態：地域社会　36

コミュニティヘルス不足　37

リスク傾斜健康行動　39

非効果的健康維持　44

非効果的健康管理　52

身体損傷リスク状態　58

　誤嚥リスク状態　66

　転倒転落リスク状態　69

　中毒リスク状態　73

　窒息リスク状態　74

　熱傷凍傷リスク状態　75

　身体外傷リスク状態　77

　周手術期体位性身体損傷リスク状態　78

　尿路損傷リスク状態　82

ノンコンプライアンス　84

肥満　86

　過体重　93

　過体重リスク状態　96

術後回復遅延　102

　術後回復遅延リスク状態　103

2 栄養−代謝パターン —— 田中利江子・中岡亜希子・北原保世　107

ヨード造影剤有害作用リスク状態　108

アレルギー反応リスク状態　114

ix

血糖不安定リスク状態　120

非効果的母乳栄養　121

母乳栄養中断　128

母乳分泌不足　129

電解質平衡異常リスク状態　131

体液量不足　132

　体液量不足リスク状態　137

体液量過剰　138

体液量平衡異常リスク状態　143

感染リスク状態　144

感染仲介リスク状態　151

新生児黄疸　156

　新生児黄疸リスク状態　157

ラテックスアレルギー反応　158

　ラテックスアレルギー反応リスク状態　161

栄養摂取消費バランス異常：必要量以下　163

　歯生障害　171

　非効果的乳児哺乳パターン　172

　嚥下障害　176

非効果的抵抗力　180

　角膜損傷リスク状態　181

　ドライアイリスク状態　183

　口腔粘膜障害　186

　口腔粘膜障害リスク状態　192

　皮膚統合性障害　194

　皮膚統合性障害リスク状態　195

　褥瘡　196

　褥瘡リスク状態　204

　組織統合性障害　210

3 **排泄パターン** ———————————————— 田中結華　213

便失禁　214

下痢　217

消化管運動機能障害　223

　消化管運動機能障害リスク状態　225

排尿障害　226

　持続性尿失禁　230

　機能性尿失禁　233

成熟性遺尿症　238

溢流性尿失禁　243

反射性尿失禁　246

腹圧性尿失禁　249

切迫性尿失禁　252

切迫性尿失禁リスク状態　256

4　活動-運動パターン ── 森谷利香・北原保世・神谷千鶴　257

活動耐性低下　258

非効果的行動計画　264

非効果的行動計画リスク状態　266

出血リスク状態　267

心拍出量減少　268

不使用性シンドロームリスク状態　269

気分転換活動不足　277

家事家政障害　281

乳児行動統合障害　285

乳児行動統合障害リスク状態　294

頭蓋内許容量減少　295

坐位中心ライフスタイル　296

肝機能障害リスク状態　300

身体可動性障害　301

床上移動障害　309

坐位障害　310

立位障害　311

移乗能力障害　313

歩行障害　315

車椅子移動障害　317

非効果的呼吸機能リスク状態　319

非効果的気道浄化　322

非効果的呼吸パターン　325

ガス交換障害　329

自発換気障害　330

人工換気離脱困難反応　331

人工換気離脱困難反応リスク状態　337

セルフケア不足シンドローム　339

摂食セルフケア不足　344

入浴セルフケア不足　348

更衣セルフケア不足　351

排泄セルフケア不足　354

道具使用セルフケア不足　357

ショックリスク状態　360

乳児突然死症候群リスク状態　361

非効果的組織循環　364

心臓組織循環減少リスク状態　365

非効果的脳組織循環リスク状態　367

非効果的消化管組織循環リスク状態　369

末梢性神経血管性機能障害リスク状態　371

非効果的末梢組織循環　373

非効果的末梢組織循環リスク状態　377

非効果的腎臓組織循環リスク状態　378

血管外傷リスク状態　380

5 睡眠−休息パターン ――――――――――― 髙橋智子　381

睡眠パターン混乱　382

不眠　390

睡眠剥奪　392

6 認知−知覚パターン ――――――――― 任　和子・市橋惠子　393

安楽障害　394

悪心　400

急性疼痛　404

慢性疼痛　414

分娩陣痛　420

慢性疼痛シンドローム　427

急性混乱　431

急性混乱リスク状態　437

慢性混乱　438

意思決定葛藤　442

自律神経反射異常亢進　447

自律神経反射異常亢進リスク状態　451

知識不足　452

記憶障害　453

半側無視　456

7 自己知覚パターン ──────────── 實田　穂　461

不安　462
　死の不安　471
恐怖　475
絶望感　481
人間の尊厳毀損リスク状態　488
セルフネグレクト　491
無力感　492
　無力感リスク状態　497
自己概念混乱　498
　ボディイメージ混乱　502
　自己同一性混乱　509
　自己同一性混乱リスク状態　510
　自尊感情慢性的低下　511
　自尊感情慢性的低下リスク状態　514
　自尊感情混乱　516
　自尊感情状況的低下　520
　自尊感情状況的低下リスク状態　524

8 役割−関係パターン ──────────── 市橋惠子　525

非効果的出産育児行動　526
　非効果的出産育児行動リスク状態　528
コミュニケーション障害　529
　言語的コミュニケーション障害　534
家族機能破綻　537
　家族機能障害　542
悲嘆　547
　予期悲嘆　555
　悲嘆複雑化　559
　悲嘆複雑化リスク状態　563
ペアレンティング障害　564
非効果的パートナーシップ　569
　非効果的パートナーシップリスク状態　571
非効果的役割遂行　572
社会的孤立　574
慢性悲哀　576

9 セクシュアリティ–生殖パターン ——— 黒江ゆり子 581

母親／胎児二者関係混乱リスク状態　582

非効果的セクシュアリティパターン　583

性的機能障害　589

10 コーピング–ストレス耐性パターン

——————————— 藤澤まこと・北原保世・黒江ゆり子　591

介護者役割緊張　592

介護者役割緊張リスク状態　599

家族コーピング妥協化　602

家族コーピング無力化　603

非効果的コーピング　609

防衛的コーピング　618

非効果的否認　622

非効果的衝動コントロール　627

不安定性情動コントロール　630

気分調節障害　634

非効果的地域社会コーピング　636

心的外傷後シンドローム　639

心的外傷後シンドロームリスク状態　645

レイプ–心的外傷シンドローム（性的暴行外傷シンドローム）

646

移転ストレス（シンドローム）　652

移転ストレス（シンドローム）リスク状態　657

レジリエンス障害　661

レジリエンス障害リスク状態　663

自己損傷リスク状態　664

自己傷害（自傷）　670

自己傷害リスク状態　671

自殺リスク状態　674

ストレス過剰負荷　680

11 価値−信念パターン ——————————————— 市橋惠子 685

道徳的苦悩 686
　道徳的苦悩リスク状態 690
スピリチュアルペイン 693
　信仰心障害 699
　信仰心障害リスク状態 703
　スピリチュアルペインリスク状態 704

第Ⅱ部　ヘルスプロモーション型看護診断

黒江ゆり子 706

1 健康知覚−健康管理パターン ——————————————— 高井奈美
健康管理促進準備状態 710

2 栄養−代謝パターン ——————————————— 中岡亜希子・田中利江子
母乳栄養促進準備状態 713
体液量平衡促進準備状態 714
栄養促進準備状態 715

3 排泄パターン ——————————————— 田中結華
排尿促進準備状態 716

4 活動−運動パターン ——————————————— 黒江ゆり子・森谷利香
乳児行動統合促進準備状態 717
セルフケア促進準備状態 721

5 睡眠−休息パターン ——————————————— 髙橋智子
睡眠促進準備状態 722

6 認知−知覚パターン ——————————————— 任　和子
安楽促進準備状態 723
解放的意思決定促進準備状態 724
意思決定促進準備状態 725
知識獲得促進準備状態(特定の) 726

目次　xv

7 自己知覚パターン ──────── 寶田　穂

希望促進準備状態　727
パワー促進準備状態　728
自己概念促進準備状態　729

8 役割−関係パターン ──────── 市橋惠子

コミュニケーション促進準備状態　730
家族機能促進準備状態　731
ペアレンティング促進準備状態　733
パートナーシップ促進準備状態　734

9 セクシュアリティ−生殖パターン ──────── 黒江ゆり子

出産育児行動促進準備状態　736

10 コーピング−ストレス耐性パターン
──────── 藤澤まこと・北原保世・黒江ゆり子

コーピング促進準備状態　737
地域社会コーピング促進準備状態　739
スピリチュアルウエルビーイング促進準備状態　743
家族コーピング促進準備状態　745
レジリエンス促進準備状態　746

11 価値−信念パターン ──────── 市橋惠子

信仰心促進準備状態　748

第Ⅲ部　共同問題

北原保世　**750**

心臓／血管／呼吸器系　北原保世

心臓／血管／呼吸機能障害の合併症リスク状態　**752**

不整脈の合併症リスク状態　**759**

出血の合併症リスク状態　**763**

心拍出量減少の合併症リスク状態　**768**

コンパートメント症候群の合併症リスク状態　**771**

深部静脈血栓症の合併症リスク状態　**775**

循環血液量減少の合併症リスク状態　**784**

全身性炎症反応症候群（SIRS）／敗血症の合併症リスク状態

787

腎／泌尿器系　髙橋智子・市橋惠子

急性尿閉の合併症リスク状態　**791**

腎機能障害／腎不全の合併症リスク状態　**793**

消化管系　田中結華・藤澤まこと

消化管出血の合併症リスク状態　**800**

麻痺性イレウスの合併症リスク状態　**805**

第Ⅳ部　診断クラスター　看護診断と共同問題を伴う医学的問題

黒江ゆり子・中岡亜希子　**809**

付録　北原保世・黒江ゆり子

付録 A

個人／家族がより健康的なアウトカムに向けて関与していくための方略

820

付録 B

院内で起こりうる状態を予防するためのハイリスクアセスメントツール

830

文献　**837**

索引　**871**

序説

Introduction

ケアプランの作成

ステップ1　クライアントのアセスメントを行う

　アセスメントに用いるフォーマット（様式）を確認する（学生の場合は自分のコースのアセスメント様式，看護職の場合は組織が求めるアセスメント様式）。

ステップ2　クライアントの主な医学診断にかかわる診断クラスター（看護診断と共同問題を伴う医学的問題）を確認する

　以下のような診断：
- 糖尿病
- 肺炎
- 心不全

あるいは，以下のような外科的治療を受けるクライアント：
- 腹部の手術
- 子宮摘出術
- 関節全置換術

※診断クラスターが，あなたのクライアントに該当しない場合は，「ステップ3」に進む。

ステップ3　一般的なケアプランを確認する

　入院している人々の目標・介入・根拠を含めた一般的なケアプラン，あるいは外科的治療を受ける人々の一般的ケアプランを確認する。ケアプランは，内科的問題や外科的治療で入院しているクライアントの看護診断や共同問題に焦点を当てている。ケアプランをコンピュータに保存しておくことで，次のことを実施できる。

- クライアントに関するアセスメントデータに基づき，一般的ケアプランに危険因子を追加する。
- クライアントにとって不必要な目標や介入は，削除あるいは修正する。
- 一般的ケアプランにない優先度の高い診断を加える。たとえば，腹部の外科的治療を受けるクライアントに糖尿病がある場合は，〈血糖不安定リスク状態〉を加える。
- これらのプランのどれか1つからでもケアプランを開始することができる。これで「ステップ4」では，クライアントのアセスメントデータを検討する。

ステップ4 クライアントの危険因子を明確にする

●因子

危険因子(risk factors)とは，クライアントの治癒能力，ストレス・コーピング，また入院や手術を受ける前の健康状態に戻るうえで妨げとなる状況，個別特性，機能障害，医学的状況をいう。

入院前の状況：

- クライアントは，効果的なサポート体制をもっていたか。
- クライアントは，セルフケアができていたか。入浴や食事は自立していたか。
- クライアントは，介助を必要としていたか〔例：日常生活活動(ADL)，家事，移動・移送〕。
- クライアントは，介助なしで歩行していたか。
- クライアントは，記憶障害があったか。
- クライアントは，聴覚障害があったか。
- クライアントは，喫煙の習慣があったか。
- クライアントは，アルコールや薬物の乱用があったか。

クライアントは，下記のような状態につながりやすい状況や疾患をもっているか。

- 転倒
- 感染
- 栄養／水分バランスの異常
- 褥瘡
- 強い不安
- 生理学的に不安定な状態(例：電解質，血糖値，血圧，呼吸機能，回復過程障害)

クライアントと面談するときは，下記のような危険因子の有無を確認する。

- 肥満
- コミュニケーション障害
- 動作の困難
- 不適切な栄養状態
- 最近のあるいは持続しているストレス(例：経済面，家族の死)

インデックスカードに重要なデータを記載する。

- 聴力障害
- サポート体制の欠如。あるいは非効果的なサポート体制
- 不健康なライフスタイル(例：定期的な運動不足，喫煙，不適切な食習慣)

- 学習困難
- 非効果的なコーピングスキル(例:怒り,抑うつ,無意欲,否認)
- 疲労
- 経済的問題
- 否定的な自己効力感(自分たちには改善できないという思考)
- セルフケア困難

CARPENITO MEMO

危険因子は,下記のような一般的ケアプランにおける看護診断にとっての追加の関連因子として用いることができる。
- 失業と治療費に関連した〈不安〉
- 治癒過程における過剰な脂肪組織(肥満)に伴う免疫反応の低下に関連した〈感染リスク状態〉

あるいは,一般的ケアプランではみられない追加の看護診断には以下のようなものがある。
- 禁煙の方法やリスクに関する知識不足に関連した〈非効果的健康管理〉
- 通訳者を利用できないことや聴力障害に関連した〈言語的コミュニケーション障害〉
- 深部静脈血栓が最近発見されたにもかかわらず喫煙を続けていることに関連した〈非効果的否認〉
- 〈消耗性疲労〉
- 〈記憶障害〉

ステップ5 強みを明確にする

強み(strength)は,クライアントの回復力を高め,ストレス・コーピングを助けるとともに,入院や手術を受ける前の健康状態に近づける助けとなる。強みの例には次のようなものがある。
- 肯定的な精神構造
- 肯定的なサポート体制
- セルフケアを実行する能力
- 食事行動に困難さがない
- 良好な睡眠習慣
- 意識明瞭および良好な記憶力
- 経済的安定性
- 多くの時間をリラックスできる能力
- モチベーションとレジリエンス(回復力)
- 肯定的な自尊感情
- 内的な自己統制

序説　3

- 自己責任
- 改善するという前向きな考え（自己効力感）

クライアントの強みとサポート体制についてインデックスカードに記載する。

サポート体制の強みは，困難な活動に対応するモチベーションとなる。「強み」は，看護診断や危険因子／関連因子ではない。それらは，ケアプランの立案時に考慮すべきものである。たとえば，深い信仰をもっている人ががんの診断を受けたときには，自分の信仰する団体の指導者が支えとなることがある。

ステップ6 初期のケアプランを作成する

クライアントの一般的ケアプラン（内科的，外科的）を印刷する。これらの一般的ケアプランには，個別のクライアントが必要としている通常の予想できるケアが反映されている。一般的ケアプランをどのように活用していくかについては，インストラクターに確認する。

CARPENITO MEMO

ここから先のステップでは，共同問題（collaborative problems）についての検討を行う。共同問題については，二重焦点臨床実践モデル（Bifocal Clinical Practice Model）を参照する（▶ p.8）。

ステップ7 一般的ケアプランの共同問題を見直す

列挙された共同問題を見直す。これらは継続的な観察を要する生理的合併症である。いずれの共同問題も，受け持ちのクライアントの状況および受けている治療に関連しているため，削除してはならない。バイタルサインの測定，摂取量や排泄量の記録，ドレッシング類の交換など，どのような頻度で行うかについても記載する必要がある。指示を出した看護職にモニタリング（継続観察）の頻度を確認しておく。

共同問題それぞれに対応する介入について確認する。クライアントにとって，安全でない介入や禁忌の介入はないか。たとえば，クライアントに浮腫や腎機能障害がみられる場合は，水分量が過剰になってはならない。この点については，看護職やインストラクターに確認する。

一般的ケアプランにおける共同問題について確認する。また，医学的問題や治療における問題との関連で追加した共同問題を見直す。たとえば，クライアントが糖尿病の場合は，〈血糖不安定リスク状態〉を追加する必要がある。

ステップ8 一般的ケアプランにおける看護診断を確認する

プラン上のそれぞれの看護診断について確認する。

- その看護診断は，クライアントに適しているか。

- 担当のクライアントには，この看護診断を悪化させるような危険因子があるか（インデックスカードを参照）。

　一般的ケアプランにおける1つの例として，「不慣れな環境，および病状や薬物や治療あるいは診断検査に起因する身体的精神的な制約に関連した〈身体損傷リスク状態〉」があげられる。

　ここで，クライアントに関して自分が列挙した危険因子を確認する。その人が身体損傷を受ける危険因子はあがっているだろうか。たとえば，クライアントに歩行障害や視力障害がみられるか，めまいを経験したことがあるか。

　クライアントが末梢血管疾患（PVD）に関連して歩行が不安定なら，下記の看護診断を記載する必要がある。不慣れな環境と末梢循環障害に起因する不安定な歩行に関連した〈身体損傷リスク状態〉。

　それぞれの看護診断に対応する介入について確認する。

- それらの介入はクライアントに適切か。
- それらの介入を実施する時間はあるか。
- クライアントにとって適切ではない，あるいは禁忌となる介入が含まれていないか。
- 特定の介入を追加する必要があるか。
- 危険因子のために修正すべき介入があるか（インデックスカードを参照）。

看護診断に対応して設定された目標を確認する。

- それらの目標はクライアントにとって適切か。
- ケアを提供する日に，クライアントは目標を達成できるか。
- もう少し時間が必要か。
- クライアントのためにもう少し目標を特定する必要があるか。

　クライアントに不適切な目標は削除する。クライアントが目標を達成するためにもう少し時間が必要な場合は，「退院までに」と記載する。クライアントがその日までに目標を達成することができるのであれば，目標の後に「○○までに」と日付を記載する。

　前述の看護診断「不慣れな環境，および病状や薬物や治療あるいは診断検査に起因する身体的精神的な制約に関連した〈身体損傷リスク状態〉」を用いる場合は，目標を下記のように考える。

- クライアントは日常生活活動（ADL）に関して介助を求めるようになる。

● 指標

- 身体損傷の危険因子を明らかにする。
- 適切で安全な方法について述べる。

　クライアントにケアを提供する日に，すべての目標を達成することが現実的である場合は，そのすべての目標に日付を記入する。もし，クライアントが混乱をしている場合は，主となる目標には日付を記入してもよいが，指標はすべて削除したほうがよい。あるいは次のように目標を修正するとよいであろう。

序説　5

● 家族は，クライアントの身体損傷の危険因子を明らかにする。

　クライアント固有のケアプランを作成するには，クライアントとともに時を過ごすことが重要であることを忘れてはならないが，自分がすでにもっているクライアントについての知識(例：医学的診断，医療的状態)をもとに，介入を付け加えたり，削除したりすることはできる。

ステップ9　ケアプランを準備する(記載あるいは印刷文書)

　ケアプランを次のように準備する。

● 一般的ケアプランを自分の PC に保存し，クライアントのために特定の内容を削除したり，追加したりする(追加や削除はほかの色やフォントを用いる)。そして印刷をする。
● ケアプランを記述する。
● 便宜的に電子記録とする。

　どの形式がよいかは指導者に確認する。ほかの色やフォントを用いることで，あなたが分析したことを指導者ははっきりと理解することができる。追加や削除をする場合は，その理由を明確にさせておく。

ステップ10　初期ケアプランを完成させる

　これで共同問題と看護診断についてのケアプランは完成したが，これらはクライアントが入院したときの状態に関連したものになっているだろうか。手術が予定されている良好な状態にあるクライアント，あるいは急性疾患での入院で，「ステップ1」における重要な因子についてのアセスメントをまだしていないクライアントの場合は，初期ケアプランを完成させたことになる。「ステップ12」に進む。

ステップ11　危険因子を追加する

　「ステップ1」と「ステップ2」において，クライアントに危険因子(インデックスカード上で)がある場合，これらの危険因子がクライアントをいっそう脆弱にし，問題が深刻になるかどうかを評価する。クライアントあるいは家族に追加の看護診断や介入が必要かどうかを判断するためには，以下の問いが役立つであろう。

● モニタリング(継続観察)が必要な医学的状態に起因する共同問題がほかにないか。たとえば，クライアントが糖尿病の場合は，「RC：低血糖／高血糖」が追加される。
● 直接的な管理予防が実施されなかった場合に，回復の遅延やクライアントの機能的状態に影響を与える，追加すべき看護診断はないか。たとえば，重要他者の死を最近経験しているクライアントの場合は，プランに〈悲嘆〉を追加する必要がある。

クライアント／家族に退院後の支援者を紹介することで，看護診断の優先度を高くあげなくてもよい（例：カウンセリング，減量プログラム）。

ステップ12 クライアントの状態をアセスメントする（ケアの提供後）

● **共同問題**

共同問題についての目標を確認する。

- クライアントの状態をアセスメントする。
- データを設定基準（指標）と比較する。
- データが容認できる範囲にあるかどうかを判断する。
- クライアントの状態は安定しているか，改善しているか，改善していないか，悪化しているかなどを判断する。

クライアントの状態は安定しているか，あるいは改善しているか。

- そうであれば，観察を継続し，指示された介入を提供する。
- そうでなければ，劇的な変化（例：血圧の上昇，尿量の減少）を起こしていないか。医師あるいは上級看護師*に伝えたか。クライアントの観察の頻度を増やしたか。共同問題についての自分の見解を臨床指導者あるいはクライアントの担当看護師に伝える。

● **看護診断**

それぞれの看護診断の目標あるいはアウトカム基準を確認する。クライアントは目標に示されている活動を実際に行動にうつしたり，口頭で述べているか。もし行っているのであれば，達成していることをプランに記述する。行っておらず，クライアントにもっと時間が必要な場合には，達成予定日を変更する。時間が問題ではない場合は，なぜクライアントが目標を達成できなかったのかの評価を行う。目標について，以下の点を確認する。

- 優先度から考えて現実的ではなかったのではないか。
- クライアントにとって受けとめ難かったのではないか。

ステップ13 提供したケアとクライアントの反応を，フローシートや経過記録など所定の様式に記入する

---

* 訳注：米国では上級看護師として，クリニカルナーススペシャリスト（CNS, clinical nurse specialist），ナースプラクティショナー（NP, nurse practitioner），助産師（CNM, certified nurse-midwife），麻酔看護師（CRNA, certified registered nurse-anesthetist）などがあることから，本書ではこれらを上級看護師と表す。

序説　　**7**

表1　看護職の指示による介入と医師の指示による介入の関連

看護職の指示による介入	看護診断	医師の指示による介入
・2時間ごとの体位変換 ・脆弱な部位の軽いマッサージ ・坐位時の体圧を軽減する方法を説明する	消耗性疲労に起因する不動性に関連した〈褥瘡のリスク状態〉	・通常は必要としない

看護職の指示による介入	共同問題	医師の指示による介入
・禁飲食状態を続ける ・モニタリング： 　水分摂取状態 　バイタルサイン 　水分出納 　尿比重 ・電解質のモニタリング ・指示された速さでIVを維持する ・口腔ケアの実施／指導	水・電解質不均衡の合併症リスク状態	・IV（種類と量） ・臨床検査

看護診断と共同問題*

　1983年にカルペニートは二重焦点臨床実践モデルを発表した。このモデルにおいて，看護職は二種類の臨床判断あるいは診断に責任をもつとした。それが看護診断（nursing diagnosis）と共同問題（collaborative problems）である。

　看護診断は，実際に起こっているあるいは起こる可能性のある健康問題や生活に関するクライアントや家族，地域の反応についての臨床的判断である。看護診断は，看護職が責任を果たすべき成果を達成するための看護介入の選択の基礎を提供するものである（NANDA, 1998；NANDA-I, 2012）。

　共同問題は，看護職が病気の発症や状態の変化を見つけるためにモニタリング（継続観察）をする生理的合併症である。看護職は，合併症の発症を最小限にするために医師および看護職の指示による介入を行い，共同問題を管理する（Carpenito, 2016）。

　看護介入は，看護職による指示のものと医師による指示のものに分類される。看護職が指示する介入は，看護職が法的に看護スタッフに実践を指示することができるものである。看護職が指示する介入は，看護診断を取扱い，予防し，観察を行うものである。医師が指示する介入は，看護職が実際に開始し管

---

*　共同問題は，本書の第8版（原書第12版）以前の版では「潜在的合併症（PC）：（特定の疾患名）」として表記されていた。第9版（原書第13版）以降の版では「合併症リスク状態（RC）：（特定の疾患名）」が使用されている。

表2　評価するために考えるべき質問

- 診断は正確か
- 目標は合意のものか
- プランを実施するためにはもっと時間が必要か
- 目標を修正する必要があるか
- 介入を修正する必要があるか

理を行う共同問題に対しての治療法を示すものとなる。共同問題は，看護職が指示する介入と医師が指示する介入の両方が必要となる。これらの関係を**表1**に示す。

　以下は「低酸素血症の合併症リスク状態」という共同問題における介入のタイプを示したものである(NP：看護職指示，PP：医師／上級看護師による指示)。

NP	1)酸塩基平衡異常の徴候を観察する
NP/PP	2)必要時に低流量の酸素投与を開始する
NP	3)十分な水分を補給する
NP	4)体位変換が酸素供給に与える影響を評価する
NP/PP	5)必要時に薬物を投与する

■ 共同問題の選択

　先に述べたように，共同問題は看護診断とは異なる。看護職は，共同問題および看護診断の両方に独自の判断を行う。看護診断は，看護職はある状況に対して確実に治療をするための指示を行い，成果の達成に責任を負うという点で共同問題とは異なる。共同問題においては，看護職は看護職と医師の指示による介入により，生理的合併症の発症あるいは状態を発見し，クライアントの状態のモニタリングを行う。共同問題は以下のように示される。

　・出血の合併症リスク状態

　・腎不全の合併症リスク状態

　看護職がモニタリングする生理的合併症は，疾患，外傷，治療，および診断検査に関連するものである。以下に共同問題の例を示す。

状況	共同問題
・抗血栓療法	・出血の合併症リスク状態
・肺炎	・低酸素血症の合併症リスク状態

　成果基準やクライアントの目標は，看護ケアの効果を測るために用いられる。クライアントが目標達成に近づいていなかったり悪化している場合は，看護職はその状況を再評価する必要がある。**表2**に，このような状況の際に考えるべき問いを示す。もしこれらに当てはまるものがない場合は，その状況は看護診断に適さないと考えられる。

　共同問題には，看護職は早期の変化に気づき，医師／上級看護師(NP)／医

師助手(PA*)とともに管理する責任があることを示す目標が明示される。一方，看護診断には，看護職は看護ケアを提供することで良好な状態に達するあるいは良好な状態を維持することで責任を果たすことを示す目標が明示される。よく用いられる共同問題を**表3**に示す(▶ p.22)。

　褥瘡や侵襲的ラインによる感染などのいくつかの生理的合併症のなかには，看護職が防ぐことのできる問題もある。予防は，発見とは異なる。看護職は麻痺性イレウスを予防することはないが，その代わりに，初期の段階で発見をし，重症化を防ぎ，死に至ることを回避することができる。医師は，看護職の知識，観察，判断なしには共同問題を治療することはできない。

看護診断の正確な明示／定式化

■ 看護診断のタイプ

　看護診断には，問題焦点型，リスク型，ヘルスプロモーション型，シンドロームがある。

- 問題焦点型看護診断(Problem)
  問題焦点型看護診断は，実際に確認される主要な特徴を踏まえて，看護職が実証した臨床判断を記述した診断である。
- リスク型看護診断(Risk)
  リスク型看護診断は，危険因子の存在により，クライアント／集団が同じ状況あるいは同様の状況において，ほかの人たちよりも脆弱であるため問題に発展しやすい診断である。
- ヘルスプロモーション型看護診断(Health Promotion)
  ヘルスプロモーション型看護診断は，特定のウェルネス(健康)レベルから，より高いウェルネスレベルに移行しようとするクライアント／家族／地域に関する臨床判断である(NANDA-I, 2012)。
- シンドローム(Syndrome)
  シンドローム(型看護診断)は，特定の状況および事態において，存在が予測される問題焦点型あるいはリスク型看護診断群(クラスター)によって構成される。
- 可能性の看護診断は，問題焦点型，リスク型，シンドローム型のような診断のタイプではない。可能性の看護診断は，診断者の選択肢の1つではあるが，いくつか診断の存在を証明するデータはあるものの，現時点では十分とはいえない。

---

*　訳注：PA(physician assistant)。医師の監督のもと，診断・治療を含む医療行為を行う医療専門職。世界7か国(米国，英国，カナダ，オーストラリア，台湾，オランダ，南アフリカ)で導入されている。

■診断の表記

診断の表記とは，クライアント／集団の健康状態，およびその状態を引き起こしている要因を記述したものである。

●1つの部分からなる表記

ヘルスプロモーション型看護診断は，「……促進準備状態」のように1つの部分により記述される（例：〈ペアレンティング促進準備状態〉）。ウェルネス型看護診断の関連因子は，すべて同様に「高いレベルのウェルネスに到達するように動機付けられている」となることから，ウェルネス型看護診断において関連因子は記述されない。レイプ-心的外傷シンドロームなどのシンドローム型（看護診断）においても，関連因子はみられない。

●2つの部分からなる表記

リスク型看護診断および可能性の看護診断は2つの部分で構成される。リスク型看護診断は，危険因子の存在により確定となる。危険因子は前半部分に次のように表記される。

> 危険因子　＋　……に関連した　＋　リスク型看護診断

可能性の看護診断は，いくつかの確実な因子の存在により推測されたものである。

2つの部分で構成される看護診断の例を以下に示す。
- 股関節骨折に起因する体動障害に関連した〈皮膚統合性障害リスク状態〉
- IVに伴う左手の動きが制限されていることに関連した〈セルフケア不足〉の可能性

可能性の看護診断を示すことは，その診断が存在するかもしれないということをほかの看護職に伝える手段となる。この暫定的な診断が除外となるか確定となるかには，さらなる情報収集が必要であることを示している。

●3つの部分からなる表記

問題焦点型看護診断は3つの部分で構成される。

> 徴候と症状　＋　誘因　＋　診断ラベル

主要な徴候や症状（性質を特定づけるもの）が存在している場合，問題焦点型の診断が実在していることが確定する。これが3つの部分からなる。徴候と症状が存在しないリスク型診断あるいは可能性の診断では最初の部分は示されない。

序説　11

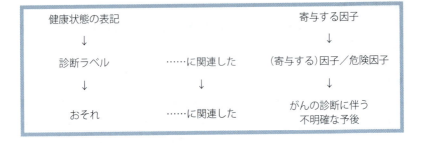

3つの部分で構成される看護診断の例を以下に示す。
- 「息ができなくなることが怖い」という言葉で示される予測できない喘息発作に関連した〈不安〉
- 尿意を感じた後に排尿を我慢することができないことにより裏付けられる膀胱容量の減少に関連した〈切迫性尿失禁〉

クライアントの健康状態および機能や能力をアセスメントすることによって看護診断は決定される。機能的健康パターンと対応する看護診断を表3に示す（▶ p.17）。特定のパターンにおいて重要な情報が収集された場合，次のステップは，収集された情報により看護診断が実証されるかどうか，関連する看護診断を確認する。

■ 承認

看護診断を確認するプロセスは，クライアント／家族から隔絶されたところで行われるべきではない。自分自身のことは自分がいちばんよく知っている。アセスメントや介入をとおして，看護職がクライアントから見てとれる情報というのは一部にすぎない。その情報に関する診断的に思い当たる点や考えうる推論については，その情報をもとにクライアントと話し合うべきである。クライアントには，自分がどのような援助を求めているか，自分たちにとって重要な問題はどれか，重要でない問題はどれか，を自分の意思で選択する機会を与えるべきである。

● 臨床的実例

スクリーニングとしてのアセスメントが終了したら，それぞれの機能的領域あるいはニーズ領域について次の問いをしてみる。
- 特定の領域において起こりうる問題はあるか。
- クライアントにとってリスクのある（あるいは，リスクの高い）問題があるか。
- クライアントは自分の健康を増進したいと思っているか。

たとえば，クライアントの排泄パターンをアセスメントした後，看護職はそれらのデータを分析する。クライアントは便秘や下痢などの問題を起こす可能性があるか。起こす可能性があるならば，より焦点を絞った質問をして，便秘

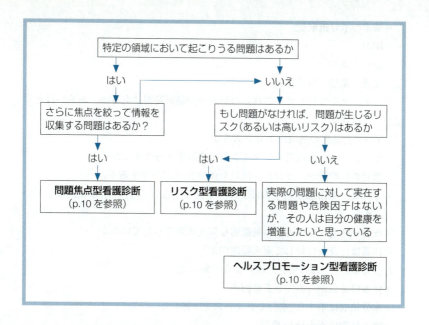

あるいは下痢の診断指標があるかを確認する。もし，これらの診断指標がみられない場合は，〈便秘〉や〈下痢〉の診断は存在しないということになる。それでは，リスク型看護診断は存在しているだろうか。この点を確認するためには，〈便秘〉と〈下痢〉の危険因子について調べる必要がある（関連因子・危険因子として示されている）。それらの危険因子がみられない場合は，〈便秘〉や〈下痢〉の問題はないことになる。

■ 問題焦点型看護診断

問題焦点型看護診断は，2つの部分あるいは3つの部分から構成される。

第1の部分	第2の部分	第3の部分
診断の存在を示す徴候や症状による証明	原因あるいは誘因に関連した	診断ラベル

診断指標がクライアントに認められる場合には次のようになる。

診断ラベル	：便秘
原因因子／誘因	：食物繊維と水分の不十分な摂取に関連した
徴候／症状（診断指標）	：3～4日ごとに乾燥した硬い便が出るとの報告で証明される

■ 臨床例

栄養に関するスクリーニングアセスメントから，次の情報が引き出される。
- 通常の食事摂取量

序説 13

- 通常の水分摂取量
- BMI
- 現在の体重
- 皮膚・頭髪・爪の外観

次にデータを分析して，これらのデータが適正範囲にあるか，あるいはそうでないかを判断する。

- 5つの食品群の摂取が十分であるか。
- カルシウム，蛋白質，ビタミン類の摂取が十分であるか。
- 脂質の摂取量が，カロリー摂取全体の30％以下であるか。
- コーヒーや清涼飲料水のほかに，少なくとも6〜8杯の水分を摂取しているか。
- 皮膚・頭髪・爪の外観は健康的な栄養状態を示しているか。
- 体重は，身長に対して適正範囲内か。

たとえば，Jさんの場合，次のようであった。

- 体重は身長からみて適正範囲内
- 水分摂取は不十分(水分やジュースを4杯)
- 野菜摂取は不十分(2皿*)
- パン，シリアル，米，パスタの摂取が過剰(8皿)
- 乾燥した皮膚と頭髪

クライアントが，看護診断の診断指標としてあげられている徴候を示したり症状について言及していると，そのアセスメントをとおして看護診断が存在していることが立証される。これらはクライアントの訴えとしてあげられる。

この時点において，2つの部分(第1の部分および第3の部分)から構成される診断が明らかになる。

- 乾燥した皮膚と頭髪，食事の状態(食物繊維や野菜，水分が少なく，炭水化物の多い食事)によって明らかとなる〈栄養摂取消費バランス異常：必要量以下〉

次に，Jさんの〈栄養摂取消費バランス異常：必要量以下〉の原因あるいは誘因を明らかにする。〈栄養摂取消費バランス異常：必要量以下〉に関する関連因子あるいは危険因子を確認してみる。Jさんの状態に関連しているものはないか。Jさんは自分の食事が不適切であると思っていないか。Jさんが「そう思っていない」と答えた場合は，"不十分な知識"が診断の第3の部分として示される。もし「そう思っている」と答えたものの，自分の年齢において食習慣を変え

---

* 訳注：食事に関しては，わが国の状況を確認したうえで介入する必要がある。たとえば，糖尿病における野菜の摂取に関しては，1日およそ300 g(1単位)以上(1,600 kcal・20単位の食事においては1.2単位)が適切とされている。
参考文献：日本糖尿病協会編(2013)．糖尿病食事療法のための食品交換表 第7版．文光堂．

ることは重要ではないと考えている場合，Jさんと話し合う必要がある。おそらく，Jさんには，便秘や体力の問題があると思われるため，食事の内容を変えることが助けとなるだろう。Jさんはバランスのよい食事をとるべき理由を理解はしているが，現在の食事内容を変えずに続けていくと決定した場合は，Jさんが決めたこととあなたの試みについて記録をしておく。

優先度の高い診断の選定

■優先度の基準

　看護職は，個別のクライアント，家族，あるいは地域がかかえているすべての看護診断および共同問題を扱うことは不可能である。これらを扱おうとすることは，看護職およびクライアントの両方にフラストレーションがたまることになるであろう。ほかの看護診断や共同問題より優先すべき看護診断や共同問題を明確にすることによって，看護職は目標達成に向けて最良の資源を導くことができる。優先度の高い診断をそのほかの重要ではあるが優先度の高くない診断と区別しておくことは重要である。

　優先度の高い診断(priority diagnosis)は，もし，即座に対応しなければ，目標の達成が阻まれるあるいはクライアントの機能的状態によくない影響を及ぼすであろう看護診断や共同問題である。

　優先度の低い診断(nonpriority diagnosis)は，現在の機能的状態に影響を与えることなく対応を遅らせることのできる看護診断あるいは共同問題である。それでは，どのように優先度を設定するのか。急性期の現場では，クライアントは外科的治療や急性疾患の治療など，特定の目的のために入院をする。

- 初期の病状や治療(例：手術)に起因する看護診断あるいは共同問題は何か。
- モニタリング(継続観察)が必要な医学的状態(例：高血糖)に伴う追加すべき共同問題はあるか。
- もし，即座に対応しなければ，回復が遅延し，クライアントの機能的状態に影響を与えかねない看護診断があるか。
- クライアントが優先してほしいと思っている問題は何か。

■コンサルタントや紹介先の活用

　診断クラスターにあがっていないそのほかの診断は，いかにしてクライアントの問題リストに選択されるのか。限られた看護資源やケアに当てられる時間がより一層削減されることから，看護職は，後から対応できることやクライアントの問題リストに含める必要のない重要な看護診断について明らかにする必要がある。たとえば，心筋梗塞で入院してきた体重23 kg過剰のクライアントのために，看護職は，肥満が心機能に与える影響について説明し，退院後の地域の減量プログラムを紹介する必要がある。退院サマリーには，教育内容と紹介先については記述されるが，減量に関連する看護診断は，クライアントの問題リストにあげる必要はない。

序説　　15

要約

　的確な看護診断をするには，知識と実践が必要となる。看護診断の確定に体系的な手法を用いれば，的確性は高くなるであろう。看護診断を行う過程は，看護職が人間の反応を診断することでもあるため容易なことではない。人間はユニークな存在であり，複雑であり，絶えず変化している。だからこそ，これらの反応を分類することは容易ではないのである。

文献

1) Carpenito, L. J. (2016). Nursing diagnosis: Application to clinical practice (15th ed.). Philadelphia: Wolters Kluwer.
2) North American Nursing Diagnosis Association (NANDA). (2008). National conference, Miami, FL.
3) NANDA International. (2012). Nursing diagnosis: Definitions and classification 2012-2014. Ames, IA: Wiley-Blackwell.

表 3　看護ケアが必要な状態

■看護診断　Nursing Diagnoses[*1)]

1.　健康知覚-健康管理

汚染
- ・汚染リスク状態

エネルギーフィールド混乱

発達遅延リスク状態
- ・成長不均衡リスク状態

高齢者虚弱シンドローム
- ・高齢者虚弱シンドロームリスク状態

コミュニティヘルス不足

リスク傾斜健康行動

非効果的健康維持

身体損傷リスク状態
- ・誤嚥リスク状態
- ・転倒転落リスク状態
- ・周手術期体位性身体損傷リスク状態
- ・中毒リスク状態
- ・窒息リスク状態
- ・熱傷凍傷リスク状態
- ・身体外傷リスク状態
- ・尿路損傷リスク状態

ノンコンプライアンス

肥満
- ・過体重
- ・過体重リスク状態

非効果的健康管理

非効果的地域社会健康管理[*2)]

非効果的家族健康管理

健康管理促進準備状態

術後回復遅延
- ・術後回復遅延リスク状態

2.　栄養-代謝

ヨード造影剤有害作用リスク状態

アレルギー反応リスク状態

血糖不安定リスク状態

体温平衡異常リスク状態
- ・高体温
- ・低体温
- ・周手術期低体温リスク状態
- ・非効果的体温調節機能

非効果的母乳栄養

母乳栄養中断

母乳栄養促進準備状態

母乳分泌不足

電解質平衡異常リスク状態

体液量平衡促進準備状態

体液量不足
- ・体液量不足リスク状態

体液量過剰

体液量平衡異常リスク状態

感染リスク状態

感染仲介リスク状態[*2)]

（つづく）

表3 看護ケアが必要な状態 (つづき)

■看護診断 Nursing Diagnoses[*1)]

2. 栄養-代謝

新生児黄疸
・新生児黄疸リスク状態
ラテックスアレルギー反応
・ラテックスアレルギー反応リスク状態
栄養摂取消費バランス異常：必要量以下
・歯生障害　　　　　　　　　・嚥下障害
・非効果的乳児哺乳パターン
栄養促進準備状態
非効果的抵抗力
・角膜損傷リスク状態　　　　・皮膚統合性障害リスク状態
・ドライアイリスク状態　　　・褥瘡[*2)]
・口腔粘膜障害　　　　　　　・褥瘡リスク状態
・口腔粘膜障害リスク状態　　・組織統合性障害
・皮膚統合性障害　　　　　　・組織統合性障害リスク状態

3. 排泄

便失禁
便秘
・慢性機能性便秘　　　　　　・知覚的便秘
・慢性機能性便秘リスク状態
下痢
消化管運動機能障害
・消化管運動機能障害リスク状態
排尿障害
・持続性尿失禁[*2)]　　　　　・反射性尿失禁
・機能性尿失禁　　　　　　　・腹圧性尿失禁
・成熟性遺尿症[*2)]　　　　　・切迫性尿失禁
・溢流性尿失禁　　　　　　　・切迫性尿失禁リスク状態
排尿促進準備状態

4. 活動-運動

活動耐性低下
非効果的行動計画
・非効果的行動計画リスク状態
出血リスク状態
心拍出量減少
不使用性シンドロームリスク状態
気分転換活動不足
家事家政障害
乳児行動統合障害
・乳児行動統合障害リスク状態
乳児行動統合促進準備状態
頭蓋内許容量減少
坐位中心ライフスタイル
肝機能障害リスク状態

4. 活動-運動

身体可動性障害
- 床上移動障害
- 坐位障害
- 立位障害

非効果的呼吸機能リスク状態*2)
- 非効果的気道浄化
- 非効果的呼吸パターン
- ガス交換障害

セルフケア促進準備状態
セルフケア不足シンドローム*2)
- 摂食セルフケア不足
- 入浴セルフケア不足
- 更衣セルフケア不足

ショックリスク状態
乳児突然死症候群リスク状態
非効果的組織循環*2)
- 心臓組織循環減少リスク状態
- 心血管機能障害リスク状態
- 非効果的脳組織循環リスク状態
- 非効果的消化管組織循環リスク状態
- 末梢性神経血管性機能障害リスク状態

血管外傷リスク状態
徘徊

- 移乗能力障害
- 歩行障害
- 車椅子移動障害

- 自発換気障害
- 人工換気離脱困難反応
- 人工換気離脱困難反応リスク状態*2)

- 道具使用セルフケア不足*2)
- 排泄セルフケア不足

- 非効果的末梢組織循環
- 非効果的末梢組織循環リスク状態
- 非効果的腎臓組織循環リスク状態

5. 睡眠-休息

睡眠促進準備状態
睡眠パターン混乱
- 不眠

- 睡眠剥奪

6. 認知-知覚

安楽障害*2)
- 悪心
- 急性疼痛
- 慢性疼痛

安楽促進準備状態
急性混乱
- 急性混乱リスク状態

慢性混乱
意思決定葛藤
- 解放的意思決定障害
- 解放的意思決定障害リスク状態
- 解放的意思決定促進準備状態

意思決定促進準備状態

- 分娩陣痛
- 慢性疼痛シンドローム

(つづく)

序説　19

表3　看護ケアが必要な状態（つづき）

■看護診断　Nursing Diagnoses[*1)]

6. 認知-知覚

自律神経反射異常亢進
・自律神経反射異常亢進リスク状態
知識不足
知識獲得促進準備状態(特定の)
記憶障害
半側無視

7. 自己知覚

不安
・死の不安
消耗性疲労
恐怖
希望促進準備状態
絶望感
人間の尊厳毀損リスク状態
セルフネグレクト
パワー促進準備状態
無力感
・無力感リスク状態
自己概念混乱[*2)]
・ボディイメージ混乱　　　　　　・自尊感情慢性的低下リスク状態
・自己同一性混乱　　　　　　　　・自尊感情混乱[*2)]
・自己同一性混乱リスク状態　　　・自尊感情状況的低下
・自尊感情慢性的低下　　　　　　・自尊感情状況的低下リスク状態
自己概念促進準備状態

8. 役割-関係

非効果的出産育児行動
・非効果的出産育児行動リスク状態
コミュニケーション障害[*2)]
・言語的コミュニケーション障害
コミュニケーション促進準備状態
家族機能障害
家族機能破綻
家族機能促進準備状態
悲嘆
・予期悲嘆[*2)]
・悲嘆複雑化
・悲嘆複雑化リスク状態
孤独感リスク状態
親役割葛藤
ペアレンティング障害
愛着障害リスク状態
ペアレンティング促進準備状態

20

8. 役割-関係

非効果的パートナーシップ
・非効果的パートナーシップリスク状態
パートナーシップ促進準備状態
非効果的役割遂行
社会相互作用障害
社会的孤立
慢性悲哀

9. セクシュアリティ-生殖

出産育児行動促進準備状態
母親／胎児二者関係混乱リスク状態
非効果的セクシュアリティパターン
・性的機能障害

10. コーピング-ストレス耐性

介護者役割緊張
・介護者役割緊張リスク状態
家族コーピング妥協化
家族コーピング無力化
非効果的コーピング
・防御的コーピング   ・不安定性情動コントロール
・非効果的否認   ・気分調節障害
・非効果的衝動コントロール
非効果的地域社会コーピング
コーピング促進準備状態
地域社会コーピング促進準備状態
家族コーピング促進準備状態
心的外傷後シンドローム
・心的外傷後シンドロームリスク状態
・レイプ-心的外傷シンドローム（性的暴行外傷シンドローム）
移転ストレス（シンドローム）
・移転ストレス（シンドローム）リスク状態
レジリエンス障害
レジリエンス障害リスク状態
レジリエンス促進準備状態
自己損傷リスク状態[2]
・自己傷害（自傷）   ・自殺リスク状態
・自己傷害リスク状態
ストレス過剰負荷
対他者暴力リスク状態
対自己暴力リスク状態

11. 価値-信念

道徳的苦悩
・道徳的苦悩リスク状態[2]

（つづく）

表3 看護ケアが必要な状態（つづき）

■看護診断　Nursing Diagnoses[*1]

11. 価値-信念

信仰心促進準備状態
スピリチュアルペイン
- 信仰心障害
- 信仰心障害リスク状態
- スピリチュアルペインリスク状態

スピリチュアルウエルビーイング促進準備状態

■共同問題[*3]　（RC＝risk for complications，合併症リスク状態，以下 RC と略）

1. 循環系／血管系の合併症リスク状態

RC：心拍出量減少	RC：先天性心疾患
RC：不整脈	RC：腹腔内高血圧症
RC：肺浮腫	RC：心内膜炎
RC：心臓性ショック	RC：肺塞栓症
RC：循環血液量減少	RC：脊髄性ショック
RC：末梢血管機能不全	RC：虚血性潰瘍
RC：高血圧症	

2. 呼吸器系の合併症リスク状態

RC：低酸素症	RC：気管壊死
RC：無気肺／肺炎	RC：気胸
RC：気管気管支狭窄	RC：喉頭浮腫
RC：胸水	

3. 腎／泌尿器系の合併症リスク状態

RC：急性尿閉	RC：膀胱破裂
RC：腎不全	RC：腎結石

4. 消化器系／肝臓／胆道系の合併症リスク状態

RC：麻痺性イレウス／小腸閉塞	RC：肝脾腫大
RC：肝不全	RC：カーリング潰瘍
RC：高ビリルビン血症	RC：腹水
RC：臓器（内容物）摘出術	RC：消化管出血

5. 代謝系／免疫系／造血器系の合併症リスク状態

RC：低血糖／高血糖	RC：アレルギー反応
RC：負の窒素平衡	RC：移植拒否反応
RC：電解質平衡異常	RC：副腎機能不全
RC：甲状腺機能障害	RC：貧血
RC：低体温（重症）	RC：血小板減少症
RC：高体温（重症）	RC：日和見感染
RC：敗血症	RC：赤血球増加症
RC：アシドーシス（代謝性，呼吸性）	RC：鎌状赤血球発作
RC：アルカローシス（代謝性，呼吸性）	RC：播種性血管内凝固（DIC）
RC：甲状腺機能低下症／甲状腺機能亢進症	

6. 神経系／感覚器系の合併症リスク状態

RC：頭蓋内圧亢進	RC：麻痺
RC：脳卒中	RC：末梢神経障害
RC：痙攣発作	RC：眼圧亢進
RC：脊髄圧迫	RC：角膜潰瘍
RC：髄膜炎	RC：神経障害
RC：脳神経障害	

7. 筋骨格系の合併症リスク状態

RC：骨粗鬆症	RC：コンパートメント症候群（筋区画症候群）
RC：脱臼	RC：病的骨折

8. 生殖器系の合併症リスク状態

RC：胎児機能不全	RC：梅毒
RC：分娩後出血	RC：骨盤内炎症性疾患
RC：妊娠性高血圧	RC：出生前出血
RC：月経過多症	RC：早期分娩
RC：頻発月経	

9. 薬物治療の有害反応の合併症リスク状態

RC：副腎皮質ステロイド薬治療の有害反応
RC：抗不安薬治療の有害反応
RC：抗不整脈薬治療の有害反応
RC：抗凝固薬治療の有害反応
RC：抗痙攣薬治療の有害反応
RC：抗うつ薬治療の有害反応
RC：抗高血圧薬治療の有害反応
RC：β遮断薬の有害反応
RC：カルシウム拮抗薬治療の有害反応
RC：アンギオテンシン変換酵素阻害薬治療の有害反応
RC：抗腫瘍薬治療の有害反応
RC：抗精神病薬治療の有害反応
RC：利尿薬治療の有害反応

[*1] 「機能的健康パターン Functional Health Pattern」は Gordon, M.: *Nursing diagnosis: Process and application.* McGraw-Hill, 1994. からのもので，筆者により若干の変更を加えた。

[*2] のついた診断名は現在 NANDA-I のリストにはないが，明瞭で有用性があることから筆者が追加した。

[*3] ここには，よく使われる共同問題を示した。ここにあがっていないものでも共同問題になりうる。

序説　23

第 I 部

看護診断

NANDA-I による看護診断の定義や，*が付いた指標や因子は『NANDA-I　定義と分類 2012-2014』からのものである。
© 2012, 2009, 2007, 2003, 2001, 1998, 1996, 1994 by NANDA International. Blackwell Publishing Limited, a company of John Wiley & Sons, Inc. との協定による。

NOC（看護成果）の用語は，Sue Moorhead 著，黒田裕子，社会福祉法人聖
隷福祉事業団総合病院聖隷浜松病院看護部訳：看護成果分類（NOC）原書第
5 版 成果測定のための指標・測定尺度，エルゼビア・ジャパン，2015 より
使用している。
NIC（看護介入）の用語は，Gloria M. Bulechek 著，中木高夫，黒田裕子訳：
看護介入分類（NIC）原書第 6 版，南江堂，2015 より使用している。

1

健康知覚-健康管理パターン

Health Perception-Health Management Pattern

汚染：個人

Individual Contamination

NANDA-Ⅰ定義 NANDA-Ⅰ Definition

健康に悪影響を与え得る量の環境汚染物質に曝された状態

診断指標 Defining Characteristics

- 診断指標は原因物質によって異なる。原因物質には，農薬や除草剤*，化学物質*，生物学的製剤*，廃棄物*，放射線*や公害*がある。
- **農薬や除草剤による影響**
  - 肺
    - アナフィラキシー反応，喘息，鼻腔や咽喉の炎症，咽喉や胸部の灼熱感，肺水腫，息切れ，肺炎，上気道の炎症，呼吸困難，気管支炎，肺線維症，慢性閉塞性肺疾患(COPD)，細気管支炎，気道反応性亢進，気道粘膜損傷
  - 神経
    - ライ症候群，混乱，不安，てんかん発作，意識レベル低下，昏睡状態，筋攣縮，骨格筋の筋緊張，末梢神経障害，瞳孔縮小，霧視(かすみ目)，頭痛，めまい，中枢神経系の興奮，抑うつ状態，感覚異常
  - 消化器
    - 悪心，嘔吐，下痢，感冒様症状
  - 皮膚
    - 塩素痤瘡
  - 心臓
    - 心律動異常，頻脈，徐脈，伝導ブロック，低血圧
  - 肝臓
    - 肝機能障害
- **化学物質による影響**
  - 肺
    - 鼻腔や咽喉の炎症，呼吸困難，気管支炎，肺水腫，咳嗽
  - 神経
    - 頭痛，運動失調，混乱，てんかん発作，嗜眠，意識消失，昏睡状態，流涙，めまい，気分の変動，精神錯乱，幻覚，眼振，複視，精神病，中枢神経系の抑制，振戦，虚弱，麻痺，記憶の変化，脳症，聴力の喪失，パーキンソン様症候群，多幸感，失神，高体温

- 腎臓
  - アセトン尿，腎不全
- 消化器
  - 悪心，嘔吐，消化管潰瘍，代謝性アシドーシス
- 内分泌
  - 高血糖，低血糖
- 皮膚
  - 皮膚炎，皮膚および粘膜の炎症，眼・鼻腔・咽頭・喉頭粘膜の熱傷，結膜炎，皮膚および爪床の色素沈着，皮膚熱傷
- 免疫
  - 血液凝固系の異常と骨髄機能不全
- 生殖器
  - 月経周期の短縮
- 心臓
  - 低血圧，胸痛
- 眼
  - 瞳孔変異，霧視，重度の眼痛，角膜炎症，一時的もしくは不変性の視力喪失(失明)
- 肝臓
  - 黄疸，肝腫，肝炎，膵炎

■生物学的製剤による影響

- 細菌
  - 炭疽菌(バチルス炭疽菌)：発熱，悪寒，発汗過剰，消耗性疲労，喀痰の少ない咳嗽，悪心，嘔吐，胸部不快感
  - コレラ(コレラ菌)：大量な水様便，嘔吐，下肢痙攣，脱水，ショック
  - サルモネラ(サルモネラ属)：発熱，腹部痙攣，下痢(ときどき下血)，局所的感染，敗血症
  - 大腸菌(大腸菌 O157：H7)：重度の血便様下痢，腹部痙攣，微熱もしくは発熱なし
- ウイルス
  - 痘瘡(痘瘡ウイルス)：高熱，頭痛および全身痛，嘔吐，瘤状の発疹，外皮を形成し痂皮化した膿疱の皮疹
  - エボラ出血熱(エボラフィロウイルス)：頭痛，発熱，関節痛・筋肉痛，咽頭痛，下痢に伴う虚脱感，嘔吐，胃痛，発疹，眼の充血，皮疹
  - ラッサ熱(ラッサウイルス)：発熱，胸骨後部痛，咽頭痛，背部痛，咳嗽，腹痛，嘔吐，下痢，結膜炎，顔面腫脹，蛋白尿，粘膜出血
- 毒素
  - リシン：呼吸窮迫，発熱，咳嗽，悪心，胸部圧迫感，過剰な発汗，肺水

汚染：個人

腫，チアノーゼ，低血圧，呼吸不全，幻覚，てんかん発作，血尿
- ブドウ球菌エンテロトキシンB：発熱，頭痛，筋肉痛，不定愁訴，下痢，咽頭痛，鼻詰まり，鼻漏（鼻水），嗄声，結膜炎

■放射線による影響

- 腫瘍
  - 皮膚がん，甲状腺がん，白血病
- 免疫
  - 免疫応答の障害，骨髄抑制，自己免疫性疾患
- 遺伝
  - DNAの突然変異，頭部や脳の縮小を含む催奇形性，眼の形成不全，異常な成長遅延，精神発達遅延
- 神経系
  - 中枢神経系障害，末梢神経系の機能不全，神経・自己免疫系の変化，神経内分泌系の制御障害
- 皮膚
  - 熱傷，皮膚炎，乾燥，炎症，紅斑，乾性または湿性の落屑，瘙痒感，水疱や潰瘍
- 放射線中毒
  - 悪心，消耗性疲労，脱毛，血液化学的検査値の変化，大量出血，臓器機能の減退（低下），死
- 眼
  - 白内障，黄斑変性
- 心血管系
  - 循環動態の変化，心拍動不整，心電図の変化，アテローム性動脈硬化症の発症，高血圧，虚血
- 肺
  - 呼吸容積の障害，アレルギー疾患の増加，気管支粘膜内の異型細胞
- 消化器
  - 消化器系の病的変化，十二指腸の炎症，粘膜の自然な過形成

■廃棄物による影響

- 大腸菌型細菌
  - 下痢，腹部痙攣
- ランブル鞭毛虫（原虫類）
  - 下痢，腹部痙攣，悪心，体重減少
- クリプトスポリジウム（原虫類）
  - 下痢，頭痛，腹部痙攣，悪心，嘔吐，微熱
- A型肝炎（腸内ウイルス）
  - 消耗性疲労，食欲不振，虚弱，悪心，発熱，黄疸

- 蠕虫(寄生虫)
  - 下痢，嘔吐，ガス，胃痛，食欲低下，発熱
- **公害による影響**
  - 肺
    - 咳嗽，喘鳴，努力呼吸，肺うっ血と鼻閉(鼻詰まり)，アレルギーの悪化，喘息の悪化，呼吸時の痛み，肺がん
  - 心臓
    - 胸部痛
  - 神経系
    - 頭痛，発達遅延
  - 生殖系
    - 受精率の低下
  - 眼
    - 眼球の炎症

関連因子 Related Factors

- **病態生理因子**
  - 細菌，ウイルス，毒素の存在
  - 栄養学的要因(肥満，ビタミンやミネラルの欠乏)
  - 以前から罹患している疾患の状態
  - 性別(女性は男性に比べると体脂肪の比率が高いため，脂溶性の毒素を蓄積する可能性が高い。妊娠)
  - 喫煙歴
- **治療関連因子**
  - 最近の予防接種(ワクチン)
  - 汚染除去プロトコールの欠如もしくは十分に用いられていない。
  - 不適切な感染防護服の着用もしくは着用していない。
- **状況因子(個人・環境)**
  - 洪水，地震，そのほかの自然災害
  - 下水漏れ
  - 製造工場からの流出：意図的・偶発的に起こる工業用や事業用の汚染物質の放出
  - 物理的要因：気温や風力による気象条件，地理的エリア
  - 社会的要因：雑踏，衛生設備，貧困，個人または世帯における衛生習慣や医療機関の利用不足
  - 生物学的要因：媒体動物(蚊，ダニ，ネズミなどの齧歯類動物)の存在
  - バイオテロリズム
  - 職業

汚染：個人　　31

- 食習慣
- **環境因子**
  - 浄化槽の腐敗による帯水層の汚染
  - 食物や水の意図的・偶発的な汚染
  - 何かの付随による，もしくは以前からの曝露
  - 重金属や化学物質への曝露，大気汚染物質，放射線，バイオテロリズム，災害
  - 家庭における環境汚染物質の使用（殺虫剤・除草剤，化学物質，ラドン，タバコの煙）
  - 環境汚染された場所での屋外活動
  - フローリング材料
- **発達因子**
  - 小児の発達的特徴
  - 5歳未満の小児
  - 高齢者
  - 曝露時期の在胎月齢

NOC 看護成果

〈不安のレベル〉〈恐怖のレベル〉〈悲嘆の解決〉〈健康信念：脅威の認知〉〈予防接種行動〉〈感染コントロール〉〈知識：保健医療資源〉〈個人の安全行動〉〈地域社会のリスクコントロール〉〈安全な家庭環境〉

目標 Goals

個人の健康に害を及ぼす汚染を最小限に抑える。

NIC 看護介入

〈地域災害準備〉〈環境管理〉〈怒りコントロール援助〉〈不安軽減〉〈グリーフワーク促進（悲嘆緩和作業促進）〉〈危機介入〉〈カウンセリング〉〈健康教育〉〈健康スクリーニング〉〈予防接種／ワクチン療法管理〉〈感染コントロール〉〈回復力促進（レジリエンス促進）〉〈リスク確認〉

看護介入 Interventions

- **一般的な看護介入**

  個人が汚染事故に対処できるように支援する。テロリストの攻撃から生還した人々の体験を被害者のために有益な情報として役立てる。

  - 起こりうるリスク，予防措置，抗体やワクチンの活用方法について正確な情報提供を行う。
  - 恐怖感，弱者体験，悲嘆などに対処しようとしている被害者を支援する。

- 被害者が他者に自分の恐怖を語ることができるように勧める。
- 被害者が前向きに将来に向かって行動できるよう支援する。

■特定の看護介入

- 皮膚の曝露に対して，皮膚汚染除去法を用いる。
- 身体における臨床効果は，曝露された汚染物質により異なる。そのため，注意深く観察し，支持療法を提供する。
- 適切な隔離措置を用いる(例：ユニバーサルプリコーション，空気，飛沫，接触隔離措置)。

■薬剤投与後の治療効果や副作用，コンプライアンスについて観察する

■汚染除去法の手順を以下に示す

- 曝露された個人に対する一次的汚染除去は，1人ずつ行う。
  - 汚染された衣服を取り除く。
  - 大量の水と石けん，もしくは0.5％に希釈した次亜塩素酸ナトリウムを用いる。
- 汚染除去に使用したガウン類や器具の二次的汚染除去は，適切な物理的予防法を用いて行う。

汚染：個人　　33

汚染リスク状態：個人

Risk for Individual Contamination

NANDA-Ⅰ定義 NANDA-Ⅰ Definition

健康に悪影響を及ぼす量の環境汚染物質に曝される危険のある状態

関連因子 Related Factors

〈汚染：個人〉の項を参照（▶ p.31）

NOC 看護成果
〈地域社会のリスクコントロール〉〈地域社会の健康状態〉〈健康信念：脅威の認知〉
〈知識：保健医療資源〉〈知識：健康行動〉

目標 Goals

個人は，汚染物質による有害事象が起こらない状態を維持できる。

NIC 看護介入
〈地域災害準備〉〈環境リスク防護〉〈環境管理：安全〉〈健康教育〉〈健康スクリーニング〉〈予防接種／ワクチン療法管理〉〈リスク確認〉〈サーベイランス：安全〉

看護介入 Interventions

■**一般的な看護介入**

■**起こりうるリスク，予防措置について正確な情報提供を行う**
- 恐怖感や弱者体験を表出できるよう支援する。
- 他者に自分の恐怖を語ることができるよう支援する。

■**特定の看護介入**

■**環境汚染に対してサーベイランスを実施する**
- 地域の環境汚染を保護するために公的機関に届け出る。
- 安全な環境に移動できるように個人を支援する。
- 環境を整備して，リスクが最小限となるようにする。

汚染：家族

Family Contamination

NANDA-Ⅰ定義 NANDA-Ⅰ Definition

（家族が）健康に悪影響を与え得る量の環境汚染物質に曝された状態

診断指標 Defining Characteristics

〈汚染：個人〉の項を参照（▶ p.28）

関連因子 Related Factors

〈汚染：個人〉の項を参照（▶ p.31）

NOC 看護成果

可能性のある看護成果は，〈汚染：個人〉の項を参照する（▶ p.32）。

目標 Goals

汚染物質による家族の有害事象を最小限にする。

NIC 看護介入

可能性のある看護介入は，〈汚染：個人〉の項を参照する（▶ p.32）。家族の診断指標に基づく適切な看護介入も参照

看護介入 Interventions

可能性のある看護介入は，〈汚染：個人〉の項を参照する（▶ p.32）。

汚染リスク状態：地域社会

Risk for Community Contamination

NANDA-Ⅰ定義 NANDA-Ⅰ Definition

（地域社会において）健康に悪影響を及ぼす量の環境汚染物質に曝される危険のある状態

NOC 看護成果

〈地域社会の災害準備〉〈地域社会の健康状態〉〈地域社会のリスクコントロール：伝染病〉

目標 Goals

- 地域社会は，健康調査（サーベイランス）データシステムを活用して汚染事故をモニタリング（継続観察）する。
- 地域住民は，大惨事や災害に備え，訓練に参加する。
- 地域社会は，汚染に伴う健康被害を受けない状態を維持する。

NIC 看護介入

〈環境管理〉〈環境リスク防護〉〈地域保健開発〉〈バイオテロリズム対応準備〉〈伝染性疾患管理〉〈地域災害準備〉〈健康教育〉〈健康政策モニタリング〉〈サーベイランス：地域社会〉

看護介入 Interventions

- 健康調査（サーベイランス）データを活用して汚染事故をモニタリング（継続観察）する
- 汚染にかかわるリスクとその予防措置に関する情報を適切に提供する
  - 地域住民が，お互いがいだいている恐怖について語り合えるように支援する。
- 特定の看護介入
- 地域社会における危険因子を明らかにし，災害発生を防止できるプログラムを開発する
  - 地域の環境を汚染物質から保護できる機関に通知する。
  - リスクを最小限にするために環境を整える。

コミュニティヘルス不足

Deficient Community Health

NANDA-I 定義 NANDA-I Definition

集団のウェルネスを妨害する，もしくは健康問題の危険を増大させる健康問題または要因が1つ以上存在している状態

診断指標 Defining Characteristics*

- 集団や住民が，入院の危険性を感じている。
- 集団や住民が，生理的状態の危険性を感じている。
- 集団や住民が，心理的状態の危険性を感じている。
- 集団や住民に健康問題が発生する。
- 集団や住民の健康(安寧)を促進する事業がない*。
- 集団や住民の健康問題を予防する事業がない*。
- 集団や住民の健康問題を減らす事業がない*。
- 集団や住民の健康問題を解決する事業がない*。

関連因子 Related Factors*

- 利用できる公的医療提供者の不足
- コミュニティヘルスのスペシャリストの不足
- 資源(リソース)(例：資金，社会，知識)の不足
- 不十分な事業予算
- 事業に対するソーシャルサポートが不十分
- 事業に対する不十分な利用者満足度
- 不十分な事業評価計画
- 不十分な事業アウトカム・データ
- 事業の健康問題への取り組みが不完全

CARPENITO MEMO

〈コミュニティヘルス不足〉は，アセスメントやプログラム開発が必要な健康問題をかかえているコミュニティを対象とした診断である。そのプログラムは最善な結果を得るために，アクセスしやすく，入手しやすく，いつでも利用可能で現

---

* この診断指標はコミュニティヘルスとしての定義はしていないが，その代わりに〈コミュニティヘルス不足〉に寄与する関連因子である。

実的なものでなければならない。

　この診断は，〈非効果的健康管理〉とは異なるが，コミュニティアセスメントとプログラム開発という点で同じ焦点を有している。

NOC 看護成果

〈非効果的健康管理〉の項を参照（▶ p.53）

目標 Goals

〈非効果的健康管理〉の項を参照（▶ p.53）

NIC 看護介入

〈非効果的健康管理〉の項を参照（▶ p.53）

看護介入 Interventions

〈非効果的健康管理〉の項を参照（▶ p.53）

リスク傾斜健康行動

Risk-Prone Health Behavior

定義 Definition

　健康状態の改善に向けて，自分のライフスタイル／行動を変容する能力に障害のある状態（NANDA-I）

　ライフサイクル／行動を健康状態の変化に応じて変容できない状態*

診断指標 Defining Characteristics*

- 健康状態の変化を受け入れない。
- 最適なコントロール感をもてない。
- 健康状態の変化を過小評価する。
- 健康問題を予防する行動をとれない。

関連因子 Related Factors

■ 状況因子(個人・環境)
- 以下に関連するもの：
  - 自己効力感が低い*
  - 医療に対する否定的な態度*
  - ストレッサー（ストレス要因）*
  - ソーシャルサポートの不足*
  - 資源不足
  - 財政不足
  - 多重の責
- 不健康なライフスタイルの選択(例：喫煙，過度の飲酒，肥満)に関連するもの
- 理解不足に関連し，以下に続発するもの：
  - 読み書き能力の低下
  - 言語的障壁

---

* この定義は，明瞭で有用性があることから筆者が追加した。

CARPENITO MEMO

〈リスク傾斜健康行動〉は，NANDA-Ⅰ看護診断の〈適応障害〉に代わるものである。〈リスク傾斜健康行動〉は，〈非効果的健康維持〉や〈ノンコンプライアンス〉と共通の特徴や因子を有する。筆者は，不健康なライフスタイルで，慢性の健康問題や慢性疾患のリスクのある個人に説明する場合に〈非効果的健康維持〉を用いることを推奨している。〈リスク傾斜健康行動〉は，喫煙や物質乱用（依存）や危険性の高い性行為などの個人の行動に焦点を置いている。健康行動を遵守したいと思いながらも，その行動を阻止してしまう要因がある状態に適応できる。

NOC 看護成果

〈積極的なアドヒアランス行動〉〈症状の自己コントロール〉〈健康信念〉〈治療行動：疾病または損傷〉

目標 Goals

個人は，自分の健康問題を管理するために1つの行動を修正する意図について述べる。以下の指標によって証明される：

- 健康問題について説明する。
- 現在の自分の行動／習慣と健康レベルの低下の関連性について説明する。
- 目標設定に取り組む。

NIC 看護介入

〈健康教育〉〈共同目標設定〉〈自己責任〉〈教育：疾患経過〉〈意思決定プロセス〉

看護介入 Interventions

■ 行動を妨げる要因をアセスメントする

- 「あなたの血圧（血糖値や体重）が高い原因は，何にあると考えますか？」
- 「血圧（体重や血糖値）を下げるために何ができると思いますか？」
- 「禁煙したいですか（禁酒したいですか）？」
- 「何が妨害となりますか？」

■ 読み書き能力の低下が疑われる際は，その個人にとって最もストレスに感じる事柄から始める

■ 協働的な話し合いを行う（Tyler & Horner, 2008）

- 「どうすればより健康になれますか？」と尋ねる。返答内容に注目する。
- 望まれていないアドバイスはしない。
- 変化は，その個人だけに可能であることを受けとめてもらう。
- 抵抗を受けとめる。
- 糖尿病のリスクが高い場合は次の項目をチェックする：活動レベル，2日間の食事内容（菓子や飲料の種類），BMI（身長と体重）

- Teach-Back 法を活用する。
- ■ 目標，行動，活動などを繰り返すよう求める
- ■ 変容するためのレディネス（準備状態）をアセスメントする
  - 個人が変容することを個人がどれだけ重要と考えているかを判断する。
  - 例：「より多くの活動をすることは，あなたにとってどのくらい重要ですか？　0（全く重要でない）～10（重要）の尺度で評価してください」
- ■ 個人が変容することに対してどの程度自信があるかを判断する
  - 例：「いま以上に運動を増やすことにどの程度自信がありますか？　0～10の尺度で評価してください」
  - 個人が変容するための準備ができているかを判断する。
  - 重要度が 7 以上の場合，自信の程度をアセスメントする。もし重要度が低い場合は，行動を変容しないことにより生じるリスクについて，さらに情報を提供する。
  - 自信の程度が 4 以下の場合，なぜ 1 ではないのかを尋ねる。
  - 低い点を 8 に引き上げるために必要なことを尋ねる。
- ■ 現実的な目標と行動計画を協力して立案する
  - 例：「毎週どのくらいの頻度で，市街地の 1 区画を 2 回歩くことができると思いますか？」
- ■ フォローアップ計画を立案する。もし電話連絡が可能ならば，週に 2 回電話をして実施状況を確認してもよいか尋ねる。その後，電話連絡を月に 1 回のペースにしていく
- ■ 小児への看護介入

2013 年度の全米若者リスク行動調査（YRBS）の結果（抜粋）によると，米国の10～24 歳の年齢層における死の要因につながるような健康リスクのある行動を，多くの高校生がとっていることがわかった（Kann et al., 2014）。

- ■ 健康リスク行動についての議論を始めるにあたり，看護職はリスクの高い行動と発症年齢について知っておく必要がある（Kann et al., 2014）
  - ❶不慮のケガや暴力の要因となる行動
  - 米国本土の全国調査において，73.9％の学生が，調査日からさかのぼって12 か月前までの間に，誰かとデートしたり出かけたことがあると回答した。そのうち 10.3％の学生は，デート中もしくは外出中に武器や物によって負傷を負ったことがあると返答した。
  - ❷自殺
  - 17.0％の学生が，調査日から 12 か月前までの間に，自殺を試みようと深刻に考えていた。
  - 13.6％の学生が，調査日から 12 か月前までの間に，どのように自殺しようか，と計画を立てていた。

リスク傾斜健康行動　41

❸喫煙

● 9.3％の学生が，13歳以前に初めてのタバコを吸ったことがある，と答えた。

● 15.7％の学生が，調査日から30日前までの間に，少なくとも1回はタバコを吸ったことがある(喫煙経験者)と答えた。

● 8.8％の学生が，調査日から30日前までの間に，無煙タバコ(例：紙タバコ，嗅ぎタバコ，またはDIP)を吸ったことがある，と答えた。

❹アルコールや薬物使用

● 18.6％の学生は，13歳以前に初めてのアルコール飲酒(1口以上)をしたことがあると回答。

● 20.8％の学生は，調査日から30日前までの間に，(1〜2時間の間に)5杯以上のアルコール飲料したことが最低1回はあると答えた。

● 40.7％の学生は，1回もしくはそれ以上マリファナを使用したことがあると返答している(すなわち，マリファナ経験者)。

● 8.6％の学生は，13歳以前に初めてのマリファナを試みている。

● 23.4％の学生は，調査日から30日前までの間に，1回もしくはそれ以上の回数，マリファナを吸っている。

❺望まない妊娠やHIVを含む性感染症の要因となる性行動

● 46.8％の学生が，性体験をしている。

● 5.6％の学生が，13歳以前に初めて性体験している。

● 15％の学生は，これまでの人生で4人以上の異性と性体験している。

● 34％の学生は，現在性的関係をもっている。

● 13.7％の学生は，本人もその相手も避妊の手段をとらなかった。

❻不健康な食行動

● 19.4％の学生は1週間のうちに2回以上，11.2％の学生は1週間のうちに3回以上，缶もしくは瓶かグラスで炭酸飲料を飲んでいる(ダイエット炭酸飲料は含まない)。

● 13.7％の学生は，調査日から7日前までの間に，朝食を摂っていなかった。

● 38.1％の学生は，調査日から7日前までの間すべての日において朝食を摂っていた。

● 13.7％の学生は肥満である。

● 16.6％の学生は過体重である。

● 31.1％の学生は自分のことを少し太っているか，またはとても太っていると表現する。

● 47.7％の学生は体重減少のための試みを行っている。

❼身体的無活動

● 15.2％の学生は，調査日から7日前までの間に1日も，心拍数を上昇させ

たり呼吸が乱れるような最低 60 分の身体活動などを行っていないと回答している。

- **協働的な話し合いを行う**（Tyler & Horner, 2008）
  - 思春期の子どもに「どうすればより健康でいられますか？」と尋ね，その返答内容に注目する。
  - 望まれていないアドバイスは提供しない。
  - 変化は，その個人だけに可能であることを受けとめてもらう。
  - 抵抗を受けとめる。
- **以下の質問を行うことでリスクのある行動を調査する**
  - 「やめたいと望むことに対して何を行いますか？」
  - 「なぜあなたはそれをやめたいのですか？」
  - 「あなたには何ができますか？」
- **彼らが心配に感じている行動に伴う危険を明らかにし，関連する事実を加える。以下に例を示す**
  - 「あなたのパートナーは勃起できないが，あなたは陰部ヘルペスに罹患する可能性がある」
  - 「妊娠したことであなたの人生はどのように変わりましたか？」
  - 「もしあなたの友人が薬物を使用していたら，それをやめさせるのは難しいですか？」
  - 「誰かに傷つけられたら，誰かにそのことを話しますか？」

リスク傾斜健康行動　43

非効果的健康維持

Ineffective Health Maintenance

定義 Definition

　健康を維持するための支援を，識別したり，管理したり，探し出したりできない状態（NANDA-I）

　知識不足に伴い健康状態や基本的な健康への要求の管理ができないため，健康に支障を来しているか支障を来す危険性がある状態*

診断指標 Defining Characteristics*

- 環境変化への適応行動の欠如
- 基本的な健康習慣について知識不足
- 健康行動の改善に向けた興味の欠如
- 健康探求行動の欠如を示すパターン
- 基本的な健康習慣を守るうえでの責任がもてない。
- 個人がもっているサポート体制の機能障害

関連因子 Related Factors

　さまざまな要因により〈非効果的健康維持〉は引き起こされる。一般的な原因を以下に示す。

■ 状況因子（個人・環境）

- 以下に関連するもの：
  - 情報の誤訳
  - 資源（リソース）の不足*
  - 動機づけの不足
  - 知覚障害*
  - コミュニケーション技能の不足*
  - 適切な健康ケアサービスの利用不足
  - 認知機能障害*
  - 教育学習レディネス（準備状態）の欠如

■ 発達因子

年齢に相応する危険因子に関連した知識不足。含まれる例を以下に示す。

❶ 小児期

- 性別と性的発達
- 不活発
- 物質乱用（依存）
- 栄養不良
- 安全性欠陥

---

* この定義は，明瞭で有用性があることから筆者が追加した。

❷思春期
- 性別と性的発達
- 栄養不良
- 不活発
- 安全性欠陥
- 物質乱用（依存）
- 交通安全

❸成人期
- 親役割
- 安全習慣
- 性機能

❹高齢期
- 加齢の影響
- 感覚障害

CARPENITO MEMO

　〈非効果的健康維持〉は，〈非効果的健康管理〉とは異なる。

　〈非効果的健康維持〉は，個人のライフスタイルを健康的に増進させるが，〈非効果的健康管理〉は，個人が医学的状態，もしくは手術後の状態にあり，どのように治療を管理するか，およびどのように合併症予防をするかに焦点を当てている（例：薬物療法・食事療法）。

　〈非効果的健康維持〉は，病気がある人にもそうでない人にも使用できる。

　健康とは，ダイナミックで常に変化し得るものであるため，健康は個人の機能の最大レベルによって認識され，個別のものである（例：マラソンランナーの健康の定義は，対麻痺のある人の健康の定義とは異なる）。

　個人は自分の健康に責任があるので，看護がかかわるうえで重要となるのは，個人が健康をよりよくすることが可能であると認識できるように支援することである。

　疾病／治療志向型システムから健康志向型システムに移行するにつれて，〈非効果的健康維持〉や，〈健康管理促進準備状態〉の看護診断は，ますます重要度が高くなる。その一方で，在院入院期間の短縮化を要求されるなか，看護職は創造的に健康増進に取り組む必要がある（例：リーフレットなどの活用，テレビを用いた指導や地域のプログラム）。

NOC 看護成果

〈健康増進行動〉〈健康探求行動〉〈知識：健康増進〉〈知識：保健医療資源〉〈ヘルスケアの意思決定への参加〉〈リスクの早期発見〉

目標 Goals

　個人または医療提供者は，健康維持行動を実践する意向を述べるようになる。以下の指標によって証明される：

非効果的健康維持　　45

> **NIC** 看護介入
>
> 〈健康教育〉〈自己責任促進〉〈健康スクリーニング〉〈リスク確認〉〈家族関与促進〉
> 〈栄養カウンセリング〉〈体重減量援助〉

看護介入 Interventions

- 個人や家族が，自分たちの健康にとって有害となる行動が明確となるよう支援する
  - 喫煙者
  - 免疫不全
  - 高脂肪，高炭水化物，高カロリーの食事〔〈栄養摂取消費バランス異常：必要量以下〉を参照（▶ p.163）〕
  - 坐位中心なライフスタイル〔〈坐位中心ライフスタイル〉を参照（▶ p.296）〕
  - 過度なストレス〔〈ストレス過剰負荷〉を参照（▶ p.680）〕
- 健康維持の障壁についてアセスメントする
  - 「関連因子」を参照
- 年齢に応じた健康増進についての具体的な情報を提供する（**表4**）
- 個人が選択した食品について話し合い，健康増進のための新しい目標を明確にできるよう支援する
  - 栄養や食糧不足の改善をするための特定の介入については，〈栄養摂取消費バランス異常：必要量以下〉の項を参照する（▶ p.166）
- 規則的な運動プログラムの利点について話し合う
- 建設的なストレス管理の要素について話し合う
  - 自己主張（積極的）訓練
  - 問題解決
  - リラクセーション法
- 健康増進をしようとしている個人の取り組みを促進する
- 一次予防活動についての知識をアセスメントする
  - 安全性：事故予防（例：車，機械，屋外における安全，労働災害）
  - 体重管理
  - 物質乱用（依存）を避ける（例：アルコール，薬物，タバコ）
  - 性感染症を避ける
  - 歯／口腔衛生（例：日々のケア，歯科受診）
  - 予防接種
- ほかへ紹介すべきかどうかを決定する（例：社会福祉サービス，ハウスキーピングサービス，在宅医療看護など）
- 弱者集団（例：保険未加入者，流民や難民，路上生活者，貧困者）が施設・物質などを利用・入手できるための改善策を明確にする

- コミュニティセンター，学校を拠点としたクリニック，家族計画，宗教的奉仕活動のクリニック
- 製薬会社の支援プログラム，ジェネリック医薬品による代替薬剤の使用

高齢者への看護介入

対象となる高齢者が何をどこまでできるかを明らかにする

自分の一生(生き方)について感じていることを話し合う

- 生涯のなかで何を好んでいるか？
- 人生の意味は何か？
- 何をやりたくて，やりたくないかについて話し合う。
- それは現実的か？　変更可能な内容か？
- 別の選択肢を受けとめることは可能か？
- 支援が必要となった場合，人材が必要なのか，物質資源が必要なのかを明らかにする。

非効果的健康維持　47

表4 年齢別の一次・二次予防活動

一次予防	二次予防

乳児期（0〜1歳）

一次予防	二次予防
・子育てに関する教育 　乳児の安全，栄養，母乳栄養 ・感覚刺激 　乳児のマッサージやタッチング 　視覚刺激 　　活動，色 　聴覚刺激 　　言語，音楽 ・予防接種 　ジフテリア-百日咳-破傷-ポリオ4 　種混合ワクチン，不活化ポリオ， 　ヒブワクチン，B型肝炎（3回法）， 　A型肝炎（2回法），ロタウイル 　ス，肺炎球菌ワクチン，骨髄炎 　菌ワクチン，インフルエンザ（年 　間） ・口腔衛生 　おしゃぶり 　フッ化物（必要なら6か月以上） 　糖分を含む食物や飲料水を避ける	・2〜3か月ごとの診察 ・出生時スクリーニング検査 　先天性股関節脱臼 　フェニルケトン尿症 　グルコース-6-リン酸欠乏症（極東 　　アジア出身児など） 　鎌状赤血球 　ヘモグロビンまたはヘマトクリッ 　　ト（貧血に対して） 　嚢胞性線維症 　視覚（驚愕反応） 　聴覚（音に反応し，その方向を向く） 　ツベルクリン検査（12か月） 　発達アセスメント ・リスクが高い児のスクリーニング検 　査と介入 　低出生体重 　妊娠中の母親の物質乱用（依存） 　アルコール：胎児アルコール症候群 　タバコ：乳児突然死症候群 　薬物：中毒性新生児，AIDS ・妊娠中の母親の感染症

前学童期（1〜5歳）

一次予防	二次予防
・親への教育 　歯みがき，しつけ，栄養 　事故防止，正常な成長と発達 ・子どもへの教育 　歯みがき，更衣，介助つきの入浴 　自分で食事ができる ・予防接種 　ジフテリア・百日咳・破傷風3種 　混合ワクチン，不活化ポリオワ 　クチン，麻疹・ムンプス・風疹 　新3種混合ワクチン，ヒブワク 　チン，インフルエンザ（年間）， 　水痘ワクチン，A型肝炎（2回法）， 　肺炎球菌ワクチン，B型肝炎（3 　回法） ・歯科／口腔衛生 　フッ素治療，フッ素含有水	・2〜3年ごとの診察，および就学前検 　診（尿検査，血液一般） ・ツベルクリン検査（3歳） ・発達アセスメント（毎年） 　言語発達，聴覚，視覚 ・スクリーニング検査と介入 　鉛中毒，発達遅延，ネグレクトや 　　乱用（依存） 　強い家族歴による動脈硬化症（MI， 　　脳血管発作，末梢血管疾患），糖 　　尿病，高血圧，痛風，脂質異常 　　症―2歳のときに血清コレステ 　　ロールの検査をし，正常ならば， 　　その後は3〜5年ごとに検査を行 　　う。 　斜視 　聴覚障害 　視覚障害 　自閉症

学童期（6〜11 歳）

- 子どもへの健康教育
    4 大基本栄養素，事故防止，屋外の安全，薬物乱用の相談，思春期の身体的変化に対する先行的指導
- 予防接種
    3 種混合（11〜12 歳），新 3 種混合（生涯に 2 回），経口ポリオウイルスワクチン／不活化ポリオウイルスワクチン（生涯に 4 回），B 型肝炎（必要時，3 回法），A 型肝炎（2 回法），肺炎球菌（3 回法），水痘（感染歴のない 11〜12 歳児），ヒト乳頭腫ウイルス（9〜26 歳の女子と 9〜18 歳の男子に 3 回法）
- 口腔衛生（6〜12 か月ごと）
    フッ素処理を継続
- 全身の身体検査

- 全身の身体検査
- 3 年ごとのツベルクリン検査（6 歳と 9 歳）
- 発達アセスメント
    言語
    視覚：学校での視力検査
        6〜8 歳では図表を使う
        8 歳以上ではアルファベットの視力表を使う
    聴覚：聴力検査
- 脂質プロファイル：リスクが高い場合は 3〜5 年ごと
    血清コレステロール値を 1 度（リスクが高くない場合）

思春期（12〜19 歳）

- 健康教育
    適切な栄養と健康的な食事
    カルシウム 100 mg とビタミン D 400 単位を毎日
    性感染症
- 安全運転技術
- 成人としての目標
    求職および職歴選択
    異性との交際と結婚
    薬物乱用との直面
- スポーツや水中での安全
- 皮膚ケア
- 口腔衛生（6〜12 か月ごと）
- 予防接種
    破傷風（未接種の場合は，その後は 10 年ごと），B 型肝炎（必要時に 3 回法），A 型肝炎（2 回法を 2 回），破傷風-経口ポリオウイルスワクチン（必要時に 4 回法），ヒト乳頭腫ウイルス（11〜26 歳の女子と 9〜18 歳の男子に 3 回法），肺炎球菌（3 回法）

- 全身の診察（毎年）
    血圧
    脂質プロファイル
    精製無蛋白ツベルクリン試験：12 歳時，リスクの高い場合は毎年
    急速血漿レアギン試験（血清梅毒反応），全血球計算，尿検査
    女性：乳房自己検診
    男性：精巣自己検診
    女性：パパニコロウと骨盤検査を性行為開始 3 年後と 21 歳以後毎年行う
    毎年の全身の身体検査時に淋病とクラミジア尿検査
- スクリーニング
    うつ状態
    自殺
    喫煙
    摂食障害
    物質乱用（依存）
    妊娠
- アルコール依存症と家庭内暴力の家族歴
- 性感染症

（つづく）

非効果的健康維持

表4　年齢別の一次・二次予防活動（つづき）

一次予防	二次予防

ヤングアダルト（20〜39歳）

- 健康教育
  - 基礎代謝率の変化に合わせた適正な栄養摂取による体重管理
  - 低コレステロール食
  - カルシウム 100 mg/日（女性）
  - ビタミン D 400 単位/日（女性）
- 日常生活相談
  - ストレス管理スキル
  - 安全運転
  - 家族計画
  - 離婚
  - 性行為
  - 育児能力，子育て技術
  - 規則的な運動
  - 環境衛生上の選択肢
  - アルコール，薬物使用
  - 聴覚保護用具の使用
- 歯科衛生（6〜12 か月ごと）
- 予防接種
  - 必要時に破傷風（1 回），その後は 10 年ごと，インフルエンザ（毎年），肺炎球菌（3 回法），水痘ウイルス（免疫が認められない人々に 2 回法）
  - 女性：風疹（血清抗体陰性の場合）
  - B 型肝炎（3 回法），A 型肝炎（2 回法），ヒト乳頭腫ウイルス（11〜26 歳の女性に 3 回法），新 3 種混合ワクチン（1957 年以降に生まれた人々には 1 回またはそれ以上），肺炎球菌
- 糖尿病

- 全身の診察（20 歳，その後 5〜6 年ごとに）
- 女性：乳房自己検査を毎月，リスクが高い状態でない女性のパパニコロウ検査は 1〜2 年ごと
- 男性：精巣自己検査を毎月
- 親になる時期：リスクが高い人々にダウン症候群とテイ-サックス病のスクリーニング
- 妊婦：急速血漿レアギン試験（血清梅毒反応），風疹抗体価, Rh 因子,（希望時）35 歳以上の女性に羊水穿刺
- 女性全員：35〜40 歳の女性にベースライン乳房撮影
- 乳がんの既往がありリスクが高い女性：35 歳時に年次乳房撮影とその後も毎年。母親か姉妹に乳がんの既往がある女性の場合も同様に検査
- 大腸結腸がんの家族歴のある者，またはリスクが高い者：年 1 回の便潜血検査，直腸指診，ベースライン結腸鏡検査施行後に設定した間隔で結腸鏡検査
- リスクが高い者：ツベルクリン検査
- 35 歳時に，定期身体検査とともに緑内障スクリーニング検査
- コレステロール検査：正常ならば 5 年ごと，異常値に近い数値ならば毎年行う
- スクリーニング検査（「思春期」を参照）

壮年期（40〜59歳）

- 健康教育：青年期に継続する
  - カルシウム 1,000〜1,500 mg/日
  - ビタミン D 400 単位/日
- 男女ともに中年期の変化のカウンセリング（「ヤングアダルト」も参照）
  - "空の巣症候群"
  - 定年退職のための先行的指導
  - 更年期
  - 祖父母としての役割

- 全身の診察と全面的な検査（血液／尿検査，X 線検査，心電図）（5〜6 年ごと）
- DEXA スキャン（骨粗鬆症のリスク性が高い男女向けスクリーニング）1 度，その後は必要時
- 女性：乳房自己検査を毎月
- 男性：精巣自己検査を毎月

壮年期(40〜59歳)

- 歯科衛生(6〜12か月ごと)
- 予防接種
  - B型肝炎(3回法)，A型肝炎(2回法)，必要時に破傷風1回量，その後は10年ごと，インフルエンザ(毎年)，肺炎球菌(3回法)：以前のワクチン接種でリスクが高い状態でなかった65歳時の人々全員
- PSA(前立腺特異抗体)：アフリカ系とヒスパニック系米国人は40歳以後，そのほかは50歳以後毎年
- 女性全員：乳房撮影1〜2年ごと(40〜49歳)，50歳以上は毎年
- スクリーニング(「思春期」を参照)
- 眼圧測定(緑内障)3〜5年ごと
- 結腸鏡検査：50歳時と51歳時，その後はベースライン結腸鏡検査後に間隔を設定する
- 便潜血検査：50歳以後毎年

高齢期(60〜74歳)

- 健康教育：これまでのカウンセリングを継続実施
  - 家庭内の安全
  - 退職
  - 配偶者，血縁者，友人の喪失
  - 特有な健康ニーズ
    - カルシウム1,000〜1,500 mg/日
    - ビタミンD 400単位/日
    - 視覚や聴覚の変化
- 歯科／口腔衛生(6〜12か月ごと)
- 予防接種
  - 破傷風1回量，その後は10年ごと，インフルエンザ(毎年)，B型肝炎(3回法)，A型肝炎(2回法)，肺炎球菌(3回法)，帯状疱疹：60歳以上で生ワクチンが禁忌でないもの
- 全身の診察と検査(2年ごと)
- 血圧測定(毎年)
- 女性：乳房自己検査を毎月，パパニコロウを検査1〜3年ごとに年次乳房撮影時に
- 男性：精巣自己検査を毎月，前立腺特異抗体を毎年
- 便潜血検査：毎年
- 結腸鏡検査(ベースライン検査の結果から間隔を設定)
- 眼科全項目検査：毎年
- DEXAスキャン(骨粗鬆症検査)1度，その後必要時
- リスクが高い者のスクリーニング
  - うつ状態
  - 自殺
  - アルコール／薬物乱用(依存)
  - 高齢者虐待

後期高齢期(75歳以上)

- 歯科／口腔衛生(6〜12か月ごと)
- 予防接種
  - 破傷風(10年ごと)
  - インフルエンザ(毎年)
  - 肺炎球菌(接種していない場合)

非効果的健康維持

非効果的健康管理

Ineffective Health Management

NANDA-Ⅰ定義 NANDA-Ⅰ Definition

　病気やその後遺症の治療計画を調整して日々の生活に取り入れるパターンが，特定の健康関連目標を達成するには不十分な状態

診断指標 Defining Characteristics

- 指示された治療計画に対する困難感
- 治療計画を毎日の生活に組み込めない。
- 危険因子を減らす行動がとれない。
- 健康目標の達成に向けて，効果的でない日常生活の選択

関連因子 Related Factors

■ 治療関連因子

- 以下に関連するもの：
  - 複雑な治療計画
  - 複雑な医療制度
  - 治療計画についての知識不足

■ 状況因子(個人・環境)

- 以下に関連するもの：
  - ソーシャルサポートの不足
  - 状態についての重症感
  - 感じている障壁
  - 脆弱感
  - 感じている利益(効用)
  - 無力感
- 理解力の障壁に関連し，以下に続発するもの：
  - 認知障害
  - 動機づけ
  - 消耗性疲労
  - 不安
  - 聴覚障害
  - 記憶力の問題
  - 読み書き能力の低さ

CARPENITO MEMO

　2010年度の米国のヘルスケア事業にかかった費用は2.7兆ドルで，国内総生産(GDP)の17.9%だった。見通しによると2020年には米国のGDPの20%を占めるといわれている。国家予算の20〜30%がヘルスケア事業に費やされて

おり，国民からは，これらは無駄な費用であると認識されている。業者や行政はコストを削減するために無駄を減らし，効果的なケア提供となるよう改善を試みている。処方された薬を指示どおりに服薬ができないなどノンアドヒアランスの個人は，治療結果が低く疾病を増悪させるが，回避可能な莫大な年間費用として見積もられてもいる（Iuga & McGuire, 2014）。

ノンアドヒアランスのいくつかの要因として，ヘルスリテラシーの低さや経済面，健康教育への戦略の不足もしくは不十分さがある。さまざまな健康問題をかかえる個人や家族は，それが急性または慢性な状態であろうと，治療方針と向き合うために，これまでのライフスタイルや役割を変更せざるを得ない。服薬ノンコンプライアンスは，治療成績を明らかに悪くし，救急医療の利用や緊急入院となることからヘルスケア費用を使わざるを得ない。

〈非効果的健康管理〉は，個人／家族が，健康状態の管理をするうえで障壁となるものを明らかにしたり，家庭において合併症予防を行うことに焦点を当てている。

看護診断である〈非効果的健康管理〉は，個人が急性期病院から退院する前に，家庭や地域社会で健康問題を予防するために必要な教育や施設の紹介を要する個人に対して有用である。

〈非効果的健康管理〉は，2006 年に承認された〈リスク傾斜健康行動〉とは異なる。〈リスク傾斜健康行動〉とは，現在の状態や疾病を悪化させたりする不健康な日常生活や習慣に焦点を当てた看護診断である。

NOC 看護成果
〈積極的なアドヒアランス行動〉〈症状の自己コントロール〉〈健康信念〉〈治療行動：疾病または損傷〉

目標 Goals

個人は，健康問題を管理するために自身の行動を変容しようとする意思を述べることができる。以下の指標によって証明される：
- 現在の自身のライフスタイルと健康問題の関連性について表現する。
- 退院後に活用する資源を 2 つ明らかにする。
- 変容行動に着手する日時を決める。

NIC 看護介入
〈健康教育〉〈共同目標設定〉〈自己責任〉〈教育：疾患経過〉〈意思決定プロセス〉

看護介入 Interventions

■ 入院中に服薬している薬の内容を精査する
- 現在，服薬している薬の一覧を作成する。
- 処方された薬の一覧を作成する。

非効果的健康管理　53

- 上記 2 つの一覧を比較する。
- 比較した内容から臨床的判断をする。
- 新しい薬一覧を用いて，個人／適切な介護者に説明をする。

■ **各薬剤について以下に示す質問に沿って個人や家族に質問する**
- 何の目的でこの薬を飲んでいますか？
- 処方されたとおりに薬が飲めますか？　具体的に，1 日 1 回，1 日 2 回など
- 薬を飲み忘れたりしますか？　薬が足りなくなることがありましたか？
- 痛み止めが処方された場合，あなたはどの頻度，指示されたとおりに服薬しますか？
- これまでに何か服薬をやめた薬はありますか？
- 薬剤にどれくらいの費用がかかっていますか？
- ほかの人の薬を服用したりしていませんか？

■ **協働的な話し合いを行う**
- 「どうすればより健康になれますか？」と尋ねる。返答内容に注目する。
- 以下について評価する。
  - 第一言語，第一言語の読み書き能力
  - 第二言語としての英語力
  - 第一言語としての英語力，読み書き能力

■ **読み書き能力の低い個人をレッドフラグを用いて明確にしておく**（DeWalt et al., 2010）
- 頻回な予約の取り違い
- 登録用紙の記入が不完全である。
- 服薬ノンコンプライアンス
- 内服している薬の名前が言えず，服薬目的，用量を説明できない。
- 薬剤の包装を提示しても，薬剤名が読めない。
- 首尾一貫した自身の既往歴が言えない。
- 質問をすることが少ない。
- 継続して専門医の受診や検査を実施することができない。

■ **看護職は，生じていることを理解するための時間に制約があるが，最小限の時間を有効的に使うために以下に示す介入方法で対象を知る技術を高めることができる**
❶ 毎回，対象と面談する際に何かしらの指導をする（DeWalt et al., 2010）
- くつろいだ環境を作る。
- 視線を合わせる。
- ゆっくりと，短い文章に区切って質問する。
- 内容を制限し，2〜3 の話題に焦点を当てる。
- わかりやすい言葉を使う（一般用語）。

- 個人／家族と協調的に話し合いをする。
- 図や表などを用いる。
- 個人／家族に，なぜいまこの治療（処置）を行っているのか説明する。
- 個人に看護職から受けた指導内容について自分の言葉で話してもらい確認をする。
- 高齢者で知識が乏しい個人へは，過剰な情報提供をすることは避ける。訪問看護師による訪問時の個人の生活能力のアセスメントを考慮する。

❷Teach-Back 法を用いる
- 説明／実地
  - 1つの概念について説明する（例：薬物，状況，かかりつけ医への連絡方法）。
  - 1つの手順について実地する（例：ガーゼ交換方法，吸入器の使用法）。
- 評価
  - （　　）について，わかりやすく説明しました，その内容をあなたの言葉で私に説明していただけますか？
  - 私がお話しした内容を教えてください。
  - （　　）をどのように使うかやって見せてください。
  - 「理解できましたか？」という質問は避ける。
- 解釈
  - 個人の理解や活動内容が不十分と判断したときは，説明を加える。
  - 個人が情報について答えることができない場合，同様の説明を繰り返さず，別の表現を用いて伝える。

❸Teach-Back 法の質問例
- 「いつ，かかりつけ医に連絡をしなければいけませんか？」
- 「創傷部位が回復しているかどうかをどのように認識しますか？」
- 「どの食品を避けなければいけませんか？」
- 「どれくらいの頻度で血糖値を測定しなければいけませんか？」
- 「低血糖になったときはどのように対処しなければいけませんか？」
- 「体重が何 kg 増加したら，かかりつけ医に報告しなければいけませんか？」
- 「どの吸入器が緊急時のものですか？」
- 「言われてやらなくてはならないことで，理解できていないことはありますか？」
- 「かかりつけ医を受診するときは何を持っていきますか？」
- 「何か質問はありますか？」

■ セルフケア方法や在宅ケア方法について説明する
❶医学的状況
- 「自分の体調をどのように把握しますか？」

非効果的健康管理　　55

- 「退院後，いまの状態はどのように影響すると考えますか？」
- 「自分の状態について知りたいことはありますか？」

❷外科的手順

- 「外科医が何を行ったか把握していますか？」
- 「手術について，何か質問はありますか？」
- 「退院後，外科的手術は生活にどのように影響しますか？」

❸薬物療法

- すべての薬剤を新しいものに取り換えて，個人が在宅で継続して服薬できるようにする。
- なぜ市販薬(OTC薬)を服用してはいけないか説明する。
- 抗菌薬はすべて中止する。
- 個人にかかりつけ医から処方された薬以外の薬を服用しないように説明する。
- かかりつけ医受診の際には，服用しているすべての薬を持参するよう説明する(例：処方薬，市販薬，ビタミン剤，ハーブ類)。
- 個人／家族の教育レベルに応じて下記の対応を行う。
  - 薬剤情報提供書を提供し，何をいつ服用し，食事との関係について説明をする。
  - 薬剤情報提供書を作成する(薬剤の写真を添付，簡単な用語を用いる，服用時間の記号化など)。

- 処方薬の経済的影響をアセスメントする
  - 個人は医療保険による薬剤保障はあるか？　もし保障されていれば，薬剤処方は含まれているか？　含まれているならどこまでが個人負担か？　個人は支払いが可能であるか？
  - 個人が健康保険や薬剤保障を受けていないときは，どのようにして必要な薬剤を手に入れるのか？
  - 安価なジェネリック薬品は利用可能か？
  - どの薬剤が重要でただちに必要か？
  - ほとんどの製薬会社が，患者支援プログラムとしてその製薬会社の医薬品(ジェネリック薬品ではない)を無料で提供していることを説明する。申請書は，製薬会社のウェブサイトを通じて入手することができる。この手続きについては，社会福祉課が援助してくれる。
  - いくつかの薬剤はスーパーマーケットなどで自由に安価で入手することができる(例：経口糖尿病薬，抗菌薬)。
  - 個人／家族に薬の服薬が継続できない場合は必ずかかりつけ医に報告するように助言する。

❶食事療法を推奨する

- 個人／家族に食事制限がある場合は報告するように伝える。

- 食事指示書を確実にする。
- なぜ避けなければいけない食品や飲料水があるのかについて説明する（例：塩分制限のために漬物を避ける）。

❷活動
- 許可および制限できる範囲での活動指示書を提供する。
- いつ運転できるか。
- 職場復帰，どのような職種なのか。

❸治療
- それぞれの治療は家庭で継続されることを説明する。
- 頻回に行う治療の場合は，必要物品を一覧にする。
- どのような症状や徴候が出現したら報告しなくてはいけないか書き留めておく（例：カテーテル排液の減少）。

❹コンピテンス
- この治療は個人／介護者により安全に施行可能なのか？
- 安全に施行されないのであれば，医療機関の相談員に相談する。

■ **健康教育を開始し，必要に応じて専門機関を紹介する**
- 在宅医療機関に在宅における状況を評価してもらうよう問い合わせる。
- 内科的疾患の管理，手術後のケアや分娩後のケア，合併症症状，運動制限，食事療法の推奨，処方薬など，継続的なケアなどの特有な指導内容を提供する。
- 個人の状態に関連した特異的な情報については，外科のテキストや専門的テキストなどを活用する。
- 筆者の「Nursing Care Plans：Transitional Patient and Family Centered Care for specific content to teach the individual？ Family for self-care at home for 68 medical and surgical conditions. 2014」を参照する。

非効果的健康管理　　57

身体損傷リスク状態

Risk for Injury

NANDA-Ⅰ定義 NANDA-Ⅰ Definition

　個人の適応資源や防御資源と，周囲の環境条件との相互作用の結果，負傷しやすく，健康を損なうおそれのある状態

危険因子 Risk Factors

　危険因子の存在（「関連因子」を参照）

関連因子 Related Factors

- ■ 病態生理因子
  - 脳機能の変調に関連し，低酸素症に続発するもの
  - 失神に関連するもの
  - めまいに関連するもの
  - 身体可動性障害に関連し，以下に続発するもの
    - 脳血管障害後
    - 関節炎
    - パーキンソン症候群
    - 義肢
  - 視覚障害に関連するもの
  - 聴力障害に関連するもの
  - 消耗性疲労に関連するもの
  - 起立性低血圧に関連するもの
  - 前庭機能障害に関連するもの
  - 環境内の危険因子への注意不足に関連し，以下の状態に続発するもの
    - 混乱状態
    - 不慣れな環境
  - 強直間代性運動に関連し，痙攣発作に続発するもの
- ■ 治療関連因子
  - 長期臥床に関連したもの
  - （特定の要因や）感覚（知覚）の影響に関連するもの
    - 鎮静薬
    - フェノチアジン系薬
    - 糖尿病薬
    - 抗ヒスタミン薬
    - 抗痙攣薬
    - 利尿薬
    - 降圧薬
    - 鎮痛薬
    - 血管拡張薬
    - 向精神薬
    - 筋弛緩薬

- ギプス／松葉杖，杖，歩行器に関連するもの

■ 状況因子(個人・環境)
- 短期記憶の低下または喪失に関連するもの
- 誤った判断に関連し，以下に続発するもの
  - ストレス
  - 薬物乱用(依存)
  - アルコール乱用(依存)
  - 脱水
  - うつ状態
- (特定の)家庭内環境で危険に関連するもの
  - 安全でない通路
  - 滑りやすい床
  - 洗面所，浴槽，トイレ
  - 階段
  - 照明不足
  - 不適切な毒物管理
  - 安全でない玩具
  - 電気コードの不良
  - 小形の敷物
- 自動車の危険に関連するもの
  - シートベルトやチャイルドシートの不使用
  - 構造上安全でない乗り物
- 災害に関連するもの
- 不慣れな環境に関連するもの(病院，介護施設)
- 不適切な履物に関連するもの
- 不注意な介護者に関連するもの
- 補助具の不適切な使用に関連するもの(松葉杖，杖，歩行器，車椅子)
- 事故の前歴に関連するもの
- 不安定な歩行に関連するもの

■ 発達因子

❶乳児期／小児期
- 危険物に対する認識不足に関連するもの

❷高齢期
- 誤った判断に関連し，認知障害に続発するもの
- 坐位中心のライフスタイルと筋力低下に関連するもの

CARPENITO MEMO

〈身体損傷リスク状態〉は，〈誤嚥リスク状態〉〈中毒リスク状態〉〈窒息リスク状態〉〈熱傷凍傷リスク状態〉〈身体外傷リスク状態〉〈尿路損傷リスク状態〉6 つの下位カテゴリーを含んでいる。中毒，窒息，転倒・転落，外傷を予防する看護介入は総合カテゴリーである〈身体損傷リスク状態〉に含まれている。中毒，窒息，外傷のいずれか 1 つの予防を目的として介入を単独で選択する場合は，〈中毒リスク状態〉〈窒息リスク状態〉〈転倒転落リスク状態〉〈身体外傷リスク状態〉〈尿路損傷リスク状態〉が有用である。

身体損傷リスク状態　59

〈身体損傷リスク状態〉に関連した看護診断は，個人の損傷を予防することと，損傷リスクを減少させるための予防措置の指導に焦点を当てている。看護職が個人や家族に損傷を予防するための安全な方法を教育しても，現場(地域社会，外来，退院指導場面)で予防方法が教えられていなければ，〈身体外傷リスク状態〉より，「安全管理に対する知識不足に関連した〈身体損傷リスク状態〉」の診断の方が適切である。

NOC 看護成果

〈リスクコントロール〉〈安全な家庭環境〉〈転倒・転落の発生頻度〉〈転倒・転落予防行動〉

目標 Goals

個人は，損傷をほとんど受けていないか，全く受けていないと述べる。以下の指標によって証明される：

- 損傷のリスクを高める要因を明らかにする。
- 損傷を予防するための安全対策を行う意向を述べる(例：無造作に敷かれてある敷物を処分するか固定する)。
- 選択した予防手段を実行する意向を述べる(例：サングラスを装着し光を軽減する)。
- 実行可能であれば日常の活動を増やす。

NIC 看護介入

〈転倒予防〉〈環境管理：安全〉〈健康教育〉〈サーベイランス：安全〉〈リスク確認〉

看護介入 Interventions

「関連因子」を参照

■ 可能であれば，原因や要因を減少させるか取り除く

❶ 不慣れな環境

- 入院時に，入院環境についてオリエンテーションを行う(ナースコールの使い方を説明し，個人がそれを使用できるかアセスメントする。夜間は常夜灯を使用する)。
- 入院後2〜3日は夜間の観察や監視をしっかりと行い，安全性を評価する。
- 夜間は介助を求めるよう，個人に説明する。
- 特定の薬物の副作用について説明する(例：めまい，疲労感)。
- 夜間はベッドを一番低い高さに設定する。
- 必要時は，移動監視装置の使用を考慮する(例：ベッド周辺アラーム，個人用アラーム)。

❷視覚障害
- 安全な照明を提供し，以下の内容を指導する。
  - すべての部屋において十分な照明を確保する。夜間は柔らかな明かりにする。
  - 照明のスイッチはベッドから簡単に手の届く位置に確保する。
  - 背景光(常夜灯)は柔らかな明かりとする。
- どのようにして眩しさを軽減させるか指導する。
  - 表面に光沢のあるものは避ける(例：ガラス，きれいに磨かれた床)。
  - 直接照明より拡散照明を用いる，ブラインドを用いて部屋をうす暗くする。
  - 明るい照明を点灯するときは顔を逸らして照明を見ないようにする。
  - サングラスを装着したりつば付きの帽子を被るか，日傘を携帯して，屋外での眩しい光を軽減する。
  - 明るい照明は直視しない(例：ヘッドライト)。

❸触覚の感受性低下
- 予防措置を指導する。
  - 浴槽のお湯や電気座布団の温度を使用前に確認する。
  - 浴槽用の温度計を使用する。
  - 毎日四肢の観察を行い，気づかないうちにできた創傷がないか確認をする。
  - 両足を温め，湿潤を避け，皮膚軟化剤入りローション(ラノリン，ミネラルオイル)を用いて柔かい状態に保つ(注：ローション塗布後は，靴下を履いて滑りやすさや転倒を防止する)。

❹起立性低血圧
- 「めまいに関連し起立性低血圧に続発する〈身体損傷リスク状態〉」としてp.63の「高齢者への看護介入」も参照

❺筋力／柔軟性低下
- 身体を鍛えるための運動を毎日行う([*]Schoenfelder, 2000)。米国疾病予防管理センターのウェブサイトでは，高齢者が安全に運動を始めるための準備運動や運動後のクールダウンの概要を示している(CDC, 2015)：スクワット，壁腕立て伏せ，つま先立ち，上肢運動。
- 足関節の強化運動を毎日行う(Schoenfelder, 2000)。例として，つま先立ちを行うための方法を以下に示す(CDC, 2015)。
  - 指示を受ける。
  - カウンターか，丈夫な椅子の前に立ち，両脚を軽く開いて立つ。このとき，カウンターや椅子を使ってバランスを保つ。
  - 4秒数えながら，ゆっくり踵を上げられるだけ上げてつま先立をし，そのまま2〜4秒姿勢を保つ(例：1秒数えるかわりに，「1ミシシッピ川，

2 ミシシッピ川，3 ミシシッピ川……」などと数える）。

- そして，4 秒数えたらゆっくり踵を床に下ろす。
- これら 5～10 回を 1 セットとして行う。各セット間の休憩は 1～2 分とる。2 セット目も 5～10 回繰り返し行う。筋力が強化されるにつれて繰り返す回数を増やす。

- 散歩を少なくとも週に 2～3 回行う。
  - 散歩の前に準備運動として足関節運動を行う。
  - 必要に応じ，歩き始めの 10 分間は誰かが付きそう。
  - 能力に応じて時間や速度を増やしていく。
- 認知障害があるときは，〈慢性混乱〉を参照する（▶ p.439）。

■ 健康教育を開始し，必要に応じて専門機関を紹介する

❶潜在的に危険な器具の安全性について指導する（米国整形外科学会，2012）

- 新しい機器やその一部を使用する際には，取り扱い説明書を十分に読んでから使用する。
- 芝刈り機が作動している際には，子どもがその場から離れるようにする。
- 芝刈り機が作動している場合は，子どもを 1 人で遊ばせない。
- たとえ親であったとしても草刈り機に子どもを乗せてはいけない。医師が一般的に多く診察する子どもの重度の足損傷は，親や祖父母の運転する草刈り機に乗車しているときに負傷するケースである。
- 少なくとも 12 歳になってから押し車タイプの草刈り機の使用を開始し，16 歳から乗車式の草刈り機を使用するようにする。
- 庭の手入れをする前に，石，玩具やそのほかの物などを除去する。
- 機器の点検を行う場合は，電源を抜くか機器の電源を切る（例：芝刈り機，除雪機，電気ミキサー）。
- 手でドリル部分を清掃したり集電装置の放電をする際に，多くの損傷は起こる。
- 安全装置，保護物，スイッチ部分の保護カバーなどは外さずに，機器の動作部分からは手足を離すようにする。
- エンジンを作動させる前に燃料を入れる。機器が熱をもっている場合は使用しない。
- 芝刈り機や除雪機に付着した汚れを取り除く際には，手足は使わず，スティックやほうきを使用して取り除く。
- 芝刈り機や除雪機を作動させたまま放置して，その場を離れてはならない。離れる必要がある場合は必ずエンジンを切ってから離れること。

■ 小児への看護介入

- 親に，乳幼児の頻回な身体能力の変化を予測した予防対策を講じるよう指導する（例：乳児がおむつ交換台上で，誰の目も届いていないときに突然初めての寝返りができるようになる）。

- 親に，小さい子どもは常に監視しておく必要性があることを伝える。
- 歩行器は危険であることを説明し，歩行器の使用は運動機能や認知機能の発達の遅れとなることも加えて説明する。歩行器は，子どもの歩く速度に反して速まるため，階段から転がり落ちることがあり危険性が高い（例：熱いコーヒーをこぼす，ストーブの上にあるポットの取っ手を掴む，電気ストーブや暖炉や室内暖房機などに触るなど）（米国小児学会 2015）。
- 子どもは親の真似をすることが予測されるため，監視の目があろうがなかろうが，できることを子どもに教えるよう親に指導する（例：シートベルトとヘルメットの着用，安全運転）。
- 一定のルールがあることを説明し，それらを守ることを教える（年齢に応じて）。
  - 道路上
  - 公園の遊具
  - 水（プール，浴槽）
  - 自転車
  - 火
  - 動物
  - 見知らぬ人
- 家庭での消防訓練のために地域の消防署を紹介する。
- 親に基本的な救急蘇生法を学習するよう勧める（例：CPR，ハイムリック法）。
- 子どもに119番への電話のかけ方を教える。

■高齢者への看護介入
- 最近の体液喪失に関連した病歴（嘔吐，下痢，水分制限，発熱）
- 心不全，悪性腫瘍，糖尿病，アルコール依存の病歴
- 神経症状，パーキンソン症候群，運動失調，末梢神経障害，自律神経障害（例：瞳孔反射の異常，便秘症，勃起障害）などの病歴や神経学的調査による根拠
- 血管障害（収縮期血圧が高い，心不全，脳梗塞，貧血，リズム不整）
- 体液・電解質不均衡
- 糖尿病
- 特定の薬剤〔利尿薬，降圧薬，β遮断薬，α遮断薬，抗コリン薬，睡眠薬，血管拡張薬，抗うつ薬，抗精神病薬（オランザピン，リスペリドン）〕
- 降圧薬，硝酸薬，モノアミン酸化酵素阻害薬，フェノチアジン系薬，麻酔薬，鎮痛薬，筋弛緩薬，血管拡張薬，抗てんかん薬（Perlmuter, 2013）
- アルコールの常習性
- 75歳以上の高齢者
- 長期臥床
- 外科的交感神経切除
- ヴァルサルヴァ耳管通気法による排泄
- 関節炎（頸椎の骨棘）

身体損傷リスク状態

■ 起立性低血圧がないかアセスメントする

- 仰臥位で両上腕の血圧を測定する。
- 左右の上腕血圧に相違がある場合，すばやく起立をした直後に血圧の値が高いほうの腕について血圧測定を行う。測定した値を医師，もしくは医師助手(PA*)，上級看護師**に報告する。
- 気分の変化がないか確認する(例：頭のふらつき，めまい)。
- 皮膚の色やバイタルサインを評価する。

■ 起立性低血圧を軽減する方法を指導する

- 体位を変えるときはゆっくり行う。特に朝は起立耐性が低いためゆっくり行う。
- 臥位から起き上がるときは徐々に行う。
  - ベッドサイドに座る。
  - ベッドサイドにて，まずは片脚をブラブラさせる。そして逆側も同様に行う。
  - 1つひとつの動作に数分かけて行う。
  - 坐位から立位になるときは，ゆっくり行う。
  - ベッドから移乗する際には，すぐに使えるように椅子，歩行器，杖などの補助具をベッドサイドに設置しておく。
- 夜間就寝時は，頭部を10〜20°程度挙上して休む。
- 日中，休息をとる場合はベッドよりリクライニングチェアを用いる。
- 長期臥床を避ける。
- 長時間の立位姿勢を避ける。
- 前かがみ姿勢のまま床にあるものを取り上げないようにする。義肢販売店や介護用品店などで入手可能な補助具を利用する。
- 力んだり，咳込んだり，暑い日に外出することを避ける。これらの行動は，静脈還流を減少させ，起立性低血圧を悪化させる。
- 体液均衡を保ち，体温上昇を避ける。暑い日は，外出する前に水分を摂取する。
- 弾性ストッキングの効果的作用の可能性について話し合う。
- 起立性低血圧のアセスメントをする。左右の上腕の血圧を測定する。
- 個人と起立性低血圧の生理について話し合う。

---

* 訳注：PA(physician assistant)。医師の監督のもと，診断・治療を含む医療行為を行う医療専門職。世界7か国(米国，英国，カナダ，オーストラリア，台湾，オランダ，南アフリカ)で導入されている。

** 訳注：米国では上級看護師として，クリニカルナーススペシャリスト(CNS, clinical nurse specialist)，ナースプラクティショナー(NP, nurse practitioner)，助産師(CNM, certified nurse-midwife)，麻酔看護師(CRNA, certified registered nurse-anesthetist)などがあることから，本書ではこれらを上級看護師と表す。

- 起立性低血圧を予防する方法を指導する。
  - 体位を変えるときはゆっくり行う。
  - 臥位から起き上がるときは徐々に行う。
  - 日中，休息をとる場合はベッドよりリクライニングチェアを用いる。
  - 長時間の立位姿勢を避ける。
- 脱水や血管拡張にならないよう指導する（例：熱いお湯の入浴）。
- この項の介入方法を参考にし，体力や柔軟性を高めるための運動を教える。

誤嚥リスク状態

Risk for Aspiration

NANDA-Ⅰ看護診断 NANDA-Ⅰ Definition

気管や気管支に，消化管分泌物・口腔咽頭分泌物・固形物・液体が入りやすく，健康を損なうおそれのある状態

危険因子 Risk Factors

- 病態生理因子
  - 意識レベル低下に関連し，以下に続発するもの：
    - 初老期認知症
    - アルコールや薬物による誘発
    - 頭部損傷
    - 昏睡
    - 脳血管発作
    - 痙攣発作
    - パーキンソン病
    - 麻酔下
  - 咳嗽や嘔吐反射の抑制に関連するもの
  - 胃内圧の上昇に関連し，以下に続発するもの：
    - 砕石位
    - 肥満
    - 腹水
    - 子宮肥大
  - 嚥下障害や喉頭や声門の反射低下に関連し，以下に続発するもの：
    - アカラシア（食道無弛緩症）
    - 食道狭窄
    - 脳血管障害
    - 多発性硬化症
    - 重症筋無力症
    - 硬皮症
    - 緊張症
    - パーキンソン病
    - 筋ジストロフィー
    - ギラン–バレー症候群
  - 気道食道瘻に関連するもの
  - 防御反応障害に関連し，以下に続発するもの：
    - 顔面／口腔／頸部の手術や外傷*
    - 対麻痺もしくは片麻痺
- 治療関連因子
  - 喉頭や声門部の反射低下に関連し，以下に続発するもの：
    - 気管切開／気管内チューブ挿入*
    - 鎮静
    - 経管栄養
  - 咳嗽反射障害に関連し，以下に続発するもの：
    - 鋼線で固定された顎*

- 強制された仰臥位
■ 状況因子(個人・環境)
  - 上半身の挙上障害に関連するもの
  - 中毒物質の摂取に関連するもの
■ 発達因子
  ❶ 未熟児
    - 吸啜，嚥下反射障害に関連するもの
  ❷ 新生児
    - 下部食道括約筋の筋緊張低下に関連するもの
  ❸ 高齢者
    - 不十分な生歯(残歯)に関連するもの

CARPENITO MEMO

　〈誤嚥リスク状態〉は，意識レベルの低下，構造的欠損，機械装着の使用，神経および消化管障害に伴う誤嚥リスクが高い個人に臨床的に有効的な看護診断である。嚥下困難のある個人は，誤嚥のリスク状態である。〈嚥下障害〉の看護診断は，嚥下困難に伴う誤嚥リスク状態にある個人を表すのに用いられている。〈誤嚥リスク状態〉は，看護介入によって誤嚥予防手段を必要とする個人に用いられるべきである。ただし，嚥下機能に問題がない個人に用いる。

NOC 看護成果
〈誤嚥コントロール〉

目標 Goals

個人は，誤嚥を起こさない。以下の指標によって証明される：
- 誤嚥の予防手段について述べることができる。
- 誤嚥のリスクとなる食物や飲料水をあげられる。

親は，誤嚥を起こす状況を減らすことができる。以下の指標によって証明される：
- 子どもの手の届く範囲から小さい物を除去する。
- 玩具を点検して，小さい物が取り外すことができないかを確認する。
- 子どもが口の中に物を入れないようにする。

NIC 看護介入
〈誤嚥対策〉〈気道管理〉〈ポジショニング(体位づけ)〉〈気道吸引〉

誤嚥リスク状態　67

看護介入 Interventions

■ **原因と誘因をアセスメントする**

- ●「関連因子」を参照
- ●言語聴覚士に相談する。

■ **誤嚥のリスクを減少させる**

- ●体力低下，感覚機能低下，自律神経障害のある個人
  - ・禁忌でなければベッドの頭部を 30〜45°挙上する。
  - ・慎重に鎮静薬を使用する。
- ●胃管チューブや経管栄養を受けている個人
  - ・X 線撮影もしくは緑色の胃液の吸引により，チューブが適切な位置にあるかの確認を行う（病院によって方法が違うため確認する）。
  - ・チューブの印を付けた部分にズレがないかを観察して，挿管チューブの長さに変化がないかを観察する〔米国クリティカルケア看護師協会（AACCN），2011〕。
  - ・チューブの固定位置が疑わしい場合は，X 線で撮影する。
  - ・禁忌でなければベッドの頭部を 30〜40°挙上する。
  - ・胃管チューブの場合，経管栄養を注入する前に毎回，残留物を吸引する。
  - ・危機的状況にある個人では，胃残存量(GRV)を 4 時間ごとに測定する。GRV が 150 mL 以上の場合は経管栄養時間を遅らせる。
  - ・間欠的スケジュールで経管栄養を管理し，注入の合間に胃が空になるように調整する。
  - ・4 時間間隔で排便，排ガスの観察，腹部膨満感や腹痛の訴えがないかに注目し，腸管栄養の耐性をモニタリング(継続観察)する〔米国クリティカルケア看護師協会(AACCN)，2011〕。
  - ・誤嚥リスクがある個人には急速な栄養投与を避ける。
- ●咀嚼困難や嚥下困難のある高齢者
  - ・〈嚥下障害〉の項を参照(▶ p.178)

■ **健康教育を開始し，必要に応じて専門機関を紹介する**

- ●個人や家族に誤嚥となる原因や予防法について指導する。
- ●口腔内を清潔に保ち口腔細菌による誤嚥性関連肺炎を予防する。
- ●家族に経管栄養法を実施してもらう。
- ●家族に地域の訪問看護ステーションを紹介し，在宅で援助が受けられるようにする。
- ●飲酒によるアルコール影響下で食事をすることの危険性を説明する。
- ●ハイムリック法や腹部圧迫法を指導して，異物を体内から除去できるようにする。

転倒転落リスク状態

Risk for Falls

NANDA-Ⅰ定義 NANDA-Ⅰ Definition

転倒や転落が起こりやすく，身体的危害や健康を損なうおそれのある状態

危険因子 Risk Factors

- **病態生理因子**
  - 大脳機能の変性に関連し，低酸素脳症に続発するもの
  - 失神，回転性めまいもしくはめまいに関連するもの
  - 可動性障害に関連し，脳血管発作，関節炎，パーキンソン症候群に続発するもの
  - 四肢の欠損に関連するもの
  - 視覚障害に関連するもの
  - 聴力障害に関連するもの
  - 消耗性疲労に関連するもの
  - 起立性低血圧に関連するもの

- **治療関連因子**
  - 環境内の危険物への認識不足に関連し，混乱状態に続発するもの
  - 補助具の不適切な使用方法(例：松葉杖，杖，歩行器，車椅子)に関連するもの
  - 治療上必要なライン固定に関連するもの(例：点滴ルート，尿道カテーテル，圧迫療法，監視モニター)
  - 長期臥床に関連するもの
  - 薬物の副作用に関連するもの

- **状況因子(個人・環境)**
  - 転倒・転落の既往
  - 不適切な履物
  - 不安定な歩行状態

❶高齢者
  - 判断力低下に関連し，認知障害に続発するもの
  - 坐位中心のライフスタイルや筋力低下に関連するもの
  - 転倒・転落のおそれと身体的不調に関連するもの

CARPENITO MEMO

〈転倒転落リスク状態〉は，臨床現場において転倒・転落リスクが明らかな個人によく使われる。さまざまなタイプの損傷の要因がある場合(例：認知障害のある個人)は，より広範な診断となる〈身体損傷リスク状態〉のほうがより活用しやすい。

NOC 看護成果
〈身体損傷リスク状態〉の項を参照(▶ p.60)

目標 Goals

個人は，転倒・転落しないよう制御される。以下の指標によって証明される：
● 安全対策を講じて転倒・転落予防の意図が述べられる。
● 選択した予防措置を実践する。

NIC 看護介入
〈身体損傷リスク状態〉の項を参照(▶ p.60)

看護介入 Interventions

■ **どの施設においても，どの時間帯においても転倒・転落予防計画は含まれている**
　● 常時ピカピカに磨かれた床は高リスクである。
　● 検査や処置などで他部門に移動する際は，注意が必要である。
　● 移動時において手を離す際，転倒・転落予防のリスクに注意する。
　● すべての個人において可逆的な危険因子を特定する。また，個人は状態が変わりやすく，それに応じて危険因子も変わることを承知しておく。
　● 病棟内での転倒・転落件数を休憩室などに掲示しておく(例：ポスター)。

■ **個人の転倒・転落リスクを明確にしておく**
　● 転倒・転落のリスクが高い状態にある個人を把握し，転倒・転落に対しての標準予防策について説明しておく。

■ **転倒・転落の要因を減少・排除する**
　❶不慣れな環境に関連するもの
　● 個人の環境を整える(例：洗面所の位置，ベッド配置，ナースコール)。夜間はベッドの常夜灯を使用する。洗面所に行くまでの通路に物を置かない。
　● 夜間はベッドを一番低い位置に設定し，ベッド柵は上げておくことを伝える。
　● 電話，メガネ，尿器など個人がよく使用する物品は手の届く位置に置いて

おく。
- いつでも必要に応じて介助できることを説明しておく。
- トイレに行くことが困難な個人への対策
  - 緊急的な状況では，尿路感染症の罹患率が上昇する。
  - 起きている間，また就寝時は2時間おきに洗面所へ連れて行ったり，尿器や便器を使用する。
- 床が濡れていないか，物が置かれていないか頻回に確認する。
- 排泄プロトコールの実施(例：毎時間の排泄介助)

❷不安定な歩行バランス問題に関連するもの
- 歩行やバランスの問題は，高齢が原因なのではなく，あまり歩いていないことや体調不良によるものであると説明する。
- つまずいた際には，転倒を予防できない状況にあることに注意する。
- 次の臨床検査ではビタミンDとビタミンB_{12}の検査が含まれていることを伝える。基準値は30〜100 nmol/Lであることを説明する。
- 靴底が厚く，柔らかい靴は避け，滑り止めのあるスリッパを履く。

❸治療上固定される物品に関連するもの(例：点滴ライン，尿道カテーテル，監視モニター，圧迫装置)
- 夜間でも点滴ラインが必要か否かを評価する。
- 点滴ラインからポートへの切り替えが可能か？
- 個人に判断能力がある場合，固定された物品を付けながらどのように安全に移動するか，また介助を要請する方法について説明する。

❹薬物の副作用に関連するもの
- 入院時の薬剤の処方内容を確認する。
  - アルコールをよく飲むかを確認する。
- 現在の処方内容について，薬剤師，医師，上級看護師と確認する。めまいや体調不調となっていないかを評価し，もし服用を続けるべきではない場合は，用量を減らしたり代わりの薬剤に切り替える(Kaufman & Kaplan, 2015；*Riefkohl, Bieber, Burlingame, & Lowenthal, 2003)。
  - 抗うつ薬〔例：SSRI(選択的セロトニン再取り込み阻害薬)〕
  - 抗精神病薬
  - ベンゾジアゼピン系薬
  - 抗ヒスタミン薬(例：ジフェンヒドラミン塩酸塩，ヒドロキシジン)
  - 抗痙攣薬
  - ステロイド性抗炎症薬
  - 筋弛緩薬
  - 麻酔薬
  - 抗不整脈薬(クラスⅠa)
  - ジゴキシン

転倒転落リスク状態　71

❺転倒または繰り返し転倒した個人への介入

● 迅速に助けを呼び個人に付き添う。

● 以下の手段で対応する。

- すぐには動かさない。
- 個人が頭部を打撲したかどうか不明な場合は脊椎（頸椎）を固定する。
- 意識の低下がないか，痛みを訴えていないか，混乱していないか評価する。
- バイタルサイン（血圧，脈拍，呼吸，体温）と血糖値を測定する。
- グラスゴー・コーマ・スケールを用いて意識レベルの評価を行う。
- 頭蓋内出血のリスクを評価する（抗凝固薬，血小板減少症，凝固障害）。
- 裂傷，骨折，打撲傷，関節可動域（ROM）の低下を評価する。
- 外傷部位を洗浄し処置をする。
- 神経障害の有無を 2 時間ごとに観察する。
- 医師や上級看護師と考えられる結果について話し合う。

● 転倒後，1 時間以内にすべてのスタッフを集めて話し合いを行う。話し合いでは，非難をしない。話し合った内容を記録し，記録したものを行動指針として参照にする。

SBAR

個人の状況 Situation：個人や目撃者に何が起こったか，それはいつ起こったのか，どこで目撃されたのか尋ねる

個人の背景 Background：転倒・転落リスク項目，転倒・転落の既往

アセスメント Assessment：以下の内容を評価する

　ベッド柵の上げ下げ

　ベッドの位置

　滑り止めのある靴下

　混乱状態

　スタッフの分配

　転倒リスク注意の個人

　（転倒リスクの高い個人の表示としてのプラカードやリストバンド）

　呼び出しライト

　補助具の使用

　ベッド監視装置のスイッチ

　介護者はいたか

　来客はあったか

　点滴ルートや尿道カテーテルの有無

提案・要求 Recommendation：転倒・転落の要因となった事象を伝える

中毒リスク状態

Risk for Poisoning

NANDA-Ⅰ定義 NANDA-Ⅰ Definition

健康に悪影響を及ぼす量の薬物や危険物への不慮の被曝，あるいはそれらを不慮に摂取しやすく，健康を損なうおそれのある状態

危険因子 Risk Factors

危険因子の存在〔〈身体損傷リスク状態〉の「関連因子」の項を参照する（▶ p.58）〕

窒息リスク状態

Risk for Suffocation

NANDA-Ⅰ定義 NANDA-Ⅰ Definition

　吸入する空気が十分に得られなくなりやすく，健康を損なうおそれのある状態

危険因子 Risk Factors

　危険因子の存在〔〈身体損傷リスク状態〉の「関連因子」の項を参照する(▶ p.58)〕

熱傷凍傷リスク状態

Risk for Thermal Injury

NANDA-Ⅰ定義 NANDA-Ⅰ Definition

　両極端の温度によって皮膚や粘膜に損傷が起こりやすく，健康を損なうおそれのある状態

危険因子 Risk Factors*

- 認知障害(例：認知症，精神疾患)
- 発達段階(乳児，高齢者)
- 極端な温度への曝露
- 消耗性疲労
- 不十分な見守り
- 不注意
- 中毒(アルコール，薬物)
- 知識不足(個人，介護者)
- 保護服や防護服の不足(例：難燃性の寝間着，手袋，耳カバー)
- 神経筋障害(例：脳卒中，筋萎縮性側索硬化症，多発性硬化症)
- 神経障害
- 喫煙
- 治療に関連した副作用(例：薬剤)
- 危険な環境

CARPENITO MEMO

　〈熱傷凍傷リスク状態〉は，温熱損傷のみに焦点を当てた新規のNANDA-Ⅰ看護診断である。あげられている危険因子は，大部分の熱傷タイプに該当した因子である。〈身体損傷リスク状態〉は，温熱損傷を含むすべてのタイプの損傷を取り扱っているので，この診断のほうが活用しやすいかもしれない。熱傷凍傷リスクのある個人は，そのほかの損傷においてもリスクがある状態といえる。〈熱傷凍傷リスク状態〉は，標準的なケアとして活用すると，可燃物，花火，ヒーター，火事などが環境危険因子として強調される。

目標 Goals

〈身体損傷リスク状態〉の項を参照(▶ p.60)

NIC 看護介入

・〈身体損傷リスク状態〉の項を参照（▶ p.60）

身体外傷リスク状態

Risk for Trauma

NANDA-Ⅰ定義 NANDA-Ⅰ Definition

不慮の事故によって，組織損傷（例：創傷，熱傷，骨折）が起こりやすく，健康を損なうおそれのある状態

危険因子 Risk Factors

危険因子の存在〔〈身体損傷リスク状態〉の「関連因子」の項を参照する（▶ p.58）〕

周手術期体位性身体損傷リスク状態

Risk for Perioperative Positioning Injury

NANDA-Ⅰ定義 NANDA-Ⅰ Definition

侵襲的処置や外科手術の間に用いる体位や機材が原因で，想定外の解剖学的変化や身体的変化が起こりやすく，健康を損なうおそれのある状態

危険因子 Risk Factors

危険因子の存在(「関連因子」の項を参照)

関連因子 Related Factors

■ 病態生理因子
- 損傷の受けやすさに関連し，以下に続発するもの(Webster, 2012)：
  - 先在している全身性神経障害，構造異常，先天異常(例：胸郭出口，顆上溝などの末端部狭窄，関節炎，関節腔狭小化)
  - 慢性疾患
  - 骨粗鬆症
  - がん
  - 免疫不全状態
  - やせ型
  - 腎・肝機能障害
  - 放射線療法
  - 感染症
- 損傷した組織循環に関連し，以下に続発するもの：
  - 糖尿病
  - 脱水
  - 貧血
  - 末梢血管疾患
  - 腹水
  - 血栓症の既往
  - 心臓血管疾患
  - 浮腫[*]
  - 低体温
- 体位保持中のストーマ損傷に関連するもの
- 術前から存在する拘縮や身体活動障害に関連し，以下に続発するもの：
  - 関節リウマチ
  - ポリオ
■ 治療関連因子
- 手術中の体位の必要条件および麻酔に続発する通常の感覚防御応答の喪失に関連するもの
- 2時間程度もしくはそれ以上の外科的処置に関連するもの
- 体位保持中の移植組織もしくは人工器官(例：ペースメーカー)の損傷の受けやすさに関連するもの

- 状況因子(個人・環境)
  - 循環障害に関連し，以下に続発するもの：
    - 肥満*
    - 喫煙
    - 妊娠
    - 乳幼児の状態
    - 低温の手術環境
    - 高齢者の状態
- 発達因子
  - 損傷により組織の脆弱性が高まることに関連するもの

CARPENITO MEMO

〈周手術期体位性身体損傷リスク状態〉は，手術で要する体位によって組織，神経，関節などの損傷により結果的に脆弱になることに焦点を当てている。そのため，〈身体損傷リスク状態〉の診断名への「周手術期体位」の追加により，診断に病因を含む形となった。

術前により損傷を受けやすくなる危険因子がない場合，関連因子は「周手術期体位」に限られるので，この診断は関連因子なしで活用できる。関連因子が望まれる場合は，「手術に要する体位と，麻酔に続発する通常の感覚保護手段の低下に関連した〈周手術期体位性身体損傷リスク状態〉」と記載される。

個人に術前から危険因子がある場合は，診断にあたって危険因子を含めるべきである。たとえば，「末梢動脈疾患に続発する組織循環不全に関連した〈周手術期体位性身体損傷リスク状態〉」とする。

NOC 看護成果
〈循環動態〉〈神経学的状態〉〈組織循環：末梢〉

目標 Goals

個人は，手術体位に関連した神経筋の傷害や損傷がない。以下に示す指標によって証明される：
- 術式に応じたパッド装着
- 危険回避のための四肢抑制
- 必要に応じて四肢を屈曲する。

NIC 看護介入
〈ポジショニング(体位づけ)術中〉〈サーベイランス〉〈圧迫管理〉

看護介入 Interventions

- 個人に危険因子がないか，術前に判断する(「危険因子」「関連因子」の項を参照)。得られた情報を手術チームに伝える

周手術期体位性身体損傷リスク状態

- ■ 体位を取る前に，次の点をアセスメントし記録しておく
  - 可動域の機能
  - 身体的異常（皮膚，攣縮）
  - 体外／体内の人工器官や移植組織
  - 神経血管系の状態
  - 循環状態
- ■ 術前から危険因子がある場合は助言をし，麻酔前後の体位の調整が可能か判断する
  - 外科医（執刀医）と手術体位について話し合う。
  - 個人を移送用ストレッチャーから手術台に移す。
    - 最低2名のスタッフを確保し，両手が使える状態とする（例：輸液バッグなどを手にしていない）。
    - 個人に移動することを説明し，ストレッチャーや手術台の車輪がすべてロックされていることを確認する。
    - 個人にゆっくり手術台に移ることを伝え，移動中は介助する。
    - 個人が手術台に移動したら，安全ベルトを膝上数cm上に装着し，3横指入るほどの余裕をもたせて装着する。
    - 左右の脚が交差していないか，両脚がわずかに開いているか，手術台から脚がはみ出していないかを確認する。
    - 個人を1人で残さない。
  - 麻酔導入後に体位を取りなおすときは，常に麻酔医や看護職の許可を得るようにする。動かすときは，ゆっくり優しく動かし，留置されているチューブやドレーン，ラインなどに気をつけながら行う。
  - 損傷を受けやすい部位を減少する（軟組織，関節，神経，血管）。
    - 頸部と脊椎を常に一直線に保つ。
    - 関節を優しく動かす。90°以上外転しない。
    - 四肢を手術台の外で伸展させない。体位変換するときは，ゆっくり行う。
    - 横シーツを肘の上に引いて，上肢を包み込んでくるむか，上肢をアームボードに装着して外転して固定する。
  - 両眼と両耳の損傷を予防する。
    - パッドか頸部レストを使用し，両耳，顔の表在神経と血管を保護する。
    - 体位を整えるときは，耳介が屈曲していないことを保証する。
    - もし必要なら，眼帯やアイシールドを用い，眼の擦過傷を予防する。
  - 用いられた手術体位によって，損傷を受けやすい部位を保護する。用いられた体位および予防手段を記録する（Rothrock, 2003）。

- 手術体位から個人を仰臥位に戻すときはゆっくり体位変換を行う（例：トレンデレンブルグ体位，砕石位，逆トレンデレンブルグ体位，ジャックナイフ体位，側臥位など）。
  - 手術時間が延長する場合は，皮膚状態を評価し，所見を記録する。術後も継続して評価し，損傷リスクのある部位の圧迫除去を行う。

尿路損傷リスク状態

Risk for Urinary Tract Injury

定義 Definition

カテーテル使用により尿路構造の損傷が起きやすく，健康を損なうおそれがある状態

危険因子 Risk Factors

- カテーテル固定を妨げる状態(例：熱傷，外傷，切断)
- 尿路カテーテルの長期使用
- 頻回のカテーテル挿入
- バルーン固定液量 30 mL 以上
- 口径の大きな尿道カテーテル使用

CARPENITO MEMO

新規の NANDA-I 看護診断〈尿路損傷リスク状態〉は，カテーテルの長期使用による外傷予防として活用できる。尿道外傷を減少させたり除去するための予防措置や手段は感染予防プロトコールの一部をなす。まずはじめの介入としては，不必要なカテーテル留置は行わず，もし使用したとしても長期的な使用にならないようにし，カテーテルによる外傷や感染につながらないよう管理する。このように，この看護診断は〈感染リスク状態〉に組み込むことができる。

目標 Goals

〈感染リスク状態〉の項を参照(▶ p.146)

看護介入 Interventions

〈感染リスク状態〉の項も参照(▶ p.146)

■ 適切な指示の下でカテーテル挿入を行う
- 急性の尿閉や膀胱外尿道閉塞の存在
- 重篤な個人において，正確な評価のために適切な尿量が必要である。
- 選択された外科処置の周手術的使用
  - 泌尿器科手術，もしくは泌尿生殖器に隣接する部位の手術
  - 凝血塊がある血尿の管理
  - 神経因性膀胱がある個人の管理
  - 長期間の手術が予想されるとき

- 手術時の尿量の観察
- 手術中に大量の輸血と利尿が予測されるとき
- 失禁に伴う仙骨部位や会陰部の損傷の創治癒を促進する。
- 膀胱内への薬物療法(例:膀胱がん)
- 長期的な固定の指示(例:不安定な胸椎もしくは腰椎の可能性,多発的な外傷,骨盤骨折)
- 終末期ケアにある個人の QOL 改善(必要時)

- 間欠的導尿時に用いる留置カテーテルを,コンドームカテーテルやほかの代替手段に変更することを検討する(可能であれば)。
- 根拠に基づく手段でカテーテル留置と管理を行う。
  - どんなカテーテルにおいても,1回利用のパック一式内に入っている潤滑油ゼリーを使用することが重要である。この際,麻酔成分入りのものかそうでないものかは臨床判断による。
  - 可能な限り小さい号数のカテーテルを使用する。
  - 尿流量が妨げられないようにカテーテル管が捻じれないようにする。
  - カテーテルを留置する前に生殖器部を無菌の洗浄剤で洗浄する。カテーテル関連感染症(CAUTI)を防ぐために,カテーテルが留置されている間は,尿道周囲の部分を殺菌剤(薬)で洗浄しない。
- 安全にカテーテルを大腿に固定する。
- 尿バッグは常に膀胱よりも下の位置に設置する。
- 8時間ごとや,尿バッグの 2/3 が尿で満たされた場合,優先して尿バッグを空にしてから移動する。尿バッグから容器に尿を廃棄するときは個別の蓄尿ビンを使用する。
- 医師,上級看護師,医師助手(PA)と特定の個人の不適切なカテーテル使用について相談する。
  - 看護スタッフにとっての利便性
  - 失禁がある個人
  - 尿を採取し,尿培養やそのほかの臨床検査によって評価する。
  - 適切な指示によらない手術後の長期間のカテーテル留置(例:尿道または隣接する部位の修復,硬膜外麻酔や長期的作用)
  - もし2日以上,留置カテーテルが設置されるときは,留置の必要性を評価するために,日々のカテーテル留置状況を医療者に報告する。
  - カテーテルの抜去後,間が4~6時間あいていない場合,ベッドサイドエコーで膀胱内の尿量を評価する。もし,500 mL 以上の尿量をためる場合は,導尿を行う。留置カテーテルの使用は避ける。
  - 1人で安全に洗面所に行けない場合は,個人のベッドサイドにポータブルトイレを設置する。

尿路損傷リスク状態　　83

ノンコンプライアンス

Noncompliance

NANDA-Ⅰ定義 NANDA-Ⅰ Definition

　患者（家族や地域社会）と医療専門職で合意している健康増進計画や治療計画と，患者や介護者の行動が一致していない状態。合意した健康推進計画や治療計画が存在していても，患者や介護者があまり計画どおりには行動せず，臨床上の好ましくないアウトカムにつながる可能性のある状態

診断指標 Defining Characteristics*

- 発達関連の合併症
- 症状の増悪
- 期待するアウトカムに到達できない。
- 受診予約をとらない。
- ノンアドヒアランス行動

関連因子 Related Factors*

■ 医療制度

- 個人と医療提供者との関係の難しさ
- 利用可能なケアが不十分
- 不便な医療ケア
- 医療提供者の無効なコミュニケーションスキル
- 医療提供者によるフォローアップが不十分
- 健康保険の補償内容が不十分
- 医療提供者への診療報酬が不十分
- 医療提供者の指導能力の不足
- 医療ケアに対する満足度が低い。
- 医療提供者に対する不信感
- 医療提供者の連続性の欠如

■ 医療計画

- 複雑な治療計画
- 金銭面の障壁
- 高額の治療
- 治療の強さ（激しさ）
- 長期にわたる治療

- **個人**
  - 馴染めない文化
  - 計画と一致しない健康信念
  - 治療計画についての知識不足
  - 治療計画を遂行するスキル（能力）の不足
  - 発達段階と一致していない期待
  - モチベーションの不足
  - ソーシャルサポートの不足
  - 計画と一致しない価値観
- **ネットワーク**
  - 計画におけるメンバー間の関与が不十分
  - 計画に起因する低い社会的価値
  - 重要他者の信念が計画とは異なるという認識

CARPENITO MEMO

　〈ノンコンプライアンス〉は，1998年以降見直されていない。〈ノンコンプライアンス〉は，勧められた治療やライフスタイルを変えることに取り組めていない個人／家族に対する事前策を示しているわけではない。ノンコンプライアンスという用語への批判は，10年前から文献で取り上げられるようになった。最近の医療分野の文献は，個人／家族の健康状態の成果を向上させるために，保健医療職者が選択できる代替方法に関するものであふれている。

　Merriam-Webster は，コンプライアンスを「要望・要求・提案・処方計画あるいは強制に従う行動やプロセス」と定義している。コンプライアンスは，個人が医療提供者からの指示に従うときに生じる。

　Gruman（2011）は，以下のように述べている。コンプライアンスの意味で取り決め／取り組み（engagement）を用いるとき，そこには，行動を変化させるべきなのは私たちだけであるという考え方が示されている。そうなると，すべての関係者に求められる事柄（考え方を変えることや期待，努力）の重要性を誤って伝えることになり，私たちには十分な知識と支援があり，詳細な情報を得たうえで，意思決定をしていると誤解してしまう。そしてまた，われわれの行動がさまざまな偶発的要因や金銭，文化，時間，病気，個人の嗜好などによって大きく形作られているということを認識できなくなる。健康問題とそのケアに取り組むことは，保健医療職者の指示に忠実に従うということではない。むしろ，それらに取り組むことにより，個人自身や愛する人が苦しまずに人生を送ろうとすることに影響を及ぼすさまざまな要求や機会（例：新たな薬剤，禁煙，PSA検査）の利益とリスクを正しく検討できるようになることを意味する。

肥満

Obesity

NANDA-Ⅰ定義 NANDA-Ⅰ Definition

体脂肪の蓄積が，年齢別・性別による標準値と比べて異常もしくは過剰で，過体重を上回る状態

診断指標 Defining Characteristics*

- 成人：BMI 値 30 以上*
- 小児 2 歳未満：この診断は用いない。
- 小児 2〜18 歳：BMI 値 30 以上，あるいは，性別・年齢別の標準値の 95% 以上

関連因子 Related Factors*

- 1 日の平均的な身体活動量が性別・年齢別の推奨レベル以下
- 砂糖入り飲料の摂取
- 食行動の乱れ
- 食意識の乱れ
- 経済的困窮
- 標準的ツール(例：WAVE アセスメント**)の評価で，エネルギー消費量が摂取量よりも少ない。
- 過剰な飲酒
- 食糧不足の心配
- 人工あるいは混合栄養児
- 頻繁な間食
- 遺伝的障害
- 相関因子(例：脂肪組織分布，エネルギー消費量，リポ蛋白リパーゼ活性，脂質合成，脂肪分解)の遺伝
- 脱抑制的および抑制的食行動のスコアが高い
- 頻繁な外食や揚げ物の摂取

---

* 訳注：WHO による肥満の判定基準は BMI30 以上とされているが，日本においては BMI25 以上を肥満としている(日本肥満学会基準)。

** WAVE アセスメント＝体重 weight，活動 activity，食事の多様性 variety in diet，過剰 excess

- 小児における食事性の低カルシウム摂取量
- 母親の糖尿病
- 母親の喫煙
- 乳児期の肥満
- 親の肥満
- 推奨量よりも多い1人前の分量
- 早発恥毛
- 小児期の急激な体重増加
- 乳児期の急激な体重増加(生後1週間,4か月,12か月を含む)
- 1日に2時間以上座って過ごす
- 睡眠時間の短縮
- 睡眠障害
- 生後5か月未満の乳児の主要栄養源が固形食

CARPENITO MEMO

　公衆衛生問題である過体重や肥満が,一生をとおして起こるということを考えると,3つの診断(〈肥満〉〈過体重〉〈過体重リスク状態〉)をNANDA-I分類に新たに加えられたことはきわめて妥当である。

　これらの診断への介入は,個人/家族の動機づけを高め,健康的なライフスタイルに移行できるようにすることに重点を置いている*。

　肥満は,社会文化的・心理的な影響や代謝に関する問題などが複雑に絡み合った病的状態である。多くの体重減量プログラムや肥満手術と同じように,介入の重点を食事摂取量の制限に置いてしまうと,持続的に体重を減らす機会が奪われてしまう。肥満を適切に改善するためには,行動やライフスタイルを変化させることに重点を置いた減量プログラムが必要である。プログラムの内容には,運動,食事摂取量の減少,過食に対する心理的ケアが含まれる。

　健康体重の個人であっても,日常的に栄養価の低い食事をとっている可能性がある。

　〈リスク傾斜健康行動〉は,不十分な栄養摂取および/または健康体重の個人の身体活動量が推奨食事摂取量に対して不十分であることに関連した診断である。

　〈非効果的コーピング〉は,ストレスへの対処としての過食行為に関連した内容を扱っているため,摂食障害をもつ個人に対して使用する場合は有用であるだろう。また,退院後は,専門機関に紹介する必要がある。

　WAVE(Barner et al., 2001; Gans et al., 2003)は,個人の栄養状態の改善に取り組んだり,健康体重を獲得するための,簡略化されたアセスメント・介入モデルである。WAVEはアセスメント項目と的を絞った介入から構成され,個人に

---

* 〈栄養摂取消費バランス異常:必要量以上〉〈栄養摂取消費バランス異常リスク状態:必要量以上〉はNANDA-I分類から削除された。

肥満　87

栄養摂取量や身体活動レベルを評価するように促すための簡潔な介入として，医療現場で役立つように考案された。また，食品群や食事の頻度，1回量を判断するために，食料品の買い出しや調理の役割を担っている家族にも役に立つ可能性がある。〈過体重リスク状態〉の"MyPlate*"の記述を参照する（▶ p.100）。また，WAVE のアセスメント項目と勧告については参考文献も参照する。

NOC 看護成果

〈栄養状態：栄養素の摂取〉〈体重コントロール〉〈運動への参加，乳幼児の栄養状態〉〈体重：体質量〉〈積極的なアドヒアランス行動：食事〉〈体重減少に関する行動〉

目標 Goals

個人は，体重減少プログラムに取り組む。以下の指標によって証明される：

- 食事摂取量／エネルギー消費量の不均衡に関連する，摂食パターンを明らかにする。
- 栄養価の高い食品と「エンプティカロリー」（訳注：栄養価がほとんどない）食品の例をあげる。
- 身体活動量を増やす方法を3つ明らかにする。
- 栄養価の高い食品の摂取量を増やし，「エンプティカロリー」食品を控えるように努める。
- ふだん摂っている食べ物／飲み物のうち，3〜5つをより健康的なものに変えようと努める。

小児（8歳以上）は，健康的な食物について言葉で説明する。以下の指標によって証明される：

- MyPlate（訳注：5つの食品群を皿とコップのデザインで表現した円グラフ。米国では食生活指針として用いられている）について説明する。
- 「エンプティカロリー」の意味を説明する。
- 「エンプティカロリー」の飲料と，それに代わる健康的な飲料の名前をあげる。
- 栄養価の高い食品の名前をあげる。
- 糖分の高い食物や「エンプティカロリー」食品，それに代わる健康的な食物の名前をあげる。

---

* 訳注：お皿の上にどのように食品群を配分すると適切なバランスの食事になるかをわかりやすくしたもの。皿の半分に野菜と果物を配分し，あとの半分に穀類と蛋白質を配分する方法（米国農務省）

妊婦は，健康的な食事や妊娠期の推奨体重増加量について言葉で説明する。以下の指標によって証明される：

- 妊娠期におけるビタミン，ミネラル，蛋白質，脂質の必要性を説明する。
- 「エンプティカロリー」食品と栄養価の高い食品の例をあげる。
- 身体活動量を増やす方法を3つ明らかにする。
- 妊娠前に比べて体重がどれだけ増加したかについて述べる。
- ダイエットがなぜ問題となるのかについて説明する。

NIC 看護介入

〈自己効力感強化〉〈自己責任強化〉〈栄養カウンセリング〉〈体重管理，教育：栄養（年齢に応じた）〉〈行動変容〉〈運動促進〉〈コーピング強化〉

看護介入 Interventions

もっと活発になって取り組むようになるための具体的な技法については，付録A「個人／家族がより健康的なアウトカムに向けて関与していくための方略」を参照する（▶ p.820）。

■ **どうすればより健康的になれるか話し合いを始める**
- 個人の返答（例：禁煙，運動量を増やす，より健康的な食事，節酒）に注意を向ける。
- 目標とするライフスタイルに変えるための介入に関する指針を参照する。

■ **変わるためには，下記が必要であることを説明する**（*Martin, Haskard, Zolnierek, & DiMatteo, 2010）
- 何を変える必要があるかを知る（情報と理由）。
- 変化を強く望む（モチベーション／動機づけ）。
- 変化をもたらしたり，それを維持するための方法を得る（方略）。
- 共感を示してくれる保健医療職者を信頼する（Pelzang, 2010）。

■ **適切な場合，肥満の危険性についてていねいにかつ専門的に説明する。ただし，個人の選択権や自己決定権を尊重する**
- 過体重が自身にどのような影響を及ぼしていると思いますかと質問する。
- 個人の発言（例：血糖値が高い，膝が痛む）に注意を向ける。助言や情報提供によって，個人に過剰な負荷をかけないようにする。

■ **個人が肥満の改善に向けてさらに取り組めるよう支援する**

個人に，以下の中から1つ質問をする。個人に適した質問を選び，理解しやすい言葉を用いるようにする（例：静脈を「心臓のほうに血液を送る管」と表現する）。

- 「脚は1日中腫れていますか？」「夜は元に戻りますか？」
  →脂肪組織が下肢の血管を圧迫し，血液循環を悪化させることを説明する。その腫れを放置しておくと，最終的に1日中症状が続くようになり，歩

肥満 89

行や靴を履くことが困難となる。

- 「高血圧ですか？」「毎年，少しずつ血圧が高くなっていますか？」

→血管は過体重により圧迫され引っ張られると損傷し，細くなり，強度が失われることを説明する。高血圧により，心臓は強い力で血液を送り出さなければならなくなり，この状態が続くと，心筋が肥厚し，全身に血液を十分送れなくなる。この状態が心不全である。

- 「年を重ねるごとに，コレステロール値が高くなっていますか？」

→血管の弾力性が失われると，血管内腔が損傷を受けることを説明する。コレステロールは，損傷した血管壁に付着し，脳，腎臓，眼，脚において血流遅延を引き起こす。これにより，脳卒中，腎不全，視力障害，下肢の血栓が生じる。

- 「いまは，高血圧の自覚症状は感じていないかもしれませんが，症状が現れたときには，すでに心臓，脳，眼，腎臓が不可逆的な損傷を受けている可能性があります。約4.5 kgの減量をするだけでも，血圧を下げることができます」

- 「年を重ねるごとに，血糖値が高くなっていますか？」「家族の中で糖尿病の方はいますか？」

→脂肪組織が増加するほど，インスリン抵抗性が高まることを説明する。

→インスリンは，血中のブドウ糖(血糖)を細胞内に移動させる。過体重の場合，細胞が損傷を受け，インスリンをうまく取り込めなくなり，その結果，血糖値が上昇する。高血糖は，眼や腎臓，下肢の血管に損傷を与える。

- 「腰や膝，それ以外の関節に痛みはありませんか？」

→過体重は，関節や骨に負担をかけることを説明する。過体重による圧迫で，軟骨(骨端にあり，クッションの役割を果たす)がすり減ると，骨同士がこすれ合って，痛みが生じる。

- 「過体重の人が，創傷や手術からの回復過程において，問題をかかえていることを知っていますか？」

→回復するには，細胞や組織に十分な血液が行きわたる必要があるが，脂肪組織は血液供給量を減少させてしまうことを説明する。過体重の場合，切開術は大きな負荷となり，縫合創が開くおそれがある。創に感染が生じ，抗菌薬を用いる必要がある場合，循環血液量の低下により，薬が十分に作用しない。

→過体重の及ぼす悪影響を個人が認識していない場合，その影響は気づかないうちに深刻化し，健康を脅かす重大な症状や痛み(例：関節痛)が現れるまでなかなか認識されないことを説明する。

■より健康的な食事

- ■過体重の原因となる食事パターンを明らかにするために，ふだんの食生活を見直す
  - ●ふだんの朝食，昼食，夕食
  - ●間食，夜食
  - ●食事を抜く
- ■個人がより健康的な行動をとるように促す。個人が何を変えたいと思っているのかに注意を向ける。変える事柄は 3 つに絞る
- ■過剰または不足しているものについて尋ね，聴取した情報を活用する。以下に例を示す

  「昨晩の夕食に手羽のフライドチキン 12 個を食べました」

  Ns「ほかには何か召し上がったものはありますか？」

  「いいえ，ありません」

  Ns「栄養状態を改善し，脂肪の摂取量を減らすために，昨夜の食事内容をどのように変えることができるでしょうか？」

  - ●上記の質問に対する個人の返答に耳を傾ける。もし返答がなければ：
    - •手羽のフライドチキン 12 本の代わりにフライドチキンを 1～2 ピース食べるよう提案する。
    - •衣のついていないフライドチキンの 1 ピースは，もも肉で 158 kcal，むね肉で 131 kcal である。
    - •衣のついていない M サイズの手羽は 1 つ当たり 102 kcal で，10 個食べると 1,020 kcal になる。

      Ns「フライドチキンに加える野菜なら，何が食べられますか（例：サラダ）？」

- ■食物に関して，善し悪しを決めないようにする。栄養素密度について説明する（*Hunter & Cason, 2006）
  - ●栄養価の高い食物（低カロリー）
    - •緑黄色野菜，果物
    - •栄養強化食品
    - •低脂肪の肉，牛乳，乳製品，卵
  - ●栄養価の低い食物（高カロリー，低栄養または栄養価がない）
    - •淡色野菜
    - •多量の精製糖を含む食品
    - •加工食品〔精白パン（訳注：精製した小麦粉で作るパン）など。全粒粉パン以外〕*
    - •類似製品と比べて，栄養成分に占める脂質の量が多い（無脂肪牛乳 VS

---

* 訳注：推奨されているのは，全粒粉パンである。

肥満　91

アイスクリーム）

- 例を下記に示す。
  - ・リンゴ1個とプレッツェル1袋ではカロリーは同じだが，リンゴには，食物繊維，ビタミンC，カリウムが含まれているため，リンゴを選択したほうがよい。
  - ・オレンジは，食物繊維を含んでいるため，オレンジジュースよりよい。
  - ・どの砂糖入り飲料よりも，果汁100％のジュースであっても，水のほうがよい。
- 食生活の見直しによって得られたポジティブな結果や健康効果（例：よく眠れるようになった，血圧が下がった）をリストにする。

■ 健康教育を開始し，必要に応じて専門機関を紹介する

- サポートグループ（例：Weight Watchers, Overeaters Anonymous, TOPS）を紹介する。
- 誰かと一緒に散歩や運動をすることを提案する。

過体重

Overweight

NANDA-Ⅰ定義 NANDA-Ⅰ Definition

体脂肪の蓄積が，年齢別・性別による標準値と比べて，異常もしくは過剰な
状態

診断指標 Defining Characteristics*

- 成人：BMI 値 25 以上
- 小児 2 歳未満：対身長体重比 95 パーセンタイル以上
- 小児 2～18 歳：BMI パーセンタイル 85 以上で 95 未満，あるいは BMI 値
  25 以上

関連因子 Related Factors

- **病態生理因子**
  - 遺伝的障害*
  - 相関因子(例：脂肪組織分布，エネルギー消費量，リポ蛋白リパーゼ活性，
    脂質合成，脂肪分解)の遺伝*
- **治療関連因子**
  - 長期のステロイド治療
  - 味覚および／または嗅覚の低下(これにより，満腹感が得られにくくなる)
- **状況因子(個人・環境)**
  - 経済的困窮*
  - 食糧不足の心配*
  - 代謝必要量を超えた摂取
  - 望ましくない食事パターンの報告
    - 頻繁な間食*
    - 脱抑制的および抑制的食行動のスコアが高い*。
    - 頻繁な外食や揚げ物の摂取*
    - 推奨量よりも多い 1 人前の分量*
    - 砂糖入り飲料の摂取*
    - 食行動の乱れ(例：過食，極端なダイエット)
    - 食意識の乱れ*
  - 標準的ツール(例：WAVE アセスメント)の評価で，エネルギー消費量が
    摂取量よりも少ない*。

- 坐位行動パターン
- 1日2時間以上座って過ごす*。
- 1日の平均的な身体活動量が性別・年齢別の推奨レベル以下*
- 睡眠障害，睡眠時間の短縮*
- 過剰な飲酒*
- 小児における食事性の低カルシウム摂取量*
- 小児期の肥満*
- 親の肥満*

■ 妊娠
- 母親の糖尿病*
- 母親の喫煙*

■ 発達因子
❶新生児／乳児
- 人工あるいは混合栄養児*
- 早発恥毛*
- 小児期の急激な体重増加*
- 乳児期の急激な体重増加(生後1週間，4か月，12か月を含む)*
- 生後5か月未満の乳児の主要栄養源が固形食*

> **NOC** 看護成果
> 〈栄養状態：栄養素の摂取〉〈体重コントロール〉〈運動への参加〉〈乳幼児の栄養状態〉〈体重：体質量〉〈積極的なアドヒアランス行動：食事〉〈体重減少に関する行動〉

目標 Goals

個人は，体重減量プログラムに取り組む。以下の指標によって証明される：
- 食事摂取量／エネルギー消費量の不均衡に関連する，食事パターンを明らかにする。
- 栄養価の高い食品と「エンプティカロリー」(訳注：栄養素がほとんどない)食品の例をあげる。
- 身体活動量を増やす方法を3つ明らかにする。
- 栄養価の高い食品の摂取量を増やし，「エンプティカロリー」食品を控えるように努める。
- ふだん摂っている食べ物／飲み物のうち，3〜5つをより健康的なものに変えようと努める。

小児(8歳以上)は，健康的な食物について言葉で説明する。以下の指標によって証明される：

- MyPlate*について説明する。
- 「エンプティカロリー」の意味を説明する。
- 「エンプティカロリー」の飲料と，それに代わる健康的な飲料の名前をあげる。
- 栄養価の高い食品の名前をあげる。
- 糖分の高い食物や「エンプティカロリー」食品，それに代わる健康的な食物の名前をあげる。

妊婦は，健康的な食事や妊娠期の推奨体重増加量について言葉で説明する。以下の指標によって証明される：
- 妊娠期におけるビタミン，ミネラル，蛋白質，脂質の必要性を説明する。
- 「エンプティカロリー」食品と栄養価の高い食品の例をあげる。
- 身体活動量を増やす方法を 3 つ明らかにする。
- 妊娠前に比べて体重がどれだけ増加したかについて述べる。
- ダイエットがなぜ問題となるのかについて説明する。

NIC 看護介入
〈自己効力感強化〉〈自己責任強化〉〈栄養カウンセリング〉〈体重管理〉〈教育：栄養(年齢別)〉〈行動変容〉〈運動促進〉〈コーピング強化〉

看護介入 Interventions

過体重の個人に対する介入は，〈過体重リスク状態〉の項を参照する(▶p.97)。

---

* 訳注：5 つの食品群を皿とコップのデザインで表現した円グラフ。米国では食生活指針として用いられている。

過体重　95

過体重リスク状態

Risk for Overweight

NANDA-Ⅰ定義 NANDA-Ⅰ Definition

体脂肪の蓄積が，年齢別・性別による標準値と比べて，異常もしくは過剰になりやすく，健康を損なうおそれのある状態

危険因子 Risk Factors*

- 成人：BMI 値が 25 に迫る。
- 1 日の平均的な身体活動量が性別・年齢別の推奨レベル以下
- 小児 2 歳未満：対身長体重比 95 パーセンタイルに迫る。
- 小児 2～18 歳：BMI パーセンタイルが 85 に迫る，あるいは BMI 値が 25 に迫る。
- BMI パーセンタイルを上向きに横切る小児
- BMI パーセンタイルが高い小児
- 砂糖入り飲料の摂取
- 食行動の乱れ(例：過食，極端なダイエット)
- 食意識の乱れ
- 外部刺激に応じた摂食(例：時刻，社会的状況)
- 空腹以外の内部刺激に応じた摂食(例：不安)
- 経済的困窮
- 標準ツール(例：WAVE アセスメント)の評価で，エネルギー消費量が摂取量よりも少ない。
- 過剰な飲酒
- 食糧不足の心配
- 人工あるいは混合栄養児
- 頻繁な間食
- 遺伝的障害
- 相関因子(例：脂肪組織分布，エネルギー消費量，リポ蛋白リパーゼ活性，脂質合成，脂肪分解)の遺伝
- 脱抑制的および抑制的食行動のスコアが高い。
- 頻繁な外食や揚げ物の摂取
- 妊娠ごとにベースラインの体重が増加
- 小児における食事性の低カルシウム摂取量
- 母親の糖尿病

- 母親の喫煙
- 小児期の肥満
- 親の肥満
- 推奨量よりも多い1人前の分量
- 早発恥毛
- 小児期の急激な体重増加
- 乳児期の急激な体重増加(生後1週間, 4か月, 12か月を含む)
- 1日2時間以上座って過ごす
- 睡眠時間の短縮
- 睡眠障害
- 生後5か月未満の乳児の主要栄養源が固形食

■状況因子(個人・環境)
- 妊婦中に25〜30ポンド(約11.3〜13.6 kg)以上の体重増加のリスクがある状態に関連するもの
- 基礎的な栄養知識の不足に関連するもの

■発達因子
❶成人/高齢者
- 活動パターンと代謝要求量の低下に関連するもの

NOC 看護成果
〈栄養状態〉〈体重コントロール〉

目標 Goals

個人は,なぜ自分が体重増加のリスクがあるのかを説明する。以下の指標によって証明される:
- 味覚や嗅覚に異常があると,摂取量が増えてしまう理由について説明する。
- 妊娠中に必要な栄養摂取量について話し合う。
- 体重コントロールにおける運動の効果について話し合う。

NIC 看護介入
〈自己効力感強化〉〈自己責任強化〉〈栄養カウンセリング〉〈体重管理〉〈教育:栄養(年齢別)〉〈行動変容〉〈運動促進〉〈コーピング強化〉

看護介入 Interventions

■「どうすればより健康的になれるか?」について話し合いを始める
- 個人の返答(例:禁煙,運動量を増やす,より健康的な食事,節酒)に注意を向ける。

過体重リスク状態　　**97**

- 目標とするライフスタイルに変えるための介入に関する指針を参照する。

■ **変わるためには，下記が必要であることを説明する**（*Martin et al., 2010）

- 何を変える必要があるかを知る（情報と理由）。
- 変化を強く望む（モチベーション／動機づけ）。
- 変化をもたらしたり，それを維持するための方法を得る（方略）。
- 共感を示してくれる医療専門職者を信頼する（Pelzang, 2010）。

■ **適切な場合，肥満の危険性についてていねいかつ専門的に説明する。ただし，個人の選択権や自己決定権を尊重する**

- 過体重が自身にどのような影響を及ぼしていると思いますかと質問する。

■ **個人が過体重の及ぼす悪影響について認識していない場合は，以下の対応を行う**

個人に，以下の中から1つ質問をする。個人に適した質問を選び，理解しやすい言葉を用いるようにする（例：静脈を「心臓のほうに血液を送る管」と表現する）。

- 「脚は1日中腫れていますか？」「夜は元に戻りますか？」
  →脂肪組織が下肢の血管を圧迫し，血液循環を悪化させることを説明する。その腫れを放置しておくと，最終的に1日中症状が続くようになり，歩行や靴を履くことが困難となる。
- 「高血圧ですか？」「毎年，少しずつ血圧が高くなっていますか？」
  →血管は過体重により圧迫され引っ張られると損傷し，細くなり，強度が失われることを説明する。高血圧により，心臓は強い力で血液を送り出さなければならなくなり，この状態が続くと，心筋が肥厚し，全身に血液を十分送れなくなる。この状態が心不全である。
- 「年を重ねるごとに，コレステロール値が高くなっていますか？」
  →血管の弾力性が失われると，血管内腔が損傷を受けることを説明する。コレステロールは，損傷した血管壁に付着し，脳，腎臓，眼，脚において血流遅延を引き起こす。これにより，脳卒中，腎不全，視力障害，下肢の血栓が生じる。
- 「いまは，高血圧の自覚症状は感じていないかもしれませんが，症状が現れたときには，すでに心臓，脳，眼，腎臓が不可逆的な損傷を受けている可能性があります。約4.5kgの減量をするだけでも，血圧を下げることができます」
- 「年を重ねるごとに，血糖値が高くなっていますか？」「家族の中で糖尿病の方はいますか？」
  →脂肪組織が増加するほど，インスリン抵抗性が高まることを説明する。
  →インスリンは，血中のブドウ糖（血糖）を細胞内に移動させる。過体重の場合，細胞が損傷を受け，インスリンをうまく取り込めなくなり，その結果，血糖値が上昇する。高血糖は，眼や腎臓，下肢の血管に損傷を与える。

- 「腰や膝，それ以外の関節に痛みはありませんか？」

   →過体重は，関節や骨に負担をかけることを説明する。過体重による圧迫で，軟骨（骨端にあり，クッションの役割を果たす）がすり減ると，骨同士がこすれ合って，痛みが生じる。

- 「過体重の人が，創傷や手術からの回復過程において，問題をかかえていることを知っていますか？」

   →回復するには，細胞や組織に十分な血液が行きわたる必要があるが，脂肪組織は血液供給量を減少させてしまうことを説明する。過体重の場合，切開術は大きな負荷となり，縫合創が開くおそれがある。創に感染が生じ，抗菌薬を用いる必要がある場合，循環血液量の低下により，薬が十分に作用しない。

- 5ポンド（約2.3 kg）を減量する目標に意識を向けるよう助言する。5ポンド（約2.3 kg）分の砂糖がどれだけ重いのか，また5ポンド（約2.3 kg）減量するごとに心臓や関節への負荷が減ることを強調して説明する。摂取カロリーを減らし，身体活動量を増やせば，1週間で2ポンド（約0.9 kg）減量できる可能性がある。

- 過体重の当事者に，「国立糖尿病・消化器病・腎臓病研究者（NIDDK）」のウェブサイトに掲載されている記事"あなたは，過体重であることによる健康リスクについて知っていますか？　（Do You Know Some of the Health Risks of Being Overweight?)"を紹介する（訳注：わが国においては日本肥満症予防協会のウェブサイトなどを参照のこと）。

■より健康的な食事
- 〈肥満〉の項を参照（▶ p.91）

■妊産褥婦への看護介入

■適正な体重増加量*について話し合う（Institute of Medicine, 2009）
- 妊娠前のBMIが18.5〜24.9で健康体重だった場合は，約11.0〜16.0 kg
- 妊娠前のBMIが18.5未満で標準体重よりも低かった場合は，約13.0〜18.0 kg
- 妊娠前のBMIが25〜29.9で過体重だった場合は，約7.0〜11.0 kg
- 妊娠前のBMIが30以上で肥満だった場合は，約5.0〜9.0 kg

---

*　訳注：わが国では，厚生労働省から出された「健やか親子21」推進検討会報告書の「妊産婦のための食生活指針」（2006年2月）により，妊娠前のBMI＜18.5の妊婦は9〜12 kg，BMI 18.5〜25の妊婦は7〜12 kg，BMI＞25を指摘されている妊婦には個別対応することとされている。

過体重リスク状態　　99

- 妊娠第 1～3 期における健康的な体重増加量*について説明する（Institute of Medicine, 2009）
  - 第 1 期では約 0.5～2.0 kg
  - 第 2 期では 1 週ごとに約 0.5～1.0 kg
  - 第 3 期では 1 週ごとに約 0.5～1.0 kg
- 妊娠中に体重が増加しすぎることによって生じうる問題について説明する（Institute of Medicine, 2009）
  - 妊娠糖尿病
  - 腰痛
  - 下肢の痛み
  - 消耗性疲労
  - 静脈瘤
  - 帝王切開のリスクが高まる。
  - 高血圧
- ダイエットをしたり食事を抜いたりせず，推奨栄養摂取量をとり，高脂肪食品／炭水化物食品を控えることの重要性を強調して説明する
  - 妊婦の推奨栄養摂取量（例：MyPlate，ビタミン，カルシウム）については，〈栄養摂取消費バランス異常：必要量以下〉の項を参照する（▶ p.169）。
- 「どうすればより健康的になれるか？」について話し合いを始める
  - 個人の返答（例：禁煙，運動量を増やす，より健康的な食事，節酒）に注意を向ける。
  - 目標とするライフスタイルに変えるための介入に関する指針を参照する。
- 妊娠中の栄養摂取と体重増加について話し合う
- 小児への看護介入
- 子ども／家族に良好な栄養状態と運動の重要性について認識してもらうよう努める
- 小児期の過体重の危険性について家族と話し合う
  - 小児期の肥満は成人期の肥満につながる。
  - 小児では，血圧が上昇し，心拍数と心拍出量が増加する。
  - 体重が増えるにつれて，身体活動量は減る。
- （小児への看護介入にもとづき）子どもが健康によい食事や運動ができるように手助けするための対応策を親がとるうえで，障壁となるものを取り除く
  - 子どもが成長すれば，過体重ではなくなるという考え
  - 過体重の親は，自分たちはよい例とはいえないと感じている。

---

* 訳注：わが国では，妊娠期を初期，中期，末期と区分しており，妊娠中期から末期における 1 週間あたりの推奨体重増加量について，厚生労働省から出された「健やか親子 21」推進検討会報告書の「妊産婦のための食生活指針」（2006 年 2 月）により，妊娠前の BMI < 18.5 と BMI 18.5～25 の妊婦では，0.3～0.5 kg の体重増加が適当だとされている。妊娠初期については，つわりなどの臨床的な状況を踏まえ個別に対応している。

- 子どもが体重管理をできるように手助けする方法に関する親の知識不足
- 子どもが摂食障害を発症してしまうのではないかというおそれ

■ MyPlate*のカラーコピーを渡す
- 子どもおよび成人に対する健康的な食事のための介入については，〈栄養摂取消費バランス異常：必要量以下〉の項を参照する（▶ p.166）。

■ 低年齢の子どもに良好な栄養状態を獲得するための指導を行うに当たっては，創造力を養う方法を用いる
- フェルトボードを作り，曜日を記したフェルトをそこに貼る。食品群や野菜，穀物，牛乳，肉，チーズ，ヨーグルト，果物の絵を準備し，子どもに曜日ごとでボードに貼ってもらう。
- エネルギーの高い食品や骨・筋肉を丈夫にする食品など，健康によい食物をテーマにした本の読み聞かせを行う。

■ "ファストフード"を食べるのであれば，より健康的なものを選ぶよう指導する
- 食事量を制限するように勧める。「ラージ」「エクストラ」「ダブル」もしくは「トリプル」サイズのものを食べてしまうと，カロリーと脂肪の摂取量が高くなることを低年齢や青年期の子どもに教育する。
- 大抵の子どもにとって，レギュラーサイズは十分すぎる量なので，スモールサイズを選ぶよう勧める。もしくはレギュラーサイズを親やきょうだいと分け合うように勧める。
- 全粒粉の食品や果物，野菜，カルシウムが豊富な食品を探すようにする。
- ファストフードを食べる予定がある場合は，より健康的なメニューを提供する店を選ぶようにする。
- ファストフードを食べる場合は，栄養を改善する方法について述べる。
  - 無脂肪乳を飲む
  - フライドポテトを控える，または複数人で分け合う。
  - グリルしたものを選ぶ。
  - サラダと野菜を食べる。
- 家庭にある健康によいファストフードを検討する（例：3種類の食品群を含む冷凍食品）。

■ 家庭にあるおやつの中で健康的なものを食べるよう提案する
- おやつに新鮮な果物，野菜，チーズ，クラッカー，低脂肪牛乳，カルシウム強化飲料，フローズンヨーグルトを提案する。

■ 健康教育を開始し，必要に応じて専門機関を紹介する
- 地域プログラム（青年期の子どものサポートグループ）

---

* 訳注：5つの食品群を皿とコップのデザインで表現した円グラフ。米国では食生活指針として用いられている。

過体重リスク状態　　101

術後回復遅延

Delayed Surgical Recovery

NANDA-Ⅰ定義 NANDA-Ⅰ Definition

手術後に，生命，健康，安寧を維持する活動を，再開するまでに必要な日数が延長している状態

診断指標 Defining Characteristics

- 仕事の再開延期／勤務に復帰できない*。
- セルフケアに手助けを求める*。
- 悪心を伴うまたは伴わない食欲不振*
- 消耗性疲労*
- 回復にかかる時間が長い*。
- 手術部位の治癒の中断を示す徴候（例：発疹，硬結，滲出液，可動性障害）*
- 動き回ることが困難*
- 静脈閉塞／貯留

CARPENITO MEMO

〈術後回復遅延〉は予定された期間内に外科的手術から回復していない個人を表している。NANDA-Ⅰの診断指標に基づくと，診断因子（症状や徴候）と関連因子との違いに多少混乱する。この診断は，リスク型看護診断として使用できる。たとえば，肥満，糖尿病，がんなどの個人は，〈術後回復遅延〉のリスクが高く，この診断の対象となる。そして，このような状態を防ぐための介入が実施される。この診断は，臨床に十分に活用できるレベルに達していない。したがって，筆者は，各種〈セルフケア不足〉や〈急性疼痛〉〈栄養摂取消費バランス異常：必要量以下〉などのほかの看護診断を使用することを推奨する。

術後回復遅延リスク状態

Risk for Delayed Surgical Recovery

NANDA-Ⅰ定義 NANDA-Ⅰ Definition

手術後に，生命，健康，安寧を維持する活動を，再開するまでに必要な日数の延長が起きやすく，健康を損なうおそれのある状態

危険因子 Risk Factors*

- ASA の PS 分類（米国麻酔科学会全身状態分類），3 度以上
- 糖尿病
- 手術部位の浮腫
- 広範囲の外科的処置
- 極端な年齢（乳幼児および高齢者）
- 創傷治癒の遅延歴
- 周手術期の手術部位感染
- 持続性の悪心
- 持続性の嘔吐
- 薬剤
- 術後情緒反応
- 長時間にわたる外科的処置
- 可動性障害
- 栄養不良
- 肥満
- 疼痛
- 術後心理的障害
- 手術部位汚染
- 手術部位の外傷

CARPENITO MEMO

新規の NANDA-Ⅰ看護診断〈術後回復遅延リスク状態〉は，退院が遅れるリスクがある個人の特定において，臨床的に有用な看護診断である。感染のリスクを増加させる因子があると，通常，術後回復が遅れる。管理されていない糖尿病や喫煙者などの感染の場合は，誘因を減らすための看護ケアを積極的に行う必要がある。さらに，易感染状態にある個人の感染を予防するには，厳格な環境調整が不可欠である。

Ⅰ

1

健康知覚−健康管理パターン

看護介入 Interventions

以下の危険因子の有無をアセスメントする。それぞれの危険因子の(　)内にある 1〜9 の数字を合計し，得点を出す。得点が高いほどリスクが大きい。たとえば，喫煙(3)，糖尿病(7)，肥満(5)のある個人の場合，得点は 15 点となる。この場合，〈術後回復遅延ハイリスク状態〉(15)と診断できる。もしくは，たとえば，肥満，糖尿病，喫煙に関連する〈術後回復遅延ハイリスク状態〉として，危険因子を追加する。

- 微生物への感染(1)
  - 健康な人でも約 30％は，鼻腔内に黄色ブドウ球菌を保菌しているが，特にメチシリン耐性黄色ブドウ球菌(MRSA)を術前に保菌していると，手術部位感染のリスクが高くなる(Price et al., 2008)。
- 手術前の遠隔部位感染(1)
- 術前の汚染創または不潔創(例：外傷によるもの)(1)
- 糖質コルチコイド(2)
- 喫煙(3)
- 栄養失調(4)
- 肥満(5)
- 術前の高血糖(6)
- 糖尿病(7)
- 免疫応答の変化(8)
- 慢性的なアルコール使用／急性アルコール中毒(9)

■ 出血，離開，血腫，縫合不全がないかどうか，手術部位を観察する
■ 麻痺性イレウスの徴候を観察する
- 腸蠕動音の停止
- 悪心・嘔吐
- 腹部膨満

■ ニコチン(巻きタバコ，葉巻タバコ，無煙タバコ)が循環動態に及ぼす影響について説明する
- 個人が術前に禁煙する場合，感染のリスクを減らすために禁煙を継続する重要性を強調する。

■ 看護ケアを進んで受けとめるのであれば，危険因子を減らすために特定の看護診断を参照する
- 〈栄養摂取消費バランス異常：必要量以下〉(▶ p.163)
- 〈肥満〉(▶ p.86)
- 〈リスク傾斜健康行動〉(▶ p.39)(例：飲酒，喫煙)
- 血糖値をコントロールできないことなどによって証明される因子に関連した(特定する)〈非効果的健康維持〉(▶ p.44)

- 不適切な疾病管理などによって証明される因子に関連した(特定する)〈ノンコンプライアンス〉(▶ p.84)

■ 健康教育を開始し，必要に応じて専門機関を紹介する

- 創傷治癒と必要な感染予防策について説明する。
- 十分な水分補給と良好な栄養状態の重要性を強調する。
- 創傷ケアを実際にやってみる。家族／個人による創傷ケアを観察する。
- 在宅看護相談の手配をする。

術後回復遅延リスク状態　105

2

栄養－代謝パターン

Nutritional-Metabolic Pattern

ヨード造影剤有害作用リスク状態

Risk for Adverse Reaction to Iodinated Contrast Media

NANDA-Ⅰ定義 NANDA-Ⅰ Definition

ヨード造影剤使用に伴う有害または予期していなかった反応が，造影剤注入後7日以内に起こりやすく，健康を損なうおそれのある状態

危険因子 Risk Factors

■ 病態生理因子
❶ 急性反応
- 喘息の既往
- 造影剤による有害反応の既往
- 萎縮（一般に，一般的なアレルゲン，特に吸入アレルゲンおよび食物アレルゲンに対する免疫反応の高まりに関連する）

❷ 遅延反応
- 造影剤への事前反応
- インターロイキン-2を投与されている個人
- 日光曝露

❸ 造影剤腎症の場合
- 腎障害の既往
- 腎毒性薬剤の同時投与
- 高浸透圧造影剤（イオン性造影剤）の使用
- 大量の造影剤
- 高血圧
- 循環動態不安定
- ACE阻害薬
- 糖尿病
- 腎灌流不良
- 心筋梗塞
- 心不全
- 基礎疾患（例：心疾患，肺疾患，血液透析，内分泌疾患，褐色細胞腫，自己免疫疾患）*
- 膠原病
- 鎌状赤血球症
- 骨髄腫

- 赤血球増加症
- パラプロテイン血症／疾患(例：多発性骨髄腫)
- 腎臓移植，腎腫瘍，腎臓手術，または単腎症の既往
- 末期肝障害の既往
- 脱水*
- クレアチニン値の上昇
- 最近(1か月)の以下の既往(Robbins & Pozniak, 2010)
  - 重度の感染症(例：肺炎，敗血症，骨髄炎)
  - 四肢の血管虚血(例：切断，動脈血栓症)
  - 静脈血栓症または動脈血栓症
  - 大手術または血管処置(例：切断，臓器移植，冠状動脈バイパス術)
  - 多臓器不全

■ 治療関連因子
- 20 mg 以上のヨード
- 過去1か月以内の化学療法またはアミノグリコシド薬の使用
- 薬剤の併用(例：ACE 阻害薬，インターロイキン-2，メトホルミン，腎毒性薬剤*，NSAIDs，アミノグリコシド)
- 脆弱な静脈壁(例：点滴する手足への化学療法や放射線療法，24 時間以上のIV ライン留置，点滴する側の腋窩リンパ節郭清，遠位からの点滴)*
- 造影剤の物理的および化学的特性(例：ヨード濃度，粘度，高浸透圧，イオン毒性，意識消失)*

■ 状況因子(個人・環境)
- 男性よりも女性に多い
- 不安*
- 全身衰弱*
- ヨード造影剤による有害作用の既往*

■ 発達因子
- 60 歳以上
- 極端な年齢(乳幼児および高齢者)*

CARPENITO MEMO

　〈ヨード造影剤有害作用リスク状態〉は，X 線画像診断検査の際にヨード造影剤(ICM)が注入される臨床場面が対象となる。ヨード造影剤を血管内に注入する際の合併症には，アナフィラキシー反応，造影剤腎症，および造影剤の血管外漏出が含まれる(Pasternak & Williamson, 2012)。

　反応は，自然治癒する軽症なもの(例：びらん性蕁麻疹，悪心など)から重症かつ致死的なもの(例：不整脈，心臓発作)がある。看護職は，これらの検査が予定されている個人をケアする際に，有害反応の危険性が高い個人を認識しなければ

ならない。放射線科の看護職には，危険性が高い個人をアセスメントし，検査の前に個人の腎機能の状態を確認し，早期の徴候または反応を観察し，必要時にはプロトコールに沿って対処する責任がある。

このような臨床場面を，この看護診断を用いて示すことができる。一方，「RC：造影剤」のほうが共同問題として適切である。というのも，有害反応への対処には看護職と医師の処方する介入が求められるからである。この診断による介入は，〈ヨード造影剤有害作用リスク状態〉または「RC：造影剤」によって行われる。

NOC 看護成果
〈バイタルサイン〉〈薬剤反応〉〈末梢血管確保〉〈末梢組織循環〉〈アレルギー反応〉〈症状の重症度〉〈リスクの早期発見〉

目標 Goals

個人は，有害反応の危険因子および注入中に現れる症状を報告する。以下の指標によって証明される：
- 有害反応の危険要因を述べる。
- 注入中および注入後に感じたことを報告する。
- 遅延反応とその報告の必要性を述べる。

NIC 看護介入
〈教育：個別〉〈バイタルサイン・モニタリング〉〈静脈アクセス器具維持〉〈不安軽減〉〈循環対策（末梢循環対策）〉〈末梢感覚管理〉〈準備的感覚情報提供：手技〉〈アレルギー管理〉〈リスク確認〉〈サーベイランス〉

看護介入 Interventions

■造影剤の有害反応の危険性を高める因子をアセスメントする
- 「危険因子」を参照
- 造影剤の注入による体験を個人／重要他者とともに振り返る。
- 必要時，放射線科医師に相談する。

■処置前に個人に準備をしてもらう

❶病棟にて
- 処置について説明する（例：投与，穏やかに感じる可能性のある感覚，注射部位の熱感，身体全体に広がり尾骨から恥骨に集中して症状が強くなる場合もある，金属味）。
- 不安のレベルを評価する。不安が強ければ，薬の処方について医師およ

び／または上級看護師*に相談する。

- 処置前に個人が十分な水分補給をしていることを確認する。必要であれば，水分補給について医師および／または上級看護師に相談する。以下について，プロトコールに従う。
  - 水分補給
  - 特定の薬物(例：メトホルミンまたは，ほかの経口血糖降下薬)を与えないようにする。
  - 最後に造影剤を投与した日時を確認する。

❷放射線科にて

- 処置前に十分な水分補給がされていることを確認する。
- 処置について説明する(例：投与，穏やかに感じる可能性のある感覚，注射部位の熱感，身体全体に広がり尾骨から恥骨に集中して症状が強くなる場合もある，金属味)。
- 不安のレベルを評価する。不安が強い場合は，医師，医師助手**(PA)，上級看護師と相談する。
- 処置中に継続的に会話をし，反応をフィードバックするように個人を促す(Singh & Daftary, 2008)。
- 造影剤投与のためのプロトコールに従う〔例：部位，調合，注入速度，ヨード造影剤(ICM)の加温〕。
- 注入中は個人の心理的および生理的反応を継続的に観察する。
- 有害反応の徴候および症状については，**表5**を参照
- 腫脹や紅斑，痛みを評価しながら，血管外漏出がないかを観察する。
- 血管外漏出が疑われる場合(Robbins & Pozniak, 2010)
  - 注射／注入を中止する。
  - 主治医に報告する。
  - 穿刺した四肢を心臓より高く上げる。
  - 1分間だけ圧迫する。
  - 記録や報告に関して施設のプロトコールに従う。
  - 腫れや痛みの増強，毛細血管再充満の低下，感覚の変化，皮膚の潰瘍や水疱がある場合は，医師に相談する。

---

* 訳注：米国では上級看護師として，クリニカルナーススペシャリスト(CNS, clinical nurse specialist)，ナースプラクティショナー(NP, nurse practitioner)，助産師(CNM, certified nurse-midwife)，麻酔看護師(CRNA, certified registered nurse-anesthetist)などがあることから，本書ではこれらを上級看護師と表す。

** 訳注：PA(physician assistant)。医師の監督のもと，診断・治療を含む医療行為を行う医療専門職。世界7か国(米国，英国，カナダ，オーストラリア，台湾，オランダ，南アフリカ)で導入されている。

表 5 造影剤反応

特異体質反応

軽度の反応

局所的な発疹	不安
散在性の蕁麻疹	軽度の高血圧
一時的な悪心・嘔吐	かゆみを伴う喉の痛み
くしゃみ	鼻づまり
一過性の皮膚充血	寒気
局所性の瘙痒感	めまい

中程度の反応

持続的な悪心・嘔吐
呼吸困難を伴わない顔面浮腫
動悸
治療が誘因となって起こる徐脈，失神
びまん性の蕁麻疹／かゆみ
頻脈
気管支狭窄
嗄声
喘鳴／気管支痙攣
高血圧切迫症
腹部の痙攣

重度の反応*

気管支痙攣，重度の低酸素症
致死性不整脈
肺水腫
低血圧や頻脈を伴うアナフィラキシーショック
咽頭浮腫
発作
著明な気管支痙攣
失神
高血圧緊急症

非特異的体質反応

徐脈	心臓血管反応
神経障害	熱感
遅延反応	血管迷走神経反応
悪心・嘔吐	血管外漏出
低血圧	口腔内の金属味

* 症状や徴候は生命を脅かす場合が多く，適切に管理しないと，障害が永久に残ったり死に至ることもある。

参考：Siddiqi, N. (2015). Contrast medium reactions. In Medscape. Retrieved from http://emedicine. medscape. com/article/422855-overview；American College of Radiology Committee on Drugs and Contrast Media. (2013). ACR manual on contrast media：Version 9. Reston, VA：American College of Radiology. Retrieved from www. acr. org/quality-%20safety/resources/~/media/37D84428BF1D4E1B9A3A2918DA9E27A3.pdf/. より引用

■ 遅延性の造影剤反応について説明する

- 造影剤投与後3時間から7日の間に造影剤の遅延反応が起こる可能性があることを個人／家族に説明する。
- 1週間は直射日光に当たらないようアドバイスする。
- 遅延反応として，皮膚の発疹，蕁麻疹を伴わないかゆみ，悪心・嘔吐，眠気，頭痛が起こる可能性があることを説明する。
- 主治医，医師助手(PA)，上級看護師に徴候や症状を報告するよう説明する。
- 症状が悪化したり，嚥下や呼吸が困難になった場合は，救急外来を受診するよう説明する(Siddiqi, 2011)。

アレルギー反応リスク状態

Risk for Allergy Response

NANDA-I 定義 NANDA-I Definition

多様な物質に対して過剰な免疫反応または免疫応答が起こりやすく，健康を損なうおそれのある状態

危険因子 Risk Factors

■ 治療関連因子
- 薬剤（例：ペニシリン*，サルファ薬）
- 絆創膏
- ラテックス

■ 状況因子（個人・環境）
- 化学製品（例：漂白剤*，溶剤，塗料，接着剤）
- 動物（例：鱗屑）
- 環境物質*（カビ，ほこり，花粉）
- 食品（例：ピーナッツ，甲殻類，キノコ類，柑橘類，亜硫酸塩）
- 虫刺され*
- 環境物質への曝露の繰り返し*
- 羽毛枕，布団
- 化粧品*，ローション，クリーム，香水
- ニッケル
- 植物〔例：トマト，蔦漆（ツタウルシ）〕

■ 発達因子
- アトピー性疾患の遺伝的素因

CARPENITO MEMO

〈アレルギー反応リスク状態〉は，看護アセスメント，およびアレルギー反応の予防のうえで，個人と家族を支援する教育的介入を伴う診断である。アレルギー反応に対する看護および医学の介入が必要な場合，共同問題「RC：アレルギー反応」とすることも可能である。

> **NOC** 看護成果
> 〈免疫過敏性反応〉〈アレルギー反応：局所性〉〈アレルギー反応：全身性〉〈症状の重症度〉

目標 Goals

個人は，アレルギー症状がほとんど，またはまったくないことを報告する。以下の指標によって証明される：

- 接触を避ける方法を述べる。
- 環境への曝露を減らす方法を述べる。
- アレルギー反応に対する薬剤管理について述べる。

> **NIC** 看護介入
> 〈アレルギー管理〉〈リスク確認〉〈サーベイランス〉〈教育〉〈環境リスク防護〉

看護介入 Interventions

- 食物アレルギーがある場合は，個人にアレルギー専門医を紹介し，検査と治療を受けられるように取り計らう
- 家庭内のアレルゲンを減らす方法を個人に指導する（Asthma and Allergy Foundation of America, 2011；Mayo Clinic Staff, 2011）
- 週／月単位の定期的な清掃を計画する
  - 木製やリノリウムの床は濡れたモップで，カーペットは掃除機で掃除する。小粒子フィルターや高性能空気（HEPA）フィルター付き掃除機を使用する。
  - 濡れた雑巾を使用して，ドア，窓の敷居，窓枠の上端を含むほかの面を清掃する。
  - 小粒子フィルターまたは HEPA フィルター付き掃除機で週に1回清掃する。ラグやフロアマットを週に1回洗濯する。床全面に敷いたカーペットは定期的に洗浄する。
  - アレルギーがある場合は，掃除中に防塵マスクを着用するか，アレルギーのない人に掃除を依頼する。
  - 月に1回，エアコンのフィルターを交換または清掃する。
  - 家全体の中央空調システムまたは室内の空気清浄機に HEPA フィルターを使用する。定期的にフィルターを交換する。
  - **❶寝室**
  - 枕，マットレス，ボックススプリングを塵ダニ防止カバーで覆う。
  - 週に1回，熱湯でシーツを洗い，ダニとその卵を殺す。
  - マットレスは10年ごとに交換する。

アレルギー反応リスク状態　　115

- 枕を5年ごとに交換する。
- 掛け布団を洗ったり，カバーで覆ったりする。羽毛ではなく合成素材の寝具を選ぶ。

❷キッチン（台所）

- 換気扇を設置して使用する。ほとんどのレンジフードは料理中の粒子を外に出さずに簡単にろ過する。
- 毎日食器を洗う。シンクや蛇口も磨く。
- 余分な水分を拭き取る。カビの生えた食品や賞味期限切れの食品は廃棄する。
- 油や肉汁の受け皿は定期的に中身を捨て洗浄する。カビが生えたドア周囲のゴムパッキンは清掃するか交換する。
- 害虫防止蓋が付いたゴミ箱にゴミを入れ，毎日中身を捨てる。台所に食べ残しを置いたままにしない。
- キャビネットと調理台を洗剤と水で清掃する。配管からの水漏れがないか，シンク下の戸棚を確認する。ペットフードなども含め食品は密封容器で保管する。
- ゴキブリを寄せ付けないために食品やゴミを放置しない。
- 食品は密封容器に入れて，冷蔵庫の中，または外で保管する。
- 害虫を寄せ付ける食品のくずを取り除くため，調理後にレンジ台を拭き掃除する。また，調理台の食品のくずや食べ残しをすぐに取り除く。
- 毒入りの餌，ホウ酸，害虫捕獲器を使用しゴキブリを駆除する。喘息のある人は，液体またはスプレー式の殺虫剤の使用を避ける。
- 食後すぐに食器を洗う。シンク内に食器を積み重ねて置かない。
- 台所では蓋の付いたゴミ箱を使用する。
- レンジはカバーしておく。台所に蒸気や湿気がたまらないように，調理する際には，換気扇を使用する。
- 掃除がしやすいフローリングにする。毎週フロアマットを洗い，小さな食物のごみを除去する。

❸浴室

- 入浴やシャワーを浴びる際は湿気を除去するため，換気扇を使用する。
- 使用後は，浴槽とその周囲をタオルで拭く。カビの生えた浴槽，シャワー，蛇口は，漂白剤でこすり取る。カビの生えたシャワーカーテンやバスマットは清掃するか交換する。
- 給水配管器具からカビを除去する。漏れがある場合には修理する。
- 壁紙は取り除き，タイルを貼るか，壁に防カビ性のエナメル塗料を塗布する。
- カビを見つけたらすぐに取り除く。
- シンク下，シャワー・浴槽内，トイレの配管から水漏れがある場合には修

理する。

- シャワーを浴びる際には換気扇を使用して，空気を循環させる。
- 洗濯可能なフロアマットを使用し，毎週洗う。
- シャワーカーテン，タイルなどのカビの生えやすい箇所にはカビ防止スプレーを使用する。
- シャワータオルやバスタオルは毎週洗濯をする。
- シンクやカウンターを毎日拭き，水や水滴を取り除く。

❹窓／ドア

- 花粉が飛散する時期には窓を閉め，エアコンを使用する。窓枠や桟からカビや結露を除去する。寒い地域に住んでいる場合は二重窓を使用する。
- 洗濯可能な綿素材か合成繊維で作られたカーテンを使用する。水平ブラインドを洗えるロール型の日よけに交換する。

❺湿度

- 衣類を屋外で乾かす。
- 空調設備のフィルターは小粒子フィルターまたは HEPA フィルターのいずれかを選択する。就寝中，頭上を清浄な空気が通るように空調設備の風向きを調整する。
- 温度を 21℃ に維持し，相対湿度を 50％ 以下に保つ。冷暖房機や室内空調設備のフィルターを少なくとも月に 1 回清掃または交換する。

❻ペット

- ベッドにペットを入れない。
- ペットを寝室に入れたり鳥かごを寝室に置いたりしない。
- 週に 2 回以上はペットを洗い，ペットの体毛に付いたアレルゲンの量を減らす。

❼暖炉

- 薪を燃やすタイプの暖炉やストーブは使用しない。

❽子ども部屋

- 子どもにとって"健康的な部屋"を設置する。
- 専用のダニ防止マットレスと枕カバーを使用する。
- 週に 1 回，ダニやその卵を消滅させるために熱湯で，もしくはカビを消滅させるために漂白剤でシーツやぬいぐるみを洗う。
- 洗えないぬいぐるみは，ダニを消滅させるために週に 1 回 24 時間冷凍庫に入れ，その後，ダニの死骸を取り除くために冷水ですすぐ。
- 子どものおもちゃをペットから遠ざけ，ペットが触れないように覆いをし，乾燥した場所で保管する。
- 子どもがぬいぐるみと一緒に寝ないようにする(ベッドのダニがぬいぐるみに付着する，その逆のこともある)。
- 衣類は完全に乾いていることを確認してから，引き出しやクローゼットに

アレルギー反応リスク状態

収納する。

- 衣類についた花粉が家に入らないように，家に入る前に足を拭いたりコートを振り払うことを教える。
- 花粉への曝露を最小限に抑えるために，外出から戻ったら衣類を床に置いたり，引き出しに戻したりするのではなく，すぐに洗濯物入れ(かご，ランドリーボックス)に入れるよう子どもに教える。

⑨居間

- 週に1回，家具とカーテンに掃除機をかける。
- 洗濯ができるカバーやクッションを使用し，週に1回，熱湯で洗う。
- ペットが家具に触れないようにする。
- 清掃がしやすいようフローリングとし，湿気が溜まりやすい場所にカーペットを敷かない。
- ブラインドやそのほかの手入れがしやすい窓回りの装飾品を用いる。あるいは，月に1回はカーテンを洗濯して乾かす。
- 床やソファの上などで食物を食べない。

⑩地下室

- 水漏れや継ぎ目，土台に水滴が入り込みそうなひび割れがないかどうか調べ，あれば修理する。
- 湯沸かし器や冷暖房機の周辺や内部の配管漏れや水滴があれば修理する。
- カビが見つかったときはすべて取り除いてきれいにする。カビ防止塗料を塗布する。

⑪床

- 床をきれいに保つようにする。カーペット，タイル，硬材など，どんな床でも，アレルゲンの温床となる可能性がある。
- 必要がない場合は，床全体を覆うようなカーペットを敷かない。湿気，カビ，そこに隠れているほかのアレルゲンを取り除くことが難しくなる。
- 週に1回すべての床に掃除機をかける。

■ **症状が現われた場合は自宅で対処するよう指導する**

- 自宅での症状に対する管理〔例：ベネドリル(訳注：アレルギー症状に使用する市販の抗ヒスタミン薬)〕に関して，アレルギー専門医または主治医，上級看護師に相談するよう指導する。
- 個人がエピペン(アドレナリン自己注射製剤)を持っているか確認し，いつどのように使用するか，救急外来へ搬送してもらう方法を知っているか確かめる。
- 有効期限を確認する必要があることを伝える。

■ **自宅のいかなる場所でも喫煙しないように指導する**

- 下記の症状が出現した場合には，早急に救急処置を受けるよう指導する
  - 顔面浮腫の出現
  - 声の変化
  - 呼吸困難または嚥下困難
- 救急外来まで自分で運転せず 119 番に電話をする
- アレルギー ID ブレスレットを身に付けたり，アレルギーのリストを携帯する。携帯電話の指定された場所にアレルギーリストを保管する
- 皮膚検査や治療についてアレルギー専門医を紹介する

アレルギー反応リスク状態　　119

血糖不安定リスク状態

Risk for Unstable Blood Glucose Level

NANDA-Ⅰ定義 NANDA-Ⅰ Definition

血糖値が正常範囲から変動しやすく，健康を損なうおそれのある状態

危険因子 Risk Factors[*]

- 糖尿病管理(例：行動計画)についての知識不足
- 認知発達の遅れ
- 食事摂取量の不足
- 不十分な血糖値モニタリング(継続観察)
- 診断を受容しない
- 糖尿病管理(例：行動計画)へのノンアドヒアランス
- 糖尿病管理(例：行動計画)の欠如
- 効果のない薬物療法管理
- 1日の平均的な身体活動量が性別・年齢別の推奨レベル以下
- 身体的健康状態の悪化
- 妊娠
- 急速な成長期
- 過度なストレス
- 過度な体重増加
- 過度な体重減少

CARPENITO MEMO

〈血糖不安定リスク状態〉は，医学との共同介入を必要とする状況を示している。筆者は，この診断の代わりに「RC：低血糖／高血糖」を使用することを推奨している。学生は教員に相談して，〈血糖不安定リスク状態〉と「RC：低血糖／高血糖」のいずれを使用するかについて助言を受ける必要がある。また，〈非効果的健康管理〉の看護診断も，血糖値モニタリング(継続観察)や糖尿病食事療法，運動の必要性と合併症予防，感染のリスクに関する知識不足と関連している。詳細については，〈非効果的健康管理〉を参照する(▶ p.52)。

非効果的母乳栄養

Ineffective Breastfeeding

NANDA-Ⅰ定義 NANDA-Ⅰ Definition

乳児や幼い子どもに，母乳を乳房から直接与えることが難しく，乳児／子どもの栄養状態が危うくなっている状態

診断指標 Defining Characteristics

- 満足できない母乳栄養*
- 母乳を十分に与えられていないとの思い込み(母乳不足感)*
- 乳児が適切に乳房に吸着できない*。
- 乳児の摂取量不足の徴候が観察される*：不十分な体重増量や排尿，排便
- オキシトシン分泌の徴候がない*。
- 直接授乳の機会が持続しないか十分にない*。
- 授乳開始後，1週間以上も乳頭痛が持続する。
- 授乳後1時間もしないうちに乳児がぐずったり，泣いたりする。ほかの方法でなだめても乳児が反応しない*。
- 乳児が母乳に吸着せず，のけぞったり，泣きわめいたりする*。

関連因子 Related Factors (Evans, Marinelli, Taylor, & ABM, 2014)

■ 病態生理因子

- 新生児の吸着困難や吸啜困難*に関連し，以下に続発するもの：
  - 乳児の吸啜反射が弱い*。
  - 未熟児*，早産児
  - 出生時低体重
  - 乳児の傾眠
  - 口腔咽頭の異常(口蓋裂／口蓋裂，舌小帯短縮症，小舌症)
  - 乳児の医学的な問題(リンパ球減少，黄疸，感染，呼吸障害)
  - 乳房手術の既往*
  - 扁平，陥没，巨大乳頭
  - 極度な乳頭痛，もしくは極度な乳頭痛の既往
  - 乳腺膿瘍の既往
  - 不適切な催乳反射
  - 思春期や妊娠期の乳房発達への認識欠如

■ 状況因子（個人・環境）

- 妊娠倦怠感に関連するもの
- 周産期合併症に関連するもの
- 母親の不安*に関連するもの
- 母親のアンビバレンス（複雑な心情）*に関連するもの
- 多子出産に関連するもの
- 不適切な栄養摂取に関連するもの
- 不適切な水分摂取に関連するもの
- 母乳育児がうまくいかなかった経験*に関連するもの
- 支援的でないパートナー／家族*に関連するもの
- 知識不足*に関連するもの
- 病気の母親や病気の乳児に伴う母乳栄養への介入に関連するもの
- 勤務スケジュールおよび／または職場環境における障害に関連するもの
- 人工乳首による補足栄養*に関連するもの
- 妊娠期の投薬に関連するもの（Hale, 2010）

CARPENITO MEMO

母乳栄養を管理する場合，看護職は〈非効果的母乳栄養〉を用いて誘因，もしくは問題に対する脆弱性を増大させる可能性のある因子を減少もしくは除去しようとする。

分娩後の急性期病棟では，経験のある母親なら別であるが，看護職が母乳栄養に問題がないと判断を下せる時間はほとんどない。多くの母子にとって，「母乳栄養の過程を経験したことがないことに関連した〈非効果的母乳栄養〉」は，母乳栄養の問題を予防するための看護上の問題として現れる。すべての母親がリスク状態ということではない。

NOC 看護成果

〈母乳栄養の確立：乳児〉〈母乳栄養の確立：母親〉〈母乳栄養の維持〉〈知識：母乳栄養〉〈乳幼児の栄養状態〉〈消耗性疲労のレベル〉

目標 Goals

❶母親

母親は，満足できる効果的な母乳栄養を得られた自信を報告する。また，母親は，1人で効果的な母乳栄養を実施する。以下の指標によって証明される：

- 母乳栄養を妨げる因子を明確にする。
- 母乳栄養を促す因子を明確にする。
- 効果的なポジショニングをやってみせる。

❷乳児

乳児は，適切な摂取量が得られている徴候が示される。以下の指標によって証明される：

- 湿ったおむつ
- 体重増加
- 落ち着いている
- 授乳

NIC 看護介入
〈母乳栄養援助〉〈母乳栄養カウンセリング〉〈情動支援〉

看護介入 Interventions（Amir & ABM, 2014；Arizona Department of Health Services [AZDHS], 2012；Evans et al., 2014；Lawrence & Lawrence, 2010）

■ 原因と誘因をアセスメントする

- 知識不足
- 役割モデルもしくはサポート（パートーナー，医師，家族）の欠如
- 不快感
- 乳房緊満もしくは供給過多による母乳の漏れ
- 乳房うっ滞
- 乳頭痛
- 困惑
- 母親の態度と誤解
- 母乳栄養に対する社会的なプレッシャー
- ボディイメージの変化
- セクシュアリティの変化
- 拘束感
- ストレス
- 母乳栄養を行う決心の欠如
- 傾眠，無反応の乳児
- 高ビリルビン血症の乳児
- 消耗性疲労
- 乳児との隔離（早産もしくは疾病のある乳児，母親の疾患）
- 職場での障壁

■ オープン・ダイアローグを促進する

- 知識をアセスメントする。
  - 母親は，母乳栄養教室に参加したか？
  - 出産前に母乳栄養のサポートグループに参加したか？
  - そのことに関して何かを読んだか？
  - 乳児に母乳栄養を行っている友人はいるか？
  - 彼女の母親は，母乳栄養を行っていたのか？

非効果的母乳栄養　　123

- 以下に示すような根拠のない俗説や誤解について説明する。予測される困難をあげるように伝える。
  - 私の乳房はあまりにも小さい。
  - 私の乳房はあまりにも大きい。
  - 私の母は，母乳育児がうまくいかなかった。
  - 私の母乳がよいかどうか，どのようにすればわかるのか？
  - 赤ちゃんは，母乳が足りているかどうか，どのように把握するのか？
  - 赤ちゃんは，私が神経質になっていることを知っているはず。
  - 私は仕事に復帰しなくてはならない。それでも，短期間の母乳栄養に何か意味はあるの？
  - 私に自由はなくなる。
  - 母乳栄養のために乳房が垂れてしまう。
  - 乳頭が陥没しているので，母乳栄養が不可能である。
  - 私の夫は，もう私の乳房を好きではなくなるだろう。
  - 母乳栄養をするなら，太ったままでいなければならない。
  - 帝王切開を受けるので，母乳栄養ができない。
  - 母乳栄養をしている期間は，妊娠ができない。
- 母親の知識を構築する。
  - 誤解を明らかにする。
  - 母乳栄養の過程を説明する。
  - 文献を提示する。
  - ビデオを見せる。
  - 母乳栄養の利益と不利益を話し合う。
  - 母乳栄養中の母親を集めて，母乳栄養のことや懸念していることについて話し合いをする。
  - 母乳栄養の禁忌について話し合う。
- 母乳栄養か人工栄養か，母親の意思決定を支持する。

■ **母親にとって初めての母乳栄養を援助する**

- リラックスするように促す。
  - 枕を使って安楽な姿勢をとる（特に，帝王切開後の母親）。支持枕を用いることで，授乳のために乳児を抱きかかえる際，快適さが促進される。
  - 座っている間，膝をもちあげるために，フットスツール（足のせ台）や電話帳を用いる。
  - リラクセーションの呼吸法を用いる。リラックスして，両肩を開く／背部へ引き，酸素供給を促進し，胸部組織への血流を引き出す（理学療法）。
- さまざまな姿勢と哺乳反射を提示する。
  - 坐位
  - フットボール抱き

| ・臥位 | ・肌と肌を接触させる。 |

- 母親に，支えている手を乳児の殿部に当て，自分のほうへ赤ちゃんの向きを変えるよう指導をする(乳児の安全性を促す)。
- 母親に，乳児の吸着をどのように助けるかを示す。乳児の鼻や顎が乳房のどこにのっているかを確認し，その接触ポイントに母指と中指で乳房を押し付けるように指導する。
- 肌と肌を接触させる。
  - 1日に1〜2回，それぞれ60分間肌と肌を接触させると，母乳が平均18時間早く生成されることが示されている。
  - 肌と肌の接触は，乳児のバイタルサインを整えてくれる。
  - 肌と肌を接触させることで，乳児は，母親からの有益な常在菌(叢)を定着させることができる。
  - 肌と肌の接触により，乳児は泣くことが少なくなる。乳房は，乳児の体温によって温かくなったり冷えたりする。

■ 上手な母乳栄養を促進する

- 母親に徐々に授乳時間を増やすようアドバイスする。
  - 最初に与えている乳房での授乳を完了してから，もう一方の乳房に移す。
  - 乳児が乳房に際限なく吸着することを認める。
  - それぞれの乳房で1回の授乳につき5〜45分とされている([*]Walker, 2006)。
- 母親に授乳のたびに両方の乳房で授乳をするよう指導する。
- げっぷについて話し合う。
  - げっぷは母乳栄養児には必要ないかもしれないが，毎回試みるように母親に指導する。
  - 乳児が授乳中にブウブウとなったり，満腹そうに見える場合，母親はげっぷを試みて，それから授乳を続ける。

■ 入院中には以下のことを支援する

- 入院中は，ほかのチームメンバーがいずれの問題やニードをも認識することができるように，ケアプランを立案する。乳児の授乳状況の変化によって，当初立てたケアプランが数日あるいは数週間のうちに変更となる可能性もあるので，柔軟性をもつことを母親に伝える。
- 授乳の予定は柔軟に行う：授乳の予定を立てることは避ける。乳児の大きさやニーズにもよるが，24時間に10〜12回の授乳を行うようにする(授乳を頻回に行うことは，乳房の緊満を軽減してくれる)。要求に応じて行う授乳は，母乳の供給を増加させることになる。乳児が乳房に対して際限なく無制限であることを受容する。
- 母親に退院後，母乳栄養のサポートがあることを確認する。
- 乳房が緊満している際，授乳前に毎回暖めたりマッサージを行うことは，

非効果的母乳栄養

緊満に伴う痛みを和らげる（AZDHS, 2010）。

■ **特定の問題を管理する方法を教える〔授乳相談員（助産師，看護師など）の援助が必要な場合もある〕**
- 乳房の緊満
- 乳頭痛
- うつ乳，乳腺炎
  - 一方の乳房に，うつ乳や圧痛があれば，授乳前に温湿布を乳房に当ててみる。
  - 授乳の前や授乳中に，基底部から乳首の方向に乳房を優しくマッサージする。
  - 頻回に授乳し，授乳中の姿勢を変える。
  - しばしば休息する。
  - 乳腺炎の徴候と症状を観察し母親に指導する：悪寒，身体の痛み，倦怠感，38℃以上の発熱
  - 乳腺炎の徴候と症状によって生じる痛みの範囲が，24〜48時間以内に消失しないなら，産科医を受診する。膿瘍の徴候ではないか確認する。

■ **以下の内容について家族を援助する**
- きょうだいの反応
  - 問題に対する感情や期待を探求する。年長のきょうだいは，赤ちゃんへの接触をうらやんでいるかもしれない。母親はこの時間を，年長のきょうだいへ本を読んであげるために使うことができる。
  - 年長のきょうだいは，母乳を欲しがるかもしれない。彼らがしたいようにさせる。たいていの場合，彼らは母乳を好まない。
  - 年長のきょうだいの特性を強調する：自由，活動，選択
- 消耗性疲労とストレス
  - 出産後2週間は訪問者を制限して，母親と赤ちゃんの絆を深めることと授乳の方法を学ぶことに専念するよう励ます。
  - 出産後4週間は，母親にはサポートや介助が必要となることを強調する。支援者には，できるだけ多くの援助を行うよう促す。

■ **必要に応じて，専門機関を紹介する**
- 以下が認められたら授乳相談員（助産師，看護師など）を紹介する。
  - 自信の欠如
  - アンビバレンス
  - 乳児の吸啜および吸着にかかわる問題
  - 乳児の体重減少や尿量不足
  - 職場での障壁
  - 長引く痛み
  - 乳房の熱さ，圧痛点

- ラ・レーチェ・リーグ日本(La Leche League Japan)*やほかのコミュニティを紹介する。
- 母親教室の先生や出産教室のメンバーを紹介する。
- ほかの母乳栄養をしている母親を紹介する。

---

* 訳注：" 母乳で育てたいお母さんを支援する" 母親による NPO 法人

母乳栄養中断

Interrupted Breastfeeding

NANDA-I 定義 NANDA-I Definition

乳児や幼い子どもに，母乳を乳房から与える連続性が遮られ，母乳育児の継続や乳児／子どもの栄養状態が危うくなっている状態

診断指標 Defining Characteristics*

- ときどきまたは毎回の直接授乳で乳児が栄養を摂取できていない。
- 母親が，子どもの栄養ニーズに必要な母乳を与えることを強く望む。
- 母親が，子どもの栄養ニーズを満たすために母乳育児の継続を強く望む。

関連因子 Related Factors*

- 母親または乳児の病気
- 未熟性
- 母親の就労
- 授乳の禁忌（例：薬物，母乳性黄疸）
- 突然の離乳の必要性

CARPENITO MEMO

〈母乳栄養中断〉は，反応ではなく状況を表している。看護介入は母乳栄養中断そのものではなく，中断による影響に対処するために実施される。母乳栄養中断の状況が生じると，さまざまな反応が起こる可能性がある。たとえば，母乳栄養の継続や搾乳ポンプの使用が禁忌となった場合は，看護職は〈悲嘆〉の診断を用いて，母乳栄養体験の喪失に焦点を当てる。

搾乳した母乳の保存，指導，支援によって母乳栄養を継続する場合，診断は「特定の関連因子（たとえば，母親の就労）に続発する，母乳育児の継続性の問題に関連した〈非効果的母乳栄養〉」になる。母乳栄養が困難な状況に陥っている場合には，診断は「特定の関連因子と知識不足に続発する，母乳栄養中断に関連した〈非効果的母乳栄養〉」となるだろう。

母乳分泌不足

Insufficient Breast Milk

NANDA-Ⅰ定義 NANDA-Ⅰ Definition

母乳の分泌が低下した状態

診断指標 Defining Characteristics*

❶乳児

- 便秘
- 授乳後も満足していない様子
- よく泣く
- 量の少ない濃縮尿(4〜6回以下/日)
- 母乳を飲む時間が長い。
- 間をあけずに飲みたがる。
- 吸うことをいやがる。

関連因子 Related Factors

❶乳児

- 効果のない乳房への吸着行動
- 乳房に対する拒絶
- 効果のない吸啜反射
- 乳房への吸啜時間が短い。
- 直接授乳の機会不足

❷母親

- 飲酒
- 薬物の副作用(例:避妊薬,利尿薬)
- 栄養不良
- 喫煙
- 妊娠
- 体液量喪失(例:脱水,出血)
- 不十分な教育

CARPENITO MEMO

　母乳栄養を管理する場合，看護職は〈非効果的母乳栄養〉を用いて誘因，もしくは問題に対する脆弱性を増大させる可能性のある因子を減少もしくは除去しようとする。

　分娩後の急性期病棟では，経験のある母親なら別であるが，看護職が母乳栄養に問題がないと判断を下せる時間はほとんどない。多くの母子にとって，「母乳栄養の過程を経験したことがないことに関連した〈非効果的母乳栄養〉」は，母乳栄養の問題を予防するための看護上の問題として現れる。すべての母親がリスク状態ということではない。

　〈母乳分泌不足〉は，NANDA-Ⅰに新たに承認された診断で，〈非効果的母乳栄養〉のカテゴリーに含まれる具体的な診断である。特定の因子が〈非効果的母乳栄養〉で認められる場合は，看護職はいずれかの診断を使用できる。

目標／看護介入 Goals/Interventions

● 〈非効果的母乳栄養〉の項を参照（▶ p.122）

電解質平衡異常リスク状態

Risk for Electrolyte Imbalance

NANDA-Ⅰ定義 NANDA-Ⅰ Definition

血清電解質レベルが変化しやすく，健康を損なうおそれのある状態

危険因子 Risk Factors*

- 内分泌機能異常
- 下痢
- 体液量平衡異常（例：脱水，水中毒）
- 調節機構の障害（例：尿崩症，抗利尿ホルモン不適合分泌症候群）
- 腎機能障害
- 治療に関連した副作用（例：薬物，ドレーン類）
- 嘔吐

CARPENITO MEMO

〈電解質平衡異常リスク状態〉は共同問題でもある。

体液量不足

Deficient Fluid Volume

NANDA-Ⅰ定義 NANDA-Ⅰ Definition

　血管内液，組織間液，細胞内液のすべて，またはいずれかの減少。ナトリウムの変化を伴わない水分喪失，脱水を意味する。

診断指標 Defining Characteristics

■ 必須データ(必ず存在。1つあるいはそれ以上)
- 経口水分摂取不足
- 皮膚／粘膜の乾燥*
- 負の水分出納
- 体重減少

■ 副次的データ(おそらく存在)
- 血清ナトリウムの増加
- 口渇*／悪心／食欲不振
- 濃縮尿または頻尿
- 尿量減少*または尿量増加

関連因子 Related Factors

■ 病態生理因子
- 過剰な排尿量に関連するもの：
  - コントロールされていない糖尿病
  - 尿崩症(抗利尿ホルモン分泌不足)
- (急性ではない)熱傷による毛細血管透過性の上昇と蒸発に関連するもの
- 水分喪失に関連し，以下に続発するもの：
  - 異常な排液
  - 下痢
  - 月経過多
  - 発熱や代謝の上昇
  - 腹膜炎
  - 創傷

■ 状況因子(個人・環境)
- 悪心・嘔吐に関連するもの
- 水分摂取に対する意欲低下に関連し，以下に続発するもの：

- うつ病
- 消耗性疲労
- 偏食／絶食に関連するもの
- 高濃度栄養剤の経管栄養に関連するもの
- 嚥下困難または自己摂取困難に関連し，以下に続発するもの：
  - 口腔痛または咽頭痛
  - 疲労
- 猛暑／炎天下／過度の乾燥に関連するもの
- 以下の使用により過度の水分喪失に関連するもの：
  - 留置カテーテル
  - ドレーン
- 天候や運動による水分喪失に関連するもの
- 以下の過度の使用に関連するもの：
  - 緩下薬や浣腸
  - 利尿薬，アルコール，カフェイン

■ 発達因子

❶ 乳児／幼児

- 体液量不足を誘発する状態に関連し，以下に続発するもの：
  - 水分予備能と尿濃縮力の低下

❷ 高齢者

- 体液量不足を誘発する状態に関連し，以下に続発するもの：
  - 水分予備能と口渇感の減退

CARPENITO MEMO

〈体液量不足〉は，絶飲食，循環血液量減少性ショック，出血などの個人を表す説明のためによく用いられる。筆者はこの診断を，水分摂取はできるが摂取量が代謝必要量を満たしていない個人にのみ使用することを推奨している。個人が絶飲の場合，または静脈内治療が必要な場合は，「RC：循環血液量減少」を参照する（▶ p.784）。

〈体液量不足〉をショック，腎不全，熱傷などの臨床的状態の説明に使用できるだろうか？　これらは医師に報告し共同で治療するべき問題であることを，多くの看護職が賛同すると考えられる。

NOC 看護成果

〈電解質および酸塩基平衡〉〈体液バランス〉〈体液の状態〉

目標 Goals

個人は，尿比重を正常範囲内に維持する。以下の指標によって証明される：

体液量不足　　133

- 水分摂取量を年齢と代謝必要量に応じた量まで増やす。
- 体液量不足の危険因子を特定し，指示どおりに水分摂取量を増やす必要性を述べる。
- 脱水の徴候や症状が出現しなくなる。

> **NIC** 看護介入
> 〈体液／電解質管理〉〈体液量モニタリング〉

看護介入 Interventions

■ 原因をアセスメントする
■ リスクが高い個人の脱水を予防する
- 排泄量を観察する。少なくとも 5 mg/kg/時の尿量を確保する。
- 摂取量を観察する。禁忌の場合を除き，24 時間ごとに少なくとも 2 L の経口摂取量を確保する。望ましい飲料を 1 時間ごとに提供する。
- 個人にコーヒー，紅茶，グレープフルーツジュース，砂糖を多く含む飲料，アルコールを控えるよう指導する。
- 毎日同じ服装で同じ時間に体重を測定する。2〜4% の体重減少は軽度の脱水症状を，5〜9% の体重減少は中等度の脱水を示す。
- 診断検査前に絶飲食を予定している高齢者の場合，絶飲食の 8 時間前に水分摂取量を増やすよう助言する。血液検査のために絶食とするときは，水分摂取は許容されることを伝える。
- 個人の薬物療法を見直す。脱水の原因（例：利尿薬）となっていないか？水分摂取量を増やす必要があるか（例：リチウム）？

■ 必要に応じて健康教育を開始する
- 望ましい飲料と摂取量について口頭や書面で説明する。
- 個人に，水分摂取の必要性や，水分摂取のタイミングを喉の渇きではない方法で認識する必要性について説明する。
- 水分摂取を促す方略を取り入れる：
  - 午前中に大きなピッチャーに水を満たし，摂取量をモニタリング（継続観察）する。
  - 内服薬を飲む際に，多めに水を飲む。
  - 介護施設では，ワゴンサービスを計画して，飲料を選べるようにする。
- 運動時，発熱時，感染症発症時，暑い時期には水分摂取を増やす必要があることを説明する。
- 個人または家族に（特に乳幼児，高齢者の）脱水の観察方法と水分摂取量を増やす介入法を指導する（脱水の徴候については主観的データや客観的データを参照する）。
- アスリートには，運動前と運動中に，水分補給をする必要性を強調する。

特に高ナトリウム含有飲料が望ましい。

■小児への看護介入

■水分摂取量を増やす方法

- 子どもが好みやすいもの(棒付きアイスキャンディ，果汁のアイスキャンディ，かき氷，水，ミルク，ゼリー)を提供する。それらを作るときに子どもに手伝ってもらう。
- ふだん使わない容器(カラフルなコップ，ストロー)を使用する。
- ゲームや活動を提供する。
  - 数字を示した表を用意し，子どもに飲水したコップの数と同じ数字に斜線を引いてもらう。
  - 子どもに本を読み聞かせ，ページをめくるたびに一口ずつ飲水させる。または，ティーパーティーを開いたりする。
  - ゲーム中に自分の番になったら，飲み物を飲むよう促す。
  - 食間の水分摂取の習慣を促進するためのスケジュールを設定する(例：毎日午前10時と午後2時にジュースや粉末ジュースなどを飲む)。
  - ストローに装飾を施す。
  - 子どもに注射器で小さなコップを飲料でいっぱいにさせる。
- 目標を掲げたポスターを作る。ステッカーや星印を使用し，達成した飲水目標が表示できるようにする。年長児は，一般的に具体的な水分摂取量を達成するための課題に対して好ましい反応をする。
- 褒美および約束も効果的である(例：一定量の飲水するたびにステッカーを与えるなど)。
- 年少児は，通常，水分摂取を取り入れたゲームに好反応を示す。

■熱中症の防止

❶小児／青少年とその親に危険因子を教える

- 高温または湿度の高い天候
- 準備不足
- 高温に慣れていない状態
- 不完全な脱水徴候
- 過度の身体運動
- 強度の高い運動の繰り返しによる不十分な休息・回復時間(例：全力疾走を繰り返し行うなど)
- 不十分な水分や水分補給の機会の不足
- 練習，試合，大会中での不十分な休憩／回復時間
- 体重過多／肥満(BMI年齢別で85パーセンタイル値以上)
- 病状(例：糖尿病)または薬物療法〔例：ADHD(注意欠陥・多動性障害)治療薬〕
- 現在または最近罹患した疾患(特に，それが胃腸の苦痛または発熱を伴う

体液量不足　135

場合）（American Academy of Pediatrics, 2011）

❷予防的介入

- 活動前，活動中，活動後など定期的な間隔ですぐに水分摂取ができるようにしておく。
- 活動の激しさ，活動時間，気候に合わせてユニフォームや防具を調整する。
- 熱中症を効率的に治療するために，スタッフや設備を配置し，その場ですぐに対応できるように準備しておく。（中程度または重度の）熱中症を発症した小児または青少年に対し，早急に応急処置を開始し，身体を冷やす。

❸スポーツやそのほかの身体活動を行う間は，熱中症の徴候や症状の有無について，すべての小児／青少年を常時監視するように指導する

- 顕著な疲労の徴候を伴う活動動作の著しい低下
- 人格や精神状態の負の変化
- そのほか，顔面蒼白，顔面紅潮，めまい，頭痛，過度の疲労，嘔吐などを含む臨床的な指標
- 寒いまたは非常に暑いと感じるなどの訴え

❹すぐに以下の処置を開始するよう助言する

- 患児を日陰に移動させ，防具や衣服をすぐに脱がす。
- 可能であれば，適切な処置について訓練を受けた人がただちに直腸温を確認し，指示があれば（直腸温 40℃ で），確かな技術を駆使し全身の急速冷却をただちに開始するべきである。
- 中等度または重度の熱中症を示唆する臨床徴候または症状を有する小児／青少年の直腸温をアセスメントできなかったとしても適切な治療を遅らせるべきではない。
- 直腸温が 39℃ 未満，または患児が臨床的改善を示すまで，冷水または氷水につけ，身体を冷やす（好ましい，最も効果的な方法）。または，頸部，腋窩および鼠径部に保冷剤を当て，氷水に浸したタオルを身体のほかのすべての部分に当てることにより冷却を行う。
- 急速な冷却を 10〜15 分間行う。小児／青少年が飲水が可能な状態である場合は，医療援助チームの到着を待っている間に水分補給を開始するべきである。

体液量不足リスク状態

Risk for Deficient Fluid Volume

NANDA-Ⅰ定義 NANDA-Ⅰ Definition

　血管内液，組織間液，細胞内液のすべて，またはいずれかが減少しやすく，健康を損なうおそれのある状態

危険因子 Risk Factors*

- 水分入手を妨げる障壁
- 水分摂取に影響する異常
- 水分吸収に影響する異常
- 通常の排出経路からの過剰な体液喪失(例：下痢)
- 極端な年齢(乳幼児および高齢者)
- 極端な体重
- 必要水分量を左右する要因(例：代謝亢進状態)
- 変則的経路からの体液損失(例：留置カテーテル)
- 水分の必要性についての知識不足
- 薬物(例：利尿薬)

CARPENITO MEMO

　個人が絶飲食状態にある場合は，「RC：循環血液量減少」を参照(▶p.784)。水分摂取ができる個人であれば，〈体液量不足〉の看護介入を参照(▶p.134)。

体液量過剰

Excess Fluid Volume

NANDA-Ⅰ定義 NANDA-Ⅰ Definition

等張性体液の貯留が増加した状態

診断指標 Defining Characteristics

- 必須データ(必ず存在。1つあるいはそれ以上)
  - 浮腫(末梢,仙骨部)
  - 皮膚の張りと光沢
- 副次的データ(おそらく存在)
  - 排泄量よりも水分摂取量のほうが多い。
  - 体重増加

関連因子 Related Factors

- 病態生理因子
  - 調節機構の障害に関連し,以下に続発するもの:
    - 腎不全(急性または慢性)
    - 内分泌機能不全
    - 全身および代謝の異常
    - 脂肪性浮腫
  - 門脈圧亢進症,血漿膠質浸透圧の低下,血清ナトリウムの蓄積に関連し,以下に続発するもの:
    - 肝疾患
    - 腹水
    - 肝硬変
    - がん
  - 静脈および動脈の異常に関連し,以下に続発するもの:
    - 静脈瘤
    - 外傷
    - 水疱瘡
    - 血栓
    - 感染
    - リンパ浮腫
    - 末梢血管疾患
    - 悪性新生物
    - 不動状態
- 治療関連因子
  - 副腎皮質ステロイド療法に続発し,血清ナトリウムおよび水分の蓄積に関連するもの
  - 乳房切除術後に続発し,不十分なリンパ排液に関連するもの
- 状況因子(個人・環境)
  - 体重過多による静脈弁の効率の低下や末梢静脈抵抗の上昇に続発し,静脈

還流の障害に関連するもの
- ナトリウムと水分の過剰摂取に関連するもの
- 蛋白質摂取不足に関連するもの：
  - 偏食
  - 栄養不良
- 下部静脈血貯留・静脈うっ血に関連し，以下に続発するもの：
  - 長時間の立位または坐位
  - 月経期
  - 不動状態
  - ギプスや包帯による圧迫
- 妊娠中の子宮による静脈圧迫に関連するもの

■ 発達因子

❶高齢者

- 静脈弁の効率の低下や末梢静脈抵抗の上昇に続発し，静脈還流の障害に関連するもの

CARPENITO MEMO

〈体液量過剰〉は，肺水腫，腹水，腎不全などを示すためによく用いられる。これらはすべて共同問題であるため，〈体液量過剰〉を診断名とするべきではない。共同問題については，第Ⅲ部を参照する。この診断は，末梢浮腫に焦点を当てると，看護職が提示できる診断になる。看護介入は，浮腫を最小限にし，組織を傷害から保護する方法を個人または家族に指導することが焦点となる。

NOC 看護成果

〈電解質のバランス〉〈体液バランス〉〈体液の状態〉

目標 Goals

個人は，（特定の部位の）浮腫が消退する。以下の指標によって証明される：
- 浮腫の原因を説明できる。
- 浮腫を予防する方法について説明できる。

NIC 看護介入

〈電解質管理〉〈体液量管理〉〈体液量モニタリング〉〈皮膚サーベイランス〉

看護介入 Interventions

■ 原因と誘因を特定する

- 「関連因子」を参照

体液量過剰　139

■ 原因と誘因を減らすか排除する

❶ 塩分が多い食事

- 食事摂取量や体液貯留の誘因になりそうな食習慣を評価する。
- 毎日・毎週の食物および水分摂取量を記録し，誘因を特定する。
- 蛋白質の摂取量不足またはナトリウム過剰摂取がないか，食事を毎週評価する。
  - 蛋白源を含む食品の嗜好について話し合う。
  - 個人に，手頃な価格で蛋白質を摂取できるような1週間分の献立メニューを作成するよう指導する。
  - 個人に塩分摂取量を減らすよう指導する。
  - 栄養成分表示ラベルのナトリウム含有量を確認する。
  - コンビニエンスフード(レトルト食品やインスタント食品)や缶詰，冷凍食品は避ける。
  - 食塩を使用せず調理し，味つけに香辛料(レモン，バジル，エストラゴン，ミント)を使用する。
  - スープやシチューなどを調理する際には，食塩の代わりに酢を使用する(例：好みに応じて3.8〜5.7Lあたりティースプーン2〜3杯の酢を使用するなど)。
  - 個人が食塩の代用品を使用することができるかどうかを確かめる(処方された代用品を使用しなければならないことを忠告する)。

❷ 下部静脈血貯留

- 下部静脈血貯留または静脈うっ血の徴候がないか評価する。
- 仰臥位の状態(下肢を挙上)からの垂直運動(立位になる)を交互に行うよう促す。これは，うっ血性心不全の場合は禁忌となることがある。
  - 可能であれば(心不全による禁忌がない場合)，浮腫を起こしている四肢を心臓より高い位置に保つ。
  - 浮腫を起こしている上肢に枕2つを用いて，または点滴スタンドを使用して挙上する。
  - 可能な限り，枕を使用して下肢を挙上する(特に膝窩などの圧覚点の圧迫を避ける)。
  - 脚や足首を組まないようにする。
- 血管の圧迫を減らす。
  - 衣類は身体に適度にフィットしているか，締めつけられる部分はないかを評価する。
  - ガードル／ガーター，膝丈のストッキングの着用や脚を組むことを避け，可能であれば下肢を挙上するように指導する。
- 弾性ストッキングや弾性包帯の使用を検討する。弾性ストッキング，着圧ストッキング(下肢静脈瘤保護用弾性ストッキング)を使用する際には，下

肢の周囲径を厳密に測定する(訳注：主治医の指示が必要である)。
- 仰臥位の状態で弾性ストッキングを着用する(例：起床前の早朝)。
- 頻繁に四肢をチェックして，循環が十分に行われているか，圧迫されている部位がないか確かめる。

❸静脈の圧迫箇所
- ギプス，弾性包帯，弾性ストッキングの使用による静脈の圧迫箇所を評価する。
  - ギプス，弾性包帯，および弾性ストッキングの端に当たる部分の循環状態を観察する。
  - ギプスの場合は，圧力がかかりやすい端の部分に柔らかい材料を挿入する。
- 頻繁に循環状態をチェックする。
- (禁忌でなければ)ギプス内で体重を移動させ，体重を分散させる。
  - 静脈うっ血を防ぐために目を覚ましている間は，15～30分ごとにこの運動を行うよう指導する。
  - 手指や足趾の屈曲とギプス内で患部に影響のない筋肉の等尺運動を促す。
  - 個人がこれを自力で行うことができない場合，少なくとも1時間ごとに体重移動を援助する。

❹リンパ液の排泄不良
- 四肢を枕にのせて挙上する。
  - 浮腫がある場合，上肢を挙上しなければならないが，内転しないようにする(内転させると腋窩部が圧迫されることがある)。
  - 肘を肩よりも高い位置に保つ。
  - 手は肘より高い位置に保つ。
- 健側上腕で血圧を測定する。
- 患側上腕に注射や静脈輸液をしてはならない。
- 患肢を外傷から保護する。
- 個人に「リンパ浮腫側の腕での検査や静脈注射禁止」と記した表示タグを装着するように勧める。
- 患側上肢に発赤，腫脹，異常な硬結を認めたら，医師の診察を受けるように忠告する。
- 乳房切除術後には，個人に関節可動域(ROM)訓練の実施や，患側上肢を用いるように促し，側副リンパ液排出を促進する(リンパ浮腫は1か月以内に軽減することが多いが，術後3～4か月間はマッサージ，運動，上肢の挙上を続ける必要があることを個人に説明する)。

■ 浮腫性皮膚の損傷を予防する
- 損傷を防ぐための追加情報は，〈褥瘡リスク状態〉を参照する(▶ p.206)。

体液量過剰　　141

■ 健康教育を開始し，必要に応じて専門機関を紹介する
- 投薬については，すべて口頭および書面により明確に指示をする。指示内容に，薬物名，服用時間，服用回数，服用理由，副作用を明記する。体液のバランスに直接影響を与える薬物(例：利尿薬，ステロイド性抗炎症薬など)は特に注意を払う。
- 食事，運動，および弾性包帯や弾性ストッキングの使用方法などに関する指示内容を書面で説明する。
- 個人に指示内容を実演してもらう。
- 浮腫の変動が激しい場合は，個人に毎日，起床時と就寝前に体重を計測し，測定値を記録してもらうようにする。重症疾患でない個人にも，毎日1回体重を計測し，測定値の記録が必要になることがある。
- 過度の浮腫／体重増加(900 g/日超)，または夜間や労作時に息切れの増強がある際には医師に連絡するように伝える。これらの徴候は初期の心疾患を示している可能性があり，重症化を防ぐために薬物療法が必要となる場合があることを説明する。
- 在宅ケア専門看護師や訪問看護師に家庭での継続管理を依頼するべきかどうか検討する。
- 減塩食に関する資料を提供し，必要な場合は栄養士に相談する。

■ 妊産褥婦への看護介入
- 足関節や手指の浮腫の原因を説明する。
- 毎日塩分摂取量を適度に制限し(例：加工食肉，ポテトチップスは控えるなど)，禁忌でなければ，個人に毎日コップ8～10杯の水分摂取を維持するよう指導する。
- 顔面浮腫や仙骨の浮腫，圧痕浮腫，または1週間で900 g以上の体重増加がある場合は，周産期スペシャリストやプライマリーケア・プロバイダー*に相談するよう助言する。

---

* 訳注：ヘルスケア・サービスを提供することを許された医師，看護師，上級看護師，医師助手(PA)などのこと。

体液量平衡異常リスク状態

Risk for Imbalanced Fluid Volume

NANDA-Ⅰ定義 NANDA-Ⅰ Definition

　血管内液，組織間液，細胞内液のすべてまたはいずれかが，減少，増加，細胞内外にシフトしやすく，健康を損なうおそれのある状態。体液喪失と体液過剰の一方，あるいは両方を意味する。

危険因子 Risk Factors*

- 腹部手術
- 腹水
- 熱傷
- 腸閉塞
- 膵炎
- 血液成分除去法
- 敗血症
- 外傷（例：股関節骨折）

CARPENITO MEMO

　〈体液量平衡異常リスク状態〉は，浮腫，出血，脱水症およびコンパートメント症候群などのいくつかの臨床症状を対象にすることができる。看護職が体液平衡異常の個人を観察する場合，循環血流量減少，コンパートメント症候群，頭蓋内圧上昇，消化管出血，分娩後出血などを共同問題として示すほうが臨床的に有用である。たとえば，ほとんどの術中の個人に対し循環血流量減少をモニタリング（継続観察）する。脳神経外科手術であった場合は，頭蓋内圧もモニタリング（継続観察）する。整形外科手術であった場合は，コンパートメント症候群に焦点がおかれる。

感染リスク状態

Risk for Infection

NANDA-Ⅰ定義 NANDA-Ⅰ Definition

病原体が侵入し増殖しやすく，健康を損なうおそれのある状態

危険因子 Risk Factors

「関連因子」の項を参照

関連因子 Related Factors

さまざまな健康問題や状況によって，感染症の発症を促進する条件がつくり出される。以下に一般的な要因を示す：

- ■ 病態生理因子
  - 宿主防御力の低下に伴う易感染状態に関連し，以下に続発するもの：
    - がん
    - 白血球の変異や減少
    - 関節炎
    - 呼吸器障害
    - 歯周病
    - 腎不全
    - 血液疾患障害
    - 肝障害
    - 糖尿病*
    - AIDS
    - アルコール依存症
    - 免疫抑制*
    - (特定のものに)続発する免疫不全
  - 循環不全に関連し，以下に続発するもの：
    - リンパ浮腫
    - 肥満*
    - 末梢血管疾患
- ■ 治療関連因子
  - 生体への侵入部位に関連し，以下に続発するもの：
    - 手術
    - 侵襲的ライン
    - 透析
    - 挿管
    - 完全非経口栄養
    - 経腸栄養
  - 宿主防御力の低下に伴う易感染状態に関連し，以下に続発するもの：
    - 放射線療法
    - 臓器移植
    - (特定の)薬物療法(例：化学療法，免疫抑制薬など)

144

■ 状況因子(個人・環境)

● 宿主防御力の低下に伴う易感染状態に関連し，以下に続発するもの：

- 感染の既往
- ストレス
- 栄養不良*
- 長期入院
- 長期間の臥床状態
- 喫煙

● 生体への侵入部位に関連し，以下に続発するもの：

- 外傷(事故，自傷)
- 熱傷
- 産褥期
- 咬傷(動物，昆虫，人間)
- 温かく，湿潤した密閉環境(皮膚のしわ，ギプス)

● 伝染性病原体との接触に関連するもの(院内または地域)

■ 発達因子

❶新生児

● 易感染性の増大に関連し，以下に続発するもの：

- HIV(ヒト免疫不全ウイルス)陽性の母親
- 母体の物質(ドラッグ，アルコール，タバコなどの)常用
- 母性抗体の欠如(母体が曝された菌の影響に左右される)
- 開放創(臍部，割礼)
- 正常な細菌叢の欠如
- 未成熟な免疫システム

❷乳児／幼児

● 免疫の欠如に関連するもの

❸青年期

● 免疫の欠如に関連するもの
● 複数のセックスパートナーに関連するもの

❹高齢者

● 易感染性の増大に関連し，以下に続発するもの：

- 免疫反応の低下
- 衰弱した状態
- 温かく，湿潤した密閉環境(皮膚のしわ，ギプス)
- 慢性疾患

CARPENITO MEMO

すべての人に感染の危険性がある。分泌物の管理，環境の管理，ケア前後の手洗いは，微生物伝播の危険性を低下させる。〈感染リスク状態〉と診断される集団は，感染のリスクが高い人々で構成されているので比較的少人数となる。〈感染リスク状態〉は，宿主の防御機構が損なわれているために，環境微生物や細菌叢に感染しやすい状態(例：慢性肝機能障害または体内にチューブが挿入されている)の個人を対象とした診断である。このような個人のための看護介入は，微生物の

感染リスク状態 145

侵入を最小限に抑え，感染に対する抵抗力を高めること（例：栄養状態の改善）が焦点となる。感染した個人の状況は，共同問題「RC：敗血症」によって説明することが最も適している。

〈感染仲介リスク状態〉は，感染症を他者に伝播するリスクの高い個人を表した診断である。日和見感染の菌を受けるリスクと感染性微生物を伝播するリスクの両者が高い人々は，〈感染リスク状態〉と〈感染仲介リスク状態〉の併用は適切である。

NOC 看護成果

〈感染の状態〉〈創傷治癒：一次癒合〉〈免疫能の状態〉

目標 Goals

個人は，感染の危険因子と必要な予防措置を報告する。以下の指標によって証明される：

- 退院時まで細心の手洗い法を実演する。
- 感染伝染経路について説明する。
- 栄養が感染予防に与える影響を説明する。

NIC 看護介入

〈感染コントロール〉〈創傷ケア〉〈切開部ケア〉〈健康教育〉

看護介入 Interventions

■ 医療関連感染症の危険性が高い個人を特定する

- 「危険因子」の項目を参照

■ すべての個人に適切な標準予防策（ユニバーサル・プリコーション）を実施する

❶ 手指衛生〔Diaz & Newman, 2015, 米国疾病予防管理センター（CDC），2015 の引用〕

- 消毒用石けんと水で少なくとも 15 秒間洗った後，アルコール擦式手指消毒薬で手指をこする。部屋の誰かまたは物に手が接触していない場合は，アルコール擦式手指消毒薬を使用して乾燥するまで擦り込む（CDC, 2015）。
- 普通の石けんは細菌の数を減らすのには適しているが，薬用石けんのほうがよく，アルコール擦式手指消毒薬が最も適している（CDC, 2015）。
- 手洗い：
  - 手袋着脱後
  - 手袋を使用するかどうかにかかわらず，侵襲的な器具（留置カテーテル，IV カテーテル）を取り扱う前や個人に触れる前後
  - 体液や排泄物，粘膜，傷のある皮膚，創傷被覆材に接触した後

- 同じ個人へのケアの間に汚染された身体部位から別の身体部位に触れる場合
- 個人のすぐ近くの環境表面や物(医療機器を含む)に接触したあと
- 滅菌または未滅菌手袋を取り外したあと
- 投薬や食事を取り扱う前

■ 創傷治癒遅延のリスクを高める個々の要因を検討する
- 〈術後回復遅延リスク状態〉の項を参照(▶ p.104)

❶個人用防護具(PPE)
- 血液・体液との接触が起こる可能性がある場合は,PPE を着用する。

❷手袋
- 直接処置をするときは手袋を着用する。手袋を外した後,石けんと流水で手を洗う。

❸マスク
- 血液,体液,分泌物,排泄物の飛沫や飛散が発生する可能性のある手技や直接ケアの際に,PPE(マスク,ゴーグル,フェイスシールド)を使用して目,口,鼻の粘膜を保護する。

❹ガウン
- 覆われていない(防止できない)滲出液や排泄物に対する直接的ケアを行う際にはガウンを着用する。
- 部屋を出る前にガウンを外し,手指衛生を行う。
- 同じ個人であったとしてもガウンを再使用しない。

❺口腔内分泌物を吸引する際
- 手袋,マスク,ゴーグル,またはフェイスシールド使用時にガウンを着用する(CDC, 2013)。

■ すべてのスタッフ,訪問者,および個人に,自分から他者への飛沫交差感染を防ぐことの重要性を教育する
- 咳をしている人に理由を説明のうえ,サージカルマスクを提供する。
- 以下について指導する。
  - 咳やくしゃみの際に口と鼻を覆う。
  - 呼吸器関連分泌物が付着したティッシュペーパーは密閉容器感染性廃棄物容器にただちに処分し,石けんと流水で手洗いする。
  - 咳をする際には,顔を背け,他者と距離(理想的には 91 cm 以上)を保つようにする。
- 個人,訪問者またはスタッフへの感染伝播の危険性を高めるような状況があれば直ちに報告する。

■ 疑われる感染性因子に対する予防措置を開始する。政府機関または米国疾病予防管理センター (CDC)による感染予防に従う
- 髄膜炎:飛沫予防策,空気予防策

感染リスク状態 　147

- 咳，発熱を伴う斑状丘疹
- 風疹：空気予防策
- クロストリジウム・ディフィシル（*Clostridium difficile*），膿瘍，胞子の手から口への伝播，または糞便汚染
- MRSA：接触予防策，飛沫予防策
- HIV 感染者または HIV 感染のリスクが高い個人の咳・発熱・肺浸潤
- 結核：空気予防策・接触予防策（呼吸器）

■ 病原体の侵入を減らす

❶ 手術部位感染（SSI）

- 創傷治癒が遅延するリスクが高い個人を特定する。
- 正常体温を維持する。
  - 4 時間ごとに検温し，体温が 38℃ を超える場合は医師または上級看護師に連絡する。
  - 喫煙者に手術創感染のリスクが 3 倍になることを説明する（Armstrong & Mayr, 2014）。
  - 術後疼痛の予防対策を積極的に管理するか，または必要に応じて投薬する。
- 循環血液量の減少を防ぐ。
  - 栄養状態を評価し，治癒のため十分な蛋白質とカロリー摂取量を提供する。

❷ カテーテル関連尿路感染症（CAUTI）

- 適応基準を適切に満たしたときのみ，カテーテルを挿入する。
- 可能であれば，コンドーム型カテーテルを使用するか，または留置カテーテルの代わりに間欠的カテーテルを使用するか検討する。
- カテーテルが留置されている場合は，それが必要かどうか 2 日ごとに再評価するように伝達する（例：看護計画の見直しを行うか，カテーテルを取り除くことができるかどうかを再評価し決定したあと，看護手順を実施する）。
- 以下について確実に実施する。
  - 固定用テープで大腿部に固定する。
  - 尿道留置カテーテル（IUC）の排液バッグは常に膀胱より低い位置に置く。
  - 排液バッグは，8 時間ごとに空にし，バッグの 2/3 に尿が溜まった場合や移動前には必ず空にする。個人専用の清潔な排液容器を使用してバッグを空にする。
- 特定の個人の留置カテーテルの不適切使用または長期使用について，医師または上級看護師に相談し，話し合う。
- 留置カテーテル抜去後，個人がトイレまで安全に歩くことができない場合

は，ベッドサイドにポータブルトイレを設置する。

■ 侵襲的な留置物の挿入部位

- 挿入および管理のための侵襲的な留置物の挿入部位の手順に従う。一般的な介入として，次のようなものがある(O'Grady et al., 2011)。
  - 透明ドレッシング材を使用している場合には，毎日，カテーテル挿入部位を触診や視診を行い評価するとともに，圧痛が生じていないか見分ける。
  - 個人に静脈炎(熱感，圧痛，紅斑または触診可能な索状硬結)や感染の徴候，またはカテーテルの不具合を認める場合，IVカテーテルを抜去する。
  - 侵襲的な器具の取り扱い，挿入部位の変更，ドレッシング材の交換，チューブ交換，溶液交換などのすべてにおいて，方針などで定められたとおりに無菌操作で行う。
  - 中心静脈カテーテル(CVC)や末梢留置型中心静脈カテーテル(PICC)の挿入またはガイドワイヤー交換の際には，キャップ，マスク，滅菌ガウン，滅菌手袋，全身用の滅菌ドレープの使用など，マキシマル・バリアプリコーション(高度無菌遮断予防策)を実施する。
  - 毎日の皮膚洗浄には，石けんと水の代わりに2%のクロルヘキシジンを使用する。

■ 呼吸器感染症

❶ 防護策を実践する

- 呼吸器に関する衛生を維持する(マスク，ティッシュペーパー，手指衛生製品，指定された手洗いシンク，および感染性廃棄物破棄容器の提供)。
- 個人の衛生習慣を評価し，感染リスクを高めるような行動があれば修正する。
- 指示がある場合は，空気感染予防のための病室(訳注：独立空調で陰圧管理の個室)を使用する。
- 少なくとも8時間ごとに検温を行い，38.2℃以上の場合は医師，上級看護師，医師助手(PA)に報告する。
- 喀痰の性状を評価し，頻度，膿や血液の混入の有無，臭気を評価する。
- 8時間ごと，または必要時に呼吸音を評価する。
- 1時間ごとに咳と深呼吸を促す。
- 個人が麻酔下にある場合は，肺野の分泌物が適切に浄化されているかどうかモニタリング(継続観察)する。
- 個人が分泌物を適切に喀出できない場合，吸入の必要性について評価する。
- 誤嚥のリスクを評価し，ほかに禁忌がなければ，ベッドの頭側を30°挙上する。

感染リスク状態　149

- 効果的に咳嗽を行えるようにするために最適な疼痛管理を行う。

■小児への看護介入

- 感染の徴候(例:嗜眠, 摂食障害, 嘔吐, 体温不安定, 皮膚の色の微妙な変化)を観察する。

❶新生児

- 臍帯ケアを行う。臍帯ケアと感染の徴候(例:発赤の悪化, 排膿)について指導する。
- 割礼を受けた部位の感染の徴候(出血, 発赤の増加, 異常な腫脹など)を指導する。

■高齢者への看護介入

- 通常の感染の徴候(例:発熱, 悪寒)は生じないことがあることを説明する。
- 食欲不振, 衰弱, 精神状態の変化や低体温がないかアセスメントする。
- 皮膚や泌尿器系に真菌, ウイルス, またはマイコバクテリアの病原体による感染徴候がないか観察する。

感染仲介リスク状態*

Risk for Infection Transmission

定義 Definition

日和見感染や病原菌を他者にうつすおそれのある状態

危険因子 Risk Factors

危険因子が存在する(「関連因子」を参照)。

関連因子 Related Factors

■ **病態生理因子**
- 以下に関連するもの:
  - 高度抗生物質耐性菌(抗生物質に非常に高度な耐性を獲得した菌)の繁殖
  - 空気感染(くしゃみ, 咳嗽, 喀出)
  - 接触感染(直接, 間接, 飛沫)
  - 媒体物感染〔食物, 水, 汚染された薬剤または血液, 汚染部位(IV, カテーテル)〕
  - 生物媒体感染(動物, げっ歯類, 昆虫)

■ **治療関連因子**
- 細菌に汚染された創への曝露に関連するもの
- 汚染されたドレナージ類に関連するもの:
  - 排尿チューブ, 胸腔内チューブ, 気管内チューブ
  - 吸引器具

■ **状況因子(個人・環境)**
- 以下に関連するもの:
  - 不衛生な生活環境(下水, 個人衛生)
  - 生物媒体の感染(マラリア, 狂犬病, 腺ペスト)の危険性が高い地域
  - 媒介物感染(A 型肝炎, 赤痢, サルモネラ)の危険性が高い地域
  - 以下の感染源への曝露:
    ・静脈内／鼻腔内／皮内用薬剤の使用(注射針の共有, 麻薬吸引用ストローの共有)
    ・汚染されたセックス用具

---

* この看護診断は現在 NANDA-I のリストには含まれていないが, 明瞭で有用性があることから筆者が追加した。

- ・複数のセックスパートナー
- ・自然災害（例：洪水，ハリケーン）
- ・有害な感染物質を伴う災害

■発達因子

❶新生児

- ●病院外の管理されていない環境における出産に関連するもの
- ●出産前または周産期の母親が感染症に曝露することに関連するもの

NOC 看護成果

〈感染状態〉〈リスクコントロール〉〈リスクの早期発見〉

目標 Goals

個人は，退院までに感染様式を説明する。以下の指標によって証明される：
- ●感染性がなくなるまで隔離の必要があることを説明する（例：結核）。
- ●感染の伝播となる要因を説明する。
- ●感染の伝播を減らす，もしくは予防する方法を説明する。
- ●手順に沿った入念な手洗いを実施する。

NIC 看護介入

〈教育：疾患経過〉〈感染コントロール〉〈感染防御〉

看護介入 Interventions

■疑われる感染性因子に対する予防措置を開始する。政府機関または米国疾病予防管理センター（CDC）による感染予防に従う

- ●髄膜炎：飛沫予防策，空気予防策
- ●咳，発熱を伴う斑状丘疹
- ●風疹：空気予防策
- ●クロストリジウム・ディフィシル（*Clostridium difficile*），膿瘍，胞子の手から口への伝播，または糞便汚染
- ●MRSA：接触予防策，飛沫予防策
- ●HIV 感染者または HIV 感染のリスクが高い個人の咳・発熱・肺浸潤
- ●結核：空気予防策・接触予防策（呼吸器）

■病原体の伝播を減少させる

- ●空気（飛沫）感染症の個人を隔離する（**表6**）。
- ●感染形態や感染者の衛生行為に応じて，適切な病室を割り当てる。
- ●自らやほかの易感染性宿主への伝播を予防するため，ユニバーサル・プリコーションを使用する。施設またはCDC（2012）の感染管理プロトコルを参照する。

- 健康教育を開始し，必要に応じて専門機関を紹介する。また，個人やその家族，重要他者と感染の伝播様式について話し合う

表6 空気（飛沫）感染症

病名	空気感染予防措置適用期間	コメント
炭疽，吸入性	罹患期間中	ただちに感染対策部門に通報する
水疱瘡（水痘）	病巣がすべて痂皮化するまで	免疫のある者はマスク不要。患者と接した易感染性個人は専用の空調装置がある個室へ収容する。曝露した日から10日から21日間は「面会謝絶」の警戒態勢をとる 感染対策部門に報告する
ジフテリア，咽頭	抗菌薬療法終了後，少なくとも24時間以降に鼻腔と咽頭から採取した培養がいずれもジフテリア菌陰性になるまで	ただちに感染対策部門に通報する
喉頭蓋炎，インフルエンザ菌による	抗菌薬療法終了後24時間	感染対策部門に報告する
伝染性紅斑	発症後7日間	感染対策部門に報告する
出血（性）熱	罹患期間中	速やかに感染対策部門*に電話で報告する。疑わしい症例を管理する場合は，州衛生局と疾病管理予防センターに電話で助言を求める
帯状疱疹，散在（播種）性	罹患期間中	限局性の場合：「面会謝絶」は不要
ラッサ熱	罹患期間中	速やかに感染対策部門に電話をする
マルブルグウイルス病		疑わしい症例を管理する場合は，州衛生局と疾病管理予防センターに電話で助言を求める
麻疹	皮疹出現後4日間，ただし免疫不全状態の個人を除く。免疫力のない個人には罹患期間中，要注意	免疫のある者はマスク不要。患者と接した易感染性個人は専用の空調装置がある個室へ収容する。曝露した日から5日から21日間は「面会謝絶」の警戒態勢をとる

* 訳注：日本の場合，感染療法に基づき感染症を診断した医師と指定された医療機関が最寄りの保健所にただちに届け出るか，7日以内に届け出ることになっている。

髄膜炎，インフルエンザ菌による（確定または疑われる事例）	有効な抗菌薬療法開始後 24 時間	感染対策部門に電話で報告する
髄膜炎菌（確定または疑われる事例）	有効な抗菌薬療法開始後 24 時間	ただちに感染対策部門に通報する
髄膜炎菌性肺炎	有効な抗菌薬療法開始後 24 時間	ただちに感染対策部門に通報する
髄膜炎菌血症	有効な抗菌薬療法開始後 24 時間	感染対策部門に相談する
多剤耐性菌	培養が陰性になるか，または疫学的に陰性と判定されるまで	感染対策部門に相談する
流行性耳下腺炎	腫脹出現後 9 日間	既往者はマスク不要。感染対策部門*に電話で報告する
百日咳	有効な治療開始後 7 日間	感染対策部門に電話で報告する
ペスト，肺	有効な治療開始後 3 日間	ただちに感染対策部門に通報する
肺炎，乳幼児と小児のインフルエンザ菌による	有効な治療開始後 24 時間	感染対策部門に電話をする
風疹	皮疹出現後 7 日間	免疫のある者はマスク不要。ただちに感染対策部門に通報する
結核，気管支，喉頭，肺（確定または疑われる事例）	次の基準をすべて満たしている個人は，感染者とはみなされない 基準：適切な治療を 2〜3 週間受けている 治療に対して臨床的に好ましい反応を示す。異なる日に採取した喀痰塗抹標本の結果が 3 回連続して陰性を示す	感染対策部門に電話で報告する。有効な抗結核薬を迅速に投与することが，最も効果的に伝播を抑える手段である
水痘（水疱瘡）	病巣がすべて痂皮化するまで	「水疱瘡（水痘）」を参照

出典：Centers for Disease Control and Prevention. www.cdc.gov.

感染仲介リスク状態　　155

新生児黄疸

Neonatal Jaundice

NANDA-Ⅰ定義 NANDA-Ⅰ Definition

血中の非抱合型ビリルビンの結果，生後24時間以降の新生児の皮膚や粘膜に，黄染がみられる状態

診断指標 Defining Characteristics*

- 血液像の異常(溶血，血清総ビリルビン値＞2 mg/dL，遺伝性疾患，血清総ビリルビン値が生後時間による計算表でハイリスク域)
- 異常な皮膚の紫斑
- 皮膚の黄染
- 眼球強膜の黄染

関連因子 Related Factors*

- 異常な体重減少(母乳栄養中の新生児で7～8%以上，正期産児で15%以上)
- 不完全な哺乳パターン
- 児が胎外生活への移行困難に陥っている。
- 生後7日以内
- 胎便排出の遅れ

CARPENITO MEMO

〈新生児黄疸〉は，医学と看護の両分野からの診断と治療のための臨床検査が必要とされる共同問題である。

新生児黄疸リスク状態

Risk for Neonatal Jaundice

NANDA-Ⅰ定義 NANDA-Ⅰ Definition

血中の非抱合型ビリルビンの結果，生後24時間以降の新生児の皮膚や粘膜に，黄染がみられやすく，健康を損なうおそれのある状態

危険因子 Risk Factors*

- 異常な体重減少（母乳栄養の新生児で7〜8%以上，正期産児で15%以上）
- 不完全な哺乳パターン
- 児が胎外生活への移行困難に陥っている。
- 生後7日以内
- 未熟性
- 胎便排出の遅れ

CARPENITO MEMO

〈新生児黄疸〉の CARPENITO MEMO を参照（▶p.156）

ラテックスアレルギー反応

Latex Allergy Response

NANDA-Ⅰ定義 NANDA-Ⅰ Definition

天然ゴムラテックス製品に対して過敏反応が起きている状態

診断指標 Defining Characteristics

- 天然ゴムラテックスエキスについて，皮膚や血清試験が陽性
- ラテックス蛋白質への曝露後，以下の症状がみられる：
  - 全身症状へと進行する接触皮膚炎
  - 紅潮
  - 発赤
  - 湿疹
  - 喘鳴
  - 瘙痒感
  - 浮腫（例：顔面，眼瞼，舌）
  - アレルギー性結膜炎
  - 喘息
  - 鼻炎
  - 蕁麻疹

関連因子 Related Factors

■ 生物病態生理因子
- 天然ゴムラテックスの蛋白質成分に対する過敏反応に関連するもの

NOC 看護成果
〈免疫過敏性反応〉

目標 Goals

個人は，ラテックス製品への曝露がないと報告する。以下の指標によって証明される：
- 天然ゴムラテックス製品について説明する。
- 曝露しないための方策を説明する。

NIC 看護介入

〈アレルギー管理〉〈ラテックス対策〉〈環境リスク防護〉

看護介入 Interventions

- 原因と誘因をアセスメントする
- ラテックス製品に曝露しないようにする
  ❶ 非ラテックス代替製品を用いる
  - 使い捨ての透明な琥珀色のバッグ
  - シリコン製のおしゃぶり
  - 絆創膏の代わりにシルク製テープでとめた 2 × 2 のガーゼパッド
  - プラスチックやシリコン製のカテーテル
  - ビニールやネオプレン製の手袋
  - クリング仕様のガーゼ
- 定期的に手袋を着用する医療従事者などに対して (CDC, 2015)
  - 低刺激性 (低アレルギー性) のラテックス製の手袋を避ける。
- ラテックス製品の曝露から守る
  - 血圧計のカフを当てる際に衣服で肌を覆う。
  - 聴診器のチューブを個人に触れさせない。
  - ゴム製品の部分を通して注射液の注入を行わない (例: ヘパリンロック)。注射器や三方活栓を用いる。
  - ゴム栓に針を刺すたびに, 針を変える。
  - ゴムの部分をテープで覆う。
- 主にどういった製品がラッテクス製かを教える
  ❶ 医療用製品
  - パウダー付きもしくはパウダーなしの天然ラテックス製ゴム手袋。「低アレルギー性」と表示されているものも含む。
  - 血圧計のカフ
  - 聴診器
  - 止血帯
  - 電極パッド
  - エアウェイ, 気管内チューブ
  - シリンジの内筒, 球状注射器
  - 麻酔用マスク
  - ゴム製エプロン
  - カテーテル, 創傷ドレーン
  - 注入用ポート
  - バイアルの頭部

ラテックスアレルギー反応　　159

- 粘着テープ
- オストミー用パウチ
- 車椅子のクッション
- 伸縮性ブリーフ
- 松葉杖のパッド
- 数種のプレフィルドシリンジ(薬液充填済み注射器)

❷事務／家庭用製品

- 消しゴム
- ゴムバンド
- 食器洗い用のゴム製手袋
- 風船
- コンドーム，ペッサリー
- 哺乳瓶の乳首，おしゃぶり
- ゴム製のボールやおもちゃ
- ラケットのグリップ
- 自転車のハンドル
- タイヤ
- お湯を入れるボトル
- 敷物類
- 靴底
- 伸縮性下着
- ゴム製の接着剤

■必要に応じて，健康教育を開始する

- 天然ゴムラテックス製品に直接接触することを完全に避けることの重要性について説明する。
- 天然ゴムラテックス製品に対して皮膚感作の既往がある場合，アナフィラキシーの危険性があることを助言する。
- 「ラテックスアレルギー」と表示した「メディックアラート(医療警告)ブレスレット」を着用し，アドレナリン自己注射製剤を携帯するよう指導する。
- 個人に，すべての医療関係者(歯科医師，内科医師，外科医師)にアレルギーがあることの警告をするように指導する。
- 興味をもった個人には，「ラテックスアレルギー安全対策ガイドライン」を参照させる。
- ラテックスアレルギーの情報については，米国ラテックスアレルギー協会などのウェブサイトを参考にする。

ラテックスアレルギー反応リスク状態

Risk for Latex Allergy Response

NANDA-Ⅰ定義 NANDA-Ⅰ Definition

天然ゴムラテックス製品に対して過敏反応が起こりやすく，健康を損なうおそれのある状態

危険因子 Risk Factors

■ 病態生理因子
- アトピー性湿疹やアトピー性皮膚炎の既往に関連するもの
- アレルギー性鼻炎の既往に関連するもの
- 喘息の既往*に関連するもの

■ 治療関連因子
- 複数の外科的処置の既往，特に幼児期からの何回もの外科手術*に関連するもの
- 頻回な導尿に関連するもの(例：二分脊椎，脊髄損傷，神経因性膀胱)
- 頻回な直腸の宿便の除去に関連するもの
- 頻回な外科的処置に関連するもの
- バリウム浣腸に関連するもの(1992年以前)

■ 状況因子(個人・環境)
- アレルギーの既往に関連するもの
- 原因不明のアナフィラキシー(特に過去の外科的治療，入院，あるいは歯科受診の際に生じた)の既往に関連するもの〔米国麻酔看護師協会(AANA)，2014〕：
  - 食物アレルギーの既往〔バナナ，キウイ，アボカド，栗，トロピカルフルーツ(マンゴー，パパイア，パッションフルーツ)，ポインセチア*，トマト，生のジャガイモ，桃〕
  - 手袋やコンドームなどに対するアレルギーの既往
  - 天然ゴムラテックス製品に頻繁に触れてきたこと(産科処置，婦人科的検査，避妊)(AANA, 2014)
  - 毎日天然ゴムラテックス製品に触れる職業*：
    - 天然ゴムラテックス製品の製造担当
    - 食品取扱業者
    - 温室作業員
    - 医療従事者

・家事家政担当者
・理容・美容関係者（AANA, 2014）

CARPENITO MEMO

　空中を浮遊しているラテックスに頻回に曝されると，ラテックスアレルギーを引き起こす。ラテックスアレルギーではない人全員が，パウダーの付いていないゴム手袋を使用しなければならない（Delong, Patiwael, de Groot, Burdorf, & Gerth van Wijk, 2011）。

NOC 看護成果
〈免疫過敏症コントロール〉

目標 Goals

〈ラテックスアレルギー反応〉の項を参照（▶ p.158）

NIC 看護介入
〈アレルギー管理〉〈ラテックス予防策〉〈環境的リスク管理〉

看護介入 Interventions

● 〈ラテックスアレルギー反応〉の項を参照（▶ p.159）

栄養摂取消費バランス異常：必要量以下

Imbalanced Nutrition: Less Than Body Requirements

NANDA-Ⅰ定義 NANDA-Ⅰ Definition

代謝に必要な量を満たすには栄養摂取量が不十分な状態

診断指標 Defining Characteristics

- 絶飲食(NPO)ではない個人における，1日あたりの推奨摂取量(RDA)よりも少ない食物摂取量。体重減少を伴う場合もあれば伴わない場合もある。

および／あるいは

- 摂取量を過剰であるにもかかわらず実際に代謝が亢進して体重減少がみられる，あるいはその可能性がある。
- 身長から算出される理想体重を10～20％以上下回っている。
- 上腕三頭筋，上腕中央部周囲径，上腕中央部筋肉周囲径が標準の60％未満
- 筋力の低下および筋緊張の低下
- 精神的不穏あるいは混乱
- 血清アルブミンの低下
- 血清トランスフェリンの低下あるいは鉄結合能の低下
- 乳児における泉門の陥没

関連因子 Related Factors

■ 病態生理因子

- カロリー必要量が増えているがカロリーを十分消化できないことに関連し，以下に続発するもの：
  - 熱傷(急性期後)
  - がん
  - 感染
  - 外傷
  - 薬物依存
  - 早産児
  - 胃腸の合併症／奇形
  - AIDS
- 嚥下困難に関連し，以下に続発するもの：
  - 脳血管障害(CVA)
  - パーキンソン病
  - メビウス症候群
  - 筋ジストロフィー
  - 脳性麻痺
  - 口唇裂／口蓋裂
  - ALS(筋萎縮性側索硬化症)
  - 神経筋障害

- 栄養吸収の低下に関連し，以下に続発するもの：
  - クローン病
  - 壊死性腸炎
  - 乳糖不耐症
  - 嚢胞性線維症
- 食欲の低下に関連し，意識レベルの変化に続発するもの
- 自己誘発性嘔吐，過度な身体活動，あるいは食事拒否に関連し，神経性食思不振症に続発するもの
- 毒性に対するおそれから食べることに気が進まないことに関連し，妄想に続発するもの
- 食思不振や過度に身体を揺らすことに関連し，双極性障害に続発するもの
- 食思不振および下痢に関連し，原虫感染に続発するもの
- 嘔吐，食思不振，および消化不良に関連し，膵炎に続発するもの
- 食思不振，不十分な蛋白質・脂質代謝，およびビタミンの不十分な保持に関連し，肝硬変に続発するもの
- 食思不振，嘔吐，および消化不良に関連し，胃腸形態異常あるいは壊死性腸炎に続発するもの
- 食思不振に関連し，胃食道逆流に続発するもの

■ 治療関連因子
- 創傷治癒のために蛋白質とビタミンが必要であるにもかかわらず，摂取量が減少していることに関連し，以下に続発するもの：
  - 外科的治療
  - 薬物療法(化学療法)
  - 口腔の外科的再建術
  - 顎のワイヤー固定術
  - 放射線療法
- 経口摂取量の減少，口腔内の不快感，悪心・嘔吐に関連し，以下に続発するもの：
  - 放射線療法
  - 化学療法
  - 扁桃摘出術
  - 口腔外傷
- (特定の)薬の副作用による吸収不良に関連するもの(Gröber&Kisters, 2007)：
  - コルヒチン
  - 硫酸フラジオマイシン
  - ピリメタミン
  - 制酸薬
  - 抗がん薬
  - 抗菌薬(クロトリマゾール，リファンピシン)
  - デキサメタゾン
  - 降圧薬(ニフェジピン，スピロノラクトン)
  - 抗ウイルス薬(リトナビル，サキナビル)
  - 薬草療法〔カバ，オトギリソウ(ハイパフォリン)〕

- **状況因子（個人・環境）**
  - 食欲の低下に関連し，以下に続発するもの：
    - 食思不振
    - 社会的孤立
    - うつ状態
    - 悪心・嘔吐
    - ストレス
    - アレルギー
  - 食物を入手することができないことに関連するもの（身体活動制限，経済的問題，移動に関する問題）
  - 咀嚼困難に関連するもの（歯の問題あるいは欠損，義歯の不具合）
  - 下痢*に関連し，（特定の）因子に続発するもの
- **発達因子**
  - ❶乳児・小児
  - 摂取量不足に関連し，以下に続発するもの：
    - 情動的・感覚的刺激の不足
    - 養育者の知識不足
    - 母乳分泌の不足
  - 代謝異常，食事制限および食思不振に関連し，以下に続発するもの：
    - セリアック病
    - 乳糖不耐症
    - 壊死性腸炎
    - 囊胞性線維症
    - 胃腸形態異常
    - 逆流性胃・食道炎
  - 哺乳困難（乳児）と嚥下困難に関連し，以下に続発するもの：
    - 脳性麻痺
    - 口唇口蓋裂
    - 神経性障害
  - 哺乳不良，消耗性疲労，および呼吸困難に関連し，以下に続発するもの：
    - 先天性心疾患
    - ウイルス性症候群
    - 高ビリルビン血症
    - 早産
    - 呼吸窮迫症候群
    - 発達遅延

CARPENITO MEMO

　看護職は，24時間個人の傍にいることから，栄養状態の改善に責任をもつ第一義的な専門職者である。〈栄養摂取消費バランス異常：必要量以下〉は，診断することが難しくはないが，介入では看護職の力量が試される。栄養不足のリスクが高まっていると判断される個人に対する二次的スクリーニングは，臨床栄養師などによって行われる。〈栄養摂取消費バランス異常：必要量以下〉は，医療施設における個人の栄養不足に焦点を当てる。加えて，アセスメントや介入によって，栄養状態の改善あるいは食物の安全を高めるために個人と家族を支援することができる。

　多くの因子が食習慣と栄養状態に影響を与える。たとえば，個人的，家族的，

栄養摂取消費バランス異常：必要量以下　165

文化的，経済的，身体機能的，栄養に関する知識，疾患や損傷，および治療法などである。〈栄養摂取消費バランス異常：必要量以下〉は，食物を摂取できるが，量的あるいは質的に不適切あるいはバランスの取れていない個人を表している。たとえば，ダイエットをすると，蛋白質が不足し，脂質が増加することがある。また，代謝が亢進（例：がん，妊娠，外傷）すると，栄養素の活用が妨害されるなど（肝硬変におけるビタミン貯蔵不足など）により量的に不足する。

〈栄養摂取消費バランス異常：必要量以下〉に焦点を当てた看護は，個人と家族が栄養摂取状態を改善できるよう支援することである。看護職は，この診断を絶飲食の個人や消化ができない個人に用いることはできない。そのような場合は，「RC：電解質平衡異常」，あるいは「RC：負の窒素平衡」などを用いる。

NOC 看護成果
〈栄養状態〉〈教育：栄養〉〈症状コントロール〉

目標 Goals

個人は，活動レベルや代謝ニーズに応じて1日あたりの栄養所要量分を摂取する。以下の指標によって証明される：

- 良好な栄養状態の重要性について言及する。
- 1日の摂取量の中で不足しているものを特定する。
- 食欲を増す方法について言及する。

看護介入 Interventions

- 炭水化物，脂質，蛋白質，ビタミン，電解質，および水分を適切に消費することの必要性について説明する
- その個人に必要な1日のカロリーと食物の種類について栄養士に相談する
- 考えられる食欲低下の原因について個人と話し合う
- 食事の前に休憩をとることを奨励する
- 少ない回数で量を多くするのではなく，1回の量を減らして，食事の回数を増やす。また，料理を冷やして提供する
- 食欲の低下に伴って，食事と一緒に飲む水分量を減らす。また，食事の前後1時間の水分摂取を控える
- 口腔衛生を保つよう奨励し援助する
- 個人がふだん最も食欲のある時間に，高カロリー・高蛋白の食事を摂れるよう調整する
- 食欲を高めるためにいろいろな工夫をする
  - 食物の好き嫌いを把握し，適宜好きなものを提供できるよう調整する。
  - 食事をする場所の不快な臭いやものを取り除く。
  - 食事の前に痛みや悪心をコントロールする。

- 可能であれば，許可されている食物を家族が家から持参するように奨励する。
- リラックスできる雰囲気と社交的な環境で食事ができるようにする。

■ 急性疾患に伴って増えた1日の栄養量に対応する
■ 以下のことを含む栄養に関する資料を個人に提供する
- 複合炭水化物と繊維を多く摂取すること
- 糖分，塩分，コレステロール，脂質，および飽和脂肪酸の摂取を減らすこと
- アルコールは控えめであれば摂取してもよいこと
- 適切なカロリー摂取と理想体重の維持

■ 小児への看護介入
- 乳児の栄養について親に教育を行う：
  - 適切な授乳計画と成長に必要な体重増加：100～120 kcal/kg/日
  - 調整乳の適切な準備
  - 母乳と調整乳の適切な保管
  - 授乳中および授乳直後に頭部を適切に挙上すること
  - 経口摂取に際して適切に顎・頬部を支える方法
  - 年齢に応じた栄養必要量(小児科および栄養学に関する適切な書籍の紹介)
- ファストフードを食べる場合には，以下のように比較的健康的な選択をするよう指導する：
  - 摂取量を抑えるよう奨励する：ラージ，エクストラ，ダブル，トリプルはカロリーと脂質が高いことを小児／青少年に教育する。
  - 多くの子どもはレギュラーサイズで十分なので，親やきょうだいと分けるか，スモールサイズを注文する。
  - 全粒食品，果物，野菜，およびカルシウム強化食品を探す。
  - ファストフードの食事を予定するときは，健康的な選択ができる店を選ぶ。
- ファストフードを食べるときは，栄養価を高める方法を加える：
  - スキムミルクを飲む。
  - フライドポテトを避ける，あるいは分ける。
  - グリルした(網焼きにした)食物を選ぶ。
  - サラダや野菜を食べる。
- 家では比較的健康的なファストフードにする(例：3つの食品群を備えた冷凍食品)。
- 家では健康的なおやつにする。おやつには，新鮮な果物，野菜，チーズやクラッカー，低脂肪乳，カルシウム強化ジュース，フローズンヨーグルトなどを与える。

栄養摂取消費バランス異常：必要量以下

- よい食物悪い食物というように区別するのではなく，それぞれの食品の栄養価について説明する(*Hunter & Cason, 2006)。
- 栄養価の高い食物：
  - 果物と緑黄色野菜
  - 栄養強化食品
  - 低脂肪の肉，牛乳，乳製品，および卵
- 栄養価の低い食物：
  - 色の薄い，白っぽいもの
  - 多量の糖分が含まれているもの
  - 精製食品(全粒ではなく精白パン)
  - 同じような製品を比較して脂質の量が多いもの(無脂肪乳対アイスクリーム)
    - 同じカロリーであれば，1袋のプレッツェル(塩味のビスケットのようなもの)よりリンゴにする。リンゴには，繊維とビタミンCとカルシウムが含まれている。
    - オレンジジュースより1個のオレンジにする。オレンジのほうが繊維が含まれている。
- 食べなくてもよい食品を子どもに1つ選ばせる。
- 少量にする(例：大さじ1杯の食品を年齢の数だけ与える)。
- 食事と同じくらい栄養上重要なスナックを作る(例：ゆで卵，野菜スティック，ピーナッツバタークラッカー，フルーツジュース，チーズ，および新鮮な果物)。
- 食品の数を増やす。
- 健康的な食の観察に子どもを参加させる(例：子どもが健康によい食品を食べた場所の表を作る)。
- テレビを観る習慣をグループ活動に替える(例：フリスビー，自転車，散歩)。
- 早く用意ができて，栄養バランスのよい食事に替える(例：冷凍食品の活用)。
- 塩分や糖分や脂質の多いおやつ(ソーダ，飴，チップなど)を減らすことは，冠動脈疾患，肥満，糖尿病などのリスクを抑えるために重要であることを話し合う。健康的なおやつについて家族に助言をする(例：新鮮な果物，薄味のポップコーン，フローズンフルーツバー，新鮮な野菜)。
  - より多いカロリー (2,236 対 2,049 kcal/日)
  - より多い脂質(81 対 75 g/日)
  - より多い炭水化物(303 対 277 g/日)
  - より多く添加された糖分(122 対 94 g/日)
  - 糖分でより甘くなった飲み物(471 対 243 g/日)

- より少ない牛乳(236 対 302 g/日)
- より少ない繊維(13.2 対 14.3 g/日)
- より少ない果物とでんぷんの含まれない野菜(103 対 148 g/日)

■妊産褥婦への看護介入
- 授乳期は，母乳のため適切なカロリー摂取と水分摂取が重要であることを説明する。
- 妊娠期における身体的変化と栄養必要量について説明する。
- アルコール，カフェイン，人工甘味料が胎児に与える影響について話し合う。
- 11〜18歳，19〜24歳，25歳以上では，妊娠中の栄養必要量が異なることを説明する。
- 若年妊娠については，本人が成長期であるとともに妊娠期であることから，より多くの栄養量が必要であることを説明する(Pillitteri, 2014)。胎児が成長していることを強調する。

■高齢者への看護介入
■個人が以下のような状況にあるときは，栄養士への相談を検討する(Chima, 2004；Hammond, 2011)
- 意図しない顕著な体重減少がある。過去1〜2か月で4〜5 kg 以上
- より栄養価の高い食事についての学習を希望している。
- 入院5日以上前から経口摂取あるいはそのほかの方法での摂取ができない。
- 経腸栄養あるいは非経口栄養である。
- 80歳以上で，外科的療法のための入院である。
- 皮膚の損傷(褥瘡)のためにビタミン B_{12} の摂取(強化シリアルや強化食品)が必要である。

■以下に伴う栄養必要量について個人が理解しているかどうか確認する
- 年齢
- 病気
- 使用している薬物
- 活動

■食物の摂取を妨げる因子がないかアセスメントを行う(Mazur & Litch, 2015；Miller, 2015)
- 食思不振(薬物，悲嘆，抑うつ状態，あるいは病気に伴う)
- 空腹感に気づかなかったり，十分な量と種類の食物を選択できなかったりする精神機能障害
- 尿失禁をおそれた，自発的な水分摂取制限
- 体格が小さい，あるいは栄養不足の既往
- 新しい義歯，あるいは歯の状態が不良
- 料理をすることや1人で食べることが好きではない。
- いつも決まって1人で食べる。

栄養摂取消費バランス異常：必要量以下

- 1日に2回以上の飲酒
- 食物の準備あるいは入手に困難がないかアセスメントを行う
  - 食物を購入するための収入が不十分
  - 食物を買いに行くための移動手段がない。
  - 料理ができる設備が不十分
  - 身体運動障害あるいは手先の器用さの低減(麻痺, 振戦, 虚弱, 関節痛, 変形など)
  - 安全性(火災, 腐敗した食物)
- 食料が不足していないかアセスメントを行う
- 甘味や塩味の味覚の感受性の減退について説明する。苦味と酸味は異なる(Lutz et al., 2015)。塩分の摂り過ぎに注意する
- 必要であれば, 訪問看護師に家庭環境のアセスメントを依頼する(例:安全性, 炊事設備, 食物の入手, 衛生状態)
- 必要に応じて, 地域の専門機関につなげる(例:栄養プログラム, コミュニティセンター, 食品の宅配サービス)

歯生障害

Impaired Dentition

NANDA-I 定義 NANDA-I Definition

　歯の発達や萌出パターン，あるいは個々の歯の構造的完全性が破綻している
状態

診断指標 Defining Characteristics*

- 過剰な歯垢
- 顔面非対称
- 口臭
- 歯根の齲歯（虫歯）
- 歯痛
- エナメル質の変色
- 過剰な歯石
- 歯がグラグラしている
- 不正咬合
- 歯の配列不良
- 歯の萌出が年齢に不相応（乳歯または永久歯）
- 乳歯の早期喪失
- 歯の破折
- エナメル質の侵蝕

非効果的乳児哺乳パターン

Ineffective Infant Feeding Pattern

NANDA-Ⅰ定義 NANDA-Ⅰ Definition

乳児の吸啜能力または吸啜／嚥下反射の調整能力の障害で，代謝ニーズに対して経口栄養摂取が不十分な状態

診断指標 Defining Characteristics

- 効果的な吸啜を開始または維持できない*。
- 吸啜と嚥下と呼吸を連動できない*。
- 哺乳後の逆流もしくは嘔吐

関連因子 Related Factors

■ 病態生理因子

- カロリー必要量の増加に関連し，以下に続発するもの：
  - 不安定な体温
  - 努力呼吸の増加を伴う頻呼吸
  - 感染
  - メビウス症候群
  - 成長ニーズ
  - 創傷治癒
  - 主要な器官系疾患もしくは障害
  - 口唇裂／口蓋裂
- 筋力低下や筋緊張低下に関連し，以下に続発するもの：
  - 栄養不良
  - 先天性欠損
  - 未熟性*
  - 主要な器官系疾患もしくは障害
  - 高ビリルビン血症
  - 急性／慢性疾患
  - 神経系の障害／発達遅延*
  - 嗜眠

172

■ 治療関連因子

● 代謝亢進状態およびカロリー必要量に関連し，以下に続発するもの：

- 手術
- 敗血症
- 痛みを伴う処置
- 発熱
- 寒冷ストレス

● 筋力低下および嗜眠に関連し，以下に続発するもの：

- 薬物治療
- 筋弛緩薬（抗痙攣薬，過去の麻痺薬の使用，鎮静薬，麻酔薬）
- 睡眠剝奪

● 口腔過敏*に関連するもの

● 以前の長期的な絶飲食状態に関連するもの

■ 状況因子(個人・環境)

● 一貫しない養育者に関連するもの

● 特別な哺乳ニーズもしくは処方に対する養育者の協力や知識不足に関連するもの

● 有害な顔面刺激の存在もしくは口腔刺激の欠如に関連するもの

● 不十分な母乳生成に関連するもの

CARPENITO MEMO

〈非効果的乳児哺乳パターン〉は吸啜や嚥下に困難のある乳児を表している。乳児は成長発達に必要な栄養を十分経口摂取できない。そして，カロリー必要量が増えるにつれ，感染，疾病，ストレスを伴うと十分摂取できない状況が増悪する。看護介入では，体重増加に必要な栄養を十分に摂取するための技術を乳児と養育者が習得できるよう支援する。さらに，目標は経口のみで必要な栄養摂取ができるようになることである。

吸啜や嚥下に困難があるがいまのところは体重減少が認められていない乳児には，体重減少を予防するための看護介入が必要である。〈非効果的乳児哺乳パターン〉はこのような状況において臨床の場で有用である。

NOC 看護成果

〈協調運動〉〈栄養状態〉〈嚥下の状態〉

目標 Goals

❶乳児

● 月齢と必要所要量に基づいて立てられた個々の計画に合った速さで，月齢および体重増加に見合った適切なカロリー（炭水化物，蛋白質，脂質）を摂取する。乳児は，成長に100～120 kcal/kg/日のカロリー摂取を必要とする。

非効果的乳児哺乳パターン 173

- すべての栄養を経口摂取する。

❷親

- 乳児への授乳のためのスキルが高まっていることを示す。
- 効果的な授乳にする方法を特定する。

NIC 看護介入

〈非栄養的吸啜〉〈嚥下療法〉〈誤嚥対策〉〈ボトル哺乳〉〈親教育：乳児〉

看護介入 Interventions

- 授乳量, 授乳時間, 授乳労作, 呼吸数, 呼吸労作, 疲労の徴候をアセスメントする。
- 過去のカロリー摂取量, 体重増加, 摂取と排泄の傾向, 腎機能, 水分貯留をアセスメントする。
- 生理学的哺乳能力を同定する(Pillitteri, 2014)。
  - 乳児は吸啜と嚥下の際に呼吸を止めることができるか？
  - 乳児は授乳中に息切れやむせることはないか？
  - 吸啜／嚥下の際に乳児の酸素レベル, 心拍数, 呼吸数に変化はないか？
  - 乳児に休息時間は必要か？ どれくらいの時間必要か？ 吸啜／嚥下を再開するにあたり問題はないか？
- 乳児の乳首での哺乳スキルをアセスメントする(Pillitteri, 2014)。
  - 乳児は哺乳瓶を積極的に吸えるか？
  - 乳児は吸啜と連動しながら嚥下を開始しているか？
  - 乳児は吸啜, 嚥下, 呼吸を連動しているか？
  - 授乳を無理のない時間で終えているか？
- 栄養士とともにカロリー, 摂取量, そして体重増加の目標値を設定する。
- 必要な場合, 作業療法士(OT)や言語聴覚士(ST)とともに口腔運動のスキルと計画された介入を明確にする。
- 乳児またはほかの小児に用いる効果的な技術, 気質, 環境刺激への応答に関して親と一緒に取り組む。

- ■ **効果的な哺乳を促すための特定の介入を提供する**(Hockenberry & Wilson, 2015)
  - 静かで穏やかな薄暗い環境を確保する。
  - 授乳前には痛みを伴う処置を実施しない。
  - 睡眠の時間を妨げない。
  - 有害刺激に反応しないで非栄養物の吸啜をすることを奨励する。
  - 一定の時間に栄養物の吸啜をさせる。
  - 有害な環境刺激や顔面と口腔への有害な刺激を抑制する。

- 以下の行為は授乳を妨げるので避ける：
  - 乳頭部をねじったり回したりすること
  - 乳児の口腔内で乳頭部を上下左右に動かしたり回したりすること
  - 乳児の口に乳頭部を入れたり出したりする。
  - 下顎を押すことや上下に動かすこと
  - 乳児を頭部後屈位の体勢にすること
  - 養育者の不安や性急な態度

- **計画の全段階において親とのパートナーシップを確立する**
  - 親がその場にいる際には，彼らが授乳関連の介入を提供するための主要な役割を担えるように支援する環境を作る。一方の親しかその場にいない場合には，看護職はその親たちの授乳方法を可能な限り用いる。さらに，両親とも不在の際には，看護職は乳児に対する彼らの方法を真似て親の役割を支援し，あとから親たちに乳児の反応を伝えることができる。
  - 親と話し合い退院計画を明確にし，全体的な授乳計画に組み入れる。特別なニーズに関してその段階での情報を提供し，必要なときに資源(器具，看護ケア，ほかの養育者)の確保ができるよう援助する。

非効果的乳児哺乳パターン　175

嚥下障害

Impaired Swallowing

NANDA-Ⅰ定義 NANDA-Ⅰ Definition

嚥下メカニズムの機能の異常で，口腔・咽頭・食道の構造や機能の欠損を伴う状態

診断指標 Defining Characteristics（Fass, 2014）

❶口腔機能障害
- よだれ
- 食物が口からこぼれる。
- 構音障害
- 段階的な嚥下
- 流涎症（唾液過剰分泌）

❷咽頭機能障害
- 飲食のときの咳き込みや吃逆
- 発声障害（とぎれとぎれの声）

❸食道機能障害
- 嚥下開始から数秒間嚥下が困難
- 上位胸骨頸切痕あるいは胸骨裏側に食物がつかえる感じがする。

関連因子 Related Factors

■病態生理因子
- 咽頭反射の減弱／消失，咀嚼困難，感覚の低減に関連し，以下に続発するもの：
  - 脳性麻痺[*]
  - 筋ジストロフィー
  - 小児麻痺
  - パーキンソン病
  - ギラン–バレー症候群
  - 重症筋無力症
  - 筋萎縮性側索硬化症（ALS）
  - 脳血管発作（CVA）
  - 脳に影響を与える腫瘍性疾患
  - 右脳あるいは左脳の損傷

- 声帯神経麻痺
- 脳神経障害(第Ⅴ，Ⅶ，Ⅸ，Ⅹ，Ⅺ神経)
- 食道の狭窄に関連し，以下に続発するもの：
  - 血管輪の異常
  - 食道動脈の大動脈瘤
- 気管，食道の腫瘍あるいは浮腫に関連するもの
- 口腔，咽頭がひりひりすることに関連するもの
- 唾液の減少に関連するもの

■ 治療関連因子
- 口腔，咽頭，顎，鼻の外科的再建術に関連するもの
- 麻酔による意識の低下に関連するもの
- 気管切開チューブによる機械的狭窄に関連するもの
- 放射線療法に伴う食道炎に関連するもの

■ 状況因子(個人・環境)
- 消耗性疲労に関連するもの
- 意識の低下あるいは意識の拡散(転導性)に関連するもの

■ 発達因子
❶幼児／小児
- 感覚の低減と咀嚼困難に関連するもの
- 吸啜／嚥下／呼吸の減弱に関連するもの

❷高齢者
- 唾液や味覚の低減に関連するもの

CARPENITO MEMO

〈栄養摂取消費バランス異常：必要量以下〉の項を参照(▶ p.165)

NOC 看護成果

〈誤嚥コントロール〉〈嚥下状態〉

目標 Goals

個人は，嚥下の状態が改善したことを述べる。以下の指標によって証明される：

- わかったときには原因を述べる。
- 治療の理由と方法を述べる。

> **NIC** 看護介入
> 〈誤嚥対策〉〈嚥下療法〉〈サーベイランス〉〈紹介〉〈ポジショニング（体位づけ）〉

看護介入 Interventions

　個人と家族が嚥下障害の管理方法（例：経口栄養，静脈栄養，経鼻栄養，胃瘻）のそれぞれの利点とリスクについて必ず話し合えるようにする。話し合いの内容と意思決定を記録しておく。

■ 原因あるいは誘因をアセスメントする

- 「関連因子」を参照
- ベッドサイドでの嚥下状態のアセスメントと望ましいケア計画について言語聴覚士に相談する。
- 個人に嚥下障害があることをスタッフ全員に知らせ，注意を喚起する。
- 食べたり飲んだりするときの適切な体位について嚥下スペシャリスト*に相談する（Sura, Madhaven, Carnaby, & Crary, 2012）。
- 頭部の位置
  - 頭を上げて，顎を伸ばし，食物は小さな丸い塊にする。
  - 嚥下機能が減弱しているほうに頭を向ける。
- 嚥下困難がある場合は，食べ物の硬さや飲み物の粘稠度を変える。硬さや粘稠度を変えた場合は，栄養面から栄養士によるアセスメントを行う（Sura, 2012；Wright, 2005）。

■ 以下の状態にある個人の原因および誘因を減らす

❶ 口腔の機械的欠損

- 口腔の前方から後方に食物の塊を移動することを援助する。飲み込みができるように口腔の後方に食物を置く。
  - ゼラチン，カスタード，マッシュポテトなど，軟らかく，しっとりした食物は舌が咽頭に動かしやすい。
- 唾液分泌の減少を予防する／抑える。
  - 頻回にマウスケアを行う。
- 水分摂取量をコップ8杯に増やす（禁忌でなければ）。
- ドライマウス／唾液分泌の減少の副作用のある薬物が投与されていないかを確認する。

❷ 筋麻痺あるいは不全麻痺

- 個人が十分に休めたときに食事にする。食事中は吸引の機械を手元に準備しておく。個人が疲れたときは食事を中断する。

---

* 　訳注：わが国においては，摂食・嚥下障害看護認定看護師が専門的な役割を果たしている。

- 必要な場合は，修正版息こらえ嚥下法を活用する(*Emic-Herring & Wood, 1990)。
- 嚥下が困難だった食物の硬さを記録する。次のような，飲み込みやすい硬さを選択する。
  - 粘性の高い食物〔例：すりつぶしたバナナやポテト，ゼラチン，グレイビー（肉汁で作ったソース）〕
  - 濃度の高い液体〔例：ミルクセーキ，スラッシュ（氷を細かく砕いて入れた飲み物），ネクター（果肉が入ったドロッとした果汁飲料），クリームスープ〕
- 食塊が片側に偏る場合は，食物を舌で移動する方法，あるいは外側から指で押して頬部にたまった食物を移動させる方法を指導する(Emick-Herring, 1990)。

■ 誤嚥の危険性を抑える

- 食事を開始する前に，個人の意識が清明で，反応が明らかにあり，口腔をコントロールできるか，咳嗽反射があるか，唾液分泌が十分にあるかを確認する。
- 吸引の機械を準備し，適切に使用する。
- 個人にとって適切な体位を保持する。
  - 可能であれば，椅子に座る(60〜90°の坐位)か，ベッドの脇に(脚をブラブラさせた状態で)座る(必要に応じて枕で支える)。
  - 食事の10〜15分前に上記の体位とし，食後に10〜15分間，その姿勢を保持することが望ましい。
  - 食道入口部の開大を保持するように頸部を前屈させる(頸部前屈位)*。

---

*　訳注：誤嚥を防ぐための姿勢に関しては，以下の文献などを参照する。
参考文献：才藤栄一，植田耕一郎監(2016)．摂食嚥下リハビリテーション　第3版．pp.222-224，医歯薬出版．
「摂食・嚥下の基礎知識　江戸川区障害者施設　摂食・嚥下委員会作成(平成25年4月)」東京都福祉保健局のウェブサイト．

非効果的抵抗力

Ineffective Protection

NANDA-Ⅰ定義 NANDA-Ⅰ Definition

病気や損傷のような内的あるいは外的脅威から自分を守る能力が低下した状態

診断指標 Defining Characteristics*

- 免疫不全
- 障害された治癒力
- 血液凝固の変化
- 不適応なストレス反応
- 感覚神経障害
- 褥瘡
- 悪寒
- 不眠
- 発汗の変化

- 消耗性疲労
- 呼吸困難
- 食欲不振
- 咳嗽
- 脱力感
- 瘙痒感
- 不動状態
- 落ち着きがない(ソワソワ)
- 見当識障害

CARPENITO MEMO

〈非効果的抵抗力〉は広範な診断で，免疫抑制，骨髄抑制，血液凝固因子異常またはこれらすべてのために微生物や出血またはその両者に対して防御する能力が低下した個人を表している。この診断の使用には結果的に複数の潜在的な問題を伴う。

看護職は免疫系不全，後天性免疫不全症候群(AIDS)，播種性血管内凝固(DIC)，糖尿病，またはそのほかの障害の代わりに〈非効果的抵抗力〉を使用しないよう注意が求められる。むしろたとえば，〈消耗性疲労〉〈感染リスク状態〉および〈社会的孤立〉などの抵抗力の変化によって失う，もしくは失う可能性がある個人の機能的能力を述べる診断に看護職は焦点を当てるべきである。看護職は抵抗力の低下に伴う生理的合併症に焦点を当てるべきである。それらは，看護介入と医学的介入が必要となる。たとえば，「RC：鎌状赤血球発作」と「RC：日和見感染」などの適切な共同問題を特定する。

NANDA-Ⅰは，〈褥瘡〉と〈褥瘡リスク状態〉の2つの新規の看護診断を承認した。これらの新規の診断により適切な臨床用語と矛盾が生じてきたため，〈皮膚統合性障害〉と〈皮膚統合性障害リスク状態〉の診断は不要になったともいえる。

角膜損傷リスク状態

Risk for Corneal Injury

NANDA-Ⅰ定義 NANDA-Ⅰ Definition

角膜組織の表層あるいは深層に影響する，感染または炎症性損傷が起きやすく，健康を損なうおそれのある状態

危険因子 Risk Factors[*]

- まばたきが1分間に5回未満
- 眼球の露出
- グラスゴー・コーマ・スケール(GCS)スコア7点未満
- 挿管
- 機械的人工換気
- 眼窩周囲浮腫
- 薬剤
- 入院の長期化
- 気管切開
- 酸素療法

NOC 看護成果
〈知識：病気の治療〉〈感染コントロール〉〈症状の自己コントロール〉〈体液の状態〉

目標 Goals

個人は，ドライアイの合併症の徴候や症状が最小限になる，あるいは全く示さない。以下の指標によって証明される：

- ピンク色の結膜
- 排液または排膿の増加がみられない。
- 透明な角膜

NIC 看護介入
〈眼部ケア〉〈感染防御〉〈与薬：点眼〉〈安楽のレベル〉〈補水〉〈不安軽減（家族）〉

看護介入 Interventions

- ■ 危険性の高い個人を特定する
  - ● 意識がない。
  - ● 48 時間を超える鎮静状態
  - ● 麻痺
  - ● 人工呼吸器の使用
- ■ 角膜炎を観察する
  - ● 赤く潤んだ眼
  - ● 眼内痛（報告があれば）
  - ● 角膜部分が白や灰色に濁る（後期の症状）。
- ■ 眼の外観に変化がみられたり，眼に痛みを感じたり，眼のかすみがある場合には（できれば）ただちに報告する
- ■ 処方されたアイケアを提供する
  - ● 点眼薬，潤滑剤，抗菌薬
  - ● 眼帯，ガーゼ，保護眼鏡，ポリエチレンのカバー
- ■ アイケアのプロトコールが処方されていない場合，ただちに医師／上級看護師に相談する
- ■ 感染を予防する
  - ● アイケアを行う際には手袋を着用する。
  - ● 個人の眼のあたりを触わったり拭き取ったりしないよう家族を指導する。
  - ● 下眼瞼を優しく引っぱって，点眼薬を滴下したり眼瞼のポケットに軟膏をひと塗りする。
  - ● アイケア用品の清潔を保つ。スポイドまたはチューブの先端を眼瞼に決して触れさせない。もし触れてしまった場合は，薬剤を廃棄する。
  - ● 新人看護師または看護学生に実演してみせる。
- ■ 水分補給状態を頻繁にアセスメントする
- ■ 個人に会う前に，家族／重要他者にアイケア治療の理由を説明する〔例：保護するものの使用，ポリエチレンのカバー（プラスチックラップ）〕
- ■ 必要に応じて，健康教育を開始する
  - ● ドライアイ，感染，眼の痛みの徴候や症状があれば，主治医または眼科専門医を受診するよう助言する。

ドライアイリスク状態

Risk for Dry Eye

I

2

栄養-代謝パターン

NANDA-Ⅰ定義 NANDA-Ⅰ Definition

眼を潤す涙の量が減る，あるいは涙の質が低下することで，眼の不快感または角膜や結膜に損傷が起こりやすく，健康を損なうおそれのある状態

危険因子 Risk Factors

- ■ 病態生理因子
  - 自己免疫疾患(関節リウマチ，糖尿病，甲状腺疾患，痛風，骨粗鬆症など)*
  - アレルギー歴*
  - 感覚反射喪失や運動反射喪失を伴う神経障害(兎眼，意識低下やそのほかの病状が原因となって起こる自発性瞬目反射の欠如)*
  - 眼表面の損傷*
  - ビタミンA欠乏症*
- ■ 治療関連因子
  - 医薬品(例：アンジオテンシン変換酵素阻害薬(ACE阻害薬)，抗ヒスタミン薬，利尿薬，ステロイド性抗炎症薬，抗うつ薬，精神安定薬，鎮痛薬，鎮静薬，神経筋遮断薬)*
  - 外科手術*
  - 機械的人工換気*
- ■ 個人的因子(状況・環境)
  - コンタクトレンズ*
  - 環境因子(エアコン，過度の風，太陽光曝露，大気汚染，低湿度)*，高温，乾燥，風の強い地帯
  - 生活場所*
  - 女性*
  - ライフスタイル(例：喫煙，カフェイン摂取，長時間の読書)*
- ■ 発達因子
  - 加齢
  - 閉経後

183

CARPENITO MEMO

〈ドライアイリスク状態〉は，ほとんどの個人が急性に，あるいは慢性に来す共通の問題を表している。この問題に悩まされる個人もいれば，慢性的な著しい不快感となっている個人もいる。また，数は少ないが，ドライアイが角膜剥離を引き起こすほど重大な危険因子になる個人もいる。したがって，この診断はドライアイの予防または軽減のために使用される。

慢性的なドライアイの個人や，眼本来の潤滑システムが損なわれるほど衰弱している（例：昏睡状態の）個人の場合には，〈角膜損傷リスク状態〉の看護診断のほうが臨床的に有用であろう。NANDA-Ⅰは2014年に〈角膜損傷リスク状態〉を採択した。

NOC 看護成果
〈環境〉〈健康増進行動〉〈症状の自己コントロール〉

目標 Goals

個人は，ドライアイの症状が減ってきていると報告する。以下の指標によって証明される：

- ドライアイの原因を述べる。
- ドライアイを予防する方法を特定する。

NIC 看護介入
〈安楽のレベル〉〈体液の状態〉〈環境管理〉〈栄養カウンセリング〉

看護介入 Interventions

- ■ ドライアイを誘発する因子を説明する
  - 「危険因子」を参照
- ■ 必要に応じて，市販薬（OTC薬）の人工涙液や眼の潤滑剤を使用することを指導する
  - 眼球の動きが増える読書やそれ以外の活動を行う前に使用すること
  - 1日5回以上使う場合，保存料無添加の点眼薬を使用すること
  - 「充血を緩和する」点眼薬は，眼に潤いを与える効果はないため，使用を避けること
- ■ 特に冬場や乾燥した場所では環境湿度を上げる
  - 温度の高い部屋や強風を避ける。
- ■ ラップアラウンド・サングラスや，スポンジなどのついた密着型のサングラスをかける。水泳の際にはゴーグルを着用する
  - ❶ 眼の刺激となるものを避ける
  - ヘアスプレー

- タバコの煙
- 眼に空気が吹きかかるもの(例：ヘアドライヤー，扇風機など)

❷コンタクトレンズを使用している場合

- 点眼薬を使用する場合，レンズをはずしてから点眼し，点眼後最低15分間を経過してからレンズを再装着すべきであることに留意する。
- 眼の乾燥が軽度であれば，コンタクトレンズ用の湿潤液でも効果的である。
- コンタクトレンズが必要であれば，装着時間を1日数時間に限定する。

❸栄養状態と水分補給がドライアイに及ぼす影響について助言する

- 脱水を避ける。尿が淡い色調であるかどうかで水分補給状態を観察することを助言する。
- コーヒーや紅茶は利尿作用があることと，禁忌でない限り，水分摂取量を増やす必要があることを助言する。
- ω3(オメガ3)脂肪酸の栄養摂取とドライアイとの関係について話し合う〔例：冷水魚，イワシ，マグロ，サケ，タラ，ニシン，亜麻仁油，大豆油，菜種油，魚油サプリメント，ビタミンA(例：ニンジン，ブロッコリー，サプリメント)〕。

❹長時間，何かを読んだりコンピュータを使用したりする場合(Mayo Clinic, 2010)：

- 眼を休める。数分間，眼を閉じる。
- 数秒間，まばたきを繰り返す。

❺ドライアイの徴候と症状が長引いている場合は，主治医または眼科専門医を受診するよう助言する。

ドライアイリスク状態　　185

口腔粘膜障害

Impaired Oral Mucous Membrane

NANDA-Ⅰ定義 NANDA-Ⅰ Definition

口唇，軟部組織，口腔前庭，中咽頭の損傷がある状態

診断指標 Defining Characteristics

- 口腔粘膜の破綻
- 色調の変化：紅斑，蒼白，白斑，病変，潰瘍
- 湿潤環境の変化：唾液の増加もしくは減少
- 清潔度の変化：歯垢，悪臭，歯の変色
- 粘膜統合性の変化：嚥下困難，味覚の減退，ウィーニング困難
- 知覚の変化：嚥下困難，味覚の減退，義歯装着困難，灼熱感，疼痛，声の質の変化

関連因子 Related Factors

■ 病態生理因子
- 炎症／乾燥に関連し，以下に続発するもの：
  - アレルギー
  - 自己免疫疾患
  - 常染色体障害
  - 行為障害（例：注意力欠如，反抗挑戦性障害）
  - 免疫不全
  - 免疫抑制
  - 感染
  - 症候群（例：シェーグレン症候群）
  - 外傷
- 炎症に関連し，口腔がんに続発するもの
- 歯周病に関連するもの

■ 治療関連因子
- 乾燥の影響に関連するもの：
  - 24時間以上の絶飲食（NPO）
  - 頭部や頸部への放射線照射
  - ステロイド性抗炎症薬もしくは免疫抑制薬や，オピオイド，抗うつ薬，フェノチアジン系薬，降圧薬，抗ヒスタミン薬，利尿薬，鎮静薬を含む

そのほかの薬物の長期的な使用
- 抗がん薬
- 酸素療法
- 口呼吸
- 輸血と骨髄幹細胞移植
- 機械的な刺激に関連し，以下に続発するもの：
  - 気管内チューブ
  - NG チューブ（胃管・マーゲンチューブ）

■ 状況因子(個人・環境)
- 化学刺激物*に関連し，以下に続発するもの：
  - 酸性食品
  - 薬物
  - 有害物質
  - アルコール
  - タバコ
  - 糖分の過剰摂取
- 機械的な二次的外傷に関連し，以下に続発するもの：
  - 欠けた，もしくはぼろぼろの歯
  - サイズの合わない義歯
  - 歯列矯正
- 栄養不良*に関連するもの
- 不適切な口腔衛生に関連するもの
- 口腔衛生の知識不足に関連するもの

CARPENITO MEMO

〈組織統合性障害〉の項を参照のこと（▶ p.212）。

口腔の健康は日常生活の多くの活動(食事，水分補給，および呼吸)および他者との関係(外見，自意識，コミュニケーション)に直接的に影響を及ぼす。多くの口腔内疾患は，静かに始まり非常に困難な状況が起こるまでは疼痛を伴わない。残念ながら，口腔ケアは医療機関において優先順位が高くないことが多い。手順や用具の援助が必要な個人を除いて自らの口腔衛生を実施できる個人でさえも奨励されていない状況である。

NOC 看護成果

〈組織の統合性〉

目標 Goals

個人は，口腔粘膜の炎症が消失する，もしくは炎症の改善に伴う治癒徴候がみられる。以下の指標によって証明される：
- 口腔損傷が生じる因子を述べる。
- 最良の口腔衛生についての知識を説明する。

口腔粘膜障害　187

> **NIC** 看護介入
>
> 〈口腔衛生修復〉〈化学療法管理〉〈口腔衛生維持〉〈口腔衛生促進〉

看護介入 Interventions

■ **原因または誘因をアセスメントする**

- 口腔粘膜炎の予防と治療の第一歩として妥当で信頼できる道具でアセスメントする(Eilers, Harris, Henry, & Johnson, 2014)。
- 口腔衛生を行う能力を評価する。自身にできるだけ口腔ケアを実施させるようにする。リスクが高い個人に関しては病変がないか視診する(例:白斑,破折した(欠けた)歯,感染の徴候)。
- 口内痛,白斑,破折した歯,とがった歯,嚥下困難の問題などに関する訴えはすべて報告するようスタッフ/学生に助言する。

■ **口腔粘膜炎を発症するリスクのある個人に,予防的な口腔衛生について指導する**

- 以下を指示する。
    - 毎食後および就寝前に,歯磨き,フロス(糸ようじ),含嗽,加湿を含む方法を実施する。
    - 自歯がある個人に関しては上記に示した手順に従って歯磨きをする。小さじ1の重炭酸ナトリウムを8オンス(約230 mL)の水に溶かした溶液,水,または通常の食塩水(ナトリウム制限の指示のある個人の場合は禁忌であろう)を使用する。
- アルコールを含む含嗽薬,レモン/グリセリン綿棒の使用を避ける。過酸化水素水を長期に使用しない。
- 2時間ごとおよび必要時に口唇に潤滑薬(例:ラノリン,AD軟膏)を塗布する。
- 口腔内に病変や炎症がないかを日常的に調べ,異常があれば報告する。
- スパイスの効いた食物や塩分の高い食物,熱い食物,ざらざらしたきめの粗い食品,酸性食品を避ける。
- 以下の症状が出現した場合は報告する:38.0℃を超える熱発,口腔内の新たな病変やびらん,歯茎からの出血,嚥下困難,飲水不能,口内痛
- 口腔内を清潔にして適度な湿潤状態に保つ。
- 口腔ケアプロトコールを開始することにより人工呼吸器関連肺炎(VAP)(Feider, Mitchell, & Bridges, 2010)および人工呼吸器に関連のない院内感染性肺炎(Quinn et al., 2014)の両方を減らす。

■ **口腔粘膜炎のリスクのある免疫抑制状態の個人に,抗真菌薬や抗菌薬の予防的投与が必要になる可能性について医師と相談する**(NCCN, 2008)

- 感染症の診断や治療を開始する2〜3週間前に歯科を受診し,治癒のため

に適切な期間を確保するよう指導する。

- 日々のフッ素治療と口腔衛生の治療について歯科医に相談する。
- 治療中は必要に応じて，また治療後は 2 か月間は歯科医の診察を受けるよう個人に指導する。
- 口腔内に何らかの病変が疑われる場合，医療提供者に細菌を特定するために培養を依頼する。
- 抗菌薬，抗真菌薬または抗ウイルス薬を処方どおり投与する。
- 体温を 4 時間ごとに測定し，異常値を医療提供者に報告する。
- 口内感染が疑われている，もしくは診断されていたら，治療後に歯ブラシを交換する。

■ 挿管している／または人工呼吸器を装着している個人の口腔衛生を実施する

- 医学的に禁忌でない限りベッドの頭部を 30°より高く挙上させる。
- スポンジブラシではない通常のブラシを用いて，1 日 2 回以上，歯，舌，歯茎をブラッシングする。
- 2〜4 時間ごとに口腔内を拭き取る。必要に応じて生理食塩水または含嗽液を用いる。
- バルブシリンジを用いて口腔内をすすぐ。液を吸引して排出するか，または吸引歯ブラシを用いる。
- プロトコールまたは指示に従い，グルコン酸クロルヘキシジン含嗽液またはジェルを用いる。
- 口唇に潤滑薬を塗布する。
- 吸引により過剰な口腔分泌物を除去する。
- 最も効果的な口腔ケア溶液を判断するにはさらに調べる必要がある。

■ 口腔粘膜炎の治癒を促進し，悪化させないようにする

- 舌圧子とライトを用いて 1 日 3 回口腔内を視診する。重度の粘膜炎の場合は 4 時間ごとに視診する。
- 口腔衛生は，覚醒中は 1〜2 時間ごと，夜間は 4 時間ごとに必ず行う。
- マウスウォッシュとして生理食塩水を使用する。
- フロス(糸ようじ)の使用は，24 時間に 1 回だけにする。
- 出血が過剰ならフロスを使うのはやめる。

■ 唾液分泌の減少またはそのリスクをアセスメントする

- 脱水と貧血
- 頭部や頸部への放射線照射
- ビタミン欠乏
- 唾液腺の除去
- アレルギー
- 薬物の副作用(抗ヒスタミン薬，抗コリン薬，フェノチアジン系薬，麻酔

口腔粘膜障害 189

薬，化学療法，緩下薬，ほかの抗がん薬)

■ **口腔の痛みを緩和し十分な食物と水分摂取量を維持する**
- 個人の咀嚼機能と嚥下機能をアセスメントする。必要であれば包括的な評価のために言語聴覚士を紹介する。
- 医師の指示に従い，軽い鎮痛薬を 3〜4 時間ごとに投与する。
- 以下について個人に指導する：
  - 市販のマウスウォッシュ，柑橘類のジュース，スパイスの効いた食物，極端に熱いまたは極端に冷たい食物，硬いまたはきめの粗い食物，アルコールおよびアルコール含有のマウスウォッシュを避ける。
  - 刺激の少ない冷たい食物を食べる(例：シャーベット)。
  - 2 時間ごとおよび必要に応じて冷たい飲み物を飲む。
- 特殊な介入については栄養士に相談する。
- 口腔内の疼痛を緩和する薬液については，医師に相談する。
  - リドカイン(キシロカインビスカス)2% を経口的に投与：2 時間ごとおよび食前に口腔内に噴霧し吐き出す(咽頭痛がある場合は薬液を飲み込んでもよい。飲み込んだ場合はリドカインで局所麻酔したことになるので，場合によっては嘔吐反射に影響を与えることもある)。リドカインの使用は 1 日 25 mL を超えないようにする(NCCN, 2008)。
  - ジェルクレア(Gelclair)は濃厚なジェルで，保護的バリアをもたらすが，持続時間が限られているので頻回な塗布が必要である。予防薬としては推奨できない。
  - 局所用モルヒネは，疼痛のレベルを低下させるが持続時間が短い。モルヒネがアルコールベースの調合法の場合は灼熱感が起こることもある。
- 禁忌でなければ食塩水か重曹入りの水で口腔内をすすぐ。
- スポンジブラシではなく普通の歯ブラシを用いる。

■ **健康教育を開始し，必要に応じて専門機関を紹介する**
- 口内炎を発症させ悪化させる因子について説明する。
- 在宅ケアにおける方法について個人／家族に実演しながら説明する。

■ **小児への看護介入**

■ **親に以下を説明する**
- 水道水に一定の濃度(0.7 ppm)以上のフッ化物添加がされていない場合は，子どもの歯にフッ素塗布を行う。
- 妊娠中はテトラサイクリン系抗菌薬の内服を避ける。また，8 歳未満の子どもにも内服をさせてはいけない。
- 幼児の就寝時にジュースや牛乳をベッドに持って行かせないようにする。
- 子どもの歯の萌出期には咀嚼に安全な対象物を与える。
- 歯ブラシは頻繁に取り換える(3 か月ごと)。
- 2 歳以降は 6 か月ごとに定期的に歯科健診を受けるようにスケジュールを

組む。

- 鏡の前で未就学児童の歯ブラシとフロスでの歯磨きを援助する。
- 歯磨きの際に子どもに話しかける。
- 子どもに前歯を磨くため「鳥のようにさえずり」、後方歯を磨くため「ライオンのようにほえる」と声をかけ口を開けるよう求める(Perry et al., 2014)。
- 歯磨きとフロス(糸ようじ)での歯間の清掃を就寝前の習慣に組み込む。

[根拠]:口腔内にみられるプラーク(歯垢)、微生物叢は、齲歯または歯周疾患の主な原因である。毎日歯ブラシやフロスを用いて歯磨きや歯間の清掃をすることでプラーク(歯垢)を除去するのは齲歯や疾患の予防に役立つ。

■妊産褥婦への介入

- 口腔衛生を十分に行い、歯科健診を受けることの大切さを強調する。
- 妊娠している旨を歯科医に必ず伝えるように話す。
- 歯肉の肥大と圧痛は妊娠中には普通に起こることであると説明する。

口腔粘膜障害　　191

口腔粘膜障害リスク状態

Risk for Impaired Oral Mucous Membrane

NANDA-Ⅰ定義 NANDA-Ⅰ Definition

　口唇，軟部組織，口腔前庭，中咽頭の損傷が起きやすく，健康を損なうおそれのある状態

危険因子 Risk Factors

■病態生理因子
- 炎症／乾燥に関連し，以下に続発するもの：
  - アレルギー
  - 免疫抑制
  - 自己免疫疾患
  - 感染
  - 常染色体疾患
  - 症候群(例：シェーグレン症候群)
  - 行為障害(例：注意欠損，反抗挑戦性障害)
  - 外傷
  - 免疫不全

■治療関連因子
- 乾燥の影響に関連するもの：
  - 24時間以上の絶飲食
  - 頭部や頸部への放射線治療*
  - ステロイド性抗炎症薬もしくは免疫抑制薬や，オピオイド，抗うつ薬，フェノチアジン系薬，降圧薬，抗ヒスタミン薬，利尿薬，鎮静薬を含むそのほかの薬物の長期的な使用
  - 抗がん薬
  - 酸素療法
  - 口呼吸
  - 輸血と骨髄幹細胞移植
- 機械的な刺激に関連し，以下に続発するもの：
  - 気管内チューブ
  - NGチューブ(胃管・マーゲンチューブ)

■状況因子(個人・環境)
- 化学刺激物*に関連し，以下に続発するもの：

- 酸性食品
- 薬物
- 有害物質
- アルコール*
- タバコ*
- 糖分の過剰摂取
- 機械的な二次的外傷に関連し，以下に続発するもの*：
  - 欠けた，もしくはぼろぼろの歯
  - サイズの合わない義歯
  - 矯正
- 栄養不良*に関連するもの
- 不適切な口腔衛生に関連するもの
- 口腔衛生についての知識不足*に関連するもの
- 歯科治療を妨げるもの*に関連し，続発するもの（例：経済的困窮*，認知機能の変化*）
- 口腔セルフケアを妨げるものに関連するもの（例：ストレス要因*）

■ 発達因子
- 女性のホルモン濃度低下*
- 子ども／青年期
- 低いモチベーション（やる気の低さ）
- 口腔ケア器具の欠如（例：歯ブラシ，歯磨き粉，フロス）
- 知識不足

CARPENITO MEMO

〈口腔粘膜障害リスク状態〉は NANDA-Ⅰ看護診断に新規に承認されたものである。この診断のアセスメントと介入は，すべての医療機関において標準的なものである。しかしながら，〈口腔粘膜障害〉の危険性の高い個人の場合，この診断は危険因子とともに診断結果を記載する際に，「栄養不良状態および化学療法の副作用に関連する〈口腔粘膜障害リスク状態〉」として個人の問題として表記するべきである。

目標／看護介入 Goals/Interventions

- 〈口腔粘膜障害〉の項を参照（▶ p.187）

口腔粘膜障害リスク状態　　193

皮膚統合性障害

Impaired Skin Integrity

NANDA-Ⅰ定義 NANDA-Ⅰ Definition

表皮と真皮の両方またはどちらか一方が変化した状態

診断指標 Defining Characteristics*

- 皮膚層（真皮）の破綻
- 皮膚（表皮）の破綻
- 身体構造への侵襲

関連因子 Related Factors

〈組織統合性障害〉の項を参照（▶ p.210）

CARPENITO MEMO

〈組織統合性障害〉の項を参照（▶ p.212）

皮膚統合性障害リスク状態

Risk for Impaired Skin Integrity

NANDA-Ⅰ定義 NANDA-Ⅰ Definition

　表皮と真皮の両方またはどちらか一方に変化が起こりやすく，健康を損なうおそれのある状態

危険因子 Risk Factors

〈組織統合性障害〉の項を参照（▶ p.210）

NOC 看護成果
〈組織の統合性：皮膚・粘膜〉

CARPENITO MEMO
　〈組織統合性障害〉の項を参照（▶ p.212）

褥瘡*

Pressure Ulcers

定義 Definition

褥瘡は，圧迫または圧迫とずれとが組み合わさった結果として，通常は骨突出部位（例：仙骨，踵骨，坐骨）の皮膚および／または皮下組織などに限局し生じた損傷である（米国褥瘡諮問委員会，欧州褥瘡諮問委員会，2014）。

診断指標 Defining Characteristics （米国褥瘡諮問委員会,欧州褥瘡諮問委員会,2014）

❶カテゴリー／ステージⅠ：消退しない発赤

通常骨突出部の限局した領域の，消退しない発赤を伴う損傷のない皮膚。周囲の組織に比べて疼痛がある，硬い，軟らかい，熱感または冷感があることがある。

❷カテゴリー／ステージⅡ：部分的欠損

スラフ（黄色壊死組織）がなく，創底が赤-ピンク色の浅い潰瘍として存在する皮膚の部分的欠損。水疱蓋が破れていない，もしくは開放／破裂した，血清または漿液で満たされた水疱を呈することもある。スラフまたは皮下出血なく光沢がある，または乾燥した浅い潰瘍を呈する。皮下出血は深部組織損傷を示す。

❸カテゴリー／ステージⅢ：全層皮膚欠損

全層組織欠損。皮下脂肪は視認できるが，骨，腱，または筋は露出していない。スラフが存在する場合もあるが，組織欠損の深度がわからなくなるほどではない。ポケットや瘻孔がみられることもある。骨／腱は視認できないかまたは直接触知できない。褥瘡の深さは解剖学的な部位により多様である。

❹カテゴリー／ステージⅣ：全層組織欠損

骨，腱，筋肉の露出を伴う全層組織欠損。スラフまたはエスカー（黒色壊死組織）が存在することがある。ポケットや瘻孔を伴うことがしばしばある。褥瘡の深さは解剖学的な部位により多様である。筋肉や支持組織（例：筋膜，腱，または関節包）にまで広がり，骨髄炎を生じたり生じやすくしたりする。露出した骨／筋肉は視認することができ，直接触知することができる。

---

*　この看護診断は現在 NANDA-I のリストには含まれていないが，明瞭で有用性があることから筆者が追加した。

❺米国の追加カテゴリー／ステージ

● ステージ判定不能／分類不能：皮膚または組織の全層の欠損―深達度不明
　創底にスラフ（黄色，黄褐色，灰色，緑色または茶色）および／またはエス
カー（黄褐色，茶色，または黒色）があり，それらによって完全に潰瘍の実
際の深達度が不明瞭である全層組織欠損。スラフおよび／またはエスカーを
十分に除去し創底を露出させない限り，正確な深達度の判定はできないが，
カテゴリー／ステージⅢまたはⅣのいずれかである。

● 深部組織損傷疑い―深達度不明
　圧迫および／または剪断力による皮下軟部組織の損傷のために起こる局所
的な紫色または栗色の皮膚の変色または血疱。周囲の組織に比べて疼痛，硬
結，脆弱，浸潤性，熱感または冷感などの所見が先行している場合がある。
深部組織損傷は皮膚の色素の濃い個人においては発見が困難かもしれない。
進行すると暗色の創底に薄い水疱ができることがある。創がさらに進行する
と薄いエスカーで覆われる場合もある。進行は速く，最適な治療を行っても
さらに深い組織の層が露出する可能性がある。

CARPENITO MEMO

　褥瘡のステージ判定は必要とされる介入を示す。前述のステージⅠとⅡの褥瘡
は看護指示による介入によって主に管理される。したがって，それらが〈褥瘡〉と
いう看護診断として分類されることは適切である。

　ステージⅢとⅣ，ステージ判定不能／分類不能，および深部組織損傷の疑いは
複雑な医学的治療および看護治療を必要とする。しかしながら，米国およびその
ほかの国の多くの医療施設において，創傷ケアのスペシャリスト*がほとんどの
褥瘡のケアを調整している。したがって看護診断〈褥瘡〉はステージにかかわらず
利用される可能性がある。ステージⅣの褥瘡はまた，「RC：敗血症」などの別の共
同問題としても対応しなければならない。加えて〈感染リスク状態〉〈身体可動性
障害〉〈栄養摂取消費バランス異常：必要量以下〉のような看護診断も必要とされ
る可能性がある。

関連因子 Related Factors

■病態生理因子

● 血液および栄養の減少に関連し，以下に続発するもの：

- 末梢血管の変性
- 肥満
- 貧血
- 静脈うっ血
- 心肺疾患
- 動脈硬化症

---

* 訳注：わが国においては，皮膚・排泄ケア認定看護師などが専門的な役割を果たしている。

褥瘡

- 脱水
- 浮腫
- 栄養不良
- やせ(るいそう)

■ 治療関連因子

- 血液および栄養の減少に関連し，以下に続発するもの：
  - 極端な治療による体温
  - 肥満
  - 手術
  - 絶飲食状態
- 鎮静に続発し，課せられた不動状態に関連するもの
- 機械的な外傷に関連するもの：
  - 治療用固定器具
  - 顎の矯正のワイヤー
  - キャスト(ギプス包帯)
  - 牽引
  - 整形外科用器具／支持具(コルセット)
- 上皮および基底細胞への照射の影響に関連するもの
- 機械的な刺激や圧の影響に関連し，以下に続発するもの：
  - ゴム製もしくはウレタン製などの円座
  - NG チューブ(胃管・マーゲンチューブ)
  - 駆血帯
  - 剪断(ずれ)
  - 足底板(フットボード)
  - 摩擦
  - 拘束
  - 気管チューブ
  - ドレッシング材(包帯)，テープ，消毒薬
  - 義歯／矯正
  - 体外式尿道カテーテル(男性用)
  - コンタクトレンズ

■ 状況因子(個人・環境)

- 化学刺激物質に関連し，以下に続発するもの：
  - 排泄物
  - 分泌物
  - 有害物質
- 自然環境からの刺激物質に関連し，以下に続発するもの：
  - 放射線／日焼け
  - 寄生虫
  - 湿度
  - 咬傷(虫，動物)
  - 極端な気温
  - 有毒植物
- 身体可動性障害による圧力の影響に関連し，以下に続発するもの：
  - 疼痛
  - モチベーション
  - 消耗性疲労
  - 認知，感覚，運動障害
- 乾燥，薄い皮膚，皮膚(毛細)血管の脆弱化に関連し，加齢に続発するもの

CARPENITO MEMO

- 褥瘡は緊急入院した個人において最もよく遭遇する症状である（0〜46%）。集中治療室の個人の 13.1〜45.5%に，また長期ケア施設の個人には 4.1〜32.2%でみられる。米国だけでも急性期ケア施設において，年間推定 250 万件の褥瘡が治療されている（米国褥瘡諮問委員会，欧州褥瘡諮問委員会）

- 医療研究・品質向上調査機構（Agency for Healthcare Research & Quality）（AHRQ, 2011）によれば，褥瘡は米国医療制度に年間推定 91〜116 億ドルの経費を要している。

- 褥瘡の発生だけで入院日数が 4〜10 日増えることが研究によって示されている。これらの入院期間の延長は院内感染やそのほかの合併症の発生の増加とも関連している。

- 2011 年の第 4 四半期において，介護施設の入所者のうち褥瘡のリスクが高い個人は平均 6.9%である（Berlowitz, 2014; Ling & Mandl, 2013）：
  - 介護施設のうち最良のケアを提供している上位 10%では，リスクが高い個人の褥瘡罹患率は 2%以下であった。
  - 介護施設のうちケア提供の状況がよくない下位 10%では，リスクが高い個人の褥瘡罹患率は 12%以上であった。
  - 6.9%の施設からは褥瘡はみられないと報告された。

- ショートステイ型介護施設入所者では，以下の褥瘡の危険因子が入所時に確認された（Mandi, 2013）。
  - 89.2%はベッド上での身体の可動性に障害があった。
  - 34.5%には便失禁があった（ときどきまたはそれ以上の頻度）。
  - 42.4%は糖尿病または末梢血管疾患をもっていた。
  - 9.8%は低い BMI 値を示していた。

目標 Goals

個人は，以下のことを示す：
- 褥瘡が段階的に治癒する。
- （特定の）リスク要因を減らすことに関与する。

個人／家族は，以下のことを正確に行う：
- 褥瘡ケアを実施する。
- 改善および／もしくは悪化の徴候を明らかにする。
- 介入の根拠を説明する。

NIC 看護介入

〈介入指導〉〈サーベイランス〉〈栄養管理〉〈圧力予防〉〈ポジショニング（体位づけ）〉〈失禁〉〈褥瘡ケア〉

看護介入 Interventions

- **個人のリスクに基づき，間隔をあけて皮膚および組織の状態をアセスメントし記録する**（米国褥瘡諮問委員会，2014）
  - 白っぽくなる反応
  - 局所熱感
  - 浮腫
  - 硬結（硬化）
  - 局所疼痛

- **圧迫損傷の原因になりうる不快や疼痛の部位がないか個人に尋ねる**
  - 医療器具により起こった圧迫による皮膚の損傷を観察する（例：カテーテルや頸椎カラー）。

- **皮膚の色素が濃い個人については，以下を考慮する**（*Bennett, 1995；Clark, 2010, p.17）
  - 無傷の濃い色の皮膚においては，骨突出部に圧が加えられたときには色調が変化しない（茶色ではない）。
  - 圧迫を受けている部位は，触れたときに温かく感じたり，冷たく感じることがある。体温の差異を区別しやすくするために，アセスメントする際には手袋を着用しない。また，皮膚に直接触れる前に全身の汚れを洗浄しておく。
  - 圧迫を受けた部位は，紫がかっていたり，青みがかっていたり，すみれ色になっていたりする。これは肌の色調が明るい人々にみられる紅斑と比較することができる。
  - 現在または最近，圧迫部位における現在または最近の疼痛，あるいは不快を訴えている。
  - 可能であれば MNA（Mini Nutritional Assessment，簡易栄養状態評価表）を用いて食事療法専門の管理栄養士／栄養士による栄養状態のアセスメントを確実に行う。
  - 食事摂取量や水分摂取量が減っているときは，医師などに報告する。

- **家族／友人に栄養価の高い食品／飲料の重要性をカロリーの高い食品／飲料についても説明しながら助言する**
  - 高カロリー食品，いわゆるカロリー過多の食品には，脂質や炭水化物が含まれている。ケーキ，クッキー，スナック，ドーナツ，飴など加工された多くの食品は高カロリー食品である。
  - 栄養素が豊富な食品には，蛋白質，炭水化物，脂質，ビタミン，ミネラルなどが多く含まれているが，カロリーは少ない。栄養価の高い食品には，新鮮な果物・野菜（ベリー類，メロン，緑黄色野菜，サツマイモ，トマト），全粒穀物（キヌア，大麦，ブルグア，オーツ麦など）がある。牛の赤身肉と豚肉は蛋白質，亜鉛，鉄，およびビタミンBを多く含んでいる。
  - 必要な栄養摂取を促進する介入については，〈栄養摂取消費バランス異常：

必要量以下〉の項を参照する（▶ p.166）。

■ **創傷ケアのスペシャリスト*または医療職者〔医師，上級看護師，医師助手（PA）〕によって処方された創傷ケア手順に従う**

- 創面環境調整（ウンド・ベッド・プリパレーション）（組織管理，感染／炎症コントロール，湿潤バリア，上皮辺縁の隆起）（米国褥瘡諮問委員会，2014）。
- 感染の予防・アセスメント・治療
  - 以下のような場合，感染を疑う：
    - ・2 週間にわたり治癒の徴候がない。
    - ・出血性（出血しやすい）肉芽組織
    - ・悪臭
    - ・潰瘍の疼痛の増強
    - ・潰瘍周辺での熱感の増強
    - ・創からの排液の増加
    - ・排液の性状に悪い変化がみられる（例：血性排液，膿性排液）。
    - ・創底面の壊死組織の増加
    - ・創底面におけるポケットまたは組織間橋（ブリッジ）**の形成
  - 以下のような場合，褥瘡にバイオフィルム（biofilm）が存在することを疑う：
    - ・4 週間以上潰瘍が存在する。
    - ・過去 2 週間で治癒の徴候が全くみられない。
    - ・炎症の臨床的徴候と症状がみられる。
    - ・抗菌薬療法に反応を示さない。
  - 創傷ドレッシング材：創傷を湿潤に保たなければならない。滲出液を含み，潰瘍周辺の皮膚を保護する，潰瘍の大きさと位置，瘻孔の存在に応じなければならない。
  - ドレッシング材が潰瘍の特徴に対応していなかったり，潰瘍が悪化していたりする場合には創傷ケアのスペシャリスト*に相談する。

■ **創傷ケアのスペシャリスト*に相談する**

- 体圧分散用具，マイクロクライメット，皮膚局所の温度・湿度の調節管理，および生地（例：ずれ／摩擦を小さくするようデザインされたシルク様素材）の適性について相談する（米国褥瘡諮問委員会，2014）。
- ポリウレタン製ドレッシング材を骨突出部位（例：踵，肘，仙骨）に適用する。固着性が高く簡単にはがせないドレッシング材は避ける（米国褥瘡諮

---

* 訳注：わが国においては，皮膚・排泄ケア認定看護師などが専門的な役割を果たしている。

** 訳注：感染が生じた場合，索状または小片状の肉芽組織が創部にまたがる「組織間橋」を形成し上皮形成が不完全となることがある。組織間橋形成は，急性または慢性創傷の二次治癒の段階で起こる。

褥瘡　　**201**

問委員会，2014）。

■ **長期間にわたる圧力を避けるために最大限，身体を動かすことを奨励する。運動と可動性は全身の血流を増加させる**

- 褥瘡の予防措置には原則として，軟部組織にかかる圧力の軽減あるいは分散が含まれる。軟部組織にかかる圧力が毛細血管圧（約 32 mmHg）を超える場合，毛細血管閉塞およびそれに伴う低酸素状態が組織損傷を引き起こし得る。不動状態の期間が長くなればなるほど，微小血栓の発症とそれに続く組織壊死が起こりやすくなる（米国褥瘡諮問委員会，2014）。

- 発赤がある部位および／または圧痛のある部位を下にするような体位にしない。

- 膨らませて使うタイプのドーナツ型またはリング型装具（円座）はすべて避ける。

- 不動状態を減少させる。〈身体可動性障害〉の項を参照のこと（▶ p.303）。

■ **体位変換ごとに当たる皮膚の部位をアセスメントする**

- 指か透明なディスクを発赤部に当てて，白く消退するか否かをアセスメントする。

■ **赤くなった部位を擦ったりマッサージしたりしない**

- 周辺組織と比較して皮膚温，浮腫，組織の硬さの変化の有無をアセスメントする。

- 白っぽく消失しない発赤がみられる場合，体位変換の頻度を増やす。体圧分散用具とマイクロクライメット（皮膚局所の温度・湿度）を調節し管理する用具の利用について医師などに相談する。

- 個人の体重が均等に分散されるように関節や靭帯・筋肉への負担が最小限で，骨と骨が解剖学的構造上最も正しい位置にあるニュートラルポジションにする。可能であれば 30° 側臥位を用いる。

- ずれ力（剪断力）を減少させるためにできるだけベッドは水平に保つ。セミファウラー位は 1 回につき 30 分間に制限する。

- 適切な支持面積により皮膚に当たる圧を変化させるか減少させる。

- 踵部をベッド表面に接触しないようにする。

- 皮膚表面を引っ張ったり滑らしたりせず，十分な人員で個人の身体をベッドまたは椅子に起こす。

- ずれ力（剪断力）を減少させるため，滑らないようベッドの足底板（フットボード）を用いて足を支える。

■ **個人が坐位をとるときに最大の血液循環を促す**

- 潰瘍を発症するリスクが高い個人に関しては坐位をとる時間を制限する。

- 危険因子の存在によって，可能であれば 10 分ごとにひじ掛けを用いて自分で身体を持ち上げるよう指導するか，または少なくとも 1 時間に 1 回，椅子から立ち上がるのを介助する。

- 坐骨結節上の圧迫を低減させるために腓腹を支えていない限り下肢を挙上させてはいけない。
- 除圧クッションを椅子に当てる。
- 体位を変えるたびに褥瘡発生の危険性のある部位を視診する。

■栄養チューブまたは気管チューブの周辺の皮膚を保護バリアで保護する
- 緩みや漏れがある場合には皮膚の保護バリアを変える。
- 不快な場合には報告するよう説明する。

■健康教育を開始し，必要に応じて専門機関を紹介する
- 個人／家族に圧迫，ずれ(剪断)，摩擦，浸軟を予防するための適切な手段を説明し，膨らませて使うタイプのドーナツ型またはリング型装具(円座)を使用しないよう指導する〔*Bergstrom et al, 1994；National Pressure Ulcer Advisory Panel, 2014；*Wound Ostomy Continence Nursing (WOCN), 2003〕。
- 必要であれば家族構成員が創傷のケアを行っているところを観察する。
- 個人の退院時に，在宅医療評価を行うよう計画する。

褥瘡リスク状態

Risk for Pressure Ulcer

NANDA-Ⅰ定義 NANDA-Ⅰ Definition

　圧迫または圧力とずれ力（剪断力）が相まった結果，骨突出部上の皮膚や下層組織に限局性の損傷が起きやすく，健康を損なうおそれのある状態（NPUAP, 2007）

危険因子 Risk Factors[*]

■ 病態生理因子
- 成人：ブレーデンスケール 18 点未満
- 認知機能の変化
- 感覚の変化
- ASA（米国麻酔科学会）の PS（全身状態）分類，2 度以上
- 貧血
- 心血管疾患
- 小児：ブレーデン Q スケール 16 点以下
- 血清アルブミン値の低下
- 電解質異常（尿酸値上昇，1 mg/L を超えるクレアチニン値上昇，リンパ球減少，C 反応性蛋白上昇）
- 組織酸素化の低下
- 組織灌流の低下〔例：高血圧，低血圧，脳血管障害（CVA），糖尿病，腎臓疾患，末梢血管疾患〕
- 脱水症
- 糖尿病
- 浮腫
- 皮膚温上昇が 1〜2℃
- 脳血管障害の既往
- 褥瘡の既往
- 外傷の既往
- 高体温
- 循環障害
- 褥瘡リスクアセスメントスケール（RAPS）で低スコア
- リンパ球減少症
- NYHA（ニューヨーク心臓協会）心機能分類，2 度以上

- 股関節部の骨折
- 境界が不明瞭な紅斑（注：これは危険因子ではなく，代わりにⅠ度の褥瘡を表す）

■ 治療関連因子
- 薬物（例：全身麻酔，昇圧薬，抗うつ薬，ノルアドレナリン）
- 長時間，硬い表面上での不動状態（例：2時間以上の外科的処置）
- ずれ力（剪断力）
- 表面摩擦
- 吸水性のないリネンの使用

■ 状況因子（個人・環境）
- 極端な体重
- 栄養不良
- 失禁
- 潰瘍予防について介護者の知識不足
- 褥瘡予防の知識について
- 身体拘束
- 骨突出部上の圧迫
- 上腕三頭筋皮下脂肪厚の減少
- 鱗状の乾燥した皮膚
- 乾燥肌
- セルフケア不足
- 皮膚の水分
- 喫煙
- 女性
- 認知機能の低下*
- 衰弱*

■ 発達因子
- 極端な年齢（乳幼児および高齢者）

CARPENITO MEMO

〈褥瘡〉の項を参照（▶ p.197）

フォーカスアセスメントの基準 Focus Assessment Criteria

❶褥瘡リスクを予測するためのブレーデンスケール
- 知覚：圧力圧迫関連の不快感に適切に対応する能力

---

* 筆者が追加した。参考：National Pressure Ulcer Advisory Panel（2014）

褥瘡リスク状態　　**205**

- 湿潤：肌が湿潤環境に曝される度合い
- 身体活動量：身体活動の程度
- 可動性：身体の位置を変更して制御調整する能力
- 栄養：通常の食物摂取習慣パターン
- 摩擦とずれ力（剪断力）

NOC 看護成果
〈組織の統合性：皮膚と粘膜〉

目標 Goals

個人は，（可能な場合），褥瘡のない皮膚を保持する。以下の指標によって証明される：
- 原因と予防策を説明する。
- 危険因子の削減への参画に取り組む。
- 推奨された食事摂取量を毎日摂る。

NIC 看護介入
〈圧迫管理〉〈皮膚サーベイランス〉〈ポジショニング（体位づけ）〉〈教育的介入〉
〈サーベイランス〉〈栄養管理〉〈圧迫（潰瘍）予防〉〈失禁〉

看護介入 Interventions

- **正式なリスク評価尺度を使用し，身体活動量と可動性障害に加えて個々のリスク要因を特定する**
  - 「フォーカスアセスメント基準の焦点」を参照
- **必要であれば，頻繁に通常の皮膚をアセスメントする**
  - アセスメント項目としては，特に黒く色素沈着した皮膚においては，局所的な熱感，浮腫，または硬化（硬度）が含まれる必要がある。
  - 体位変換を行うたびに，褥瘡が発症するリスクのある部位を観察する。
    - 耳
    - 大転子*
    - 仙骨
    - 肘
    - 踵
    - 肩甲骨
    - 後頭部
    - 坐骨
    - 陰嚢
- **体位変換を行うたびに，リスクの高い皮膚領域をアセスメントする**
  - 消退性の発赤かどうかを評価するために，指や透明プラスティック板を使用する。
  - 皮膚温，浮腫，および皮膚組織の硬さの変化を周囲の組織と比較して評価する。

---

* 骨の隆起部を覆う軟部組織の少ない領域は，最もリスクが高い。

- 医療機器(カテーテルや頸椎カラーなど)に起因する圧迫による皮膚の損傷を観察する。
- 圧迫による損傷から生じた可能性のある不快感や痛みがある場合には，その部位を特定してもらうように個人に依頼する。
- 圧迫による損傷に関連する痛みが生じていないかなど，詳細に観察しつつ，すべての皮膚評価を記録する。
- 圧迫による損傷に伴う可能性のある不快感や痛みがあるかどうか，個人に確認する。

■ 皮膚の色素が濃い個人については，以下を考慮する(*Bennett. 1995；Clark. 2010)
- 無傷の濃い色の皮膚においては，骨突出部に圧が加えられたときには色調が変化しない(茶色ではない)。
- 圧迫を受けている部位は，触れたときに温かく感じたり，冷たく感じることがある。体温の差異を区別しやすくするために，アセスメントする際には手袋を着用しない。また，皮膚に直接触れる前に全身の汚れを洗浄しておく。
- 圧迫を受けた部位は，淡紫色・青色・紫色になる場合がある。肌の色調が明るい人々にみられる紅斑と比較することができる。
- 現在または最近，圧迫部位における痛みまたは不快感を訴えている，あるいは訴えを示している。
- 境界が不明瞭な紅斑(消退しない発赤)があれば体位変換の回数を増やす。体位変換のほかに，体圧分散用具およびエアマットの利用については，専門のスタッフに相談する。
- 個人が体位変換に耐えられ，医学的条件が整っていれば，頭側挙上を30°より低くした側臥位(順序は，右臥位，仰臥位，左臥位)または腹臥位で行うべきである。90°の側臥位や半坐位などの圧迫を増加させる姿勢は避ける。
- 踵部にベッド面が当たらないようにする。膝をわずかに屈曲させ膝窩に枕を挿入し，踵が高くなるようにする(すなわち，浮かせる)。
- 摩擦や剪断力を減らすために移動補助具を使用する。体位変換を行う際は，個人の身体を引きずらずに持ち上げる。
- チューブやドレーンなどの医療器具を留置している場合は，それらの上に直接個人が乗る体位にならないようにする。
- 非瘢痕性紅斑(消退しない発赤)を認める個人の骨突出部への圧迫は避ける。
- ベッドで坐位にて過ごす必要がある場合，仙骨や尾骨に圧迫や剪断力をかける前かがみの姿勢やベッドの頭部挙上を避ける。

■ **坐位で過ごす個人の体位変換を行う**

- 活動範囲を最大に維持できるようにポジショニングする。
- 個人が耐えられる姿勢を選択し，皮膚や軟部組織に加わる圧力と剪断力を最小限に抑える。足が床に届かないときは，個人の足を足置きに置く。
- 同一部位への圧迫が除去されないまま，椅子に長時間座って過ごさないようにする。

■ **褥瘡を予防するための支持面の利用**

- 可動性の低い椅子に座っている個人には，体圧分散型の坐位保持クッションを使用する。
- 圧抜きを行わないまま，椅子に長時間座って過ごすことがないようにする。
- 適用があれば，体圧分散用具またはエアマットを使用する。

■ **褥瘡を進行させる危険因子を減らして改善するための取り組み**

❶尿失禁・便失禁

- 失禁の原因を特定する。
- 適切な水分補給のために十分な水分摂取量を維持する（禁忌でなければ，毎日約 2,500 mL）。口腔粘膜の水分湿潤状態を確認し，尿比重も確認する。
- 排尿スケジュールを設定する（2 時間ごとから開始する）。
- 個人が混乱している場合は，失禁パターンを明らかにし，失禁が起こる前に介入する。
- 問題について個人に説明する。計画を行うことについて同意を得る。
- 失禁した際は，液体石けんで会陰部を洗う。
- 会陰部に皮膚保護剤（スプレー式または貼用）を使用する。
- 必要があれば，失禁がないか頻繁に確認する。
- そのほかの介入については〈排尿障害〉の項を参照する（▶ p.228）。

❷スキンケア

- 可能な限り，過去の圧迫によって持続した発赤がある部位に圧力がかからないように体位調整を行う。
- 褥瘡予防のためにマッサージをしない。また，褥瘡の危険性がある皮膚を激しくこすらない。
- 皮膚損傷のリスクを減らすために，皮膚保湿剤を使用して乾燥した皮膚を湿潤に保つ。撥水剤などで皮膚を過剰な湿潤環境に曝さないように保護する。
- 切り抜き型・リング型またはドーナツ型の合成羊皮パッドや水分が付着した手袋の使用を避ける。
- 血清アルブミン値を観察する。
  - 5 mg/dL 未満では予後不良が予測される。

- 11 mg/dL 未満ではリスクが高く，積極的な栄養補給が必要となる。
- 15 mg/dL 未満では，栄養不良の危険性が増加すると予測されている（Dudek, 2014）。

❸栄養

- 可能であれば，簡易栄養状態評価表(MNA)を使用して管理栄養士／栄養士に栄養状態をアセスメントしてもらう。
- 食物や水分摂取量が減少した場合は，主治医に報告する。
- 家族／友人に，栄養価の高い食品／飲料と高カロリーの食品／飲料を摂取する重要性について情報提供する。
- 高カロリー食品，いわゆるカロリー過多の食品には，脂質や炭水化物が含まれている。ケーキ，クッキー，スナック，ドーナツ，飴などの多くの加工食品は高カロリー食品である。
- 栄養素が豊富な食品には，蛋白質，炭水化物，脂質，ビタミン，ミネラルなどが多く含まれているが，カロリーは少ない。栄養価の高い食品には，新鮮な果物・野菜(ベリー類，メロン，緑黄色野菜，サツマイモ，トマト)，全粒粉(キヌア，大麦，ブルグル，オーツ麦など)がある。牛の赤身肉と豚肉は蛋白質，亜鉛，鉄，およびビタミン B を多く含んでいる。
- 必要な栄養素の適正摂取量を促進するための看護介入については，〈栄養摂取消費バランス異常：必要量以下〉の項を参照する（▶ p.166)。

■必要に応じて，健康教育を開始する

- 褥瘡を予防するために自宅で使用する特定の手技について個人／家族に指導する。
- 皮膚の発赤が消退するかどうかをアセスメントする「指押し法」を教えたり，主治医にいつ報告するかについて説明する。
- 予防の重要性と，消退しない発赤の早期発見の必要性について強調して説明する。
- 身体障害を有する個人に対しては体圧分散用具の長期使用を検討する。
- 自宅でアセスメントを受けられるように訪問看護師を紹介する。

組織統合性障害

Impaired Tissue Integrity

NANDA-Ⅰ定義 NANDA-Ⅰ Definition

粘膜，角膜，外皮系，筋膜，筋肉，腱，骨，軟骨，関節包，靱帯に損傷のある状態

診断指標 Defining Characteristics

組織が損傷したまたは破壊された状態（例：角膜，粘膜，外皮，皮下）

関連因子 Related Factors

■ 病態生理因子
- 皮膚表皮接合部の炎症に関連し，以下に続発するもの：
  - 自己免疫変化
  - 全身性エリテマトーデス
  - 強皮症
  - 代謝および内分泌の変調
  - 糖尿病
  - 黄疸
  - 肝炎
  - がん
  - 肝硬変
  - 甲状腺機能不全
  - 腎不全
  - 細菌
  - 膿痂疹
  - 毛包炎
  - 蜂巣炎
  - ウイルス
  - 帯状疱疹
  - 単純ヘルペス
  - 歯肉炎
  - 真菌
  - 白癬菌（皮膚糸状菌）
  - 水虫
  - 腟炎
- 組織への血液供給量の減少や低栄養に関連し，以下に続発するもの：
  - 糖尿病
  - 末梢血管の変化
  - 貧血
  - 静脈うっ血
  - 心肺の障害
  - 動脈硬化症
  - 肥満
  - 栄養不良
  - るいそう
  - 浮腫*
■ 治療関連因子
- 組織への血液供給量の減少や低栄養に関連し，以下に続発するもの：
  - 治療による極端な体温上昇
  - 絶飲食状態

- 手術
- 鎮静のための，安静指示に関連するもの
- 機械的外傷に関連するもの
  - 治療用固定装置(顎矯正ワイヤー，ギプス，牽引)
  - 整形外科的用具／装具
- 上皮および基底細胞に対する放射線*の影響に関連するもの
- 機械的因子*または圧迫の影響に関連し，以下に続発するもの：
  - 円坐またはドーナツ型の円坐
  - 止血帯
  - フットボード
  - 抑制具
  - ドレッシング材，テープ，薬液
  - 体外式排尿カテーテル
  - 経鼻胃管チューブ
  - 剪断力
  - 摩擦
  - 気管内チューブ
  - 義歯・歯列矯正具
  - コンタクトレンズ
- (特定の)薬物の作用に関連するもの(例：ステロイド性抗炎症薬，抗菌薬)

■ 状況因子(個人・環境)
- 化学的刺激物質*に関連し，以下に続発するもの：
  - 排泄物
  - 分泌物
  - 有毒薬品／物質
- 環境刺激に関連し，以下に続発するもの：
  - 放射線／日焼け
  - 湿度
  - 咬傷(昆虫，動物)
  - 毒性植物
  - 極端な温度*
  - 寄生虫
  - 吸入薬
- 身体可動性障害による圧迫の影響に関連し，以下に続発するもの*：
  - 疼痛
  - 疲労
  - 動悸
  - 認知・感覚障害，または運動障害
- 不適切な個人的な習慣(清潔／口腔衛生／食事／睡眠)に関連するもの
- 痩せ型の体型に関連するもの

■ 発達因子
- 皮膚の乾燥や薄い皮膚，加齢に伴う皮膚の弾力性の低下に関連するもの

I

2

栄養-代謝パターン

組織統合性障害　211

CARPENITO MEMO

新たに採用された〈褥瘡リスク状態〉〈角膜損傷リスク状態〉〈尿路損傷リスク状態〉〈組織統合性障害〉〈組織統合性障害リスク状態〉，および筆者によって新たに追加された〈褥瘡〉は臨床的に有用な広範囲の看護診断である。

〈組織統合性障害〉は広範囲な診断であり，具体的には〈皮膚統合性障害〉〈口腔粘膜障害〉の診断が属している。組織は上皮，結合組織，筋肉，および神経組織で構成されているため，〈組織統合性障害〉を使用すると真皮よりも深い褥瘡について正しく説明することができる。〈皮膚統合性障害〉は，表皮組織と真皮組織の損傷のみ使用する必要がある。

褥瘡がIV度の場合や，壊死，感染を起こしている場合，「RC：IV度褥瘡」などの共同問題として診断することがより適切であると言える。これは，医師と看護職が処方した介入を，看護職が管理している状況を表している。II度またはIII度の褥瘡でドレッシング材を必要とする場合，急性期ケア施設では医師の指示を必要とするが，ほかの場面（例：地域社会）では，看護職が独自に対応をすることが適切かつ正当であるため，看護診断〈褥瘡〉を用いて介入を継続するべきである。

個人が不動状態で，多臓器系統（外皮系とともに呼吸・循環系，筋骨格系）が障害されている場合，看護職は〈不使用性シンドロームリスク状態〉を使用することで，状況全体を説明することができる。角膜組織に損傷の危険性がある個人には，看護職は「意識消失状態に続発する，角膜の乾燥と涙液生成低下に関連した〈角膜損傷リスク状態〉」のような看護診断を使用できる。

3

排泄パターン

Elimination Pattern

便失禁

Bowel Incontinence

NANDA-Ⅰ定義 NANDA-Ⅰ Definition

不随意の排便を特徴とする，通常の排便習慣が変化した状態

診断指標 Defining Characteristics[*]

- 持続的に軟便がもれ出る。
- 便臭
- 便で汚れた寝具
- 便で汚れた衣服
- 排便を我慢できない。
- 便意切迫感
- 便意に気づかない。
- 便意に注意を払っていない。
- 直腸に充満感はあるが，有形便が出ないと訴える。
- 肛門周囲の皮膚の発赤
- 直腸の充満感を認識できないと訴える。

関連因子 Related Factors

■ 病態生理因子
- 肛門括約筋の異常に関連し，以下に続発するもの：
  - 肛門または直腸の手術後
  - 肛門または直腸の損傷
  - 産科的損傷
  - 末梢神経障害
- 直腸の過伸展に関連し，慢性的な便秘に続発するもの
- 肛門括約筋の調節不能[*]に関連し，以下に続発するもの：
  - 進行性の神経・筋肉組織の障害
  - 脊髄圧迫
  - 脊髄損傷
  - 多発性硬化症
  - 脳血管障害
- 直腸の耐容量の低下[*]に関連し，以下に続発するもの：
  - 炎症性腸疾患
  - 慢性的な直腸虚血

■ 治療関連因子
- 直腸の耐容量の低下[*]に関連し，以下に続発するもの：
  - 結腸切除

- 放射線性直腸炎

■ **状況因子(個人・環境)**
- 直腸刺激を認識したり伝達できない,あるいは刺激に反応できないことに関連し,以下に続発するもの:
  - 抑うつ
  - 認知障害*

CARPENITO MEMO

〈便失禁〉は,看護職が多様な側面において責任を果たすものである。便失禁状態によって,排泄機能の障害によって起こる多様な反応,たとえば羞恥心や便付着の皮膚刺激による皮膚の問題などをもたらす。

脊髄損傷をもつ個人では,「直腸括約筋の随意調節の欠如に関連した〈便失禁〉」と記述できる。

NOC 看護成果

〈排便の自制〉〈組織の統合性〉

目標 Goals

個人は,有形の適度の硬さの便を,毎日あるいは3日おきに排泄する。
- 排便を促す方法を述べる。
- 水分と食事の必要量を説明する。

NIC 看護介入

〈便失禁ケア〉〈排便訓練〉〈排便管理〉〈皮膚サーベイランス〉

看護介入 Interventions

■ **誘因をアセスメントする**
- 「関連因子」を参照

■ **排便コントロールに関する能力をアセスメントする**
- トイレまで移動する能力
- 直腸の感覚が損なわれていない。
- 肛門括約筋のコントロール
- 見当識と動機づけ

■ **適切な時間で排泄できるよう計画する**
- 最初の5日間または排便パターンが確立するまでは,排便プログラムを毎日実施する。その後,隔日のプログラム(午前または午後)へ移行する。
- プライバシーが保たれ,ストレスのない環境を提供する。
- 排便プログラムが確立するまでは,安心できるようにし,羞恥心を感じさせないよう配慮する。

便失禁　215

- 排泄を促進するプログラムを実施する。

■ 効果的な排便方法を指導する

- 可能な範囲で立位または坐位の姿勢をとる。機能障害がある場合(例：四肢麻痺)は，左側臥位にする。
- 機能障害がない場合は，補助的な方法〔例：ディルスティック(直腸に指の代わりに挿入する補助具)，指による直腸刺激，坐位を保てる便座，潤滑剤，使い捨て手袋〕を用いる。
- 上肢の機能障害がある場合や腹部の筋力が低下している場合は，排便ができるよう適切な方法を指導する。
  - 腹部マッサージ
  - 前屈姿勢
  - 骨盤底筋体操
  - 坐位でのプッシュアップ運動
  - ヴァルサルヴァ (息を止め努責する)法
- 排泄日誌に，排泄した時間，便の性状，排便を促した方法，不随意に出た便の回数などを記録する。

■ 良好な排便のために必要な水分や食事摂取量を説明する

- コップ 8〜10 杯の水分を毎日飲むように伝える。
- かさが多く高食物繊維の食事を計画する。
- カフェインについて説明し，なぜカフェインの摂取を控えるべきなのかについて指導する。

■ 運動が腸蠕動に与える影響について説明する

- 個人の機能や能力に応じた適切な運動を行おうとしていることを支援する。

■ 必要に応じて，健康教育を開始する

- 便軟化薬，緩下薬，坐薬，浣腸を用いることによる危険性について説明する。
- 宿便と便秘の徴候や症状について説明する。ほかの情報については〈自律神経反射異常亢進〉の項を参照する(▶ p.450)。
- 退院前に排便プログラムの指導を開始する。機能障害がない場合，排便プログラムを自分で実施するよう勧める。そうでない場合は必要に応じて補助的な物品，介護を調整する。
- 皮膚に便が付着した場合の影響と，皮膚を保護する方法について説明する。

下痢

Diarrhea

NANDA-Ⅰ定義 NANDA-Ⅰ Definition

軟らかい無形便の排出がみられる状態

診断指標 Defining Characteristics*

- 少なくとも1日に3回のゆるい液状便
- 便意切迫感
- 腸のひきつれ／腹痛
- 腸音の亢進

関連因子 Related Factors

- **病態生理因子**
  - 吸収不良*や炎症*に関連し，以下に続発するもの：
    - 結腸がん
    - 憩室炎
    - 過敏性大腸炎
    - クローン病
    - 消化性潰瘍
    - セリアック病（グルテン性腸症*）
    - 胃炎
    - 痙攣性結腸
    - 潰瘍性大腸炎
  - 乳糖分解酵素欠損症，ダンピング症候群に関連するもの
  - 代謝亢進（甲状腺機能亢進症）に続発し，蠕動運動亢進に関連するもの
  - 感染過程*に関連し，以下に続発するもの：
    - 旋毛虫症
    - 腸チフス
    - マラリア
    - 細菌性赤痢
    - コレラ
    - 微胞子虫症
    - 赤痢
    - ウイルス性肝炎
    - クリプトスポリジウム
  - 肝機能障害に続発し，便への脂質過剰分泌に関連するもの
  - 高濃度の窒素性老廃物（腎不全）に続発し，消化管粘膜の炎症や潰瘍に関連するもの
- **治療関連因子**
  - 腸管の外科的治療に続発し，消化吸収不良または炎症に関連するもの

---

* 訳注：小麦粉に含まれるグルテンに対する自己免疫疾患

- (特定の)薬物治療の有害作用*に関連するもの：
  - 甲状腺薬
  - 硫酸鉄
  - 鎮痛薬
  - 制酸薬
  - 緩下薬
  - シメチジン
  - 抗がん薬
  - 抗菌薬
  - 便軟化薬

- ■ 状況因子(個人・環境)
  - ストレスまたは不安*に関連するもの
  - 刺激性の食物(果物，胚芽入りシリアル)またはカフェインの摂取増加に関連するもの
  - 旅行*に続発し，水や食事の変化に関連するもの
  - 水に含まれる細菌の変化に関連するもの
  - 免疫のない細菌やウイルス，寄生体に関連するもの

Carpenito Memo

〈便失禁〉の項を参照（▶ p.215）

NOC 看護成果

〈排便〉〈電解質および酸塩基平衡〉〈体液バランス〉〈体液の状態〉〈症状の自己コントロール〉

目標 Goals

個人／親は，下痢が軽快したことを報告する。以下の指標によって証明される：
- 誘因がわかっている場合は説明する。

NIC 看護介入

〈排便管理〉〈下痢管理〉〈体液／電解質管理〉〈栄養管理〉〈経腸チューブ栄養〉

看護介入 Interventions

- ■ 原因と誘因をアセスメントする
  - 経管栄養
  - ダイエット食品
  - 外国への旅行
  - 何も考えていない食事／汚染された食事
  - 食物アレルギー
  - 薬物

■ 誘因を排除するか減少させる

❶ 経管栄養の副作用（Fuhrman, 1999）

- （注入セットに応じて）注入速度を調節する。
- 1回を少量にし，注入回数を多くする。
- 持続滴下式経管栄養に変更する。
- 消化機能の不耐性徴候がある場合，さらに注入速度を下げる。
- 温度を調整する。
- 栄養剤が冷蔵保存されていた場合，温湯に浸して室温まで温める。
- 栄養剤の濃度を一時的に薄める。
- 経管栄養の注入は標準的な手順に従う。
- 水分が十分に摂取できるよう，経管栄養後に一定量の水を追加注入する。
- 汚染／腐敗には十分注意する（未使用でも開封後24時間経過したものは用いない。未使用のものは冷凍保存する）。

❷ 汚染しやすい食物（可能性のある汚染源）

- 生の海産物
- 外食
- 生の牛乳
- 牛乳の過剰摂取
- 貝類
- 調理／保存が不適切な食品

❸ ダイエット食品

- 砂糖の代用品として用いられるヘキシトール，ソルビトール，マンニトールなどを大量に含む飴やガムを避ける。

■ 下痢を軽減する

- 絶食，あるいは子どもに食物を与えないといったことはしないように助言する（Sack et al. 2004）。
- 乳製品（乳糖），脂肪，小麦全粒粉，揚げ物，香辛料の多い食品，新鮮な果物，野菜類を避ける。
- 徐々に半固形食品と固形食品*（クラッカー，ヨーグルト，米飯，バナナ，アップルソース）を摂取する。
- 便中に血液や粘液が混入し，38℃を超える発熱を伴う場合は，受診するように指導する。

■ 水分と電解質を補う

- 水分の経口摂取量を増やし，正常な尿比重（淡黄色）を維持できるようにする。
- 水分摂取を促す（茶，水，アップルジュース，炭酸抜きジンジャーエール）。

---

* 訳注：米国で下痢からの回復時に推奨される食物が示されている。わが国では，不溶性食物繊維を含む食品，油類，香辛料や刺激の強い食品を避けるよう推奨されている。
参考文献：西村かおる編（2009）．疾患・症状・治療処置別排便アセスメント＆ケアガイド．p.37，学研メディカル秀潤社.

- 下痢が重度の場合，市販の経口補水液を用いる。
- 尿の色を観察し，水分補給の必要性を判断できるように指導する。尿の色が褐色または濃い黄色の場合は，水分摂取量を増やす。
- 極端に熱い，または冷たい飲料は避けるよう注意する。
- このほかの介入については，〈体液量不足〉の項を参照する（▶ p.134）。

■ 必要に応じて，以下のような健康教育を開始する

- 食物を衛生的に取り扱うよう説明する（例：適切な温度で保存する，生の食品を取り扱ったあとは調理用具を洗う，手洗いを頻繁に行う）。
- 予測される症状と水分補給による下痢への影響を防ぐために必要な介入について説明する。
- 旅行中および帰国後2日間は，下痢を防ぐために，1日4回，次サリチル酸ビスマス（Pepto-Bismol，訳注：米国で市販されている胃腸薬の商品名）30〜60 mL または2錠，もしくは抗菌薬の予防的使用について主治医に相談する。
- 旅行中の下痢に対し，腸蠕動抑制薬（例：Lomotil, Imodium，訳注：ロペラミド塩酸塩）を用いないよう助言する。この薬物は，微生物に対する抵抗力を弱め，下痢を悪化させ重篤な副作用を招く場合がある（例：敗血症，巨大結腸症）。
- 外国を旅行する際の予防策を指導する（Connor, 2015）：
  - サラダ，牛乳，フレッシュチーズ，薄切り冷肉，サルサなどは避ける。
  - 炭酸飲料または瓶詰め飲料を飲む。氷を避ける。
  - 新鮮な果物や野菜は皮をむいて食べる。
  - 適切な温度で保存されていない食品は避ける。
- 自宅で食中毒を防ぐ方法を説明する。
  - 腐りやすい食品はすべて冷蔵庫で保存する。
  - すべての食品は高温で調理するか最低15分間（100℃で）ゆでる。
  - 食品を数時間温かい場所に放置することを避ける。
  - 真夏のピクニックでは食品の保存に注意する。
- 腐りやすい食品（例：肉，乳製品，魚）に触れた調理器具は常に洗浄し清潔に保つ。
- 砂糖の代用品（例：ヘキシトール，ソルビトール，マンニトール）を多く含むダイエット食品は下痢を引き起こすことがあることを説明する。
- 排便後には肛門とその周囲を優しく拭き取ることを教える。軟膏類（例：ワセリン）は，皮膚を保護することができる。

■小児への看護介入

❶水分と電解質の喪失を観察する

- 水分の喪失量
- 尿の色調と量
- 皮膚の色調
- 粘膜の状態
- 毛細血管再充満時間*

■以下の状態がみられた場合は主治医に相談する

- 持続する下痢
- 便に血液や粘液が混入
- 嗜眠傾向
- 尿量がわずか
- 排便量が急に増加
- 嘔吐

■下痢を軽減する

- 乳製品(乳糖),脂肪,小麦全粒粉,新鮮な果物,野菜類は避ける。
- 強い炭酸飲料(例:ソフトドリンク),ゼラチン,フルーツジュース,カフェイン入り飲料,鶏または牛肉スープを避ける。

■水分を経口摂取する

- 経口補水液を用いる(Larson, 2000)。
- 体重の減少量から,水分の喪失の程度を判断する。体重減少量が5%未満の場合は,その後3~6時間は50 mL/kgの水分を補う必要がある(Pillitteri, 2014)。
- 体重減少量が5%以上の場合は,輸液の必要性について主治医に相談する。
- 下痢が改善するまで,水分の喪失分と継続的に喪失される分の量を補うことが必要になる(Pillitteri, 2014)。

■食物摂取を再開する

- 少量のバナナ,米飯,シリアル食品,クラッカーから始める。
- 徐々に量を増やし,36~48時間後から通常の食事に戻す(乳製品を除く)。3~5日後,徐々に乳製品を加える〔濃度50%の脱脂粉乳から100%の脱脂粉乳。次に50%の牛乳へ(成分無調整牛乳あるいは低脂肪乳)〕。
- 徐々に調整乳(フォーミュラ,乳児用調整ミルク)を始める(50%の濃度から100%へ)。

❶母乳栄養児に対して

- 母乳栄養を続ける。
- 必要ならば,経口的に水分を補う療法を用いる。

■撥水性の皮膚保護剤などを用いて,皮膚を炎症から保護する(例:ワセリン)

■必要に応じて,健康教育を開始する

- 親に以下の徴候がみられた場合は報告するように指導する。
  - 眼窩のくぼみ
  - 粘膜の乾燥
  - 速く弱い脈拍
  - 呼吸数の増加

---

* 訳注:爪を圧迫し,血色が戻る時間をアセスメントする。

- 嗜眠傾向　　　　　　　　　　　・下痢の増悪

■高齢者への看護介入

- 宿便の有無を確認し，ある場合は取り除く。
- 脱水状態の有無，電解質（カリウム，ナトリウム）のバランス異常がないか頻回に観察する。
- 24時間以上下痢が続く場合，受診するよう助言する。

消化管運動機能障害

Dysfunctional Gastrointestinal Motility

第Ⅲ部の「RC：麻痺性イレウス」を参照（▶ p.805）

NANDA-Ⅰ定義 NANDA-Ⅰ Definition

消化管の蠕動運動の亢進，減弱，無効，または欠如が起きている状態

診断指標 Defining Characteristics*

- 排ガスの欠如
- 腹部のひきつれ，腹痛
- 腹部膨満
- 胃内容排出速度の上昇
- 胆汁色の胃内残存物
- 腸音の変化（例：消失，減弱，亢進）
- 下痢
- 排泄困難な乾燥した便
- 硬い便
- 胃内残存物の増加
- 悪心
- 逆流，嘔吐

関連因子 Related Factors*

- 加齢
- 不安
- 経腸栄養
- 食物不耐症（例：グルテン，乳糖）
- 不動状態
- 汚染物質の摂取（例：食物，水）
- 栄養不良
- 薬物の副作用（例：麻薬／オピオイド系薬，抗菌薬，緩下薬，麻酔）
- 未熟性
- 坐位中心ライフスタイル
- 外科手術

CARPENITO MEMO

〈消化管運動機能障害〉は，臨床で用いるには広範囲すぎると言える。また，共同問題や〈下痢〉や〈便秘〉の看護診断に相当する。

看護介入／目標 Interventions/Goals

■ 看護職は，アセスメント・データに基づいて，焦点を定める

● 「RC：麻痺性イレウス」「RC：消化管出血」（共同問題）として，看護および医学的介入を要する生理学的合併症について観察する（▶ p.805，800）。

● 便秘，下痢，水分バランスの偏り，低栄養，または運動できないことによる合併症を予防し，あるいは治療するための介入を行う。

消化管運動機能障害リスク状態

Risk for Dysfunctional Gastrointestinal Motility

NANDA-Ⅰ定義 NANDA-Ⅰ Definition

消化管の蠕動運動の亢進，減弱，無効，または欠如が起こりやすく，健康を損なうおそれのある状態

危険因子 Risk Factors*

- 腹部の手術
- 加齢
- 不安
- 食物，水の変化
- 消化管循環の減少
- 糖尿病
- 食物不耐症（例：グルテン，乳糖）
- 胃食道逆流症（GERD）
- 不動状態
- 感染症（例：細菌，寄生虫，ウイルス）
- 薬物（例：抗菌薬，緩下薬，麻薬／オピオイド系薬，プロトンポンプ阻害薬）
- 未熟性
- 坐位中心ライフスタイル
- ストレス
- 不衛生な調理

CARPENITO MEMO

〈消化管運動機能障害リスク状態〉は，臨床で用いるには範囲が広すぎると言える。この診断は，「RC：消化管出血」「RC：麻痺性イレウス」といった共同問題や〈便秘リスク状態〉〈感染リスク状態〉の看護診断に相当する。

個人の危険因子を調べて，看護介入の焦点が予防となるかどうかを検討する。予防が焦点となる場合，〈便秘リスク状態〉〈感染リスク状態〉の診断を使用する。看護および医学的介入を要するかどうか消化管機能を観察することが焦点となる場合は共同問題を使用する。

排尿障害

Impaired Urinary Elimination

NANDA-Ⅰ定義 NANDA-Ⅰ Definition

尿を排泄する機能に障害がある状態

診断指標 Defining Characteristics

■ 必須データ（必ず存在。1つあるいはそれ以上）

- 以下のような，尿の排泄に関する問題報告または経験：
  - 尿意切迫感*
  - 尿漏れ
  - 排尿回数*
  - 膀胱の膨満
  - 遅延性排尿*
  - 大量の残尿
  - 夜間頻尿*
  - 尿失禁*
  - 排尿困難*
  - 夜尿症
  - 尿閉*

関連因子 Related Factors* (Burakgazi et al., 2011)

■ 病態生理因子

- 膀胱の排出障害に関連し，以下に続発するもの：
  - 先天的な尿路の形態異常
- 膀胱容量の減少や膀胱の炎症に関連し，以下に続発するもの：
  - 感染*
  - 糖尿
  - 外傷
  - がん
  - 尿道炎
- 尿意を感じなくなったり尿意を認識する能力の障害に関連し，以下に続発するもの：
  - 脊髄損傷／腫瘍／感染
  - 糖尿病性神経症
  - 脳損傷／腫瘍／感染
  - アルコール性神経障害
  - 脳血管障害
  - 脊髄癆（神経梅毒）
  - 脱髄性疾患
  - 多発性硬化症
  - αアドレナリン作動薬
- 感覚運動神経機能障害*に関連するもの
- 複合的な原因*に関連するもの
- 解剖学的な閉塞*に関連するもの

■ 治療関連因子

- 膀胱括約筋への手術による影響に関連し，以下に続発するもの：
  - 前立腺切除後
  - 骨盤内広範囲切除
- 診断用器具の使用に関連するもの
- 筋力低下に関連し，以下に続発するもの：
  - 全身麻酔，または脊椎麻酔
  - 薬物治療(医原性)
    - ・抗ヒスタミン薬
    - ・免疫抑制薬
    - ・エピネフリン
    - ・利尿薬
    - ・抗コリン薬
    - ・精神安定薬(トランキライザー)
    - ・筋弛緩薬
  - 留置カテーテルの使用後

■ 状況因子(個人・環境)

- 骨盤底筋の筋力低下に関連し，以下に続発するもの：
  - 肥満
  - 出産
  - 加齢
  - 最近の大幅な体重減少
- コミュニケーション障害に関連するもの
- 排尿経路の閉塞に関連し，以下に続発するもの：
  - 宿便
  - 慢性的な便秘
- 膀胱筋の緊張低下に関連し，脱水に続発するもの
- 尿意を感じなくなることに関連し，以下に続発するもの：
  - 抑うつ状態
  - せん妄
  - 意図的抑制(故意に体調不良になる)*
  - 錯乱
- トイレを利用するにあたっての環境障壁に関連し，以下に続発するもの：
  - トイレまでの距離
  - 照明が不十分
  - 不慣れな環境
  - ベッドが高すぎる
  - ベッド柵
- トイレに間に合うようにトイレまで移動できないことに関連し，以下に続発するもの：
  - 運動機能の障害
  - カフェイン／アルコールの摂取

---

* 訳注：ネガティブな記憶を意図的に自己抑制して意識しないこと。心理学用語

排尿障害　　227

■発達因子

❶小児

- 膀胱容量が少ないことに関連するもの
- トイレでの排泄に対するモチベーションの欠如に関連するもの

CARPENITO MEMO

米国においては 1,700 万人に尿失禁があるとされており，個人およびヘルスケアシステム双方の医療費を合わせると 7,600 万ドル以上に達する（Testa, 2015）。

〈排尿障害〉は，臨床で効果的に用いるには範囲が広すぎる診断と言える。しかし，追加となるデータが集まるまでは臨床的に有効な診断である。さらにデータが集まれば，〈腹圧性尿失禁〉などの具体的な看護診断を適宜用いることができる。失禁の病因や誘因が特定できなくとも，看護職は「失禁状態により明らかな，不明な病因に関連した〈排尿障害〉」と診断を一時的に記述できる。

看護職は焦点アセスメントを行い，失禁状態が一時的なものか，急性期（例：感染，薬物の副作用）に伴う反応なのか，さまざまな神経疾患や泌尿生殖器疾患など慢性的な状態に伴う反応で引き起こされたのか，などを特定する（Miller, 2015）。さらに，看護職は失禁のタイプ（機能性，反射性，腹圧性，切迫性）を区別する必要がある。

目標 Goals

個人は，排尿を自分で制御できるようになる（昼間，夜間，24 時間など，期間を特定する）。以下の指標によって証明される：

- 失禁の原因を明らかにすることができる。
- 治療の根拠について説明できる。

看護介入 Interventions

■ **急性の原因の有無を明らかにする**

- 感染（例：尿路感染，性感染症，淋病）
- 腎疾患
- 腎結石
- 薬物の影響
- 麻酔の影響

■ **急性の原因がある場合，泌尿器科医に相談する**

■ **失禁が問題となる場合，アセスメントをして失禁のタイプを特定する**

- 失禁の経過
- 失禁の発症と期間（日中，夜間，特定の時間帯）
- 失禁を起こしやすい因子
  - 咳嗽時
  - 笑ったとき
  - 起立時
  - ベッドで寝返りをしたとき

- トイレに行くのが遅れるとき　　・トイレから出ようとしたとき
  　　・興奮したとき　　　　　　　・走っているとき
- 尿意の有無：ある，ない，減退
- 尿意があっても我慢できる。
- 排尿後の残尿感の有無：まったくない，排尿後も尿意が残る。
■ データからアセスメントをして，失禁のタイプを特定し，紹介先を決める

排尿障害　　229

持続性尿失禁*

Continuous Urinary Incontinence

定義 Definition

　膀胱に尿が充満せず，また充満感がなく，尿が予測なしにかつ持続的に排尿される状態

診断指標 Defining Characteristics

- 無抑制膀胱による収縮／痙攣がない，あるいは膀胱が充満せず，予測できない排尿が続いている。
- 膀胱に尿が充満しない。
- 夜間頻尿
- 尿失禁を認識していない。
- 治療に対して難治性の尿失禁

関連因子 Related Factors

　〈排尿障害〉の項を参照（▶ p.226）

NOC 看護成果
〈機能性尿失禁〉の項を参照（▶ p.234）

目標 Goals

　個人は，（昼間，夜間，24時間など，特定の期間において）排尿を自分で制御できるようになる。以下の指標によって証明される：

- 尿失禁の原因を明らかにでき，治療薬の根拠について説明できる。
- 1日の水分摂取量の目標を確認できる。

NIC 看護介入
〈機能性尿失禁〉の項も参照（▶ p.234），〈環境管理〉〈導尿〉〈教育：手順／処置〉〈チューブケア：尿路〉〈膀胱訓練〉

---

*　この看護診断は現在 NANDA-I のリストに含まれていないが，明瞭で有用性があることから筆者が追加した。

看護介入 Interventions

- コミュニケーション，排泄パターンのアセスメント，水分摂取のスケジュール，排泄時間のスケジュールを含む，膀胱の再訓練や排尿の再調整プログラムを立案する
- 全スタッフ間でのコミュニケーション，および個人-家族-スタッフ間のコミュニケーションを促進する
  - 立案したプログラムをスタッフ全員に十分に周知する。
  - そのプログラムに対するスタッフの反応をアセスメントする。
- 膀胱の再訓練や排尿の再調整プログラムに参加する個人の潜在能力についてアセスメントする
  - 認知状態
  - 行動の変容を望んでいるか。
  - 協力できるか。
  - 参加する意思があるか。
- 計画が必要な理由を説明し，個人からインフォームドコンセントを得る
- 成功あるいは失敗の理由について正確な情報を提供し，個人がプログラムを続けられるように励ます
- 排尿パターンをアセスメントする
  - 観察し記録する。
    - 水分摂取量と排泄量
    - 水分摂取の時間と量
    - 水分のタイプ
    - 失禁の量：可能ならば測定量。あるいは少量，中等量，多量など，おおよその量
    - 尿量，随意性または不随意性
    - 尿意の有無
    - 膀胱内に貯留する尿量(排尿しようとしても出ない場合の尿量。排尿を用手的に促進する方法や通常の排尿がうまくいかなかった場合の膀胱残尿量)
    - 残尿量(通常の排尿後に膀胱内に残っている尿量。通常の排尿また用手的に促進する方法を行った場合の膀胱残尿量，排尿後残尿量とも言われる)
    - 用手的に排尿を行った排泄量〔用手的な排尿促進方法(例：タッピング，クレーデ法*)を行って排泄された尿量〕

---

* 訳注：排尿中に用手的に恥骨上部を圧迫して排泄を促す方法

持続性尿失禁　　231

- 排尿の前に行っていた行動を特定する(例：そわそわする，叫ぶ，運動など)。
- 所定の欄に記録する。

■ 水分摂取と排泄のスケジュールを立てる

- 制限がなければ，1日2Lの水分を摂取する。
- 午後7時以降の水分摂取は控える。
- 最初は少なくとも2時間おきに，夜間は少なくとも2回(目標は2～4時間おきに)排尿し，膀胱を空にする。
- 排尿予定時刻より前に失禁がある場合，排尿の間隔を短くする。
- 排尿後残尿量が100～150 mL よりも多い場合，間欠的に導尿を行う。

■ 健康教育を開始する

- 尿路感染症の予防法を指導する。
- 在宅療養者の場合，訪問看護に紹介しフォローアップする。

機能性尿失禁

Functional Urinary Incontinence

NANDA-Ⅰ定義 NANDA-Ⅰ Definition

通常は自制できる人が，トイレに間に合わず，不随意の排尿を回避できない状態

診断指標 Defining Characteristics

■必須データ(必ず存在)

- トイレに着く前の，またはトイレに行こうと思っている間の尿失禁

関連因子 Related Factors

■病態生理因子

- 尿意の減退，あるいは尿意を感じることが障害されていることに関連し，以下に続発するもの：
  - 脳の損傷／腫瘍／感染症
  - アルコール性神経障害
  - 脳血管障害
  - パーキンソン病
  - 脱髄疾患
  - 進行性認知症
  - 多発性硬化症

■治療関連因子

- 膀胱の緊張低下に関連し，以下に続発するもの：
  - 抗ヒスタミン薬
  - 免疫抑制薬
  - エピネフリン
  - 利尿薬
  - 抗コリン薬
  - 精神安定薬(トランキライザー)
  - 鎮静薬
  - 筋弛緩薬
  - 麻薬

■状況因子(個人・環境)

- 可動性障害に関連するもの
- 尿意を感じなくなることに関連し，以下に続発するもの：
  - 抑うつ状態
  - 意図的抑制(故意に体調不良になる)*
  - 錯乱

---

* 訳注：ネガティブな記憶を意図的に自己抑制して意識しないこと。心理学用語

- トイレを利用するにあたっての環境障壁に関連し，以下に続発するもの：
  - トイレまでの距離／便座の高さ
  - ベッド柵
  - ベッドが高すぎる
  - 不慣れな環境
  - 照明が不十分
  - 服装

■発達因子

❶高齢者

- 運動感覚や知覚の消失に関連するもの

NOC 看護成果

〈組織の統合性〉〈排尿の自制〉〈排尿〉

目標 Goals

個人は，尿失禁をしなくなった，あるいは回数が少なくなったことを報告する。以下の指標によって証明される：

- 自宅の環境障壁を取り除く，あるいは少なくする。
- 排泄，移動，更衣をするのに役立つ補助的な物品を適切に利用する。
- 尿失禁の原因を説明する。

NIC 看護介入

〈会陰ケア〉〈尿失禁ケア〉〈排尿誘発〉〈排尿習慣訓練〉〈排尿管理〉〈教育：手順／処置〉

看護介入 Interventions

- 加齢により膀胱機能が低下しているのであり，トイレに間に合わないことや夜間頻尿が失禁につながっているわけではないことを説明する
- 原因と誘因をアセスメントする
  - ❶トイレと周辺の環境
    - 不十分な照明，滑りやすい床，配置が不具合な家具や敷物，不適切な履き物，遠すぎるトイレ，高すぎるベッド，上げたままのベッド柵
    - トイレの不備(歩行器，車椅子の利用に対して狭すぎる，高／低すぎる便座，手すりがない)
    - 援助を求めるための通報装置がない。
    - プライバシーの欠如
  - ❷知覚／認知機能の低下
    - 視覚障害(失明，視野欠損，奥行知覚障害*)

---

* 訳注：立体物の奥行きを認知すること。たとえば便器や段差が立体物と認知しにくく，平面に見えてしまうことがある。

- 加齢，外傷，脳血管障害，腫瘍，感染による認知障害

❸運動／可動性の障害

- 上肢および／または下肢の関節可動域／筋力の制限（衣類の着脱ができないことを含む）
- 歩行の支障（例：めまい，疲労，歩行障害，高血圧）

■ 尿意が亢進する因子を特定する

- カフェイン，炭酸飲料，過剰な水分摂取，人工甘味料，喫煙

■ 可能ならば，誘因を少なくするか取り除く

❶環境障壁

- トイレまでの移動経路の障害物，照明，距離を評価する。
- 便座の高さや手すりなどが適切かを評価する。
- トイレの広さが十分かを評価する。
- 衣類の上げ下ろしなど着脱動作が自分で容易にできるかを評価する。
- 必要な場合，ベッドとトイレの間にポータブルトイレを設置する。

❷知覚／認知機能の低下

- 視覚機能低下がある場合
  - 十分な照明を確保する。
  - 処方された適切な眼鏡などを用いるように促す。
  - 安全に移動できるようにトイレまでの通路を整える。
  - 呼び出し装置を使いやすくしておく。
  - 床上便器や尿器を用いる場合，手が届きやすく同じ場所に常備されていることを確認する。
  - トイレに入っているときの安全性を確認する。
- 認知障害がある場合
  - トイレでの排尿を，2時間ごと，食後，就寝前に行うことを促す。
  - トイレに行きたいことを伝える適切な手段を整える。
  - 通常の環境で排尿できるようにする（可能ならば，トイレで排尿できるようにする）。
  - 安全性を確保するとともに，プライバシーも確保できるようにする。
  - トイレのための十分な時間を確保する。
  - 手順をわかりやすく順を追って指導する。言語的，非言語的な合図を使用する。
  - 衣類の着脱，下着の上げ下ろしに補助具が必要かを評価する。
  - 自分で清潔を保つ行動ができるかを評価する（訳注：陰部や手指衛生，排泄物の処理も含む）。

■ 排尿を自分で制御する要因を提供する

- 最適な水分補給を維持する。

機能性尿失禁 **235**

- 禁忌でなければ，1日の水分摂取量を2〜3Lまで増やす。
  - 高齢者には，口渇に頼らず，のどが口渇していなくても飲料を飲むように指導する。
  - 2時間おきに水分を摂取する。
  - 午後7時以降は水分摂取を控える。夜間の飲水は最小限にとどめる。
  - 大量のトマトジュースやオレンジジュースの摂取は避ける。
  - アルコール，カフェイン，人工甘味料（アスパルテーム）は膀胱刺激源となるので避ける（Smeltzer, Bare, Hinkle, & Cheever, 2010）。
  - クランベリージュースの摂取を勧める（訳注：米国では尿路感染症になりにくくすると言われている）。

■ 個人の尊厳を保ち，膀胱機能の改善に向けて動機づける
- 失禁に対する思いを共有できるようにし，個人の社会生活への影響を明らかにする。
- 失禁は治療が可能であること，あるいは少なくともコントロールが可能で個人の尊厳を保てることを伝える。
- 夜間の排尿を制御できることを期待するよりも，まずは昼間に制御できるようになるように取り組む。
  - ベッド上で便尿器を使用しないように促す。
  - 身だしなみを自分で整えられるように促す。
  - 入院中は，なるべく病室の外（デイルーム，ラウンジ）で食事をする機会を提供する。

■ 皮膚の統合性（本来の機能）を保つ
- 特定の介入については〈褥瘡リスク状態〉の項を参照する（▶ p.206）。

■ 膀胱への刺激を増強し，かつ／または尿意を強める食品／飲料について説明する（Davis et al., 2013; Derrer, 2014；Gleason et al., 2013；Lukacz, et al., 2015）
- カフェインを含む飲料／食品（例：コーヒー，紅茶，チョコレート），アルコール，赤ワイン，酸性度の高い食品，カリウムを多く含む食品
  - 過度な水分摂取は，膀胱を充満させる。
  - 不十分な水分摂取は，膀胱を刺激する。
  - 香辛料のきいた食品は，膀胱を刺激する。
  - 人工甘味料は，膀胱を刺激する。
- 甘味不使用／または糖分減量のブルーベリーまたはクランベリージュースを摂取するよう促す（16オンス：約455 mL）。
- 炭酸飲料は膀胱活動を促進し，尿意を強めるので摂り過ぎないようにする（Wilson et al., 2005）。
- 個人／家族に，尿の様子が異常に変化したときに，それがわかるように指導する。

- 粘液や沈殿物の増加
- 尿に血が混じる（血尿）。
- 色調の変化（正常な淡黄色，麦わら色からの）または，腐敗臭
- 家族／介護者に，認知状態の変化（症状の発現や悪化）に気をつけておくように助言する。
- 家族／介護者に，感染の徴候や症状に気をつけておくように指導する。
  - 発熱，悪寒，震え
  - 認知状態の変化
  - 恥骨部の疼痛
  - 排尿痛
  - 尿意促迫
  - 少量の頻回な排尿（頻尿），あるいは少量の頻繁な失禁
  - 腰背部痛，側腹部痛，あるいはその両方

■ 健康教育を開始し，必要に応じて専門機関を紹介する

- 自宅のアセスメントについて，訪問看護師〔または作業療法士（OT）のいる部署*〕に紹介する。

---

* 訳注：米国のホームケア施設（部門）では，おおむね訪問看護師またはPTやOTなどが在宅療養生活の紹介先となる。

機能性尿失禁　237

成熟性遺尿症 *

Maturational Enuresis

定義 Definition

病態生理学的原因がなく，睡眠中に不随意に排尿する小児の状態

診断指標 Defining Characteristics

睡眠中に不随意に排尿が起こったことを報告する，あるいは示される。

関連因子 Related Factors

■ 状況因子(個人・環境)
- ストレス要因(学校，きょうだい)に関連するもの
- 尿意に気づかないことに関連するもの
- 不慣れな周囲の状況に関連するもの

■ 発達因子
❶ 小児
- 膀胱容量が少ないことに関連するもの
- トイレでの排泄に対する動機づけの欠如に関連するもの
- 別の行動に注意が向いていることに関連するもの

CARPENITO MEMO

遺尿症は生理学的または発達因子に基づくものである。狭窄，尿路感染，便秘，夜間のてんかん，糖尿病などの特定の病因で生じる遺尿症は除外される。その場合，看護診断は示されない。

膀胱容量が少ない，熟睡のために尿意に気づかない，尿意に注意が払われない場合や，発達上の問題(例：きょうだいの誕生，新しい学校のストレス)が関連している場合は，〈成熟性遺尿症〉の看護診断が適切である。心理的な問題は通常，遺尿症の原因とはならないが，この問題に対する理解不足が一因なのかもしれない。子どもを罰したり，辱めるような介入は避けるべきである。

---

* この看護診断は現在 NANDA-I のリストに含まれていないが，明瞭で有用性があることから筆者が追加した。

NOC 看護成果

〈排尿自制〉〈知識:遺尿症〉〈家族機能〉

目標 Goals

　子どもは,睡眠中に尿漏れをせずに乾いた状態を保つことができるようになる。以下の指標によって証明される:

- 子どもと家族は,遺尿症を軽減する因子をあげることができる。

NIC 看護介入

〈尿失禁ケア:遺尿症〉〈排尿習慣訓練〉〈予期ガイダンス〉〈家族支援〉

看護介入 Interventions

■ 以下のような問いかけにより,布団が湿っている状態について尋ねる
- 1週間に何日くらい夜に布団が濡れますか?
- 一晩に何回くらい布団が濡れますか?
- 尿量はかなり多いように思いますか?
- 夜間のいつごろおねしょをしますか?
- 子どもは,おねしょをした際に目が覚めますか?

■ 子どもに,日中にお漏らしをするか,その状況や様子(以下の内容を含む)について尋ねる
- 日中の排尿回数(1日7回以上など)
- 日中の尿意切迫感
- 日中のお漏らし
- 日中の排尿回数が少ない(1日4回以下)。
- 腹部の緊張または尿の流出が悪い。
- 排尿時に痛みがある。

■ 子どもに,日中の排尿パターンとお漏らし(以下の内容を含む)について尋ねる
- どんな状況のとき,日中のお漏らしが起こるのか?
- 学校やそのほかの場所ではトイレに入りにくいのか?
- その子どもは同世代の子に比べて,トイレに行く回数が少ないか,あるいは多いか?

■ 子どもはほかに疾患をもっていないか,あるいは以下のような考慮すべきほかの因子がないか
- 便秘,または便の汚れ
- 発達障害,注意障害,学習障害
- 糖尿病

成熟性遺尿症　　239

- 行動または感情の問題
- 家族の問題，傷つきやすい状態にある子どもまたは家族

■ **最近のストレス要因の変化：学校，友人，新しい家族，引越し，家族の問題（経済的，病気，別離，離婚）**

- 虐待（児童虐待ガイドラインに基づき，虐待の特徴を説明する，あるいは，異なる診断を行う）を考慮する。
  - 子どもがお漏らしをしていると故意に報告される。
  - スペシャリストからその徴候は無意識によるものと説明を受けているにもかかわらず，親または養育者がお漏らしを理由に子どもに罰を与えている。

■ **遺尿症が生理的原因によるものではないことを確認する**

- 例：感染症，外尿道狭窄症，瘻孔，蟯虫，尿道上裂，異所性尿管，軽症の神経学的機能障害（活動亢進，認知の遅延）

■ **誘因を特定する**

- 「関連因子」を参照

■ **前向きな親子関係を促進する**

- 子どもの夜尿は彼らのせいではないことを知らせる。幼い子ども（たとえば，7歳以下）を年齢のみで判断して夜尿の管理から除外しない（National Clinical Guideline Centre, 2010）。
- 親または養育者に，夜尿が彼らのせいではないことを知らせ，懲罰的な手段を用いて夜尿を管理しようとしてはならないことを知らせる。
- 家族の中におねしょをした経験があるかを調べる（例：親，おば，おじ）。
- 親や子どもに膀胱コントロールの生理的発達について説明する。
- 親に，非難すること（恥ずかしいこと，いけないこと）は，遺尿症の改善には役に立たず，子どもを気弱にし，自己を恥じ，不安を高めることになると説明する。
- 過剰あるいは不十分な水分摂取，逸脱したトイレに行く習慣などについては，子どもが夜尿の治療を始める前に対処する。
- 親または養育者に，治療を開始しておねしょがないことが確認できれば，（前述したように）褒めるように助言する。
  - 日中は推奨された量の水分を摂取する。
  - 寝る前にトイレに行っておく。
  - 管理を行う（例：薬物を服用する，シーツを替えることを助ける）。

■ **可能ならば誘因を少なくする**

❶膀胱容量が少ない

- 水分を飲んだあとで，膀胱容量が増えるようにしばらくは排尿を我慢するよう促す。

❷眠りが深い

- 就寝前にトイレに行かせる。
- 就寝前には水分を制限する。
- 子どもが就寝後(午後11時前後)に起きた場合,しっかり覚せいさせて排尿させる。

❸何かに夢中で膀胱の充満に気づかない(日中のお漏らしの場合)

- 子どもに,排尿時の感覚について,膀胱が充満している感じを意識することを教える。
- 子どもに,排尿はコントロールできることを教える(排尿したり止めたりができること,日中はたとえ短時間でも,自己で尿をため我慢できること)。
- 膀胱再訓練によって,排尿コントロールができるようになる。
- 子どもに,どのように実施したかについて記録をさせる。特に,お漏らしやおねしょをしなかった日や夜を強調する(例:カレンダーに星を付ける)。
- お漏らしやおねしょをしたら,なぜそれが起こったかを説明させ,(可能ならば)書きとめる。
- 学童の場合,子どもが学校のトイレを使っているかをアセスメントする。トイレに行くために十分な休み時間はあるか? 排尿を思い出すための機器を使うことはできるか(振動する時計,携帯電話)? 学校の先生に,その子どもがトイレに行く理由や必要性を理解しているかについて確認する。

■ もし示すことが可能であれば,ベッドアラームシステムについて話し合い,養育者に紹介する(National Clinical Guideline Centre, 2010)

- 遺尿症のある子どもとその親や養育者は,アラームを使うこと,できたら褒めることなど,それぞれの役割や責任について話し合い,合意を得るよう励ます。
- 水分の取り方,トイレでの排尿習慣,適切な褒め方についてのアドバイスに反応しない場合は,アラームを第一優先の治療法として提案する。
- アラームが不適切と考えられる場合(National Clinical Guideline Centre, 2010)
  - 遺尿がきわめてまれにしか起こらない場合(1週間に1〜2回以下)
  - 親または養育者が,遺尿への負担に対し感情的コーピングが困難であるとされた場合
  - 親または養育者が,その子どもに対して怒り,否定,または非難を向けている場合
- 夜尿がある子どもへのアラームによる治療は,最低2週間連続して夜尿がない状態ができたという徴候が示されるまで続ける。もしアラームに早期から反応がない場合,治療を中止する。

成熟性遺尿症　　241

- 健康教育を開始し，必要に応じて専門機関を紹介する
  - 家族に，遺尿症から生じる悪影響をコントロールする方法を指導する（例：マットレスに防水シーツを敷く，外泊をする場合は，洗濯機で洗える寝袋を使うなど）。
  - カフェインを含む飲料を避けるようアドバイスする。就寝 2 時間前は水分摂取を控える。

溢流性尿失禁*

Overflow Urinary Incontinence

NANDA-Ⅰ定義 NANDA-Ⅰ Definition

膀胱の過拡張に伴う不随意の排尿

診断指標 Defining Characteristics*

- 膀胱拡張（訳注：膀胱に尿が充満している）
- 排尿後の残尿量が多い。
- 不随意で少量の尿漏れがある，あるいは報告される。
- 夜間頻尿

関連因子 Related Factors

■ 病態生理因子

- 括約筋が妨害されていることに関連し，以下に続発するもの：
  - 狭窄
  - 尿管瘤**
  - 膀胱頸部の拘縮
  - 前立腺肥大
  - 会陰部の腫脹
  - 重度の骨盤脱出
- 求心性神経系路の障害または機能不全に関連し，以下に続発するもの：
  - 脊髄損傷／腫瘍／感染
  - 脳外傷／腫瘍／感染
  - 脳血管障害
  - 脱髄性疾患
  - 多発性硬化症
  - 糖尿病性神経障害
  - アルコール性神経障害
  - 脊髄癆

■ 治療関連因子

- 膀胱の排出障害*や求心性神経系路の障害に関連し，以下の薬物療法（医原性）に続発するもの：
  - 抗ヒスタミン薬
  - テオフィリン
  - エピネフリン
  - イソプロテレノール
  - 充血除去薬*
  - 抗コリン薬*
  - カルシウム拮抗薬*

---

* 以前は〈尿閉〉と呼ばれていた。

** 訳注：尿管の下端が瘤状に膨らんだ状態で，尿の通過障害のため水腎症，水尿管症となる。しばしば膀胱尿管逆流（VUR）を伴う。

243

■ 状況因子(個人・環境)
- 宿便*に続発し，膀胱の排出障害に関連するもの
- 排尿筋収縮力の低下*に関連し，以下に続発するもの：
  - 排尿関連の筋や神経の萎縮
  - ストレスや不快感

NOC 看護成果
〈機能性尿失禁〉の項を参照(▶ p.234)

目標 Goals

個人は，皮膚を乾燥状態に保つことができ，満足を得られる。以下の指標によって証明される：
- クレーデ法(p.231 の脚注参照)やヴァルサルヴァ法を用いて残尿が 50 mL 以下になるように膀胱を空にする。
- 自発的に排尿する。

NIC 看護介入
〈機能性尿失禁〉の項を参照(▶ p.234)

看護介入 Interventions

- 「関連因子」を参照
■ 溢流性尿失禁の原因を特定する
- 膀胱の排泄経路の閉塞
- 排尿筋の収縮力低下とは，尿道へ排出するための正常な収縮力が不足していることを意味する。その原因の1つは，排尿への不安や不快感から特徴づけられる排尿反射の低下である。もう1つの原因は，中枢神経疾患によるものである。
- 求心性の障害の場合，知覚神経・運動神経の単シナプス反射の知覚・運動神経ともに障害されているときに起こる。膀胱が充満しているという自覚がなく，膀胱を空にしたいという運動神経の伝達が起こらない。このことが，(自動性)神経因性膀胱へと進行する。
■ 膀胱の再訓練や排尿の再調整プログラムを立案する
- 〈持続性尿失禁〉の項を参照(▶ p.231)
- 施設のスペシャリストに相談する，そして／またはプロトコールに情報を求める。
■ 排尿を促すために用いた方法を水分出納表に記入する

- 排尿により膀胱を空にしたあと，残尿量を測定する
  - 残尿量が 100 mL 以上の場合は，間欠的に導尿を行う〔〈持続性尿失禁〉の項を参照（▶ p.231）〕。
- 健康教育を開始する
  - 膀胱の再調整プログラムを指導する〔〈持続性尿失禁〉の項を参照（▶ p.231）〕。
  - 間欠導尿を指導する〔〈持続性尿失禁〉の項を参照（▶ p.232）〕。
  - 尿路感染症の予防法を指導する〔〈持続性尿失禁〉の項を参照（▶ p.232）〕。

反射性尿失禁

Reflex Urinary Incontinence

NANDA-Ⅰ定義 NANDA-Ⅰ Definition

ある程度予測可能な間隔で，膀胱が一定容量に達した時に，不随意の排尿の
ある状態

診断指標 Defining Characteristics

■ 必須データ(必ず存在)*

- 排尿を自分の意思で抑制できない，開始できない。
- 橋排尿中枢よりも上位の障害に伴う残尿
- 仙髄排尿中枢より上位の病変に伴う残尿
- 予測可能な排尿パターン
- 膀胱収縮の自分の意思による抑制を欠く切迫した尿意
- 膀胱の充満に伴う感覚(例：発汗，落ち着きのなさ，腹部の不快感)
- 膀胱充満感がなく，尿意切迫感がなく，排尿の感覚がない。

関連因子 Related Factors

■ 病態生理因子

- 反射弓レベルより上位の刺激伝達の障害に関連し，脊髄損傷／腫瘍／感染
  に続発するもの
- 術後の尿漏れと尿失禁に関連し，以下に続発するもの：
  - 経尿道的前立腺切除
  - 前立腺の手術

NOC 看護成果
〈機能性尿失禁〉の項を参照(▶ p.234)

目標 Goals

個人は，皮膚を乾燥状態に保つことができ，満足を得られる。以下の指標に
よって証明される：

- 残尿量が 50 mL 以下である。
- 反射的排尿を始めるための誘導方法を用いる。

NIC 看護介入

〈機能性尿失禁〉の項を参照（▶ p.234）。〈骨盤底筋運動〉〈体重管理〉

看護介入 Interventions

- **原因と誘因をアセスメントする**
  - 「関連因子」を参照
  - 治療が必要な根拠を説明する。
- **膀胱の再訓練や排尿の再調整プログラムを立案する**
  - 〈持続性尿失禁〉の項を参照（▶ p.231）
- **反射的排尿を刺激する方法を指導する**
  - 皮膚を刺激する方法
  - 恥骨上部を，鋭く深く素早くタップする（ほとんどの場合有効）。
  - 個人に以下の指導を行う：
    - 半坐位にする。
    - 膀胱壁を直接5秒間に7〜8回の速さで，35〜40回程度タップする。
    - 片手のみで行う。
    - 刺激を与える部位を少しずつ移動し，最も効果がある部位を見つける。
    - 排尿が十分流れ出すまで，続けて刺激する。
    - 約1分間待つ。膀胱が空になるまで，繰り返し刺激を続ける。
    - 以上の手順を1〜2回行っても反応がない場合，それ以上の排尿がないことを示している。
  - 上記の手順でうまくいかない場合，以下の方法を2〜3分間ずつそれぞれ1分ほど間隔をあけて行うよう指導する。
    - 陰茎や亀頭部分をさする。
    - 鼠径部より上部の腹部を軽く叩打する。
    - 大腿の内側をなでる。
  - 最低3時間ごとに排尿，または排尿を促すようにする。
  - 排尿を促すために用いた方法を水分出納表に記入する。
  - 腹筋をコントロールできる個人の場合，排尿促進の間にヴァルサルヴァ法（努責）を合わせて行うとよい。
  - 水分摂取量を増やす場合は，膀胱の過伸展を防ぐために排尿促進の手順をさらに数回行う必要があることを説明する。
  - 間欠導尿プログラムを立案する。
- **必要に応じて，健康教育を開始する**
- **訪問看護師による在宅療養のためのアセスメントを受けられるように調整する**
  - 膀胱の再調整プログラムを指導する〔〈持続性尿失禁〉の項を参照（▶

反射性尿失禁　　247

p.231)〕。

- 間欠導尿を指導する。
- 尿路感染症の予防法を指導する。
- 反射異常の危険性が高い場合，〈自律神経反射異常亢進〉の項を参照（▶ p.449）

腹圧性尿失禁

Stress Urinary Incontinence

NANDA-Ⅰ定義 NANDA-Ⅰ Definition

腹腔内圧を上昇させる活動に伴い，突然に尿漏れの起こる状態

診断指標 Defining Characteristics*

- 不随意の少量の尿漏れが報告あるいは観察される：
- 排尿筋の収縮がない。
- 過活動膀胱ではない。
- 労作時
- 咳嗽時，笑ったとき，くしゃみをしたとき，またはそれらのすべて

関連因子 Related Factors

- ■ 病態生理因子
  - 先天的な排尿経路の形態異常に続発し，膀胱の排出経路の機能不全に関連するもの
  - エストロゲンの欠乏に続発し，骨盤筋*および支持構造の退行性変化に関連するもの
  - 内尿道括約筋*に関連するもの
- ■ 状況因子(個人・環境)
  - 腹腔内圧の上昇*および骨盤筋の衰え*に関連し，以下に続発するもの：
    - 肥満
    - 性行為
    - 妊娠
    - 身体の清潔が保てない。
    - 喫煙
  - 骨盤筋および支持構造の衰えに関連し，以下に続発するもの：
    - 最近の急激な体重減少
    - 出産
- ■ 発達因子
- ❶高齢者
  - 筋緊張の欠如に関連するもの

Ⅰ

3

排泄パターン

249

NOC 看護成果

〈機能性尿失禁〉の項を参照（▶ p.234）

目標 Goals

個人は，腹圧性尿失禁が減少した，あるいはなくなったことを報告する。以下の指標によって証明される：

- 尿失禁の原因および治療が必要な理由を説明できる。

NIC 看護介入

〈機能性尿失禁〉の項を参照（▶ p.234）。〈骨盤底筋運動〉〈体重管理〉

看護介入 Interventions

■ **あらゆる年代の女性を対象に骨盤底筋群の知識と腹圧性尿失禁について日常的にアセスメントする**

- 「特にスポーツをしている場合，尿漏れの経験がないか質問する。13％は中学生のときに初めて尿漏れを経験している」（*Nygaard et al., 1994）。「体操部の選手が最も多く67％，次いでバスケットボール選手が66％，テニス選手は50％が尿漏れを経験している」（*Nygaard et al., 1994, *Smith 2004）。

■ **除去可能な誘因を特定する**（*Smith 2004）

- 肥満に関しては，〈肥満〉または〈過体重〉の看護診断を参照（▶ p.86, 93）
- 骨盤底筋群とその筋力低下を招く原因の知識不足（例：肥満，経腟分娩，スポーツ，エストロゲンの分泌低下，更年期，および閉経後）
- 加齢により，骨盤底筋群が伸張または下垂することにより，膀胱，子宮，直腸がヘルニアと同様の位置に下がることがある。
- 慢性的な便秘：腸管が常に引っ張られ，腸蠕動が低下し，骨盤底筋が緊張した状態になる。
- 子宮摘出術：骨盤内臓器として，支持組織の1つである子宮が除去されている。
- 場面：長い起立状態，または仕事や運動などで重いものを持ち上げたり，運ぶといった場面
- 喫煙と慢性の咳嗽は，骨盤底筋群およびその靱帯にさらに負担をかける。

■ **骨盤底筋体操について説明する**

- 効果が表れるまで，4～6か月間はかかることを説明する（*Smith 2004；Mayo Clinic, 2012）。

- 腟内コーン*を用いた骨盤底筋群の収縮力を高める訓練について，失禁ケアのスペシャリストに相談する。

■ 骨盤底筋体操（キーゲル体操）について指導する

❶説明

- 排尿を止めるために収縮する筋肉群について学ぶ。肛門の筋肉を収縮させることも含む。
- キーゲル体操を行う前に，膀胱を空にしておく。
- 5〜10秒間，これらの筋肉を収縮させ，次いで緩める。収縮と収縮の間は十分にリラックスし，収縮時間とリラックスする時間が等しくなるようにする。収縮時間は，2秒から10秒に段階的に増やすようにする。たとえば10秒間収縮させたら，次の収縮までの10秒間はリラックスする。
- 1回の訓練では，計40〜60回の収縮を2〜4セッションに分割して実施する。慣れてくれば，1日の生活のさまざまな場面で行い，異なる姿勢（坐位，立位，臥位）で実施するとよい。
- 最も効果的に行うには，個人の骨盤底筋群のみを収縮させることに集中する。腹部，腿または殿部の筋肉を収縮させないように注意する。訓練中は息を止めないようにして，自然に呼吸するようにする（Mayo Clinic, 2012）。
- この体操が，あたかも赤信号で止まることや，食器を洗うことのように，ふとした生活の中で思い出して日課として行えるよう，うまく助言する。
- メイヨークリニックのウェブサイト記事「キーゲル体操の方法」が参考になることを伝える（訳注：わが国では，日本コンチネンス協会のウェブサイトなどが参考になる）。

■ 妊産褥婦への看護介入

- 妊娠期は，腹部の内圧が増していることを伝える。
  - 長時間立ちっぱなしの姿勢などは避けるよう指導する。
  - 少なくとも2時間に1回は排尿することがよいことを伝える。
  - 骨盤底筋体操は，出産した後に実施するように伝える。

---

* 訳注：腟内に挿入するタンポン状の訓練器具〔加藤久美子，他：骨盤底筋訓練による腹圧性尿失禁の治療腟内コーンの有効性，日泌会誌，83(4)：498-504，1992〕

腹圧性尿失禁　　251

切迫性尿失禁

Urge Urinary Incontinence

NANDA-Ⅰ定義 NANDA-Ⅰ Definition

強く切迫した尿意を感じた直後に，不随意の排尿が起こる状態

診断指標 Defining Characteristics*

- トイレに間に合わず尿失禁を回避できない状態，あるいは報告
- 尿意切迫感が報告される。
- 膀胱の収縮または膀胱のれん縮を伴う不随意の排尿が報告される。

関連因子 Related Factors

■病態生理因子
- 膀胱容量の低下に関連し，以下に続発する：
  - 感染
  - 脳血管疾患
  - 心的外傷
  - 脱髄性疾患
  - 尿道炎
  - 糖尿病性神経障害
  - 神経疾患または外傷／腫瘍／感染
  - アルコール性神経障害
  - パーキンソン病

■治療関連因子
- 膀胱容量の低下に関連し，以下に続発するもの：
  - 腹部の手術
  - 膀胱留置カテーテルの抜去後

■状況因子(個人・環境)
- 膀胱伸展受容器への刺激に関連し，以下に続発するもの：
  - アルコール
  - カフェイン
  - 過剰な水分摂取
- 膀胱容量の低下*に関連し，頻尿に続発するもの

■発達因子
❶小児
- 少ない膀胱容量に関連するもの
❷高齢者
- 膀胱容量の低下に関連するもの

NOC 看護成果

〈機能性尿失禁〉の項を参照（▶ p.234）

目標 Goals

　個人は，（特定の状況の）尿失禁が減少した，あるいはなくなったと報告する。
以下の指標により証明される。

- 尿失禁の原因を説明する。
- 膀胱への刺激について説明する。

NIC 看護介入

〈機能性尿失禁〉の項を参照（▶ p.234）。〈骨盤底筋運動〉〈体重管理〉

看護介入 Interventions

■ 原因や誘因をアセスメントする

- 「関連因子」を参照
- 体重減少：非侵襲的な治療として推奨される。腹圧性尿失禁と切迫性尿失禁との比較，肥満者と過体重者の対比において，よりよい結果が得られ，効果的である。かつて，肥満者は，体重減少で改善したことが示されている（Grade A, Evidence Fair）（DuBeau, 2015；Holroyd-Leduc & Straus, 2004；*Morant, 2005）。
- 食事の変更：非侵襲的な治療として推奨される。膀胱への刺激物を食事から摂取しない方法の評価は厳密にはなされていない（Grade A, Evidence Fair）（DuBeau, 2014, 2015；*Morant, 2005）。

■ 排泄／失禁パターンおよび水分摂取をアセスメントする

- 最適な水分摂取の維持〔〈持続性尿失禁〉の項を参照（▶ p.230）〕
- 排泄パターン〔〈持続性尿失禁〉の項を参照（▶ p.231）〕

■ 可能な場合は，原因と誘因を減少するか除去する

❶膀胱への刺激物

- 膀胱への刺激を増強し，かつ／または尿意を強める食品／飲料について説明する（Davis et al., 2013；Derrer, 2014；Gleason et al., 2013；Lukacz, et al., 2015）。

  - カフェインを含む飲料／食品（例：コーヒー，紅茶，チョコレート），アルコール，赤ワイン，酸性度の高い食品，カリウムを多く含む食品
    - 過度な水分摂取は，膀胱を充満させる。
    - 不十分な水分摂取は，膀胱を刺激する。
    - 香辛料のきいた食品は，膀胱を刺激する。
    - 人工甘味料は，膀胱を刺激する。

切迫性尿失禁　　253

- 甘味不使用／または糖分減量のブルーベリーまたはクランベリージュースを摂取するよう促す(16 オンス：約 455 mL)。
- 炭酸飲料は膀胱活動を促進し，尿意を強めるので摂り過ぎないようにする(Wilson et al., 2005)。
- 禁煙を推奨する。タバコは膀胱への刺激物となることを説明する。
- 不十分な水分摂取は，感染や濃縮尿の要因となることを理解できるよう説明する。

❷膀胱容量の減少

- 尿意切迫感が起こってから排泄するまで，どのくらい長く我慢できるかを測定する(どれくらいの時間我慢できるかを記録)。
- 尿意を長く我慢できない個人のために，トイレに行きたい意思を他者にいち早く頼めるようにする(ケアプランに記載する)。
- 個人に，膀胱容量が増加することにより尿意を我慢できる時間が長くなることを説明する。
  - 排泄時の尿量を毎回記録する。
  - できる限り尿意を我慢する。
  - 膀胱の再調整プログラムを実施する〔〈持続性尿失禁〉の項を参照(▶ p.231)〕。

❸過剰な膀胱容量

- 利尿薬によって，体内の水分貯留量が減ることを説明する。腎臓で尿の生成量が増すことになる。
- 糖尿病の場合，インスリンの不足によって高血糖になることを説明する。高血糖になると，体内の組織から水分が引き寄せられて浸透圧が亢進し，尿量が増加することを説明する(多尿症)。
- 尿量が増加している場合，一定の時間間隔で排尿し，膀胱の過度の緊張を防ぐ必要があることを説明する。
- 排泄パターンをアセスメントする〔〈持続性尿失禁〉の項を参照(▶ p.231)〕。
- 排尿後の残尿を測定する。残尿量が 100 mL 以上の場合は，間欠的導尿法を，膀胱の再調整プログラムに組み入れる(訳注：日本では 50 mL 以上とする基準がある)。
- 膀胱の再調整プログラムを開始する〔〈持続性尿失禁〉の項を参照(▶ p.231)〕。

❹無抑制膀胱の収縮

- 排尿パターンをアセスメントする〔〈持続性尿失禁〉の項を参照(▶ p.231)〕。
- 尿意を伝える方法を確立する(ケアプランに記載する)。
- 訴えがあったら，ただちに対応する必要があることを職員に伝える。

- 計画的に排尿ができるようにする。
  - 覚せい時(食後，運動後，入浴後，コーヒーやお茶を飲んだあと，就寝前)に排尿の機会を提供する。
  - 最初は 30 分ごとに，尿器，ポータブルトイレ，またはトイレの使用することから始め，徐々に最低 2 時間ごとにする。
  - もし，過去に尿失禁の経験があれば，排尿する間隔を短くする。
  - 排尿または失禁したときの行動や活動について記録する〔〈持続性尿失禁〉の項を参照(▶ p.231)〕。
- 可能ならば，排尿予定時刻まで排尿を我慢することを勧める。
- 主治医に，薬物療法による介入について相談する。
- 膀胱の再調整プログラムを進めるため，さらに必要な情報について，〈持続性尿失禁〉の項を参照すること(▶ p.231)。

■ 健康教育を開始する
- 尿路感染症の予防法を指導する。

切迫性尿失禁　255

切迫性尿失禁リスク状態

Risk for Urge Urinary Incontinence

NANDA-Ⅰ定義 NANDA-Ⅰ Definition

強く切迫した尿意を感じた直後に，不随意の排尿が起こりやすく，健康を損なうおそれのある状態

危険因子 Risk Factors

〈切迫性尿失禁〉の「関連因子」の項を参照（▶ p.252）

NOC 看護成果
〈機能性尿失禁〉の項を参照（▶ p.234）

目標 Goals

個人は，尿失禁がなくなり，（尿の禁制状態が続き）快適な状態が続いていると報告する。以下の指標によって証明される：
- 尿失禁の原因について説明する。
- 尿失禁がない状態（自制を）維持する方策について説明する。

NIC 看護介入
〈機能性尿失禁〉の項を参照（▶ p.234）

看護介入 Interventions

- 〈切迫性尿失禁〉の項を参照（▶ p.253）

4

活動-運動パターン

Activity-Exercise Pattern

活動耐性低下

Activity Intolerance

NANDA-Ⅰ定義 NANDA-Ⅰ Definition

必要な日常活動または望ましい日常活動を持続や遂行するための，生理的あるいは心理的エネルギーが不足した状態

診断指標 Defining Characteristics

■ **必須データ（必ず存在）**

活動に対する生理学的反応の変調

❶呼吸

- 労作時呼吸困難*
- 息切れ
- 呼吸数の過度の増加
- 呼吸数の低下

❷脈拍

- 虚弱
- 減弱
- 過度の増加
- 3分後に活動前のレベルに戻らない。
- リズムの変化
- 不整脈や虚血を示す心電図変化*

❸血圧

- 活動時の異常な血圧反応
- 活動に伴い上昇しない。
- 拡張期血圧の増加（15 mmHg 以上）

■ **副次的データ（おそらく存在）**

- 衰弱についての訴え*
- 疲労の訴え*
- 蒼白またはチアノーゼ
- 混乱
- めまいの訴え

関連因子 Related Factors

酸素運搬能や身体的状態を損なう因子や，個人の身体的・心理的能力を上回るほど過剰なエネルギーを必要とする因子は，〈活動耐性低下〉の原因となりうる。以下は，一般的な因子の一部である。

■ **病態生理因子**

- 長期にわたる不動状態と疼痛に続発し，身体機能の低下に関連するもの
- 酸素の供給／需要のアンバランス*に関連するもの

- 酸素供給システムの障害に関連し，以下に続発するもの：
  - 心臓疾患
    - ・心筋症
    - ・不整脈
    - ・心筋梗塞
    - ・先天性心疾患
    - ・うっ血性心不全
    - ・狭心症
    - ・心臓弁膜症
  - 呼吸器疾患
    - ・慢性閉塞性肺疾患(COPD)
    - ・気管支肺異形成症
    - ・無気肺
  - 循環器疾患
    - ・貧血
    - ・循環血液量減少症
    - ・末梢動脈疾患
- 代謝需要の増大に関連し，以下に続発するもの：
  - 急性・慢性の感染症
    - ・ウイルス感染症
    - ・内分泌または代謝性疾患
    - ・伝染性単核球症
    - ・肝炎
  - 慢性疾患
    - ・腎疾患
    - ・炎症性疾患
    - ・神経系疾患
    - ・肝疾患
    - ・筋骨格系疾患
- エネルギー源の不足に関連し，以下に続発するもの：
  - ・肥満
  - ・栄養不良
  - ・不適切なダイエット

■治療関連因子
- 補装具(歩行器，松葉杖，装具)による不活動状態に関連するもの
- 代謝需要の増大に関連し，以下に続発するもの：
  - 悪性腫瘍
  - 診断のための検査
  - 外科的処置
  - 治療計画，治療の回数
- 酸素供給システムの障害に関連し，以下に続発するもの：
  - 循環血液量減少症
  - 不動状態[*]
  - 床上安静[*]

■状況因子(個人・環境)
- 不活動状態に関連し，以下に続発するもの：
  - 抑うつ状態

活動耐性低下

- 不十分なソーシャルサポート
- 坐位中心のライフスタイル*
- 代謝需要の増大に関連し，以下に続発するもの：
  - 生活環境内のバリア(例：階段)
  - 大気汚染(例：スモッグ)
  - 極端な気候(特に高温・多湿)
  - 気圧(例：高地へ転居したばかり)
- モチベーションの不足に関連し，以下に続発するもの：
  - 転倒の恐怖
  - 疼痛
  - 抑うつ状態
  - 呼吸困難
  - 肥満
  - 全身の衰弱*

■ 発達因子

高齢者は，感覚障害とともに，筋力が低下したり筋肉の柔軟性が減少していることが多い。これらの要因は，身体に対する自信を失わせ，〈活動耐性低下〉の直接的または間接的な原因となる可能性がある。

Carpenito Memo

　〈活動耐性低下〉は，身体状態が損なわれた個人を対象に判断する診断である。このような個人は，治療に参加することで体力と持久力を高めることが可能になる。〈活動耐性低下〉は〈消耗性疲労〉とは異なる。〈消耗性疲労〉は，全身のエネルギーが枯渇していくような主観的感覚である。休息は〈消耗性疲労〉を癒すものの，疲労感を招く原因ともなりうる。さらに，〈活動耐性低下〉の目標は，活動に対する耐性を増強し，活動の持続時間を増すことである。〈消耗性疲労〉の目標は，個人が疲労に適応できるよう援助することで，持久力を増すことではない。

NOC 看護成果

〈活動耐性〉

目標 Goals

個人は，望ましい活動レベルに到達する(望ましい活動レベルを特定する)。以下の指標によって証明される：
- 活動耐性低下を増強する因子を明らかにする。
- 活動耐性低下を軽減する方法を明らかにする。
- 活動後3分以内に血圧が正常範囲内に維持される。

NIC 看護介入

〈活動耐性〉〈エネルギー管理〉〈運動促進〉〈睡眠強化〉〈共同目標設定〉

看護介入 Interventions

- 個人の健康を改善するための個別の目標について聞く
- 活動しないことのリスクを説明する
- 活動に対する個人の反応を観察し，反応を記録する
  - 安静時の脈拍，血圧，呼吸数
  - 脈拍数，リズム，性状に注意する（異常な徴候がみられる場合，たとえば，脈拍が100回/分以上の場合，活動の増加の可否について医師に相談する）。
  - 徴候が正常もしくは医師の許可があれば個人に活動を行わせる。
  - 活動後は速やかにバイタルサインを測定する。
  - 個人を3分間安静にさせたのち，再度バイタルサインを測定する。
  - 以下のような反応を個人が示した場合は，その活動を中止する：
    - 胸痛，めまい，または混乱の訴え
    - 脈拍数の減少
    - 収縮期血圧が上昇しない。
    - 収縮期血圧の低下
    - 拡張期血圧の上昇（15 mmHg以上）
    - 呼吸数の減少
  - 以下の場合，活動の強度もしくは時間を減らす：
    - 脈拍数が，安静時の脈拍数プラス6回以内に戻るのに3〜4分以上かかる。
    - 活動後に，呼吸数が過度に上昇する。
- 活動を徐々に増やす
  - これまでより，活動の速度を遅くしたり，活動時間を短くしたり，あるいは休息時間を増やしたり，援助をより多くすることで，活動に対する耐性を向上させる。
  - 長期間の床上安静と強いられた不動状態による身体機能の低下を最小限に抑える：
    - 1日に最低2回の自動的関節可動域（ROM）訓練から始める。自動運動ができない個人の場合，看護職が他動的関節可動域訓練を実施する。
    - 等尺性運動（訳注：関節運動を伴わず筋収縮を行う運動）を促す。
    - 禁忌でない限り，個人が寝返りや起き上がりを積極的に行うよう促す。
    - 初回の離床は15分間から始め，徐々に耐性を高めていく。
    - 立ち上がるときに膝折れする場合は，歩行の準備ができていない。個人

が補助のある場所で立ち上がる練習を行うのを援助する。

- 安全な歩行方法を選ぶ(歩行がぎこちなく見えても安定している場合はそのまま継続する。そばに付き添い，明確な指示を伝える。例：「足元ではなく，まっすぐ前を見ましょう」)。
- 歩行速度を個人が測れるようにする。
- 安全を確保し，転倒を防止するために十分に支援する。
- 個人に履き慣れたウォーキングシューズを履くよう促す(スリッパのような室内履きは足をしっかりと支援することができない)。

■ 個人の毎日のスケジュールに合わせて休息時間を計画する

■ 心の底からの「やればできるという気持ち(Can-Do)」を高める

- 転倒の恐怖，衰弱感，視覚障害などの個人の自信を損なう要因を明らかにする。
- 個人が大切に思っていることは何かを考慮して，個人と家族のモチベーションとなるものを探る(例：孫たちと遊ぶこと，仕事に復帰すること，釣りに行くこと，作業や工作を実践すること)。
- 個人が活動スケジュールおよび機能面の活動目標を設定できるようにする。目標が低すぎる場合は協議する(例：「7〜8 m 歩くという目標は低いですね。15 m にしてみませんか。私も一緒に歩きますよ」)。
- 活動の目標を具体的に計画する(椅子に座って上体を起こして昼食をとる，窓まで歩いて外の景色を眺める，キッチンまで歩いていってジュースを飲む)。
- 個人が進捗状況を確認できるよう援助する。効果的にモチベーションを高める技法としての賞賛や激励を過小評価してはいけない。活動内容を記録し続けるように個人を支援することは，進捗状況を示すのに役立つ場合がある。

■ 慢性肺機能不全の個人への看護介入

- 活動が増加したときや，情動的・身体的ストレスがあるときは，意識的にコントロールする呼吸法を行うよう促す(口すぼめ呼吸や腹式呼吸)。
- 口すぼめ呼吸について指導する。鼻から息を吸い込み，7つ数える間に「プー」という音をたてながら，軽く閉じた唇からゆっくり息を吐く(肺疾患が進行した個人では，自然に身につけていることが多い)。
- 腹式呼吸を指導する：
  - 看護職は，個人の肋骨基部下の腹部に手を当て，個人が息を吸い込む間，そのまま手を当てておく。
  - 吸気時は，個人は肩の力を抜いて，鼻で息を吸い込み，看護職の手に向かって腹部を押し出す。個人は肺胞が開いたままになるように1〜2秒間，息を止め，そのあと息を吐き出す。

- 呼気時は，看護職が肋骨基部を軽く圧迫している間に，個人は口から
  ゆっくり息を吐き出す。
- この呼吸法を看護職とともに何度か練習し，その後は自分の手を肋骨基
  部に当て，個人1人で実施する。
- 方法を習得できたら，個人は1時間に数回，この呼吸法を実施する。
- 呼吸労作を減らすために適した呼吸法を用いるよう促す。

- トライポッド姿勢(tripod position)（訳注：個人の肘や前腕部を自身の膝や机の上
  に置いて体幹を支える前傾坐位姿勢）について説明する。これは呼吸に伴う労作
  を減らす方法で，個人は坐位または立位で前かがみになり，上体を両腕で
  支え，横隔膜を上下に動かし，胸郭を広げて安定させる姿勢である。これ
  によって，呼吸時に競合して使用される上腕，胸部，頸部の筋群の負荷を
  減らすことができる(Bauldoff, 2015: Bauldoff, Hoffman, Sciurba, & Zullo,
  1996: Breslin, 1992)。
- 腕の重さを支えること(例：髭剃りや食事の際に肘をつく，など)は，自立
  性を高め，機能的能力を向上させることができる。
- 入院中に，喫煙が及ぼす心臓血管系や呼吸器系，循環器系，および筋骨格
  系への影響について，個人の具体的な健康問題に焦点を当てて話し合う
  〔例：頻発する感染，脚の痙攣(こむら返り)，COPD の悪化，心臓の問題〕。

活動耐性低下　　263

非効果的行動計画

Ineffective Activity Planning

NANDA- I 定義 NANDA- I Definition

時間や条件で決まっている一連の行動に向けて，準備ができていない状態

診断指標 Defining Characteristics*

- 着手するタスクに対するおそれについての訴え
- 着手するタスクに対する心配の訴え
- 着手するタスクについての過度の不安
- 行動パターンに問題がある。
- 計画の欠如
- 資源(リソース)の欠如
- 順次編成の欠如
- 先延ばしする
- 選択した活動が目標と合っていない。

関連因子 Related Factors*

- 情報を処理する能力の障害
- 提案された解決方法に直面すると，防衛的逃避行動をとる。
- 快楽主義
- 家族からのサポートの欠如
- 友人からのサポートの欠如
- 出来事についての非現実的な認識
- 自分の力量についての非現実的な認識

CARPENITO MEMO

〈非効果的行動計画〉は新たに採択された NANDA- I 看護診断であり，〈慢性混乱〉〈不安〉〈非効果的否認〉〈非効果的コーピング〉〈非効果的自己健康管理〉や各種〈セルフケア不足〉といった多くの既存の看護診断に関連した，解決の難しい反応を扱うものである。〈非効果的行動計画〉は徴候や症状としてとらえることを勧める。解決すべき課題は，以下のものがあげられる：

- 効果的に計画されていない活動は何か。セルフケアか，健康管理か。
- 効果的な行動計画を妨げているものは何か。混乱か，不安か，恐怖か，否認か，ストレス過剰負荷か。診断例を以下にあげる：

・（特定の活動の）計画能力の障害によって証明される，出来事についての非現実的な認識に関連した〈ストレス過剰負荷〉
・（特定の活動の）計画能力の障害によって証明される，計画の欠如，資源の欠如およびソーシャルサポートの欠如に関連した〈非効果的健康管理〉
・（特定の活動の）計画能力の障害によって証明される，情報処理能力の障害と，個人的能力についての非現実的な認識に関連した〈不安〉

非効果的行動計画リスク状態

Risk for Ineffective Activity Planning

NANDA-Ⅰ定義 NANDA-Ⅰ Definition

時間や条件で決まっている一連の行動に向けて，準備が困難になりやすく，機能を損なうおそれのある状態

危険因子 Risk Factors*

- 情報を処理する能力の障害
- 提案された解決方法に直面すると，防衛的逃避行動をとる。
- 快楽主義
- 先延ばしの経験がある。
- サポート体制が役に立っていない。
- サポート体制が不十分
- 出来事を現実的に認識していない。
- 自分の力量を現実的に認識していない。

CARPENITO MEMO
〈非効果的行動計画〉の項を参照（▶ p.264）

出血リスク状態

Risk for Bleeding

第Ⅲ部の「RC：出血」も参照（▶ p.763）

NANDA-Ⅰ定義 NANDA-Ⅰ Definition

血液量が減少しやすく，健康を損なうおそれのある状態

危険因子 Risk Factors*

- 動脈瘤
- 割礼
- 知識不足
- 播種性血管内凝固症候群（DIC）
- 転倒や転落の既往
- 消化器疾患（例：胃の潰瘍性疾患，ポリープ，静脈瘤）
- 肝機能障害（例：肝硬変，肝炎）
- 先天性血液凝固障害（例：血小板減少症）
- 分娩後の合併症（例：子宮弛緩，遺残胎盤）
- 妊娠に関連した合併症（例：前置胎盤，奇胎妊娠，胎盤早期剝離）
- 外傷
- 治療に関連した副作用（例：手術，薬物，血小板不足に対する血液製剤の投与，化学療法）

CARPENITO MEMO

〈出血リスク状態〉は，いくつかの共同問題を表している。

目標／看護介入 Goals/Interventions

具体的な共同問題を参照のこと。「RC：循環血液量減少」「RC：出血」「RC：消化管出血」「RC：出生前出血」「RC：分娩後出血」「RC：抗凝固薬治療の有害反応」など。

心拍出量減少

Decreased Cardiac Output

第Ⅲ部の「RC：心拍出量減少」も参照（▶ p.768）

NANDA-Ⅰ定義 NANDA-Ⅰ Definition

心臓の拍出する血液量が，身体の代謝要求に対して不十分な状態

診断指標 Defining Characteristics*

- 心拍数／リズムの変化（例：不整脈，徐脈，心電図上の変化，動悸，頻脈）
- 前負荷の変化〔例：浮腫，中心静脈圧の低下，肺動脈楔入圧（PAWP）の低下〕
- 心筋収縮性の変化
- 後負荷の変化
- 行動／情動〔不安，落ち着きがない（ソワソワ）〕

関連因子 Related Factors*

- 心拍数の変化
- リズムの変化
- 1回拍出量の変化
- 後負荷の変化
- 心筋収縮性の変化
- 前負荷の変化

CARPENITO MEMO

　〈心拍出量減少〉は，看護職が複数の責任を負う状況を表す。心拍出量が減少している個人は，さまざまな機能に支障を来す反応（例：活動耐性低下，睡眠-休息の乱れ，不安，おそれ）を示すことがある。また，不整脈，心原性ショック，うっ血性心不全などの生理的合併症を発症する危険性がある。

　〈心拍出量減少〉を臨床で使用するとき，通常，関連する目標は以下のように記述される。

- 収縮期血圧：100 mmHg 以上
- 尿量：30 mL/時以上
- 心拍出量：5.0 L/分以上
- 心拍数とリズム：正常範囲内

　これらの目標は，看護ケアを評価するものではなく，個人の状態を評価するためのパラメータである。これらは，モニタリング（継続観察）基準（看護職の計画する介入と医師の処方する介入を実施するうえでの手引きとなる）であり，看護職はそれを指針として使用する。学生は指導教員と相談して〈心拍出量減少〉と「RC：心拍出量減少」のいずれを使用するべきか判断する。心機能障害に付随して必要となる技術についての知識が不十分であることに関連した〈活動耐性低下〉および循環器系や血管系の共同問題についても参照する（▶ p.258，752）。

不使用性シンドロームリスク状態

Risk for Disuse Syndrome

NANDA-Ⅰ定義 NANDA-Ⅰ Definition

　指示された，またはやむを得ない筋骨格系の不活動状態のために，身体組織の崩壊が起こりやすく，健康を損なうおそれのある状態

診断指標 Defining Characteristics

不活動に関連した問題焦点型またはリスク型看護診断のクラスターの存在：
- 皮膚統合性障害リスク状態
- 便秘リスク状態
- 呼吸機能変調リスク状態
- 非効果的末梢組織循環リスク状態
- 感染リスク状態
- 活動耐性低下リスク状態
- 身体可動性障害リスク状態
- 身体損傷リスク状態
- 無力感
- ボディイメージ混乱

関連因子 Related Factors

（任意に）CARPENITO MEMO を参照（▶ p.270）
■ 病態生理因子
- 以下に関連するもの：
  - 感覚機能の低下
  - 意識消失
- 以下に続発する神経筋系障害：
  - 多発性硬化症
  - 筋ジストロフィー
  - パーキンソン症候群
  - 半身不随／全身不随
  - ギラン・バレー症候群
  - 脊髄損傷
- 以下に続発する筋骨格系障害：
  - 骨折
  - リウマチ性疾患
- 終末期疾患
  - AIDS

- 腎がん
- 心疾患
- 精神障害／精神科的問題
  - うつ病／大うつ病
  - 緊張状態
  - 重度の恐怖症

■ 治療関連因子

- 以下に関連するもの：
  - 手術（四肢切断術，骨の手術）
  - 機械的人工換気
  - 牽引／ギプス／シーネ
  - 侵襲的血管ライン
  - 安静の指示

■ 状況因子(個人・環境)

- 以下に関連するもの：
  - 抑うつ状態
  - 衰弱状態
  - 消耗性疲労
  - 疼痛

■ 発達因子

❶ 新生児／乳児／小児／思春期

- 以下に関連するもの：
  - ダウン症候群
  - 若年性関節リウマチ
  - 脳性麻痺
  - 脊柱側彎症の体幹装具装着
  - 骨形成不全症
  - 精神障害／身体障害
  - レッグ・カルヴェ・ペルテス病
  - 自閉症
  - 二分脊椎

❷ 高齢者

- 以下に関連するもの：
  - 運動の敏捷性の低下
  - 筋力低下
  - 初老期認知症

CARPENITO MEMO

〈不使用性シンドロームリスク状態〉は，不動状態による有害作用の危険性がある個人を対象にした診断である（**表7**）。〈不使用性シンドロームリスク状態〉は，特定の合併症を起こしやすいことや，ある健康パターンにおける機能が変調を来しやすい状態にあることを示す。シンドローム（型看護診断）では，その原因や誘因が診断名（「不使用」）に含まれているため，「～に関連した」と表現する必要はない。シンドローム（型看護診断）は，その状況によって，存在していると予測できる，問題焦点型またはリスク型看護診断群（クラスター）によって構成される。〈不使用性シンドローム〉には，10種のリスク型または問題焦点型の看護診断が集め

られている（「診断指標」参照）。

　看護職は，〈非効果的呼吸パターン〉や〈皮膚統合性障害リスク状態〉のような診断を単独で使用する必要がなくなった。なぜなら，これらの診断はシンドローム（型看護診断）のカテゴリーに組み込まれているからである。しかし，不動状態の個人が，皮膚統合性障害やほかの看護診断の症状や徴候を示している場合は，それらの具体的な診断を使用すべきである。そして，〈不使用性シンドロームリスク状態〉も使い続けて，個人のほかの身体系統が悪化しないようにする必要がある。

NOC 看護成果

〈耐久力〉〈不動状態の結果：生理的〉〈不動状態の結果：心理・認知的〉〈可動性：関節運動のレベル〉

目標 Goals

　個人は，不動状態による合併症を起こさない。以下の指標によって証明される：

- 皮膚／組織統合性が損なわれていない。
- 最大の呼吸機能
- 最大の末梢循環血流
- 最大の関節可動域（ROM）
- 排便，膀胱，腎臓の機能が正常範囲内
- 可能であれば，社会的接触や社会活動を行う。
- 治療の根拠を説明できる。
- 可能であれば，ケアに関する意思決定ができる。
- 不動状態にあることに関する感情を共有することができる。

NIC 看護介入

〈活動療法〉〈エネルギー管理〉〈共同目標設定〉〈運動療法〉〈転倒予防〉〈圧迫潰瘍予防（褥瘡予防）〉〈ボディメカニクス促進〉〈皮膚サーベイランス〉〈ポジショニング（体位づけ）〉〈コーピング強化〉〈意思決定支援〉〈治療的遊戯〉

看護介入 Interventions

■ **原因と誘因を明らかにする**
- 疼痛：〈安楽障害〉も参照（▶ p.394）
- モチベーションの低下：〈活動耐性低下〉も参照（▶ p.258）
- 抑うつ状態：〈非効果的コーピング〉も参照（▶ p.609）

■ **血行動態の安定した個人の場合，移動と歩行のプロトコールを開始する**
- 〈身体可動性障害〉の項を参照（▶ p.303）

不使用性シンドロームリスク状態　271

表7　不動状態による身体系統への有害作用

身体系統	作用	
心臓	心筋作用の減少	
	有酸素容量の減少	
	1回拍出量の減少	
	安静時および活動量の増加に伴う心拍数の増加	
	酸素摂取量の減少	
	血漿量の減少による前負荷の低下，1回拍出量の減少，心拍出量の減少	
循環系	静脈うっ血	安静時の心拍数減少
	起立不耐性	静脈還流の減少
	末梢浮腫	
呼吸系	静脈内圧の上昇	粘膜の乾燥
	分泌物の貯留	胸郭拡張の減少
	線毛(運動)の障害	遅く，より浅い呼吸
筋骨格	筋萎縮	
	抗重力筋群で最も顕著な骨格筋の減少	
	筋線維の短縮(拘縮)	
	筋力／筋緊張の低下	
	骨密度の減少	
	関節変形	
	膠原線維の線維化(関節)	
代謝／造血系	骨吸収の増加によりカルシウムバランスが異常になり(高カルシウム血症)，骨量が徐々に減少する	
	窒素排出の減少	
	組織の熱伝導の低下	
	糖耐性の低下	
	インスリン抵抗性	
	赤血球減少	
	貪食作用の低下	
	ホルモン分泌のサーカディアンリズムの変調(インスリン，アドレナリン)	
	食欲不振	
	代謝率の低下	
	クレアチニン値の上昇	
胃腸系	便秘	食欲不振
泌尿生殖系	尿停滞	尿閉
	尿路結石	不十分な重力
外皮系	毛細血管血流量の減少	壊死に至る組織のアシドーシス
神経感覚系	神経支配の低下	温熱刺激への感受性亢進
	近見視力の低下	サーカディアンリズムの変調
	聴覚感度の上昇	

参考：Hockenberry, M. J., & Wilson, D. (2015). Wong's essentials of pediatric nursing (10th ed.). New York: Elsevier；Grossman, S., & Porth, C. A. (2014). Porth's pathophysiology：Concepts of altered health states (9th ed.). Philadelphia: Wolters Kluwer; Stuempfle, K. J., & Drury, D. G. (2003). Comparison of 3 methods to assess urine specific gravity in collegiate wrestlers. Journal of Athletic Training, 38, 315-319.

- 歩行できない個人の場合，積極的に体位変換を行う（可能であれば1時間に1回）。以下のように行う（Zomorodi, Topley, & McAnaw, 2012）
  - できるだけ早く離床する（立位をとる）。
  - 頻回に，左右に体位変換をする，もしくは部分的に体位変換をする。
  - ベッドの頭側を上げ下げする。
  - ベッド上，端坐位にする。
- 活動が最大になるよう促す
  - 活動プログラムを進めるにあたって〈身体可動性障害〉の項を参照する（▶ p.304）。
- 呼吸機能が最大になるよう促す
  - 深呼吸と咳嗽訓練を1時間に5回行うよう勧める。
  - 覚せい時には1時間ごとに，ボトルブローイングやインセンティブスパイロメータを使用するよう指導する（重度の神経筋障害がある場合，夜間でも覚醒させて行う）。
  - 子どもの場合は，ボトルブローイングに着色した水を使用する。風船，シャボン玉，またはコットンボールをストローで吹き飛ばしてもらう。
  - 8時間ごとに肺野を聴診する。呼吸音の変化があった場合は聴診の頻度を増やす。
  - 腹部膨満を防ぐため，少量ずつ頻回な食事を勧める。
- 通常の排便パターンを維持する
  - 具体的な看護介入については，〈便失禁〉〈下痢〉の項を参照（▶ p.215, 218）
- 褥瘡を予防する
  - 具体的な看護介入については，〈褥瘡リスク状態〉の項を参照（▶ p.206）
- 静脈血流を改善する要因を促進する
  - 心臓の高さより高い位置に四肢を挙上する（血行動態が不安定な個人では禁忌になる場合がある）。
  - 個人が立位あるいは足を床につけた坐位が長時間にならないようにしているかを確認する。
  - 静脈の血流を妨げるような外部からの静脈への圧迫を減少または除去する。
  - 膝の後面への枕の挿入を避け，膝の部分を挙上できるベッドを勧める。
  - 座るときは，脚を組まないように伝える。
  - 1時間ごとに，体位を変え，四肢を動かし，あるいは手指と足趾を動かすように促す。
  - 毎日，下肢に浮腫や組織の熱感，発赤などがないか観察する。

不使用性シンドロームリスク状態　　273

■ **四肢の可動性を維持し，拘縮を予防する**（Maher, Salmond, & Pellino, 2006）

❶四肢の可動性を高める

- 関節可動域（ROM）訓練を実施する（状態によって頻度を決定する）。
- 腫脹を予防または軽減するために，四肢を枕で支える。
- 医師／医師助手（PA*）／上級看護師**または理学療法士の指示に従って，特定の関節の運動療法を行うよう促す。

❷合併症を予防するために，個人のアラインメント（四肢の位置関係）を整える

- 個人が仰臥位のとき，つま先と膝を天井に向ける。椅子に座っているときはそれらを水平に保つ。
- フットボードを使用する。
- 1時間ごとに足趾を動かし，上に向けたり下に向けたりし，足関節を内側に回したり（内旋），外側に回す（外旋）よう指示する。
- 膝の後面に枕を挿入するのを避け，代わりに，腓腹部（ふくらはぎ）を支える。
- 長時間の股関節屈曲（坐位）を避ける。
- 股関節の側面に丸めたタオルを置いて股関節を正しい位置に保ち，股関節の外旋を防ぐ。
- 枕を用いて上肢を外転位に保つ。
- 肘関節を軽い屈曲位に保つ。
- 手指を軽く屈曲し，母指を外転させて軽く屈曲させ，手関節を中間位に保つ。
- 日中は，肩関節の位置を変える（例：外転，内転，旋回可動域）。

■ **骨の脱灰を軽減し，モニタリング（継続観察）する**

- 血清値を観察する。
- 悪心・嘔吐，多飲，多尿，嗜眠状態などがないか観察する。
- 禁忌（腎不全，心不全など）がない限り，積極的な水分補給を維持する（成人：2,000 mL/日，思春期：3,000〜4,000 mL/日）。

■ **感覚の共有と幸福感を高める**

- 個人に，体動制限に関する感情や恐怖を共有するよう勧める。
- 個人に，パジャマではなく，私服を着て，自分らしい装飾（例：野球帽，カラフルな靴下）を身につけて，個性を表現するように勧める。

---

* 訳注：PA（physician assistant）。医師の監督のもと，診断・治療を含む医療行為を行う医療専門職。世界7か国（米国，英国，カナダ，オーストラリア，台湾，オランダ，南アフリカ）で導入されている。

** 訳注：米国では上級看護師として，クリニカルナーススペシャリスト（CNS, clinical nurse specialist），ナースプラクティショナー（NP, nurse practitioner），助産師（CNM, certified nurse-midwife），麻酔看護師（CRNA, certified registered nurse-anesthetist）などがあることから，本書ではこれらを上級看護師と表す。

❶不動状態による生活の単調さを軽減する

- 可能であれば日課に変化をもたせる(例:個人が午前中に特別番組を見たり,訪問者と会話をしたりできるように,入浴を午後にする)。

❷個人を交えて,毎日のスケジュールを計画する。創造力を発揮すること。可能であれば物理的環境と日課に変化をもたせる

- 掲示板の情報を更新し,壁の絵を取り替え,室内の家具の配置を変える。
- 楽しく明るい環境を維持する(例:部屋を明るくする,花を飾る)。
- 可能であれば,個人が窓際で過ごせるようにする。
- 読み物(印刷物もしくはオーディオブック),ラジオ,テレビなどを提供する。
- 個人が何か楽しみにして待つような活動を毎日計画する。約束したことは必ず守る。
- 強い希望がない限り,テレビを主要なレクリエーションとして使用しないようにする。
- 朗読してくれたり,活動を援助してくれるボランティアの活用を検討する。
- 何か提案したり,新たなアイデアを出すよう促す(例:「やってみたいと思っていることはありませんか?」)。

■小児への看護介入

■ 医療の場における遊びの種類を説明する

- 運動/エネルギー発散の遊び:上下肢を大きく使うことを促進するもの(例:ボール投げ,水の中で遊ぶ)
- 気晴らし/レクリエーション:退屈しない楽しい遊びを提供するもの
- 発達を支える遊び:乳幼児のモチベーションをかきたてる,年齢に応じて選択された活動
- 治療的な遊び:医療専門職とのやりとりで,子どもの医療ケアについての感情や恐怖の表現を促進するもの。この対話によって,特定の治療に対する誤解や根拠を明確にすることができる。

■ 親/養育者に,遊びによって以下のことができることを説明する

- 不動状態によって起こるストレスを解消する。
- 身体面,精神面,感情面において,継続して成長・発達することを可能にする。
- 親と子が,ケアや処置,そのほかのことについての懸念や誤解について話し合うことにつながる。
- 感情の共有を促進する。
- 子どもに選択肢を提供し,自分がコントロールしている感じを高める。
- 子どもが成功するように思える,「よい役割」の提供につなげる。
- 家族に,サポートとかかわりを提供する。

不使用性シンドロームリスク状態　　275

- 痛み，退屈，悲しみから逃れる手段を提供する。
- 活動が減少したことによる身体的な副作用が最小限になるように援助する。

■ 子どものための適切な活動を計画する

- 子どもの発達年齢にふさわしい玩具を利用しやすい環境を提供する。玩具が手の届く範囲にあることを確認する。
- 家族に，子どもの好きな玩具を持ってくるように促す。その一部には，「現実世界」で生きている自然界のものも含む(例：金魚，落ち葉)。
- テレビの視聴はいくつかの好きな番組だけに限定する。

■ 遊戯療法(プレイセラピー)を活用する(Pillitteri, 2014)

- エネルギーを発散する遊び：
  - 木製ハンマーでくいを打つ(木製知育玩具)。
  - おもちゃののこぎりで木を切る。
  - 粘土をたたく。
  - 風船を割る。
- ごっこ遊び：
  - 人形，人形用ベッド，おもちゃの聴診器，IV 装置，注射器，マスク，ガウンなど，医療用具を模した玩具を提供する。
  - これらの模擬用具を子どもに選ばせる。
  - 子どもが遊びながら，感情を表出できる機会を与える。
  - 子どもに質問する機会として活用する。
  - 子どもが表現することだけに思いを寄せる。
  - 批判的にならない。
- 創造的な遊び：
  - 絵を描く機会を提供する。
  - 描いた絵について，子どもに説明してもらう。
- 環境を変える。
- 可能な限り，子どもを病室から外に連れ出す。

■ 長期化した不動状態を管理するための情報を入手する

- アーカンソー小児病院刊『動けない子どもに遊び：両親への手引き(A Parent's Guide：Play and Your Immobilized Child)』，フィラデルフィアこども病院のウェブページ『入院中の遊びとレクリエーション(Play and Recreation Durning Hospitalization)』を参照する。

気分転換活動不足

Deficient Diversional Activity

NANDA-Ⅰ定義 NANDA-Ⅰ Definition

レクリエーションや余暇活動から得る刺激（またはそれらへの興味や関与）が減少した状態

診断指標 Defining Characteristics

不活動状態によって退屈である様子が観察される，または／および退屈であるという訴えがある。

関連因子 Related Factors

■病態生理因子
- 日常的な活動への参加やアクセスが困難なことに関連し，以下に続発するもの：
  - 伝染性疾患
  - 疼痛

■状況因子(個人・環境)
- 不満足な社会的活動に関連するもの
- 同僚や友人がいないことに関連するもの
- 単調な環境に関連するもの
- 長期間の入院や制限に関連するもの
- モチベーションの欠如に関連するもの
- 日常的な活動への参加やアクセスが困難なことに関連し，以下に続発するもの：
  - 過剰にストレスのかかる仕事
  - 余暇活動にあてる時間がない。
  - 転職(例：新たな仕事，退職)
  - 子どもが親元を離れる(「空の巣症候群」)。
  - 不動状態
  - 感覚–知覚の低下
  - 複合的な役割責任

■発達因子

❶乳児／小児
- 適切な刺激のある玩具／仲間の欠如に関連するもの

277

❷高齢者

- 日常的な活動への参加やアクセスが困難なことに関連し，以下に続発するもの：
  - 感覚／運動障害
  - 移動手段の不足
  - 犯罪へのおそれ
  - 仲間(集団)がいない。
  - 経済的問題
  - 混乱

CARPENITO MEMO

　自分の望む活動の量や種類を決定し，それに基づいて気分転換活動が不足していると表現できるのは，個人のみである。Miller(2015)は，「さまざまな役割に伴う活動は，個人の自己概念を肯定するものである」と述べている。

　〈気分転換活動不足〉の診断が適切であるかどうかを確認するため，余暇活動の質を改善することに焦点を当てながら，看護介入が対象とする原因を分析する。人格に関する問題によって人間関係に支障があり，社会的活動が減少している個人では，〈社会的相互作用障害〉の診断のほうが有効である。この場合は，社会化の障害となっている言動を，個人が明らかにすることができるよう援助することが焦点となる。

NOC 看護成果

〈レジャー活動への参加〉〈社会的関与〉

目標 Goals

　個人は，現在の活動レベルよりも満足できるレベルになると評価するようになる。以下の指標によって証明される：

- 退屈に起因する怒りや抑うつ状態に対処する方法を説明する。
- 1日に1つ，楽しい活動に参加していることを報告する。

NIC 看護介入

〈レクリエーション療法〉〈社会化強化〉〈自己尊重強化〉〈治療的遊戯〉

看護介入 Interventions

■ **誘因をアセスメントする**

- 「関連因子」を参照

■ **誘因を軽減もしくは排除する**

❶(生活の)単調さ

- 〈不使用性シンドロームリスク状態〉の看護介入「❶不動状態による生活の単調さを軽減する」を参照する（▶ p.275）。
- 個別に，もしくはグループで回想法(レミニセンス)を行う機会を提供する

（例：過去の旅，趣味）。

- 軽量のヘッドフォン，オーディオセットを用いて音楽療法を提供する。集団音楽療法(*Rantz, 1991)は以下のように勧める：
  - 何かテーマを紹介する。
  - 関連した音楽を流す。
  - テーマについて討議を展開する。
  - 応答を検討する。
- ホリスティックセラピーや補完療法を用いることを検討する（例：アロマセラピー，ペットセラピー，セラピューティックタッチ）。ペットセラピー(*Rantz, 1991)を実施するにあたっては，以下のことが勧められる：
  - 動物はよく手入れされ，健康で，清潔であること
  - 見知らぬ人ともリラックスできる動物であること
  - 動物は施設内に入る前に排泄をすませておくこと
  - スポンサーは，個人にアプローチする前に，どのような動物のタイプが好きかを必ず尋ねておくこと

❷モチベーションの欠如

- 関心を示し，感情と経験の共有を奨励することでモチベーションを刺激する。
- 活動に参加することにおそれや懸念をいだいていないか探索する。
- 好き嫌いについて話し合う。
- 現在および過去の経験についての感情を共有するよう促す。
- 意図的に別の話題をふって，個人と会話をすることに時間を費やす（例：「海岸から帰ってきたところです。あそこに行ったことはありますか？」）。
- 「やる気を出して」何か新しいことを試みる必要性を指摘する。
- 個人が，怒りと悲嘆の感情に対処するのを援助する：
  - 個人に感情の表現を促す。
  - 時間をとってよい聞き手になる。
  - さらなる介入については，〈不安〉の項を参照する(▶ p.466)。
- 個人が，興味のありそうなグループや助けとなりそうなグループに参加することを奨励する（参加にはインターコムや特別な手配が必要となる場合もある）。
- 音楽療法もしくは回想療法を用いることを検討する。

❸集中できない場合

- 具体的な活動を含めて，シンプルな日課を計画する（例：散歩，絵を描く，シーツをたたむ）。
- 個人が不安をかかえている場合は，人と交わらず，競争しない活動を提案する（例：パズル，写真撮影）。

■ 活動と社会化を促進する要因を明らかにする

❶ 同年齢の仲間，およびすべての年齢層のグループとの交際を奨励する（非常に若い個人と非常に高齢の個人との交流は，しばしば相互に効用をもたらす）

❷ 個人の移動能力を高めるための援助を確保する。

- 活動のために移動が必要な場合は手配する。
- 安全のための補助器具を確保する（例：買い物用の車椅子，廊下を歩くための歩行器）

❸ 個人の効力感と自己価値に関する感情を高める

- 個人に，強みを生かして他者と自分を助けることを推奨する（例：一般的な活動計画で，課題を果たせるよう任務を割り当てる）。援助に対して礼を言う（例：「ジョーンズさんの食事を介助していただき，ありがとうございます」）。
- オープンなコミュニケーションを推奨する。個人の意見に価値をおく。（「ジョーンズさん，あなたは○○についてどう思われますか？」）。
- 個人が新たな技術の習得，あるいは新たな興味の追求にチャレンジするよう勧める。
- 自然や動物と触れる機会を提供する。

■ 小児への看護介入

- 子どもの発達年齢にふさわしい玩具や利用しやすい環境を提供する。玩具が手の届く範囲にあることを確認する。
- すべての待合場所に玩具を置いておく。
- 家族に，子どもの好きな玩具を持ってくるように促す。その一部には，「現実世界」で生きている自然界のものも含む（例：金魚，落ち葉）。
- 必要に応じて，チャイルド・ライフ・スペシャリストに相談する。
- 治療的な遊びをどのように行うかについての詳細は，〈不使用シンドロームリスク状態〉の「小児への看護介入」を参照する（▶ p.275）。

■ 高齢者への看護介入

- 興味をもっていることや，新たな活動をやってみることの実現性を探る（例：身体可動性）。
- 初期の段階では，個人に同行する，あるいは導く人を手配する。
- ボランティア活動の機会がないか可能性を探る（例：赤十字，病院）。

■ 必要に応じて，専門機関を紹介する

- 米国退職者協会（AARP）への加入を提案する。
- 地域の保健福祉協議会もしくは保健福祉局に手紙を書く。
- 高齢者の活動にかかわる団体（例：YMCA）やクラブのリストを提供する。

家事家政障害

Impaired Home Maintenance

NANDA-Ⅰ定義 NANDA-Ⅰ Definition

安全で成長を促す身近な環境を，自分で維持できない状態

診断指標 Defining Characteristics

■ **必須データ(必ず存在。1つあるいはそれ以上)**

以下のことを表現する，または以下のことが観察される：

- 家庭内を衛生的に維持することが難しい。
- 安全な家庭を維持することが難しい。
- 家庭を維持することができない。
- 経済的に十分ではない。

■ **副次的データ(おそらく存在)**

- 繰り返し起こる感染症
- 寄生虫などの蔓延
- 蓄積した廃棄物
- 洗わずに放置された台所用品
- 悪臭
- 住居が過密状態

関連因子 Related Factors

■ **病態生理因子**

- 機能障害に関連し，以下の慢性消耗性疾患に続発するもの[*]：

  - 糖尿病
  - 関節炎
  - 慢性閉塞性肺疾患(COPD)
  - 多発性硬化症
  - うっ血性心不全
  - 脳血管障害
  - パーキンソン病
  - 筋ジストロフィー
  - がん

■ **状況因子(個人・環境)**

- 家族の機能的能力の変化に関連し(家族の誰かを特定する)，以下に続発するもの：

  - 外傷(四肢の骨折，脊髄損傷)[*]
  - 手術(切断，オストミー)
  - 精神障害(記憶力の衰え，抑うつ状態，不安—重度のパニック)

- 物質乱用（アルコール，薬物）
- 不十分なサポート体制*に関連するもの
- 家族の喪失に関連するもの
- 知識不足に関連するもの
- 資金不足*に関連するもの
- 近隣の資源（リソース）に不慣れなこと*に関連するもの

■ 発達因子

❶乳児
- 複合的なケアを必要とすることに関連し，以下に続発するもの：
  - リスクが高い新生児

❷高齢者
- 複合的なケアを必要とすることに関連し，以下に続発するもの：
  - 障害のある家族（認知障害，運動障害，感覚障害）

CARPENITO MEMO

　平均寿命の延伸と死亡率の低下に伴い，高齢者の数は着実に増え，その多くは独居である。65歳以上の高齢者の80％が，1つまたは複数の慢性疾患をかかえていると報告されている。65〜74歳までの高齢者のうち20％に活動制限があり，15％は日常生活活動（ADL）のうち少なくとも1つが自力で行えないと報告されている（Miller, 2015）。在院日数の短縮化とともに，機能が損なわれた多くの人々が退院するようになった結果，本来入院によって行われるケアが家庭に移行している。個人が回復するまでは，家庭の管理（家事家政）を，誰かが代わりに担うだろうという誤った前提がしばしばみられる。

　〈家事家政障害〉は，個人や家族が，家庭の管理のために指導や監督，支援を必要としている状況を表す。通常，地域の看護職は，現場で家庭および個人の機能をアセスメントできる最適な専門職である。急性期病棟の看護職は，家庭訪問によるアセスメントを地域の看護職に依頼できる。

　家事家政の問題を予防するために，教育の必要性を診断する場合には，「（特定の）知識不足に関連した〈家事家政障害〉」の診断を使用することができる。

NOC 看護成果

〈家族機能〉

目標 Goals

　個人もしくは介護者は，家庭の状況に満足していることを表現する。以下の指標によって証明される：
- セルフケアや家庭の管理を制限する要因を明らかにすることができる。
- 家の手入れのために必要な技術を実行する能力を示すことができる。

NIC 看護介入

〈家事家政援助〉〈環境管理：安全〉〈環境管理〉

看護介入 Interventions

以下に示す看護介入は，病因にかかわらず，家事家政障害のある多くの個人に適用される。

■ **原因や誘因をアセスメントする**
- 知識不足
- 経済的な不足
- 必要な機器や補助具の欠如
- 家事を遂行する能力の不足(疾患，感覚障害，運動障害)
- 認知的な機能障害
- 情動的な機能障害

■ **可能であれば，原因や誘因を軽減，もしくは排除する**
❶知識不足
- 個人と家族が学ぶ必要がある情報を見出す。
  - モニタリング技術(脈拍，循環，尿)
  - 薬物投与(手順，副作用，使用上の注意事項)
  - 治療／処置
  - 機器の使用／メンテナンス
  - 安全性の問題(例：環境の安全性)
  - 地域の資源
  - フォローアップケア
  - 予想されることに対して事前の情報提供(例：情動的および社会的ニーズ，在宅ケアの選択肢)
  - 指導を開始する。詳細な指示を書面に書いて渡す。

❷経済的な不足
- 社会福祉課に，受けられる援助について相談する。
- サービス組織(例：米国心臓協会，米国肺協会，米国がん協会)に，受けられる援助について相談する。

❸必要な機器や補助具の欠如
- 必要な機器の有用性，コスト，耐久性を考慮して種類を決定する。
- レンタルもしくはローンによる必要物品の補給を業者に依頼する。
  - 必要物品を長期に使用できるよう，管理法およびメンテナンスについて指導する。
  - コスト削減に適した器具を検討する。

家事家政障害　283

❹家事を遂行する能力の不足

- 必要な援助の種類（例：食事，家事，移動）を明らかにし，個人がそれを得られるよう援助する。
- 食事
  - 温めるだけで食べられる冷凍食品が利用できるかどうかを関係者で話し合う（例：小さな容器に入ったスープやシチューや蒸し焼き料理）。
  - 療養中の人々に対する食事サービスの利用可能性を明らかにする（例：食事宅配サービス，教会グループ）。
  - 簡単に作れる栄養価の高い食事について指導する（例：かたゆで卵，ツナ缶，ピーナッツバター）。
- 家事
  - 軽い家事労働を，若い人と契約を結んで依頼するよう勧める。
  - 個人を地域の機関に紹介し，援助を受けられるようにする。
- 移動
  - 買い物や通院のために利用可能な移動手段を明らかにする。
  - 近所の人が日常的に運転していく場所に，同乗させてもらえるよう依頼することを提案する。

❺認知的機能障害

- 個人が安全に家庭を維持する能力があるかアセスメントする。
- 危険に対する認識不足に関連した〈身体損傷リスク状態〉の項を参照する（▶ p.62）。
- 適切な専門機関を紹介する。

❻情動的機能障害

- 機能障害の重症度をアセスメントする。
- さらなるアセスメントと看護介入については〈非効果的コーピング〉の項を参照する（▶ p.613）。

■ 健康教育を開始し，必要に応じて専門機関を紹介する

- 地域の看護機関に，家庭訪問を依頼する。
- 家庭環境を安全で清潔にするための方法について，情報を提供する（Edelman, Kudzma, & Mandle, 2014）。地域の機関を紹介する（例：訪問者，食事プログラム，家政婦，成人向けデイケア）。
- サポートグループを紹介する（例：地域のアルツハイマー協会，米国がん協会）。

乳児行動統合障害

Disorganized Infant Behavior

NANDA-Ⅰ定義 NANDA-Ⅰ Definition

環境に対する乳児の生理的反応と神経行動的反応が崩壊している状態

診断指標 Defining Characteristics (Hockenberry & Wilson, 2015；*Vandenberg, 1990)

■自律神経系

❶循環器
- 心拍数の増加

❷呼吸器
- 休止
- 頻呼吸
- あえぎ

❸皮膚の色の変化*
- 外鼻孔周囲の蒼白さ
- 口周辺の黒みがかった色
- 斑点
- チアノーゼ
- 灰色
- 紅潮／赤みがかった色

❹内臓
- 吃逆(しゃっくり)*
- まるで腸の動きを生み出す(排便が起こる)かのような緊張状態
- 呻吟(呼気性のうめき・うなり声)
- 嘔吐
- 咽頭反射

❺運動
- 発作
- くしゃみ*
- 震え／驚愕反射*
- あくび
- 単収縮(ひきつり)*
- ため息*
- 咳嗽*

■運動系

❶筋の緊張状態の変動

以下の弛緩：
- 体幹
- 顔
- 四肢

285

❷筋の緊張亢進

- 下肢の伸展
- エアプレーン姿勢(腹臥位伸展)
- ブリッジ(弓なり)姿勢
- 舌の突出
- 敬礼姿勢
- シットオンエア姿勢(sitting on air)*
- 手指を広げる*。
- 握り拳を作る*。

❸過屈曲

- 体幹
- 胎児の屈曲姿勢
- 四肢

❹半狂乱のようなひどく興奮した散漫な活動

■状態系(範囲)

- 状態のコントロールを維持することが困難
- ある状態からほかの状態へ移行することが困難

❶睡眠中

- 単収縮(ひきつり)*
- 攣縮様の動き
- 泣き声
- 睡眠中にぐずる。
- いびき
- 不整呼吸
- しかめ面(強く目を閉じる)

❷覚醒中

- 目が泳ぐ。
- パニック様,心配そうな様子*,活気がない。
- どんよりした目つき
- 弱々しい泣き声
- 緊張,うるさくぐずる。
- いら立ち*
- じっと見つめる*。
- 突然の状態変化
- 注視を嫌がる(目をそらす)*。

■注意-相互作用系

- ストレスを生み出すような言動をとろうとする。
- 落ち着かせることが困難

関連因子 Related Factors (Askin & Wilson, 2007)

■病態生理因子

- 中枢神経系(CNS)の未発達や変調に関連し,以下に続発するもの:
  - 未熟性*
  - 脳室内出血

---

* 荷重時股伸展に制限がみられる姿勢。乳児の脇の下に手を入れて抱きあげて下肢に荷重が
かかる姿勢をとったとき,股関節を屈曲させて足底を地面に付けるのを嫌がり,空中で
座っているようにみえる姿勢。傍脊柱筋の不働,股伸展筋の不働,膝伸展筋の活動,腹直
筋の過活動がかかわっている。

- 周産期の要因
- 高ビリルビン血症
- 低血糖
- 呼吸窮迫徴候
- 先天性異常
- 出生前の薬物／アルコール曝露
- 酸素飽和度の低下
- 感染

- 栄養不良に関連し，以下に続発するもの：
  - 逆流
  - 哺乳に対する不耐性*
  - 嚥下障害
  - 嘔吐
  - 疝痛
  - 吸啜／嚥下協調不全
- 過度の刺激に関連し，以下に続発するもの：
  - 口腔内の過敏症
  - 頻繁な接触と体位変換

■ 治療関連因子

- 過度の刺激に関連し，以下に続発するもの：
  - 観血的処置（侵襲的処置）*
  - 運動
  - 光
  - 薬物投与
  - 抑制
  - 騒音（例：長時間にわたる警報音，話し声，環境音）
  - 胸部理学療法
  - 授乳
  - チューブ類，テープ類
- 眼帯の使用に続発し，介護者を見られないことに関連するもの

■ 状況因子(個人・環境)

- 複数の介護者に続発し，予想できない相互的な作用に関連するもの
- 義務的なタッチと元気づけるようなタッチの不均衡に関するもの
- 自己調整能力の低下に関連し，以下に続発するもの(Holditch-Davis & Blackburn, 2007)：
  - 突発的な動き
  - 騒音
  - 未熟性*
  - 睡眠−覚醒サイクルの混乱
  - 疲労
  - 乳児の許容閾値を超える刺激
  - 環境が要求するもの

CARPENITO MEMO

〈乳児行動統合障害〉は，神経行動学的側面の未発達と，新生児室に関連した環境的刺激などの外部刺激に対して，調節や適応が困難な乳児を表す診断である。過剰な刺激やストレスが乳児に加わると，乳児は適応するためにエネルギーを消費する。そのため生理的な成長に利用されるべきエネルギーの供給が激減する。看護ケアの目的は，環境からの刺激を減少させ，乳児が十分に時間をかけて適応できるようにし，乳児の生理学的状態や神経行動学的状態に適した感覚的刺激とすることにより，乳児がエネルギーを温存できるよう援助することである。

乳児行動統合障害

NOC 看護成果

〈神経学的状態〉〈早産児の組織〉〈睡眠〉〈安楽のレベル〉

目標 Goals

乳児は，安定した状態を示す徴候の増加が認められる。以下の指標によって証明される：

- 穏やかな安定した呼吸，顔色は安定したピンク色，一貫した声の調子，改善した姿勢，穏やかで焦点の定まった覚醒，十分に調整された睡眠，視覚刺激や社会的刺激への反応
- 次のような自己調整スキルを示す：吸啜，口に手をもっていく動作，握る動作，把持する動作，手と足を固く握りしめる動作，タッキング（四肢を屈曲させて胎児姿勢のように引き寄せる姿勢）

親／養育者は，施設や家庭，またはその両方で環境から受けるストレスを軽減する方法を述べる。

- 乳児にとってストレスになる状況を述べる。
- 乳児におけるストレスの症状／徴候を述べる。
- 自己鎮静に努める乳児を支援する方法を述べる（Vandenberg, 2007）。

NIC 看護介入

〈環境管理〉〈神経系モニタリング〉〈睡眠強化〉〈新生児ケア〉〈親教育：乳児ポジショニング（体位づけ）〉

看護介入 Interventions

「関連因子」の項を参照

■ **可能であれば，誘因を軽減もしくは排除する**

- 早産児は通常，新生児集中治療室（NICU）で未熟な身体システムで子宮外の環境に適応しなければならない（Kenner & McGrath, 2010；*Merenstein & Gardner, 2002）。

❶**疼痛**

- 基準から逸脱していて乳児の疼痛に関連している反応を観察する（*Bozzette, 1993）：
  - 顔面の反応〔口を開ける，眉間をよせて眉が隆起している，しかめっ面（目を強く閉じる），下顎のふるえ，鼻唇溝，緊張してピンと張った舌を突き出す〕
  - 運動反応（身を引く，筋肉の硬直，拳を握りしめた手，引きこもり）（*AAP, 2006）

- 疼痛を伴う処置すべてにおいて，薬学的および／または非薬学的疼痛緩和を行う。たとえば，胃栄養チューブの挿入，テープ類の除去，注射針の刺入，足底(踵)の穿刺，胸腔ドレーンの挿入と抜去，挿管，長期にわたる機械的換気，眼科的検査，割礼(包皮切除)，手術など
- 静脈穿刺，腰椎穿刺，IVラインの挿入などの処置に伴う疼痛は局所麻酔により軽減できる。
- 非薬学的緩和介入
  - 行動に関する合図に注意を向けることと環境からの刺激を軽減することを含む発達面へのケアは，軽度な処置の疼痛緩和には効果的であることが証明されている。
  - ファシリテイティッド・タッキング(訳注：養育者の両手を使い，片方の手で乳児の頭部，もう片方の手で四肢を屈曲させて胎児姿勢のように包み込むこと)
  - スワドリング(訳注：乳児の四肢が過度に動くことを防ぐためにブランケットなどでしっかり包み込むこと)
  - 支持用寝具
  - 側臥位
  - カンガルーケア(訳注：早期母子接触)
  - 栄養にならないものの吸啜
  - 経口ショ糖液投与と吸啜との併用は，多くの軽度な処置の疼痛緩和に効果的なことが証明されている。

❷24時間概日リズムの乱れ
- それぞれの介入の必要性と頻度を評価する。
- 入院時から終日一貫したケアを乳児に提供できるように24時間の看護ケアおよびプライマリーケアの提供を考慮する。これは，次第に成熟していく睡眠サイクル，哺乳能力，そして特に情緒面の発達に対応するという点で重要である。
- 乳児が睡眠に移行し，また睡眠を継続できるようにするための支援を考える。極度の興奮状態や疲労消耗状態に達しないようにする。いつもどおりの落ち着いた環境やスケジュールを継続できるように管理する。保育器やベビーベッドで乳児が腹臥位や側臥位をとりながら徐々に入眠できるような確実性が高く反復可能なパターンを確立する。

❸問題のある授乳
- 乳児の授乳へのレディネス(準備状態)を観察して記録する。

❹空腹の合図
- うとうとした状態，あるいは覚醒状態への移行
- 口をもぐもぐする動作，乳探索反射，吸啜
- 手を口へもっていく動作
- おしゃぶりや栄養にならないものの吸啜ではおさまらない啼泣

乳児行動統合障害

❺生理的安定性

- 呼吸パターンが規則的であるか，皮膚の色は安定しているか，消化作用は安定しているかを観察する。
- 座り心地のよい状態にする（特に出産後の母親のニーズには敏感に対応する。例：柔らかいクッション，脚を挙上させられる小型のスツール，授乳用の支持枕など）。
- 授乳中に乳児を屈曲位にして安定した体位と肢位になるようブランケットなどで優しく包み込むことを勧める。
- 乳児と家族の両者にとっての目標を達成できる授乳法を探索する（例：母乳栄養，人工栄養，胃管栄養）。

■ 乳児の自己制御力を援助する

- 疼痛やストレスを伴う処置を行うときは，さらに落ち着かせることができるような行動を考える。
- 乳児が睡眠に移行し，また睡眠を継続できるようにするための支援を考える。極度の興奮状態や疲労消耗状態に達しないようにする。いつもどおりの落ち着いた環境やスケジュールを継続できるように管理する。保育器やベビーベッドで乳児が腹臥位や側臥位をとりながら徐々に入眠できるような確実性が高く反復可能なパターンを確立する。
- 必要に応じて，まず養育者が抱いて落ち着かせてからベビーベッドに移すことを考慮する。乳児によってはこれでも刺激が強すぎるかもしれないので，しっかりした境界をもった保育器に刺激を与えずに入れるほうが，容易に移行を成し遂げられることが多い。

■ 環境による刺激を少なくする（Kenner & McGrath, 2010；*Merenstein & Gardner, 1998；*Thomas, 1989）

❶騒音

- 保育器を叩かない。
- 作業面が限られている場合は，保育器の天井部にたたんだブランケットを掛ける。
- 保育器の手入れ窓はゆっくり開閉する。
- 保育器の手入れ窓に当て物をして開閉音を立てないようにする。
- ゴミ箱は，金属製の代わりにプラスチック製を使用する。
- 呼吸器のチューブ内の水を除去する。
- 必要なときのみ，ベッドサイドで静かに話しかける。
- マットレスの頭部は静かに下げる。
- ラジオを片付ける。
- ドアはゆっくり閉める。
- 乳児のベッドは騒音源から離れた場所に配置する（例：電話，インターホン，機械器具装置）。

- NICU内での不要な騒音を減らすために以下の方法を検討する：
  - ベッドサイドから離れてラウンドする。
  - 大型機器の調整を行い，騒音が出ないようにするとともに周辺が雑然とならないようにする。
  - 病棟の音量レベルが60 dBを超えるときは，スタッフに警告する設定にする（例：音量メーターに警告表示ライトを取り付ける）。10分間の静かな時間を設けて，音量レベルを下げる。
  - とくに脆弱な乳児はNICU内の通行パターンからそれた場所に移す。

❷照明
- ベッドサイドでは白色光ではなく，フルスペクトル光を使う。蛍光灯は避ける。
- 乳児の睡眠中は，ベビーベッド，保育器，ラジアントウォーマーに完全にカバーをかけ，覚せい中は部分的にカバーをかけるようにする。
- 調光器（ディマースイッチ），スクリーンやブラインド／カーテンを取り付ける。明るい光を避ける。
- 毛布をテント型に折ったものや，切り抜きを入れた箱などを使用して乳児の眼を保護するために遮光する。
- ベビーベッド上には視覚刺激になるものを避ける。
- 眼を明るい処置用ライトから保護する。光線療法を除き，眼帯は避ける。

■ 乳児を屈曲が可能な体位にして，動きが最小限となるようにする
- 乳児の調整能力をゆっくりと再確立させて安定化できるように配慮する。そのために，乳児が脚を軽く屈曲させ引き寄せるタッキングで腹臥位を取れるよう支える。養育者の指を握ってしゃぶることができるようにする。体幹部と後頭部を養育者の手で包み込むようにし，足の裏を押さえるようにする。
- 腹臥位／側臥位をとらせる。仰臥位は避ける。
- できれば，乳児をブランケットなどで包み込みスワドリングして屈曲位を維持する。
- 柔らかい寝具（例：天然の羊皮，柔らかい綿，フランネル）を使用して鳥の巣のような形状のくぼみをつくる。

■ 積極的に介入していたり移動をしているときに，無秩序な振る舞いができるだけ起こらないようにする
- 移送の計画を立案して，チームメンバーそれぞれに役割を決める。
- 移送前にプライマリーナースと移送する乳児のストレスを示す振る舞いに関する合図を規定する。
- 感覚からの刺激の入力を最小限にする：
  - 落ち着いた静かな声で話す。
  - 乳児の眼に光が当たらないように遮る。

- 乳児を不要な接触から保護する。
- 乳児の脚を軽く屈曲させてタッチング姿勢をとるように両手を使って支え，握るもの(支えている養育者自身の指か柔らかいブランケットや布の角)を与える。
- 乳児をスワドリングする(訳注：ブランケットでしっかり包み込む)か，ブランケットで作った鳥巣のような形状のくぼみに入れる。
- 移送する機器(例：人工呼吸器)の準備が整っているか確認する。マットレスを温めたり羊皮を使用したりする。
- 慎重に，スムーズに乳児を移送する。できるだけ話さないようにする。
- 可能な場合はいつでも親か養育者が乳児を抱いている間に乳児に所定のケアを実施するように配慮する。
- 2〜3時間ごとに体位変換を行う。乳児の振る舞いが不快な様子を示していれば，それより短い時間しか経過していなくても，すぐ実施する。

■ 親をケアの計画立案に携わらせる
- 親に自分たちの感情やおそれ，期待を共有するよう勧める。
- 家族の成長発達計画の立案に親が関与できるようにする。
    - 私の長所は：＿＿＿＿＿＿＿＿＿＿＿＿＿＿＿＿＿＿＿＿＿＿＿＿
    - 仕事を中断して休息をとる目安は：＿＿＿＿＿＿＿＿＿＿＿＿＿＿
    - 私にとってストレスになることとは：＿＿＿＿＿＿＿＿＿＿＿＿＿
    - あなたが私を手助けできる方法は：＿＿＿＿＿＿＿＿＿＿＿＿＿＿
- 適切な体位と寝具を選択するために，能力の変化を継続的に観察するように養育者に伝える。たとえば，乳児は抑制されると抵抗するなど(Hockenberry & Wilson, 2015)。

■ 健康教育を開始し，必要に応じて専門機関を紹介する
- 退院に向けたガイダンスで，乳児と家族の成長発達に関連する以下のような情報を確認する。

❶健康上の懸念
- 授乳
- 衛生状態
- 疾病
- 感染
- 安全性
- 体温
- 成長と発達

❷状態の調整
- 適切な刺激
- 睡眠-覚醒パターン

❸親-子の相互作用
- 行動に現れる合図
- ストレス徴候

❹乳児の環境
● 生物・無生物による刺激
● 乳児との遊び
● 父親やきょうだいたちの役割
❺親のコーピングと支援
● 支援ネットワーク
● 対応すべき課題
● 問題解決
❻地域支援への移行について話し合う(ナーシング・レスパイト,社会および市民グループ,信仰している宗教での集まり)
❼経過観察支援のための在宅ケアを紹介する

乳児行動統合障害　　293

乳児行動統合障害リスク状態

Risk for Disorganized Infant Behavior

NANDA-Ⅰ定義 NANDA-Ⅰ Definition

生理システムや行動システムの機能(すなわち,自律神経,運動機能,構造化,自主規制,注意・相互作用)の統合および調整が変化しやすく,健康を損なうおそれのある状態

危険因子 Risk Factors

「関連因子」の項を参照

関連因子 Related Factors

〈乳児行動統合障害〉の項を参照(▶ p.286)

看護介入 Interventions

〈乳児行動統合障害〉の項を参照(▶ p.288)

頭蓋内許容量減少

Decreased Intracranial Adaptive Capacity

NANDA-Ⅰ定義 NANDA-Ⅰ Definition

　正常では頭蓋内量の増加分を補正する体液調節機構が破綻し，有害や有害でない種々の刺激に対して頭蓋内圧（ICP）が繰り返し不均衡に上昇している状態

診断指標 Defining Characteristics

- **必須データ（必ず存在）***
  - さまざまな外部刺激を受けてから5分以上の間，10mmHg以上の頭蓋内圧上昇が繰り返し起こる。
- **副次的データ（おそらく存在）**
  - 刺激を受けた後の頭蓋内圧の不均衡な上昇
  - P2頭蓋内圧波形の上昇*
  - 容積圧反応テストでの変動（容積圧比2以上，圧力-容積指数10未満）*
  - 大きな振幅の頭蓋内圧波形*

CARPENITO MEMO

　〈頭蓋内許容量減少〉は個人の頭蓋内圧が上昇，もしくはそのリスクがあることを表す。この診断は，看護学と医学の2つの分野で扱う必要があるため共同問題となる。また，生理的な変化を評価するためには，診断のための侵襲的モニタリング（継続観察）が必要となる。共同問題の「RC：頭蓋内圧上昇」はこのような臨床的状況を表現している。

295

坐位中心ライフスタイル

Sedentary Lifestyle

NANDA-Ⅰ定義 NANDA-Ⅰ Definition

低い身体活動レベルを特徴とする生活習慣を訴えている状態

診断指標 Defining Characteristics*

- 運動を毎日の生活に取り入れていない。
- 身体機能の低下を示す。
- 身体を動かさない活動を好むと言う。

関連要因 Related Factors*

■ 病態生理因子
- 持久力低下に関連し，肥満に続発するもの*

■ 状況因子(個人・環境)
- 身体活動が健康によいということの知識不足に関連するもの
- 日常的な運動に関する知識不足に関連するもの*
- 資源(費用，設備)の不十分さに関連するもの
- 時間がないと感じることに関連するもの
- 意欲の欠如に関連するもの
- 無関心に関連するもの
- トレーニング不足で運動できないことに関連するもの

CARPENITO MEMO

〈坐位中心ライフスタイル〉は米国以外の国の看護職から提案され，NANDAにより採択された初めての看護診断である。スペインのバレンシアのJ. Adolf Guirao-Gorisにお祝いの言葉を述べる。

NOC 看護成果

〈知識：健康行動〉〈体力〉

---

* これらの関連因子は，明瞭で有用性があることから筆者が追加した。

目標 Goals

　個人は，身体活動を増やすことについての意図，あるいは携わることを表現する。以下の指標によって証明される：

- 1週間の運動目標を設定する。
- 望ましい活動や運動を明確にする。

NIC 看護介入

〈運動促進〉〈運動療法〉

看護介入 Interventions

■ **運動の利点について話し合う**

- カロリーの吸収を抑える。
- 姿勢が改善される。
- 代謝率が上がる。
- 筋肉量を維持できる。
- 食欲を抑制できる。
- 自尊感情が改善する。
- 抑うつ状態，不安，ストレスが減る。
- 楽しみ，気晴らし，憂さ晴らしになる。
- 酸素摂取量が増加する。
- カロリー消費量が増える。
- 体重減少を維持できる。
- 熟眠できるようになる。
- 加齢に伴う退行への抵抗力を高める。

■ **現実的な運動プログラムを明確にできるように支援する。以下の点を考慮する：**

- 身体的な制限（看護職か医師に相談する）
- 個人的な嗜好
- ライフスタイル
- 地域の資源（例：安全に運動できる場所）
- 個人は，目標とする心拍数を保ちながら，年齢に応じた最大心拍数を超えないよう，運動前・中・後の脈拍の管理法を習得しなければならない。

年齢（歳）	最大心拍数（回/分）	目標とする心拍数（回/分）
30	190	133〜162
40	180	126〜153
50	170	119〜145
60	160	112〜136

坐位中心ライフスタイル　**297**

- 通常の運動プログラムは次のようにあるべきである：
  - 楽しめる。
  - 1つのセッションで少なくとも400カロリーを消費できる。
  - 心拍数はだいたい120～150回/分を維持する。
  - リズミカルで，筋肉の緊張・弛緩が交互に起こるもの
  - 4～5日/週，少なくとも30～60分間，個人のライフスタイルに組み込む。

■ 運動プログラム開始について話し合う

- 医師の許可を得たら，簡単なものから徐々に始める。
- 資料を読み，スペシャリストに相談し，運動している友人や同僚と話す。
- 毎日の歩行プログラムを立案する。
  - 1日に5～10ブロック（約800～1,600 m）から開始し，その後，1週ごとに1ブロック（約160 m）ずつ増やしていく。
- ゆっくりと進めていくことに留意しながら，歩行の速度と距離を徐々に増やしていく。
- 過度に負担をかけたり頑張りすぎて，疲れないようにする。
- 以下のことが起こった場合はただちに中断する：
  - ふらつき，もしくは胸痛
  - めまい，意識もうろう
  - 激しい息切れ
  - 筋肉を調整できない。
  - 吐き気
- 運動を中断して4分後に心拍数が120回/分，もしくは10分後の心拍数が100回/分の場合や，運動後10分間に息切れがあった場合は，症状が出現する1週間前の時点の歩行速度か，もしくは歩行距離に戻す。そして，そこから1週間ごとに1ブロック（約160 m）ずつ増やしていく。
- 同じ速さで歩く。ストップウォッチか時計の秒針で測る。10ブロック（約1,600 m）に到達したら速度を上げてみる。
- 1度に増やすのは，歩く速さか距離のいずれか1つにすることを覚えておく。
- 運動の時間を決める。週に3～5回，1回の時間は15～45分間，心拍数の目標は負荷試験時あるいは年齢別予測心拍数の80％となる強度（20～29歳では170回/分）の運動とする。年代が上がるにつれて10回/分ずつ減らす（例：30～39歳では160回/分，40～49歳では150回/分）。
- 重要他者にも歩行プログラムに参加するよう促す。
- 補助的な活動を加える（例：離れたところに駐車する，ガーデニング，階段を使用する，週末は歩行を要する活動を行う）。
- 少なくとも週に4回は1日1時間の運動を行う。

- 運動をする日が2日以上あかないようにする。
- **個人が興味関心とモチベーションを高められるよう支援する**
  - 現実的な短期・長期目標を記した覚え書を作成する。
  - 食事と運動の記録をつける。
  - 本を読んだり，健康への意識が高い友人や同僚と話をして知識を増やす。
  - 健康に気を遣っている友人を作る。
  - プログラムに加わってくれる，もしくは支援をしてくれる友人を作る。
  - 言い訳に注意する（例：時間がないという言い訳は，優先順位が低いためかもしれない）。
  - プラスの成果を表にして持っておく。

坐位中心ライフスタイル

肝機能障害リスク状態

Risk for Impaired Liver Function

NANDA-Ⅰ定義 NANDA-Ⅰ Definition

肝機能が低下しやすく，健康を損なうおそれのある状態

危険因子 Risk Factors*

- 肝毒性の薬物（例：アセトアミノフェン，スタチン）
- HIV 重感染
- 物質乱用（例：アルコール，コカイン）
- ウイルス感染（例：A 型肝炎，B 型肝炎，C 型肝炎，EB ウイルス）

CARPENITO MEMO

　〈肝機能障害リスク状態〉は医学との共同介入が必要な状況を示している。筆者はこの診断の代わりに共同問題「RC：肝機能不全」を使用することを勧める。学生は〈肝機能障害リスク状態〉か「RC：肝機能不全」のいずれを使用すべきかについて教員に相談する。

身体可動性障害

Impaired Physical Mobility

NANDA-Ⅰ定義 NANDA-Ⅰ Definition

自力での意図的な身体運動や四肢運動に限界のある状態

診断指標 Defining Characteristics (Levin, Krainovitch, Bahrenburg, & Mitchell, 1989)

- 環境のなかで，目的にあった動きができない(例：ベッド上，移乗，歩行)。
- 関節可動域(ROM)の制限

関連因子 Related Factors

- **病態生理因子**
  - 筋力低下*や持久力の低下*に関連し，以下に続発するもの：
    - 神経筋障害
    - 自己免疫疾患(例：多発性硬化症，関節炎)
    - 神経系疾患(例：パーキンソン病，重症筋無力症)
    - 呼吸状態〔例：慢性閉塞性肺疾患(COPD)〕
    - 頭蓋内圧亢進
    - 感覚障害
    - 筋骨格系の障害
    - 骨折
    - 結合組織疾患(全身性エリテマトーデス)
    - 筋ジストロフィー
    - 部分麻痺(脊髄損傷，脳卒中)
    - 中枢神経系(CNS)の腫瘍
    - 外傷
    - がん
    - 心臓の状態
  - 関節の硬直*や拘縮*に関連し，以下に続発するもの*：
    - 炎症性関節疾患
    - 関節置換または脊髄の手術後
    - 変形性関節症
    - 椎間板変性疾患
  - 浮腫に関連するもの
- **治療関連因子**
  - 機器に関連するもの(例：人工呼吸器，経腸栄養，透析，高カロリー輸液)

- 装具に関連するもの(ギプス, 副子, 固定具)
- 筋力と持久力が不十分なことに関連し, 以下に続発するもの(器具を指定する):
  - 義足
  - 松葉杖
  - 歩行器

■ 状況因子(個人・環境)
- 以下に関連するもの:
  - 消耗性疲労*
  - 憂うつな気分状態*
  - モチベーションの低下
  - 疼痛*
  - 体調不良*
  - 肥満
  - 呼吸困難
  - 認知障害*

■ 発達因子
❶ 小児
- 歩行異常に関連し, 以下に続発するもの:
  - 先天性の骨格異常
  - 先天性股関節形成不全
  - レッグ・カルヴェ・ペルテス病
  - 骨髄炎

❷ 高齢者
- 運動の敏捷性に関連するもの
- 筋肉量の減少と筋力の低下*に関連するもの

CARPENITO MEMO

〈身体可動性障害〉とは, 内科・外科疾患の結果生じ, 不動状態による体調不良を認める状態を説明する用語である。不動状態における身体の器官系機能への影響について記述した文献は多数存在する。早期段階的運動プログラムまたは段階的運動活動プロトコール(PMAP:progressive mobility programs / progressive mobility activity protocol)は, このような合併症を予防することを目的としている。このようなプログラムは, 集中治療室, そのほかの病棟, および ICU に入院する個人に適している。

上記プログラムは, 継続的な看護を必要とする。PMAP を維持する際の複数の潜在的障壁として, 運動教育の欠如, 安全性の懸念, および異なる専門チームの協力の欠如がこれまでに確認されてきた(King, 2012)。Gillis, MacDonald, MacIssac(2008)は, 重症度が増すことによる時間の制約や人員配属の問題が, 基本的運動の優先順位を下げ, 実施できる時間を少なくしてきたと報告した。

PMAP に伴う作業負荷には, 各病棟の個人の重症度レベルに応じて対応したうえで, 人員配属に考慮しなければならない。複数の研究によって, ICU 滞在日

数の短縮，人工呼吸器の使用回数の減少，および入院日数の短縮など，PMAPの費用対効果が示されてきた。さらに，深部静脈血栓症，人工呼吸器関連の肺炎，およびせん妄などの不動状態の合併症も減少した。

〈身体可動性障害〉に対する看護介入では，早期可動化，筋肉強化と機能回復，および衰退予防に焦点を当てる。また，〈身体可動性障害〉という用語は，腕や下肢の使用が限定されている，あるいは筋力が限られた人々を記述する際にも利用される。

〈身体可動性障害〉は，廃用症候群のリスクに分類される診断群の1つである。また，両腕／下肢の物的移動の制限は，セルフケア能力の障害および損傷リスクなど，ほかの看護診断の原因になることもある。運動できるにもかかわらず行わない場合は，〈坐位中心ライフスタイル〉を参照する（▶ p.296）。運動制限はないが体調が芳しくなく，持久力が低下している場合は，〈活動耐性低下〉を参照する（▶ p.258）。

NOC 看護成果

〈歩行〉〈関節運動〉〈可動性〉〈転倒・転落予防行動〉

目標 Goals

個人は，四肢の筋力および持久力の増加を報告する。以下の指標によって証明される：

- 適切な自助具を使用して，可動性を高める。
- 安全対策を講じて，損傷の可能性を最小限にする。
- 可動性を高めるための方法を実際にやってみせる。
- 疼痛および管理の質を評価する。

NIC 看護介入

〈段階的運動活動プロトコール（PMAP）*〉〈関節可動性：筋力トレーニング〉〈運動療法：ポジショニング（体位づけ）〉〈教育：処方された活動／運動〉〈転倒予防〉

看護介入 Interventions

- 健康管理環境で早期可動することに対する障壁をアセスメントする
  - 表8 を参照
- 評価および運動計画の作成について，理学療法士（PT）と相談する
- あらゆる健康管理において，歩行能力に関係なく個人が安定する環境をつくり，最適な可動性と運動が実現できるように促す

---

* 筆者が追加した。

身体可動性障害　　303

表8　段階的運動活動に役立つ諸要素および障壁（Winkelman & Peereboom, 2010)

治療に役立つ諸要素

・活動量を増やすための準備について判断しやすくなるプロトコールが施設にあること
・グラスゴー・コーマ・スケールのスコアが>10
・椅子に座った姿勢を保つことが可能なベッドがあること
・処方による指示
・スペシャリストの助言(看護師，理学療法士)

障壁

・上記の「治療に役立つ諸要素」がない
・個人が活動量を増やす準備ができないと，看護師が認識している
・理学療法士に相談できない

■ 安定している場合は，入院後数時間以内に，ベッド上運動プログラムを開始する(Vollman, 2012)
  ● 禁忌でなければ，ベッドの頭部位置(HOB)を30°で維持する(人工呼吸器装着中の個人も含む)。
  ● 安定している場合は，入院後数時間以内に，体位変換を開始する。
  ● 体位を変換してから5~10分後に，体位変換に対する耐性を評価する。
  ● 最初に，右側をゆっくりと向く。
■ 環境を問わず(例：高度治療室，内科処置室や手術室，看護病棟)，医学的安定性が増したら，段階的運動活動プロトコール(PMAP)を開始する
■ スタッフが頻繁に個人を動かす理由を，個人と家族に説明する
■ 早期段階的運動プロトコールを開始する。理学療法士(PT)および処方医と相談する〔米国クリティカルケア看護師協会：American Association of Critical Care Nurses(AACN), 2012；米国病院協会：American Hospital Association, 2014；Timmerman, 2007；Zomorodi, Topley, & McAnaw, 2012〕
  ❶ ステップ1：安全性スクリーニング〔American Association of Critical Care Nurses(AACN), 2012〕
  ● M：心筋安定性(Myocardial stability)
    ・ 活動性心筋虚血の所見が24時間みられない。
    ・ 新たな抗不整脈薬を要する洞調律異常が24時間みられない。
  ● O：酸素化が十分である(Oxygenation adequate on)
    ・ $Fio_2<0.6$
    ・ PEEP<10 cmH$_2$O
  ● V：昇圧薬が最小限である(Vasopressors minimal)
    ・ 昇圧薬を2時間，増量していない。

- E：声かけに反応する（Engages to voice）
  - 言語性刺激に反応する。
- 24 時間以内に再評価する。

❷ステップ 2 のレベル 1 を開始する前に

- 活動前に，鎮静増悪のリスクに照らして，鎮痛薬の必要性を評価する。
- 各ステップは，個人の耐性に応じて 30～60 分間で進める。
- 活動／体位に対する血行動態的，身体的耐性が 60 分間継続して認められるまで，各ステップを繰り返し，その後，次の活動期間が来たら，次のステップに進む。

❸ステップ 2：段階的運動

- レベル 1
  - ベッドの頭部位置（HOB）を≧30°に 1 日 3 回（TID），挙上する。45°まで進め，脚を下垂した姿勢にする（部分的な坐位）。
  - 関節可動域（ROM）を 1 日 3 回，評価する。
  - 2 時間ごとに回転させる。
  - 他動的関節可動域訓練を，看護職，介護士，理学療法士（PT），作業療法士（OT），または家族と一緒に 1 日 3 回，実施する。
  - 理学療法士（PT）と能動抵抗運動を実施する。
  - 端坐位をとる。
  - 完全に椅子に座った状態の坐位を 20 分間，1 日 3 回，維持する。
- レベル 2
  - 他動的関節可動域訓練を，1 日 3 回実施する。
  - 2 時間ごとに回転させる。
  - 理学療法士（PT）と能動抵抗運動を実施する。
  - 坐位を 20 分間，1 日 3 回，維持する。
  - 端坐位をとる。
  - 1 日 20 分，椅子に能動的に移動する。
- レベル 3
  - 自分で，または介助付きで 2 時間ごとに回転する。
  - 他動的関節可動域訓練を，1 日 3 回実施する。
  - 看護職，介護士，理学療法士（PT），作業療法士（OT）または家族と一緒に，2 時間ごとに回転させる。
  - 理学療法士（PT）と能動抵抗運動を実施する。
  - ベッドの頭部位置（HOB）を 65°まで挙上して，脚を完全に下垂した姿勢にする（完全な坐位）。
  - 腹部が大きい場合は，ベッドの頭部位置の角度を下げることを考慮する。
  - 坐位を 20 分間，1 日 3 回，維持する。

身体可動性障害　　305

- 2時間ごとに，端坐位をとる。
- 1日に20〜60分，椅子に能動的に移動する。
- 歩行運動(その場で足踏みをする，廊下を歩く)(個人は，すべての基準を満たさなければならない)
- レベル4
  - 他動的関節可動域訓練を，1日3回実施する。
  - 2時間ごとに回転させる。
  - 理学療法士(PT)と能動抵抗運動を実施する。
  - 坐位を20分間，1日3回，維持する。
  - 端坐位をとる，あるいは看護職，理学療法士(PT)，作業療法士(OT)と一緒にベッドサイドに立つ。
- 1日に20〜60分(食事時間)，1日3回，椅子に能動的に移動する。
- 歩行運動(その場で足踏みをする，廊下を歩く)。
- 看護職，介護士，理学療法士(PT)，作業療法士(OT)または家族と一緒に，介助付き能動的関節可動域(能動的関節可動域)の訓練を1日3回，奨励する。

■ 運動訓練を中止するべき臨床徴候や症状がないか，アセスメントする
(Adler & Malone, 2012)

❶心拍数
- 年齢予測最大心拍数が70%を超える。
- 安静時心拍数が20%を超えて減少している。
- 40回/分未満，130回/分を超える。
- 洞調律異常が新たに発現している。
- 新たな抗不整脈薬を使用している。
- 心電図または心筋酵素で新たな心筋梗塞が確認された。

❷パルスオキシメータ／末梢動脈血酸素飽和度(SpO_2)
- 4%を超えて減少
- 88〜90%未満

❸血圧
- 収縮期血圧が180 mmHg を超える。
- 収縮期／拡張期血圧の20%を超えて低下。起立性低血圧
- 平均動脈圧が65 mmHg 未満，110 mmHg を超える。
- 昇圧薬を使用している(新しい昇圧薬を使用する，または昇圧薬の用量を漸増する)。

❹覚醒／興奮，および個人の症状
- 個人の鎮静・昏睡，RASS(Richmond Agitation Sedation Scale)が−3以下
- 個人の興奮が，鎮静薬の追加または漸増を要する，RASSが2未満

■ モチベーションやアドヒアランスを高める(*Addams & Clough, 1998；Halstead & Staten, 2010)

- 不動状態の影響を説明する。
- 段階的運動，他動的・能動的可動域訓練の目的を説明する。
- 短期的目標を設定する。
- 最初の訓練が簡単なもので，最小限の筋力と協調運動訓練であることを説明する。
- その時点の訓練が成功している場合に限り，先に進む。
- 訓練に関する実演を行い，その反応が観察されたあとに，処方する訓練の指導書を提供する。
- 改善を具体的に文書に記録し，考察する(例：両脚を高い位置まであげることができる)。
- モチベーション・抑うつレベルを評価する。必要に応じて，専門医に相談する。

■ 四肢可動性を高め，個人に適切な可動域訓練の種類を決定する(他動的，介助付き能動的，能動的，能動的抵抗運動)

- 他動的関節可動域訓練の場合：
  - ゆっくりと運動を開始し，最初は少しの運動だけを行う。
  - 片手を関節の下にして脚を支える。
  - 伸びているのを感じるまで，関節をゆっくりと滑らかに動かす。
  - 抵抗を感じる位置まで関節を動かす。個人が不快感を訴えたり，顔をしかめている様子がみられたら止める。
  - 運動を 10 回行い，数秒間，その位置を保持する。
  - 片側のすべての運動を行ったあと，必要であれば，反対側も同様に繰り返す。
  - 可能であれば，個人または介護者に，訓練の方法を説明する。
  - 訓練の具体的な指示と写真は，写真付きの可動域訓練を参照する。
- 介助付き能動的可動域訓練を実施する(回数は，個人の状態に応じて決定する)：
  - 可能であれば，健側肢の訓練を1日4回以上，実施するように，個人／家族に教授する。
  - 患肢の訓練を実施する。運動はゆっくりと行い，筋肉を弛緩させ，関節上下の四肢を支え，関節および組織の挫傷を予防する。
  - 訓練においては，可動域に合わせて静止し続けることが可能であり，仰臥位が最も有効である。自身の訓練を実施する個人／家族は，仰臥位または坐位で行うことができる。
  - 具体的に問題のある領域がある場合は，訓練は毎日，清拭時に1日3回，行う。日常生活活動(ADL)に組み込むようにする。

身体可動性障害　307

- 枕で四肢を支え，腫脹を予防，軽減する。
- 必要に応じて，鎮痛薬を使用する(特に活動前)。
- 疼痛，炎症，および血腫を軽減するため，指示どおりに温熱を加えるか，冷却する。
- 理学療法士(PT)の指示に従い，特定の関節に対する運動療法を行うように，個人に奨励する(例：等尺性運動，抵抗運動)。

■ 合併症を予防するため，体位を整える

- フットボードを使用する。
- 同じ体位で長時間，座ったり，横になったりすることは避ける。
- 2～4時間ごとに，肩関節の位置を変える。
- 小さな枕を使用する。ファウラー位のときは，枕は使用しない。
- 自然な配置で手と手首関節を支える。
- 仰臥位または腹臥位の場合は，腰椎彎曲部の下や胸郭縁点下に，巻いたタオルや小さな枕を置く。
- 股関節と大腿上部に並べるようにして，転子ロールを置く。
- 側臥位の場合は，鼠径部から足までの下肢を支える枕を置き(1つまたは複数)，1つの枕を使用して肩と肘を少し曲げる。必要に応じて，ロールタオルや特製ブーツを用いて背屈した状態にして，足の下部を支える。
- 上肢の場合：
  - 枕を利用して，身体を中心に両腕を外転させる。
  - 肘を軽く曲げる。
  - 手首関節は，自然な位置にして，手指は少し曲げ，母指は外転させ，少し曲げる。
  - 日中，肩関節の位置を変える(例：内転，外転，円運動範囲)。

床上移動障害

Impaired Bed Mobility

NANDA-Ⅰ定義 NANDA-Ⅰ Definition

床上での，ある体位から別の体位への，自力動作に限界のある状態

診断指標 Defining Characteristics*

- 左右に体位を変えられない。
- 仰臥位から坐位になり，さらに仰臥位になる動きができない。
- 床上で自分で姿勢を変えられない。
- 仰臥位から腹臥位，あるいは腹臥位から仰臥位になる動きができない。
- 仰臥位から長坐位，あるいは長坐位から仰臥位になる動きができない。

関連因子 Related Factors

〈身体可動性障害〉の項を参照（▶ p.301）

CARPENITO MEMO

〈床上移動障害〉は，個人が筋力，関節可動域（ROM），および運動を改善するリハビリテーションの候補とされる際に，臨床的に有用な診断となりうる。看護職は，具体的な計画について，理学療法士（PT）と相談することができる。当該診断は，意識消失または末期症状の個人には適さない。

NOC 看護成果

〈歩行〉〈関節運動〉〈可動性〉〈転倒・転落予防行動〉

目標 Goals

〈身体可動性障害〉の項を参照（▶ p.303）

NIC 看護介入

〈運動療法：関節可動性〉〈運動促進：筋力トレーニング〉〈運動療法：歩行〉〈ポジショニング（体位づけ）〉〈教育：処方された活動／運動療法〉〈装具ケア〉

看護介入 Interventions

〈身体可動性障害〉の項を参照（▶ p.303）

坐位障害

Impaired Sitting

NANDA-Ⅰ定義 NANDA-Ⅰ Definition

　殿部と大腿部で胴部を直立に支える安静位を，自力で意図的にとるか保つ能力に限界のある状態

診断指標 Defining Characteristics*

- 平らでない場所で，片方あるいは両方の下肢の位置を調整できない。
- 胴部のバランスがとれない。
- 両方の股関節を曲げられない，または動かせない。
- 両方の膝関節を曲げられない，または動かせない。
- 胴部のバランスを保てない。
- 胴部に体重をかけられない。
- 筋力不足

関連因子 Related Factors*

- 認知機能の変化
- 代謝機能障害
- 持久力不足
- エネルギー不足
- 栄養不良
- 神経障害

- 整形外科手術
- 疼痛
- 指示された姿位
- 心理的障害
- サルコペニア
- 自分で決めた除痛姿位

CARPENITO MEMO

　〈坐位障害〉は新たに公認された NANDA-Ⅰの看護診断で，個人が筋力，関節可動域（ROM），およびバランスを改善するリハビリテーションの候補とされる際に，臨床的に有用な診断となりうる。〈身体可動性障害〉は坐位障害にも対応する。このような，より具体的な診断は，看護職や理学療法士（PT）などのリハビリのスペシャリストにとって，臨床的に有用な診断となりうる。より専門性の高い介入については，本書の範囲を超えている。看護職は，具体的な計画について，理学療法士（PT）と相談することができる。

目標／看護介入 Goals/Interventions

〈身体可動性障害〉の項を参照（▶ p.303）

立位障害

Impaired Standing

NANDA-Ⅰ定義 NANDA-Ⅰ Definition

足から頭まで直立の姿勢を，自力で意図的にとるか保つ能力に限界のある状態

診断指標 Defining Characteristics*

- 平らでない場所で，片方あるいは両方の下肢の位置を調整できない。
- 胴部のバランスがとれない。
- 片方あるいは両方の股関節を伸ばせない。
- 片方あるいは両方の膝関節を伸ばせない。
- 片方あるいは両方の股関節を曲げられない。
- 片方あるいは両方の膝関節を曲げられない。
- 胴部のバランスを保てない。
- 胴部に体重をかけられない。
- 筋力不足

関連因子 Related Factors*

- 循環灌流障害
- 情緒障害
- 代謝機能障害
- 下肢の損傷
- 持久力不足
- エネルギー不足
- 栄養不良

- 神経障害
- 肥満
- 疼痛
- 指示された姿位
- サルコペニア
- 自分で決めた除痛姿位
- 外科的処置

CARPENITO MEMO

〈立位障害〉は新たに公認されたNANDA-Ⅰの看護診断名で，個人が筋力，関節可動域（ROM），およびバランスを改善するリハビリテーションの候補とされる際に，臨床的に有用な診断となりうる。〈身体可動性障害〉は立位障害にも対応する。このような，より具体的な診断は，看護職や理学療法士（PT）などのリハビリのスペシャリストにとって，臨床的に有用な診断となりうる。より専門性の高い介入については，本書の範囲を超えている。看護職は，具体的な計画について，理学療法士（PT）と相談することができる。

目標／看護介入 Goals/Interventions

〈身体可動性障害〉の項を参照（▶ p.303）

移乗能力障害

Impaired Transfer Ability

NANDA-Ⅰ定義 NANDA-Ⅰ Definition

隣接する面から面への，自力移動に限界のある状態

診断指標 Defining Characteristics*

以下の移乗・移動能力の障害：
- ベッドから(車)椅子，(車)椅子からベッド
- トイレ便座やポータブル便器への乗り降り
- 浴槽やシャワー室への出入り
- 高さの違う面から面
- (車)椅子から自動車，自動車から(車)椅子
- (車)椅子から床，床から(車)椅子
- 立位から床，床から立位
- ベッドから立位，立位からベッド
- (車)椅子から立位，立位から(車)椅子

関連因子 Related Factors

〈身体可動性障害〉の項を参照(▶ p.301)

NOC 看護成果

〈移乗〉〈転倒・転落予防行動〉

目標 Goals

個人は，車椅子から降りたり，乗ったりできることを示す。以下の指標によって証明される：
- 介助が必要になるときを特定する。
- さまざまな状況(例：トイレ，ベッド，自動車，椅子，起伏のある面)での移動能力を証明する。

NIC 看護介入

〈ポジショニング(体位づけ)：車椅子〉〈転倒予防〉

Ⅰ

4

活動・運動パターン

313

看護介入 Interventions

- **個人の移乗能力をアセスメントするべく，理学療法士(PT)に相談，紹介する**
  - 体重，筋力，運動能力，体位変換に対する耐性，バランス，気力，および認知機能を考慮する。
  - 用手的移動，または補助具を利用して乗せる。
  - 対象となる人数に対するスタッフの比率を考慮する。
- **立案した移乗計画に従って，進める**
  - 個人を移乗させる前に，介助に必要なスタッフ数を検討する。
  - 健側の方向へ，個人を移乗させること。
  - ベッドサイドに個人を配置させる。足が床に触れるようにして，底に滑り止めが付いた安定した靴を履かせる。
  - ベッドを出入りする際には，健側，または筋力があるほうに体重をかけるように奨励する。
  - 移乗前に，車椅子にロックをかける。標準的な椅子を使用する場合は，絶対に動かないことを確認する。
  - 立っている間は，椅子の個人に近いほうのアームを支えにするように，個人に指導する。
  - 歩行ベルト(推奨)を使用するか，または個人の胸郭に介助者の腕を回し，背中をまっすぐにして，膝を少し曲げる。
  - 介助者の頸部ではなく，腰や胸郭に個人の両腕を回すように伝える。
  - 介助者の下肢で個人を固定して，個人の下肢を支える(個人に向き合いながら，介助者の両膝で個人の両膝を固定する)。
  - 片麻痺のある個人には，罹患していない脚を軸に旋回するように指導する。
- **下肢に筋力の低下または麻痺のある個人については，スライディングボードを利用して移動することもできる**
  - 個人は，スライディングボードに皮膚が付かないように，パジャマを着用すること。
  - 個人には，ベッドから椅子や車椅子に殿部を滑らせることができるだけの，十分な上肢の筋力が必要である(車椅子には，取り外し可能なアームが付いていること)。
  - 個人の両腕の筋力が十分にあり，ベッドや椅子のシートから十分に離れられるくらい殿部を持ち上げられる場合は，スライディングボードがなくても，坐位での移動手段へと進むことができる。
  - 個人の下肢が動かない場合は静かに床に誘導し，さらに介助を求める。
  - 家庭環境の評価，および退院に必要な資源を求める場合には，訪問看護師に相談し，個人と家族を紹介する。

歩行障害

Impaired Walking

NANDA-Ⅰ定義 NANDA-Ⅰ Definition

環境内での自力徒歩移動に限界のある状態

診断指標 Defining Characteristics*

- 階段を昇れない。
- 必要な距離を歩行できない。
- 斜面を歩いて登れない。
- 平らでない場所を歩行できない。
- 縁石を乗り越えられない。

関連因子 Related Factors

〈身体可動性障害〉の項を参照(▶ p.301)

NOC 看護成果

〈身体可動性障害〉の項を参照(▶ p.303)

目標 Goals

個人は,歩行距離(目標とする特定の距離)を延ばす。以下の指標によって証明される:

- 安全に動けることを示す。
- 補助具を正しく使う。

NIC 看護介入

〈身体可動性障害〉の項を参照(▶ p.303)

看護介入 Interventions

- 安全な歩行運動が,筋骨格系,神経系,心血管系,ならびに精神状態および見当識などの認知的要素がかかわる複雑な運動であることを説明する
- 開始前に,評価および計画について理学療法士(PT)と相談する
  - 歩行用の補助具(例:杖,歩行器,松葉杖)を正しく安全に使用するため,以下のことを確認する。
    - 足によく合った靴を履く。

Ⅰ

4

活動-運動パターン

315

- 傾いた場所, 起伏のある面を歩行したり, 階段を昇り降りすることができる。
- 危険(例：濡れた床, 小型の敷物)を認識している。

■ 段階的運動活動プロトコールを開始する
- 〈身体可動性障害〉の項を参照(▶ p.304)

車椅子移動障害

Impaired Wheelchair Mobility

NANDA-Ⅰ定義 NANDA-Ⅰ Definition

環境内での，車椅子の自力操作に限界がある状態

診断指標 Defining Characteristics*

- 手動または電動車椅子を平らな場所，または平らでない場所で操作できない。
- 手動または電動車椅子を登り斜面で操作できない。
- 手動または電動車椅子を下り斜面で操作できない。
- 車椅子を歩道の縁石で操作できない。

関連因子 Related Factors

〈身体可動性障害〉の項を参照（▶ p.301）

NOC 看護成果

〈移動：車椅子〉〈転倒・転落予防行動〉

目標 Goals

個人は，満足のいく安全な車椅子での移動を報告する。以下の指標によって証明される：

- 車椅子を安全に使用できることを示す。
- 車椅子から安全に降りたり，乗ったりできることを示す。
- 圧力除去および安全原則を示す。

NIC 看護介入

〈運動療法：歩行〉〈運動療法：バランス〉〈運動療法：関節可動性〉〈運動促進：筋力トレーニング〉〈運動療法：筋肉コントロール〉〈ポジショニング（体位づけ）：車椅子〉〈転倒予防〉

看護介入 Interventions

- 共同計画について，理学療法士(PT)と相談する。
- 坐位の個人の肘，仙骨，尾骨，坐骨結節，および踵の圧点をモニタリング

Ⅰ

4

活動・運動パターン

（継続観察）する
■ 家庭環境の評価については，訪問看護師や理学療法士（PT）に相談する

非効果的呼吸機能リスク状態*

Risk for Ineffective Respiratory Function

定義 Definition

気道の空気の通過と／あるいは肺と血管とのガス交換(酸素-二酸化炭素)が脅かされる危険のある状態

危険因子 Risk Factors

呼吸機能に変調をもたらす危険因子の存在(「関連因子」を参照)

関連因子 Related Factors

■ 病態生理因子
- 過剰な，または濃厚な分泌物に関連し，以下に続発するもの：
  - 感染
  - 心疾患または肺疾患
  - 炎症
  - 喫煙
  - アレルギー
  - 有害化学物質への曝露
- 不動状態，分泌物のうっ滞，非効果的な咳嗽に関連し，以下に続発するもの：
  - 神経系疾患(例：ギラン・バレー症候群，多発性硬化症，重症筋無力症)
  - 中枢神経系(CNS)の抑制／頭部外傷
  - 脳血管発作(脳卒中発作)
  - 四肢麻痺

■ 治療関連因子
- 不動状態に関連し，以下に続発するもの：
  - (特定の)薬物療法，薬物，化学物質などの鎮静作用や麻痺作用
  - 全身麻酔または脊髄くも膜下麻酔
- 咳嗽反射の抑制に関連し，(特定の)因子に続発するもの
- 気管切開術の影響(分泌物の変化)に関連するもの

■ 状況因子(個人・環境)
- 不動状態に関連し，以下に続発するもの：
  - 手術または外傷
  - 知覚／認知障害
  - 恐怖
  - 疼痛
  - 消耗性疲労
  - 不安

---

* この看護診断は現在 NANDA-I のリストには含まれていないが，明瞭で有用性があることから筆者が追加した。

- 極度の高湿度や低湿度に関連するもの
- 乳児の場合には腹臥位(うつぶせ寝)に関連するもの
- 寒冷，笑い，啼泣，アレルゲン，煙への曝露

CARPENITO MEMO

　看護職は呼吸機能の障害に関して数多くの責任を担う。危険因子や誘因の明確化・低減・除去，可能性のある合併症の予測，呼吸状態のモニタリング(継続観察)，および急性呼吸不全の管理などである。

　筆者は〈非効果的呼吸機能リスク状態〉を加える。これは，呼吸システム全体に影響を及ぼす状態を表すものであり，気道浄化やガス交換などの部分的な状態を意味するのではない。

　アレルギーや不動状態は，また，呼吸システム全体に影響を及ぼす因子の例である。そのため，「不動に関連した〈ガス交換障害〉」という表現は適切ではない。それは，不動は気道浄化や呼吸パターンにも影響を及ぼすためである。

　看護職が呼吸機能に影響を及ぼしている誘因を軽減できる場合は，〈非効果的気道浄化〉〈非効果的呼吸パターン〉の診断を用いることができる(例：非効果的な咳嗽，ストレス)。

　この診断を，急性呼吸障害を表すために用いることには注意が必要である。その場合は，医学および看護学が共同で対応する責任がある(例：共同問題)。このような問題には，「RC：急性低酸素血症」あるいは「RC：肺水腫」などを用いることができる。

　個人の不動状態が長期にわたる場合は，多数のシステムが影響を受ける。たとえば，皮膚，筋−骨，循環器，呼吸器などである。全体的状況を示す場合，看護職は〈不使用性シンドローム〉を用いるべきである。

NOC 看護成果

〈誤嚥予防〉〈呼吸状態〉

目標 Goals

個人は，呼吸数が正常範囲になる。以下の指標によって証明される：

- 呼吸症状の管理に積極的に参加し，呼吸機能の最大化にかかわる。
- 最大限の呼吸状態のために必要な介入について述べる。
- 十分な呼吸機能となる。PFT(肺機能検査)で示される。

NIC 看護介入

〈気道管理〉〈咳嗽強化〉〈呼吸モニタリング〉〈ポジショニング(体位づけ)〉

看護介入 Interventions

- **原因を特定する**
  - 「関連因子」を参照
- **可能な場合には，原因を排除するか軽減させる**
  - 治療ケア計画に沿ってできるだけ早く離床するよう指導する。
  - 歩行できない場合は，1日に数回離床して椅子に座る計画を立てる（例：食後1時間，睡眠1時間前など）。
  - 活動を徐々に増加させる。呼吸機能が訓練によって改善され，呼吸困難は軽減することを説明する。
  - 神経筋障害に対して：
    - ベッドの角度を変え，禁忌でなければ胸郭を水平位から段階的に挙上させる。
    - 体位変換を介助して，側臥位の左右を頻繁に（可能な場合には1時間ごとに）変える。
    - 病院内で特に個人が人工呼吸器を装着している場合は，持続的に左右に回旋させることが可能なベッドを使用する（使用可能な場合）（Swadener-Culpepper, 2010）。
    - 深呼吸と咳嗽訓練を1時間に5回行うよう勧める。
    - 覚醒時には1時間ごとに，ボトルブローイングやインセンティブスパイロメータを使用するよう指導する（重度の神経筋障害がある場合は夜間でも覚醒を促して行う）。
    - 四肢麻痺の個人には，自身と介護者に「咳嗽介助法」を指導する（介護者は個人の横隔膜の位置にあたる胸郭に手を当てて内上方に向かって押す）。
    - 子どもの場合は，ボトルブローイングに着色した水を使用する。風船を膨らませてもらう。
    - 最適な水分摂取状態と栄養摂取を確保する。
  - 意識レベルが低下している個人に対して：
    - 規定のスケジュールに沿って，個人を左右の交互の側臥位にする（例：奇数の時刻に左側臥位，偶数の時刻に右側臥位）。仰臥位のままにしない。
    - 経管栄養（経鼻胃管栄養，胃瘻栄養）注入後は，逆流と誤嚥を予防するため個人を右側臥位にする。
    - 禁忌でなければベッドの頭側を30°挙上させた位置を保つ（Institute for Healthcare Improvement, 2008）。
  - 〈誤嚥リスク状態〉の項を参照（▶ p.68）
- **不動状態による合併症を予防する**
  - 〈不使用性シンドロームリスク状態〉の項を参照（▶ p.271）

非効果的呼吸機能リスク状態 321

非効果的気道浄化

Ineffective Airway Clearance

NANDA-Ⅰ定義 NANDA-Ⅰ Definition

きれいな気道を維持するために，分泌物または閉塞物を気道から取り除くことができない状態

診断指標 Defining Characteristics

- 効果のみられない咳嗽，または咳嗽がみられない。
- 気道内の分泌物を除去できない。
- 異常な呼吸音
- 異常な呼吸数，リズム，深さ

関連因子 Related Factors

〈非効果的呼吸機能リスク状態〉の項を参照（▶ p.319）

NOC 看護成果
〈誤嚥予防〉〈呼吸状態〉

目標 Goals

個人は，誤嚥を起こさなくなる。以下の指標によって証明される：
- 効果的な咳嗽をすることができる。
- ガス交換が増加していることが示される。

NIC 看護介入
〈人工換気離脱困難反応〉の項を参照（▶ p.334）

看護介入 Interventions

〈非効果的気道浄化〉のための看護介入は，関連因子に関係なく，この診断が適応されたいずれの個人にも該当する。

- **原因や誘因のアセスメントを行う**
  - 「関連因子」を参照
- **アセスメントと評価を行う**
  - 喀痰（色調，量，臭気）
  - 咳嗽訓練前後の呼吸状態（呼吸音，呼吸数，リズム）

- 適用があれば4時間ごとに口腔ケアを指示するか提供する
- 人工換気の場合，2時間ごとまたは24時間に12回の割合で口腔ケアを行う
  - 午前8時と午後8時にクロルヘキシジンを使用して歯を磨く。
  - 1日あたり10回スポンジブラシを利用して口腔内を清潔にする。
  - さらなる介入は〈口腔粘膜障害〉の項を参照する（▶ p.188）。
- 気道浄化のバリアを減少させるか除去する

❶ 活動できない状態
  - 治療計画に沿ってできるだけ早い時期から離床を促す。
  - 歩行できない場合には，1日に数回離床して，椅子に座る計画を立てる（例：食後に1時間，就寝前に1時間）。
  - 活動を徐々に増加させる。活動によって呼吸機能が改善され，呼吸困難が軽快することを説明する。
  - 坐位をとるよう援助する。〈誤嚥リスク状態〉の項を参照する（▶ p.68）。

  根拠：仰臥位をとることによって腹部臓器は胸腔内へ移動し，それによって肺が圧迫され呼吸面積が減り，一層呼吸が難しくなる。

❷ 非効果的な咳嗽
  - 個人に咳嗽を適切にコントロールする方法を指導する。
  - 可能な限り上半身を垂直に近づけるよう高く起こして坐位をとる。その間にゆっくりと深呼吸する。
  - 腹式呼吸を行う。
  - 3～5秒間息を止めてから，口からできるだけ多くの息をゆっくりと吐き出す（下部胸郭と腹部が沈む）。
  - 息を2回吸って止める。ゆっくりと吐き出し，力んで（口腔後方や咽頭からではなく）胸郭から咳をする。その際には2回の短い強制的な咳嗽をする。
  - 禁忌でなければ水分の摂取量を増やす。

- 分泌物を除去する試みができない個人や吸引が必要な個人を認識する（Nance-Floyd, 2011）
  - 根拠
    - 呼吸の労作の増加
    - 呼吸速度の高まり
    - 酸素飽和度の低下
    - 大量の分泌物，呼吸副雑音（ウィーズ：笛音）
  - 吸引の手続き（Sharma, Sarin, & Bala, 2014）
    - 頸部を軽く伸ばして仰臥位をとらせる。
    - パルスオキシメータを装着し，酸素飽和度をアセスメントする。
    - 吸引前30～60秒の間，高酸素状態とする。

非効果的気道浄化

- 吸引カテーテルが挿入されている間に決して吸引しないようにする。
- 圧調節穴を覆う（ふさぐ）ことにより持続的な吸引を行う。
- カテーテルを回転させ引き抜きながら吸引する。
- 人工呼吸器を外してから再装着させるまでの1回の吸引操作の時間は，10〜15秒以内とする。
- 吸引操作のたびに酸素飽和度を測定する。
- 吸引圧が以下であるか確認する。
  - 乳児には60〜80 mmHg
  - 10〜12歳の幼児には80〜100 mmHg
  - 12歳より大きい小児には100〜120 mmHg
- 成人には開放式吸引では120 mmHgまでの吸引圧を用いて，閉鎖式吸引では160 mmHgまでの吸引圧を用いる。

- 気管支分泌物を緩めるために通常の生理食塩水（NSS）を決して日常的に使用してはならない。なぜならこの方法は以下を引き起こす可能性があるからである（Nance-Floyd, 2011）。
  - 限られた領域にしか達しない可能性がある。
  - 下気道に粒子を流し込む可能性がある。
  - 吸引後の酸素飽和度の低下につながる可能性がある。
  - 細菌定着が増加する可能性がある。
  - 気管支（肺）サーファクタントを損なう可能性がある。
- 〈誤嚥リスク状態〉の項も参照（▶ p.68）
- 適応があれば，理学療法士（PT）や呼吸療法（認定）士に相談する。

根拠：肺機能を高めることができる介入には，肺のコンプライアンス（伸展性）を高める運動，リラクセーション，呼吸訓練，胸部打診，体位ドレナージ，心理社会的リハビリテーションが含まれる。

■ 不動状態（長期臥床）による合併症を防ぐ
- 〈不使用性シンドロームリスク状態〉の項を参照（▶ p.271）

■ 小児への看護介入
- 痛くても子どもに咳嗽をさせる必要性があることを，親に指導する。
- 成人や年長児には肺を聴診させて，肺音が鮮明（正常な呼吸音）かどうか，ラ音（異常な呼吸音）が聴こえるかどうかを表現させる。
- 必要な場合は，呼吸療法（認定）士に援助法について相談する。

非効果的呼吸パターン

Ineffective Breathing Pattern

NANDA-Ⅰ定義 NANDA-Ⅰ Definition

吸気と呼気の両方またはいずれか一方で，十分に換気ができていない状態

診断指標 Defining Characteristics*

- 頻呼吸，過呼吸*
- パニックおよび不安*
- 頭痛，呼吸困難，麻痺と刺痛，軽度の頭痛，胸部痛*，動悸，ときに失神*，徐脈の訴え
- 呼気圧の低下
- 吸気圧の低下
- 呼吸の深さの変化
- 起坐呼吸
- 不整呼吸
- 胸郭可動域の変化
- 三点支持姿勢（坐位または立位で前屈みになり両手を両膝に置く）
- 分時換気量の低下
- 呼吸困難
- 胸郭前後径の増大
- 呼気相の延長
- 補助呼吸筋の使用
- 副子など装具で固定／病変部を防護した状態での呼吸
- 鼻翼呼吸
- 口すぼめ呼吸

関連因子 Related Factors

〈非効果的呼吸機能リスク状態〉の項を参照（▶ p.319）

---

* 過呼吸，過換気の徴候／症状（Grossman & Porth, 2014）

CARPENITO MEMO

〈非効果的呼吸パターン〉は，過換気などの看護職が明確に治療にあたる状況を説明する以外には，臨床での利用範囲が限られている。〈非効果的呼吸パターン〉をもつ慢性肺疾患の個人に関しては，〈活動耐性低下〉を参照する。周期性無呼吸と低換気の個人は，「RC：低酸素血症」と表される共同問題をもつ。これにより多様な呼吸機能障害の観察が必要になる状況を示すことができる。個人が特定の呼吸器合併症を起こしやすい場合は，「RC：肺炎」や「RC：肺（動脈）塞栓症」と表記できる。過換気の症候は不安や恐怖の現れである。看護職は「過換気の出現によって明らかにされた（特定の出来事）に関連する〈不安〉あるいは〈恐怖〉」をより記述的な診断として使用することができる。

NOC 看護成果

〈呼吸状態〉〈バイタルサインの状態〉〈不安のコントロール〉

目標 Goals

個人は，呼吸機能が改善される。以下の指標によって証明される：

- 呼吸数が基準値（8〜24回/分）の範囲内の値を示す。
- 息切れが緩和または改善されていると表出する。
- 原因要因を関連づける。
- 再呼吸の技法を説明する。

NIC 看護介入

〈呼吸モニタリング〉〈漸進的筋肉リラクセーション法〉〈教育〉〈不安軽減〉

看護介入 Interventions

■ 過換気の病歴，症状や原因をアセスメントする

- 以前の症状の出現はいつ，どこで，どのような状況だったか
- 器質的原因と生理的原因
- 情動的原因（例：パニック／不安障害）
- 呼吸の乱れを引き起こす不完全な呼吸習慣

■ 過換気とともに存在し得るほかの症状を考慮する（Schwartzstein & Richards, 2014）

- 代謝障害（ケトアシドーシス，頻繁ではないが低血糖または低カルシウム血症）
- 急性冠症候群
  - 不整脈
  - 心不全
  - 肺塞栓

- 気胸
- 喘息の悪化
- 慢性閉塞性肺疾患の悪化
- 統合失調症
- 甲状腺機能亢進症

■ **個人が経験するであろう症状と徴候を説明する**(Schwartzstein & Richards, 2014)

- 不安，神経質，または緊張の感情
- 差し迫った破滅(死)の感覚
- 頻回のため息またはあくび
- 十分空気を得ることができない(空気飢餓感)または呼吸するために坐位をとる必要があると感じる。
- 不規則な心臓の拍動や激しい鼓動(動悸)
- 平衡感覚の異常，軽い頭痛やめまい
- 手足や口周りの麻痺またはひりひりする感覚
- 胸部圧迫感，膨満感，圧迫，圧痛または疼痛
- 手足痙攣(テタニー)
- 頭痛
- ガス，腹部膨満感またはおくび
- 筋収縮(攣縮)
- 発汗
- 視力の変化，かすみ目やトンネル視
- 集中力や記憶力の低下
- 意識喪失(失神)

■ **急性の症状が起こった際には，個人に看護職とともに同じように呼吸をするよう伝える**(WebMD, 2012)。**個人を1人にしておいてはいけない**

- 笛を吹くかのように口をすぼめて呼吸するかまたは片方の鼻孔を塞いで鼻呼吸する。多くの空気を得るよう動きができないため，鼻またはすぼめた口を通して呼吸すると過換気にはなりにくい。
- 5秒ごとに1回呼吸するよう速度を落とすか，または症状が徐々に出現しなくなるまで十分ゆっくり呼吸する。
- 腹式呼吸を試す。これは肺を充満させ，呼吸の速度を落とし，リラックスさせるのに役立つ。
- 肋骨のすぐ下の腹部に片手を置く。もう一方の手を胸に置く。これは立っている際にもできるが，床上にて仰臥位で膝を曲げた状態で行うほうがより楽に行うことができる可能性がある。
- 鼻で深呼吸する。空気を吸うにつれて，腹部が手を押し上げるように。胸部は動かさないようにしておく。

非効果的呼吸パターン　327

- 口をすぼめて息を吐くにつれて手が沈むのを感じる。腹部に置いた手を使ってすべての空気を外に吐き出す。ゆっくり時間をかけて息を吐く。
- これらのステップを 3〜10 回行う。1 回 1 回の呼吸にゆっくり時間をかける。

■ 呼吸をコントロールするための対策法を試そうと心がけるか，または腹式呼吸をまずは試すように指導する

- これらの方法により効果が出ない場合，または冠動脈疾患，喘息，慢性閉塞性肺疾患（COPD），肺気腫などの心臓や肺に関するほかの健康上の問題や，深在性静脈血栓症，心筋梗塞や肺塞栓症の病歴がない場合には，ペーパーバッグ法＊を使用した呼吸を試みる（WebMD, 2012）。
- 小さな紙袋を個人の口と鼻の上にかぶせ 6〜12 回自然な呼吸をさせる。そののち紙袋を取り除くと容易に自然な呼吸をすることができる（WebMD, 2012）。
- 次に腹式呼吸を試みる（横隔膜呼吸）。
- 過換気が治まるまでこれらの方法をかわるがわる行う。
- 119 番通報して救急車を呼ぶ（自分で運転して病院に行かないこと）。

■ 原因を取り除くかコントロールする

- 過換気が 30 分間を超えて続く場合には指示を求める。
- 恐怖またはパニックが症状を発現させる場合：
  - 可能であれば恐怖の原因を取り除く。
  - 安全を確保するために取られている手段について伝えて安心させる。
  - 看護職（あるいは個人が信頼する誰か）とアイコンタクトをとり続けさせて，個人が不安な状況について考えることから注意をそらすようにする。「私を見ながら一緒にゆっくり呼吸をしてください，このようにしてください」と話しかける。
  - 個人に「あなたも呼吸をコントロールすることができます」と言って安心させる。また看護職が援助することを伝える。

■ 健康教育を開始し，必要に応じて専門機関を紹介する

- 標高が高い（1,829 m より高い）と，通常より呼吸が速くなることを説明する。
- 呼吸再訓練のための呼吸リハビリテーション機関を紹介する。
- パニック障害，または不安障害が疑われるときには精神保健のスペシャリストを紹介する。

＊ 訳注：ペーパーバッグ法（紙袋を用いた呼吸）は除外診断のため，診断がつかない状態で行うと危険性を伴う。肺塞栓や心筋梗塞，ギラン・バレー症候群の個人にペーパーバッグ法を行うことは診断の遅れをもたらすだけでなく，病態の悪化にもつながる。また低酸素血症が生じることがあるため，現在日本では推奨されていない。

ガス交換障害

Impaired Gas Exchange

NANDA-Ⅰ定義 NANDA-Ⅰ Definition

肺胞-毛細血管膜での酸素化の過剰や不足，およびまたは，肺胞-毛細血管膜での二酸化炭素排出の過剰や不足がみられる状態

診断指標 Defining Characteristics*

- 動脈血ガス分析値の異常
- 動脈血 pH の異常
- 呼吸パターンの異常(例：数，リズム，深さ)
- 皮膚の色の異常(例：蒼白い，浅黒い)
- 混乱
- チアノーゼ(新生児のみ)
- 二酸化炭素(CO_2)濃度の低下
- 発汗
- 呼吸困難
- 覚醒時の頭痛
- 高二酸化炭素血症
- 低酸素血症
- 低酸素症
- いら立ち
- 鼻翼の拡張(鼻翼呼吸)
- 傾眠
- 頻脈
- 視力障害

関連因子 Related Factors

〈非効果的呼吸機能リスク状態〉の項を参照(▶ p.319)

CARPENITO MEMO

〈ガス交換障害〉は，看護職が決定的治療を行う状況を表すものではない。看護職は〈ガス交換障害〉の治療を行うわけではないが，活動や睡眠，栄養，性的機能など，酸素化の不良により影響を及ぼされる機能的健康パターンを取り扱うことはできる。したがって「日常生活活動(ADL)には不十分な酸素化に関連した〈活動耐性低下〉」と表現したほうが看護の焦点をより正確に示す。

個人の呼吸機能に障害が起こっているか，または起こる危険性が高い場合，その状況を看護職は「RC：非効果的呼吸機能」と示すか，あるいはさらに具体的に「RC：肺塞栓症」と示すことができる。

自発換気障害

Impaired Spontaneous Ventilation

NANDA-Ⅰ定義 NANDA-Ⅰ Definition

エネルギー貯蔵量の減少によって，生命維持に必要な自律呼吸が維持できなくなっている状態

診断指標 Defining Characteristics*

■ 必須データ
- 呼吸困難
- 代謝率の増加

■ 副次的データ
- 落ち着きのなさの増強
- 心拍数の増加
- 不安感を訴える。
- 酸素分圧（PO_2）の低下
- 補助呼吸筋使用の増加
- 二酸化炭素分圧（PCO_2）の上昇
- 1回換気量の低下
- 協調性の低下
- 動脈血酸素飽和度（SaO_2）の低下

CARPENITO MEMO

〈自発換気障害〉は，生命を維持できない代謝性変化を伴う呼吸不全を表す。この状態には，迅速な看護学的管理や医学的管理，特に救急蘇生法（心肺蘇生法）や人工呼吸が必要とされる。

〈自発呼吸維持不能〉は看護診断としては適切ではない。これは「低酸素血症」を意味し，共同問題に含まれる。低酸素血症は肺胞低換気，肺内シャント，換気-血流比不均衡による血漿中の酸素飽和不全状態である。共同問題であるため，治療は医師により行われる。しかしながら，状態の管理には看護職による介入と医師の指示による介入の両方が必要となる。看護職の責務は個人の状態を継続的に観察し，プロトコールを用いた適切な介入により個人の状態の変化を管理することである。介入については，Carpenito, L. J. (2016). Nursing Diagnosis : Application to Clinical Practice [15th ed.]. Philadelphia : Wolters Kluwer を参照。

人工換気離脱困難反応

Dysfunctional Ventilatory Weaning Response

NANDA-Ⅰ定義 NANDA-Ⅰ Definition

人工呼吸器の換気補助レベルを下げることができず，ウィーニングが中断し長期化している状態

診断指標 Defining Characteristics

人工換気離脱困難反応（DVWR）は漸進的な状態であり，経験を積んだ看護職によれば3つのレベル，軽度，中等度，重度に同定される(*Logan & Jenny, 1990)。診断指標はウィーニングに応じて現れる。

■ 軽度
- 落ち着きがない（ソワソワ）。
- 呼吸数がベースラインから軽度に増加
- いま以上の酸素の必要感，呼吸不快感，消耗性疲労，熱感などの愁訴
- 機械故障に対するおそれ
- 呼吸への精神集中が増す。

■ 中等度
- 血圧がベースラインから20 mmHg未満の上昇*
- 心拍数がベースラインから20回/分未満の増加*
- 呼吸数がベースラインから5回/分未満の増加
- 活動に対する強い警戒心
- 指導に反応できない。
- 協調できない。
- 心配する。
- 発汗
- 目を大きく見開く。
- 聴診時の空気流入音（エアー入り）の減弱
- 皮膚の色の変化：蒼白，軽度のチアノーゼ
- 呼吸補助筋をわずかに使用

■ 重度
- 興奮*
- 動脈血ガスがベースラインよりも低下
- 血圧がベースラインから20 mmHg以上上昇*
- 心拍数がベースラインから20回/分以上増加*

331

- 浅い呼吸
- チアノーゼ
- あえぎ呼吸
- 腹式呼吸のような奇異呼吸（シーソー呼吸）
- 呼吸副雑音
- 呼吸補助筋の最大使用
- 大量の発汗
- 人工呼吸器と同期しない呼吸
- 意識レベルの低下

関連因子 Related Factors

■ 病態生理因子
- 筋力低下と消耗性疲労に関連し，以下に続発するもの：
  - 不安定な血行動態
  - 多臓器疾患
  - 意識レベルの低下
  - 体液／電解質平衡異常
  - 慢性神経筋障害
  - 貧血
  - 代謝／酸塩基平衡異常
  - 感染
  - 慢性栄養不良
  - 重度の疾患過程
  - 消耗性疾患
  - 慢性呼吸器疾患
  - 疼痛
- 非効果的気道浄化*に関連するもの

■ 治療関連因子
- 気道閉塞に関連するもの
- 筋力低下と消耗性疲労に関連し，以下に続発するもの：
  - 過度の鎮静，無痛覚症
  - 疼痛管理不良
- 栄養不良*（カロリー不足，炭水化物の摂取過剰，脂質と蛋白質の摂取不足）に関連するもの
- 人工呼吸器への依存が長期化していることに関連するもの（1週間以上）
- 過去のウィーニングの試みが失敗に終わった経験に関連するもの
- ウィーニングのペースが速すぎることに関連するもの

■ 状況因子（個人・環境）
- ウィーニング過程についての知識不足*に関連するもの
- 過剰なエネルギー需要（セルフケア活動，診断および治療の処置，面会者）に関連するもの
- ソーシャルサポート不足*に関連するもの
- 不安を感じる環境（騒音，動揺するような出来事，出入りが多く慌ただしい病室）に関連するもの

- 断続的睡眠パターンに続発する消耗性疲労に関連するもの
- 自己効力感不足に関連するもの
- 努力呼吸につながる中等度から強度の不安に関連するもの
- 人工呼吸器からの離脱に対する恐怖に関連するもの
- 無力感*に関連するもの
- 絶望感*に関連するもの

CARPENITO MEMO

　〈人工換気離脱困難反応〉は〈非効果的呼吸機能リスク状態〉に含まれる特定の診断である。〈非効果的気道浄化〉〈非効果的呼吸パターン〉〈ガス交換障害〉なども，ウィーニング中の個人の準備不足の指標として，あるいは〈人工換気離脱困難反応〉の関連因子として使用する場面もある。〈人工換気離脱困難反応〉は別個の状態である。その特有の原因や治療は，個人を人工呼吸器から引き離す過程から生じる。

　ウィーニングの過程は，アートであり，サイエンスでもある。ウィーニングは個人との共同作業によるものなので，看護職が個人からの信頼を得る能力と自らの仕事に対するモチベーションが，特に人工呼吸器の使用が長期にわたっている個人にとってウィーニングの成果を左右する重要な決定要素となる。この信頼は，看護職の自然と現れる知識や自信とともに，個人の特有な事物に対処できる看護職の能力によって培われる(*Jenny & Logan, 1991)。

NOC 看護成果

〈不安コントロール〉〈呼吸状態〉〈バイタルサインの状態〉〈知識：ウィーニング〉〈エネルギー管理〉

目標 Goals

　個人は，漸進的にウィーニングの目標を達成できる。以下の指標によって証明される：

- 人工換気装置の補助なしに，自発呼吸を 24 時間続ける。
- 次のウィーニングの試みに前向きな態度を示す。
  - ウィーニング計画に積極的に協力する。
  - ウィーニング過程にある間，安楽な状態であると伝える。
  - 呼吸パターンをコントロールしようと努める。
  - 情動反応をコントロールしようと試みる。
- ウィーニングの労作で疲労はするが，消耗はしない。

人工換気離脱困難反応　　333

NIC 看護介入

〈不安軽減〉〈準備的感覚情報提供〉〈呼吸モニタリング〉〈換気援助〉〈共在〉〈持久力〉

看護介入 Interventions

■ **該当する場合，過去のウィーニングの試みが失敗に終わった原因をアセスメントする**
- 「関連因子」の項を参照

■ **施設の多職種間共通のウィーニングプロトコールを遵守する(常備されている場合)**
- 日程予定表とともに計画の詳細を文書で示す。
- ウィーニング過程を終了するための所定の基準をあらかじめ設定する。
- 専門分野ごとの責任について概要を述べる。
- 各シフトで目標と進行状況を精査し見直す。反応を記録する。
- 修正が必要であれば多職種間で共同して取り組む。

■ **ウィーニングの準備状態を判断する**(*Morton, Fontaine, Hudak, & Gallo, 2005)
- **表9** を参照

■ **ウィーニングに関する具体的な手技については病棟のプロトコールを参照する**

■ **ウィーニング過程における個人の役割を説明する**
- 段階的なウィーニングの目標について話し合う。
- 記号を用いて目標を視覚化し，経過をわかりやすくする(例：人工換気装置を止めている時間が長くなっていることを示す棒グラフや折れ線グラフ)。
- 目標は毎日見直すことを説明する。
- 最初の挿管時から，人工呼吸器の使用は一時的であることについての理解を深める。

■ **自尊感情，自己効力感，コントロール感を高める**
- 自己尊重，信頼感，およびコントロール感を強化する。整容，身支度，運動，および個人の関心事について社会的に話し合うなどの日常的な事柄をとおして行う。
- 可能な限り多くのことを個人が調整できるようにする。状況や個人の経過に関する情報提供，ケアの詳細に関する意思決定の促し，可能な限り個人の好みに沿うこと，および一層の安楽を図ることなどをとおして行う。
- 個人の自信を高める。成功した活動を称賛したり，肯定的な見方をするように励ましたり，進歩したことを振り返ることなどをとおして行う。

表9 ウィーニングの客観的評価基準（Epstein, 2015）

必要条件

- 呼吸器不全の原因が改善された。
- $Pao_2/Fio_2 \geqq 150$ または $Spo_2 \geqq 90\%$ $Fio_2 \leqq 40\%$，呼気終末陽圧（PEEP）$\leqq 5$ cmH$_2$O，pH>7.25
- 人工呼吸器装着中の無気肺を回避するためにより高いレベルの PEEP を必要とする個人もいる。
- 血行動態安定性（昇圧薬の無投与か低量投与）
- 吸気努力を開始することができる。

補足的基準（任意の基準）

- ヘモグロビン$\geqq 8 \sim 10$ mg/dL
- 中核温$\leqq 38.0 \sim 38.5$℃
- 精神状態が覚醒で警戒しているか，容易に覚醒させることができる状態

ウィーニングは多くの人が成功していることを説明する。また，ウィーニングのすべてのステップを看護職が一緒に進むことを伝える。
- 個人の自信を維持する。ウィーニングが成功し，後戻りが最小になるペースを適用する[*]。
- 安楽と自信を妨げるような心配事に注意を払う（家族，話題，室内の出来事，過去のウィーニングの失敗）。可能であれば，オープンに話し合い，それらを軽減させる。

■ 不安や疲労の否定的な影響を軽減させる
- 消耗性疲労や不安を避けるため，個人の状態を頻回に観察する。系統的かつ包括的な手段を使用する。パルスオキシメータにより非侵襲的で邪魔にならない方法で酸素飽和度を測定できる。
- 疲労が蓄積される前に，定期的に休息をとってもらう。
- 休息期間中は照明を落とし，「邪魔しないでください」の表示をドアに掲示し，60〜80 ビート／分のインストルメンタル（器楽曲）をかける。かける音楽の種類の選択は個人に任せてよい（[*]Chan, 1998）。
- 成功できますよと個人を安心させ，冷静に呼吸を整えられるように促す。
- 音楽療法，催眠療法，バイオフィードバック療法，リラクセーションのような代替療法の利用も考慮する。
- 個人が動揺し始めたときには呼吸調節を回復できるように指導する。酸素飽和度とバイタルサインを厳密に計測する。夜間の必要時には，人工呼吸器を使用して睡眠時間を増やし，不要な覚醒は避けるようにする。

---

[*] 主治医の指示が必要な場合もある。

人工換気離脱困難反応

● ウィーニングの取り組みを中断する場合は，ウィーニングの失敗について個人の感じ方に注意を向ける。今回の取り組みはよい練習になり有益な訓練の一環になったと伝えて個人を安心させる。これが呼吸筋にとってよい運動であり，次回の実績の向上につながるということを個人に気づかせる。

人工換気離脱困難反応リスク状態*

Risk for Dysfunctional Ventilatory Weaning Response

定義 Definition

身体的および／または心理的なウィーニングの準備不足に関連して，ウィーニング過程で低レベルの人工換気に適応できない状態

危険因子 Risk Factors

■ **病態生理因子**
- 気道閉塞に関連するもの
- 筋力低下と消耗性疲労に関連し，以下に続発するもの：
  - 呼吸機能の障害
  - 代謝異常
  - 律動異常
  - 体液／電解質平衡異常
  - 意識レベルの低下
  - 発熱
  - 貧血
  - 重症疾患
  - 不安定な血行動態
  - 酸-塩基平衡異常
  - 精神錯乱
  - 感染
  - 多臓器疾患

■ **治療関連因子**
- 非効果的気道浄化に関連するもの
- 過度の鎮静，痛覚消失に関連するもの
- 疼痛管理不良に関連するもの
- 消耗性疲労に関連するもの
- 栄養不良に関連するもの（カロリー摂取不足，炭水化物摂取過剰，脂質と蛋白質の摂取不足）
- 人工呼吸器への依存が長期化していることに関連するもの（1週間以上）
- 過去のウィーニングの試みが成功しなかった経験に関連するもの
- ウィーニングのペースが速すぎることに関連するもの

■ **状況因子（個人・環境）**
- 筋力低下と消耗性疲労に関連し，以下に続発するもの：
  - 慢性的な栄養不良
  - 非効果的な睡眠パターン
  - 肥満

---

* この診断は現在 NANDA-I のリストには含まれないが，明瞭で有用性があることから筆者が追加した。

- ウィーニング過程についての知識不足に関連するもの
- ウィーニングに関する自己効力感不足に関連するもの
- 努力呼吸につながる中等度から強度の不安に関連するもの
- 人工呼吸器からの離脱に対する恐怖に関連するもの
- 無力感に関連するもの
- 抑うつ気分に関連するもの
- 絶望感に関連するもの
- コントロール不良のエネルギー需要(セルフケア活動, 診断および治療処置, 面会者)に関連するもの
- ソーシャルサポート不足に関連するもの
- 落ち着かない環境(騒音, 動揺するような出来事, 出入りが多く慌ただしい病室)に関連するもの

CARPENITO MEMO

　〈人工換気離脱困難反応リスク状態〉は NANDA-Ⅰにより承認を得た看護診断ではない。筆者は本診断を個人が人工呼吸器からのウィーニングの過程にある際に臨床的に有用であるため加えた。ウィーニング過程に問題がある場合には,〈人工換気離脱困難反応〉を利用する(▶ p.331)。

NOC 看護成果
〈人工換気離脱困難反応〉の項を参照(▶ p.333)

目標 Goals

　個人は, ウィーニングの準備ができるようになる。以下の指標によって証明される:
- ウィーニングの開始にモチベーションを示すようになる。
- 成功するために必要な能力に前向きな態度を示すようになる。
  - 情動のコントロールを保つ。
  - ウィーニングの計画立案に協力する。

NIC 看護介入
〈咳嗽強化〉〈気道吸引〉〈ポジショニング(体位づけ)〉〈エネルギー管理〉

看護介入 Interventions

　〈人工換気離脱困難反応〉の項を参照(▶ p.334)

セルフケア不足シンドローム*

Self-Care Deficit Syndrome

定義 Definition**

　運動機能や認知機能の障害により，5つのそれぞれのセルフケア活動を実行する能力が低下している個人の状態

診断基準 Defining Characteristics

■必須データ(それぞれの領域において，1つの不足が必ず存在)

❶摂食セルフケア不足

　以下のことができない(もしくは気が進まない)**：
- 食物を器から口へ運ぶ。
- 食事を最後まで続ける。
- 食具に食物を載せる。
- 食具を使う。
- マナーよく食物を摂取する。
- 容器を開ける。
- 食器を持ち上げる。
- 食物を調理する。
- 自助具を使用する。

❷入浴セルフケア不足(全身を洗う，髪をとかす，歯磨き，肌や爪の手入れ，化粧を含む)**

　以下のことができない(もしくは気が進まない)**：
- 浴室まで移動する。
- 温水を確保する。
- 入浴用品を購入する。
- 浴槽の湯を調整する。
- 身体を洗う，そして／もしくは拭く。

❸更衣セルフケア不足(寝衣ではなく，普段着や特別な衣類の着用を含む)**

　以下のことができない，もしくは気が進まない**：
- 衣類を選ぶ。

---

* この診断は現在 NANDA-I のリストには含まれないが，明瞭で有用性があることから筆者が追加した。

** この診断指標は，明瞭で有用性があることから筆者が追加した。

- 靴下を履く／脱ぐ。
- 上半身用や下半身用の衣類を着用する。
- 満足のいくレベルに外見を保つ。
- 衣類を持ち上げる。
- 靴を脱ぐ／履く。
- 補助具を使える。
- ジッパーを使える。
- 衣類を留めたり閉めたりする。
- 衣類を入手する。
- 必要な衣類を身につける。

❹排泄セルフケア不足

以下のことができない，もしくは気が進まない＊＊：

- トイレやポータブル便器まで移動する。
- 排泄行動を衛生的に行う。
- 排泄時の衣類の上げ下げ
- トイレやポータブル便器から立ち上がる。
- トイレやポータブル便器に座る。
- 水洗トイレやポータブル便器の水を流す。

❺道具使用セルフケア不足＊＊

- 電話の使用が困難
- 交通機関の利用が困難
- 洗濯やアイロン掛けが困難
- 金銭管理が困難
- 食事の準備が困難
- 薬剤の管理が困難
- 買い物が困難

関連因子 Related Factors

■ 病態生理因子

- 協調運動の不全に関連し，（特定の要因に）続発するもの
- 筋肉の痙攣や弛緩に関連し，（特定の要因に）続発するもの
- 筋力低下に関連し，（特定の要因に）続発するもの
- 局所もしくは全身麻痺に関連し，（特定の要因に）続発するもの
- 萎縮に関連し，（特定の要因に）続発するもの
- 筋拘縮に関連し，（特定の要因に）続発するもの
- 視覚障害に関連し，（特定の要因に）続発するもの
- 四肢の機能不全もしくは喪失に関連するもの
- 初期の発達レベルの退行に関連するもの

- 過度の儀礼的行動に関連するもの
- 身体的欠損に関連し，（特定の要因に）続発するもの

■ 治療関連因子
- 体外装具に関連するもの(特定する：ギプス，シーネ，副子，IV器具)
- 術後の疲労と疼痛に関連するもの

■ 状況因子(個人・環境)
- 認知障害に関連するもの
- 消耗性疲労に関連するもの
- 疼痛に関連するもの
- モチベーションの低下に関連するもの
- 混乱に関連するもの
- 身体障害になる不安に関連するもの

■ 発達因子
❶高齢者
- 視覚と運動能力の低下，筋力低下に関連するもの

CARPENITO MEMO

　セルフケアは日常的なニーズを満たすための活動を含み，日常生活活動(ADL)として広く知られている。また，セルフケアは時間をかけて習得しながら生涯の習慣になるものである。セルフケア活動は何を行うか(清潔，入浴，更衣，排泄，摂食)だけではなく，どの程度，いつ，どこで，誰と，どのように行うのかも含む(Miller, 2015)。

　どのような人でも，セルフケアを十分に行えなくなるおそれに直面するとパニックを引き起こす。死の恐怖よりも自立性の喪失のほうが恐怖である，と多くの人々は考えている。セルフケア不足は，自己概念と自己決定の核心に影響する。そのため，セルフケア不足に対する看護では，ケア方法の提供ばかりに焦点化するのではなく，できるだけ個人の参加レベルと自立のレベルを最大にするための適応に向けた技術を明確にすることが重要である。

　かつては〈全面的セルフケア不足〉の診断が，食事，入浴，排泄，更衣，整容を遂行する能力がない個人の状況を表現していた(Gordon, 1982)。「全面的」と明示した意図は，複数の日常生活活動(ADL)が損なわれていることを表現するためであった。Magnan(1989)によると，この診断の使用は時として「個人の状態と必要とされる看護介入に対しての先入観に基づいた判断」を招いていた。このような状況では，個人は最小限の保護的ケアのみを要するとされ植物状態と見なされかねない。成長やリハビリテーションの潜在能力を意味する言葉ではないという理由から〈全面的セルフケア不足〉は削除された。

　〈セルフケア不足シンドローム〉は，現在のNANDA-Iのリストにはないが，5つすべてのセルフケア活動の能力不足である対象を表現するために本書では追加した。看護職は，各個人においてそれぞれの領域の機能をアセスメントし，個人

セルフケア不足シンドローム　**341**

がそれぞれの領域においてどの程度自立してできるかを明確にする。目標は，現在の機能を維持すること，参加と自立レベルを高めること，もしくはその両方である。このシンドローム（型診断）の特徴は，5つの領域のセルフケア不足を1つにまとめることで，必要なときには介入を分類するとともに，特定のセルフケア不足に特化した介入も可能にしていることである。

〈セルフケア不足〉の診断を適用するときに危惧されることは，個人がリハビリテーションの適応外であり，どのようなレベルでも参加できないと時期尚早にラベリングしてしまうことである。看護職は個人の自立の促進のために，その機能レベルを分類することが重要になる。診断とともに尺度を利用する（例：排泄セルフケア不足（2）＝最小限の介助が必要）。継続的な再評価もまた，個人のセルフケアへの参加能力の変化を明確化するためには必要になる。

NOC 看護成果

〈摂食セルフケア不足〉〈入浴セルフケア不足〉〈更衣セルフケア不足〉〈排泄セルフケア不足〉〈道具使用セルフケア不足〉の各項を参照（▶ p.344, 348, 351, 354, 357）

目標 Goals

個人は，摂食，入浴，更衣，排泄のセルフケア活動に参加する（対象が支援や自力により実行できることを明らかにする）。以下の指標によって証明される：

- セルフケア活動において自分の好み（例：時間，物品，場所）を明らかにする。
- ケアの援助を受けた後は，最適な清潔状態を示す。

NIC 看護介入

〈摂食セルフケア不足〉〈入浴セルフケア不足〉〈更衣セルフケア不足〉〈排泄セルフケア不足〉〈道具使用セルフケア不足〉の各項を参照（▶ p.345, 349, 352, 355, 358）

看護介入 Interventions

- **原因または誘因をアセスメントする**
  - 「関連因子」の項を参照
- **参加レベルを最大まで高める**
  - 理学療法士（PT）に，現段階の参加レベルの評価と計画立案に向けて相談をする。
    - それぞれのセルフケア活動において，参加レベルを高めることが可能な領域を特定する。

- 個人の目標を探索し，個人が自分のニーズをどのように認識しているかを判断する。
- 看護職が考えていることを個人のニーズと目標と比較し，双方がともに受けとめられる目標を立てられるように努める。
- 個人が援助なしに活動を遂行できるよう十分な時間を取る。自立を促しながらも，個人が活動を遂行できないときには援助する。

■ 自尊感情と自己決定を高める
  - 以下の好みについて判断する
    - スケジュール
    - 衣類の選択
    - 用具
    - 髪型
    - 方法
  - セルフケア活動中は，選択肢を示し，好みを聞く。
  - できないことに焦点を置かない。
  - 自立して遂行できたことを賞賛する。

■ セルフケア活動（摂食，入浴，更衣，排泄）ごとに，個人の参加能力をアセスメントする
  - 頻繁に能力を再評価し，適切な評価値に更新していく。

■ 必要に応じて，介入はそれぞれの下位の診断〈摂食セルフケア不足〉〈入浴セルフケア不足〉〈更衣セルフケア不足〉〈排泄セルフケア不足〉〈道具使用セルフケア不足〉の各項を参照

セルフケア不足シンドローム　343

摂食セルフケア不足

Feeding Self-Care Deficit

NANDA-Ⅰ定義 NANDA-Ⅰ Definition

自分のために食事行動を行う，あるいは完了する能力に障害のある状態

診断指標 Defining Characteristics*

- 以下のことができない（もしくは気が進まない）*：
  - 食物を器から口へ運ぶ。
  - 食事を最後まで続ける。
  - 食具に食物を載せる。
  - 食具を使う。
  - マナーよく食物を摂取する。
  - 容器を開ける。
  - 食器を持ち上げる。
  - 食物を調理する。
  - 自助具を使用する。

関連因子 Related Factors

〈セルフケア不足シンドローム〉の項を参照（▶ p.340）

CARPENITO MEMO

〈摂食セルフケア不足〉は，自力での摂食行動が難しい個人に適応される。咀嚼と十分なカロリー摂取が困難である個人には，〈栄養摂取消費バランス異常：必要量以下〉の診断を加える必要がある。

NOC 看護成果

〈栄養状態〉〈セルフケア：食事〉〈嚥下状態〉

目標 Goals

個人は，自分で食事をする能力が向上していることを示す，もしくは介助が必要なことを報告する。以下の指標によって証明される：

- 必要に応じて，自助具を用いる能力を示す。

---

* この診断指標は，明瞭で有用性があることから筆者が追加した。

344

- 摂食についての関心とモチベーションの向上を示す。
- 治療の根拠と手順を説明する。
- 摂食不足の原因となる要因を説明する。

> **NIC** 看護介入
> 〈摂食〉〈セルフケア援助：摂食〉〈嚥下療法〉〈教育〉〈誤嚥対策〉

看護介入 Interventions

- **原因をアセスメントする**
  - 「関連因子」を参照
- **実行能力を評価するために次のスケールを使用する。「摂食セルフケア不足(3)」のように，診断に数字を加える**
  - 0 ＝完全に自立
  - 1 ＝補助具の使用が必要
  - 2 ＝最小限の介助が必要
  - 3 ＝介助および／もしくはある程度の見守りが必要
  - 4 ＝全面的な見守りが必要
  - 5 ＝全面的な介助が必要，もしくは介助があってもできない
- **食事活動についての学び直し，もしくは適応する機会を提供する**
  ❶摂食についての共通の看護介入
  - 個人の食物の好き嫌いを確認する。
  - 気が散らない快適な環境で，いつもと同じ状況で食事ができる環境を提供する。
  - 食事を適温に保つ（温かい食物は温かく，冷たい食物は冷たく）。
  - 疼痛は食欲と自力で食事する能力に影響を及ぼすため，疼痛緩和を図る。
  - 食事の前後は口腔内を清潔にする。
  - 義歯と眼鏡の装着を勧める。
  - 個人の身体障害に応じた最も適切な食事の姿勢を援助する（椅子に座ってテーブルにつく姿勢が最もよい）。
  - 食事をしながらの社会的交流ができるようにする。
  ❷感覚／知覚欠損の個人に対する看護介入
  - 個人に処方された適切な眼鏡の装着を勧める。
  - トレーもしくはテーブルの上の食器と食物の位置を説明する。
  - 食欲を刺激するために献立を説明する。
  - 知覚欠損に対して，献立を区別しやすいように異なる色の皿を選ぶ（例：赤いトレー，白い皿）。
  - 通常の食事パターンを確認し，好みに応じた食事を提供する（もしくは，時計の文字盤のように食物を配置する）。ケア計画に配置を記録する（例：

摂食セルフケア不足

肉は 6 時の方向，ポテトは 9 時の方向，野菜は 12 時の方向）。

- 自立を促すために，つまんで食べられる料理（例：パン，ベーコン，果物，ホットドッグ）を勧める。
- 視野欠損のある個人には，視覚が慣れるまで，欠損した視野の側に食物を置かない。その後，全体の視野を見わたせるように促す。

❸四肢喪失の個人に対する看護介入

- 個人がとまどうことのない食事環境を提供する。食事のための十分な時間を提供する。
- 見守りと介助は，学び直しや適応する際など必要な場合にのみ行う。
- 自立を高めるために必要な自助具を提供する：
  - 皿から食物がこぼれるのを防ぐプレートガード
  - 皿や碗が安定するために底に固定する吸盤
  - しっかり握るためのハンドルつき食器
  - 食器を把持するための手関節や手の留め具付きシーネ
  - 特製の飲み物用コップ
  - 食物を切るための円弧状のナイフ
- 必要な場合には準備を手伝う（容器や調味料のパックを開ける，ナプキンを開く，肉を切る，パンにバターを塗る）。
- 食事をする十分なスペースをとれるように，食卓を調える。

❹認知機能障害のある個人に対する看護介入

- 個人が食事に注意を向け，気が散らなくなるまで 1 人にし，静かな環境を提供する。
- 窒息や誤嚥の危険性がなくなるまで，摂食プログラムを管理する。
- 個人が食事道具の場所と使用目的を把握できるよう説明する。
- 外部から個人の気をそらしたり，不要な会話は避ける。
- 個人が身体的に可能な最も適切な食事姿勢にする。
- 個人が食事に臨むことを促しつつ，倦怠感や失望，興奮の変化に注意する。
- 個人が通常の食事の順序ですべてを食べられるようになるまでは，いつもの順番どおりに 1 つずつ料理を提供する。
- 個人に不全麻痺や麻痺がある場合，食物をきちんと少量ずつ並べて口の健側に入れるようにする。
- 食事が口腔内に残っていないか確認する。
- このほかの介入は〈嚥下障害〉の項を参照（▶ p.178）

■ 健康教育を開始し，必要に応じて専門機関を紹介する

- 個人と家族がすべての介入の理由と目的を理解しているかを確認する。
- 必要に応じて指導を進める。
  - 安全な食事方法を継続する。
  - 誤嚥を予防する。

- 適切な食具の使用(とがった道具は避ける)
- 温かい飲み物は温度を確かめる。衣類を保護するものを着用する(例：紙エプロン)。
- 自助具の使用法を指導する。

入浴セルフケア不足

Bathing Self-Care Deficit

NANDA-Ⅰ定義 NANDA-Ⅰ Definition

自分のために入浴行動を行う，あるいは完了する能力に障害のある状態

診断指標 Defining Characteristics*

- 自力で入浴できない（全身を洗う，髪をとかす，歯磨き，肌や爪の手入れ，化粧を含む）*。
- 以下のことができない（もしくは気が進まない）*：
  - 浴室まで移動する。
  - 温水を確保する。
  - 入浴用品を購入する。
  - 浴槽の湯を調整する。
  - 身体を洗う，そして／もしくは拭く。

関連因子 Related Factors

〈セルフケア不足シンドローム〉の項を参照（▶ p.340）

CARPENITO MEMO

〈セルフケア不足シンドローム〉の項を参照（▶ p.341）

NOC 看護成果

〈セルフケア：日常生活活動（ADL）〉〈セルフケア：入浴〉

目標 Goals

個人は，期待される最適なレベルで入浴動作を行い，制限があっても達成できることに対して満足度を報告する。以下の指標によって証明される：

- 快適な感覚と身体の清潔さの満足度を述べる。
- 自助具を用いる能力を示す。
- 入浴セルフケア不足の原因について説明する。

---

* これらの診断指標は，明瞭で有用性があることから筆者が追加した。

NIC 看護介入

〈セルフケア援助：入浴〉〈教育：個別〉

看護介入 Interventions

- 原因をアセスメントする
  - 「関連因子」を参照
- 実行能力を評価するために次のスケールを使用する。「入浴セルフケア不足
  (3)」のように，診断に数字を加える
  - 0＝完全に自立
  - 1＝補助具の使用が必要
  - 2＝最小限の介助が必要
  - 3＝介助および／もしくはある程度の見守りが必要
  - 4＝全面的な見守りが必要
  - 5＝全面的な介助が必要，もしくは介助があってもできない
- 入浴活動についての学び直し，もしくは適応する機会を提供する
❶入浴できない個人に対する一般的な看護介入
  - 自立を最大限に促すために，入浴時間と日課は一貫性をもたせる。
  - 個人に矯正レンズや補聴器を装着することを勧める。
  - 浴室を暖かく保つ。個人が好む湯の温度を確かめる。
  - 入浴中はプライバシーに配慮する。
  - 個人の日常的な入浴について聞く。
  - 浴室環境を整理整頓しておく。
  - 入浴中は皮膚の状態を観察する。
  - 手の届きやすいところに，すべての入浴用品を置くようにする。
  - 浴室での安全を確保する(滑り止めマット，手すり)。
  - 身体的に可能であれば，自宅の状況に合わせて，浴槽やシャワー室を使用
    することを勧める(退院に向けた準備として入院中に練習すべきである)。
  - 必要であれば補助具を提供する。
    - 浴槽内やシャワー室に椅子やスツール(背もたれがないもの)
    - 背中や下肢に届くような柄の長いスポンジ
    - 移動に介助を要する場合，浴室の壁の手すり
    - 浴槽内の椅子やスツール(背もたれがないもの)に移動するための浴槽
      ボード
    - 浴室，浴槽，シャワー室の床の上に敷く，踏み板や滑り止めマット
    - 石けんを入れるポケット付きの清拭用ミット
    - 歯ブラシの自助具
    - 髭剃りのホルダー

入浴セルフケア不足　　349

- 手持ち（固定式ではない）シャワー
- 入浴のセルフケア能力に影響する可能性のある疼痛の緩和を図る*。

❷ 視覚障害のある個人に対する看護介入

- 入浴用品を個人にとって最適な場所に置く。
- 個人に視野欠損があり，視覚が周囲の状況に適応していない場合，欠損した視野の側に入浴用品を置かない。
- 個人が浴室で1人になる場合，ナースコールを手の届く場所に置く。
- 視覚障害者に対しても，ほかの個人と同様にプライバシーと尊厳の確保を行う。
- 浴室に出入りするときには，その旨を知らせる。
- 個人の口腔ケア，整髪，髭剃りをする能力があるかを観察する。

❸ 認知機能障害のある個人に対する看護介入

- 個人が入浴する最良の方法を決定する（例：清拭，シャワー，浴槽）。
- 混乱させない体系的なプログラムの一例として，同じ時刻に入浴できるようにする。
- 指示は簡潔にし，混乱させないようにする。入浴用品の目的をわかるようにし，歯ブラシには歯磨きペーストを付けておく。
- 尊厳を保つ。
- 何かを行う（例：湯を触る，湯を浴びる）前に注意を呼びかける。
- 入浴時には皮膚を強く圧迫するようにして支える。軽いタッチでは誤解されるので注意する。
- 個人の混乱や興奮を鎮め，リラックスさせるために，温かいシャワーを浴びたり入浴させる。

■ 健康教育を開始し，必要に応じて専門機関を紹介する

- 補助具の使用法を教育する。
- 自宅の浴室の設備を確認し，何が必要かの判断をすることを援助する。必要なものがある場合は，作業療法部門あるいはソーシャルサービス部門を紹介する。
- 自宅で使用しているものに応じて，個人に浴室やシャワー室の使用方法を指導する。

---

* 主治医の指示が必要な場合もある。

更衣セルフケア不足

Dressing Self-Care Deficit

NANDA-Ⅰ定義 NANDA-Ⅰ Definition

自分のために更衣行動を行う，あるいは完了する能力に障害のある状態

診断指標 Defining Characteristics

● 自力で更衣できない(寝衣ではなく，普段着や特別な衣類の着用を含む)*。
● 以下のことができない(もしくは気が進まない)*：
  ● 衣類を選ぶ。
  ● 靴下を履く／脱ぐ。
  ● 上半身用下半身用の衣類を着用する。
  ● 満足のいくレベルに外見を保つ。
  ● 衣類を持ち上げる。
  ● 靴を脱ぐ／履く。
  ● 補助具を使える。
  ● ジッパーを使える。
  ● 衣類を留めたり閉めたりする。
  ● 衣類を入手する。

関連因子 Related Factors

〈セルフケア不足シンドローム〉の項を参照(▶ p.340)

CARPENITO MEMO

〈セルフケア不足シンドローム〉の項を参照(▶ p.341)

NOC 看護成果

〈セルフケア：日常生活活動(ADL)〉〈セルフケア：更衣〉

目標 Goals

個人は，自分で更衣を行う能力が向上していることを示す，もしくは更衣動作を実行するために必要な介助を他者に求めることができる。以下の指標に

---

*　これらの診断指標は，明瞭で有用性があることから筆者が追加した。

351

よって証明される：

- 更衣の自立を高めるために補助具を使用する能力を示す。
- 外出着を着ることに興味が増したことを示す。
- 更衣セルフケア不足の原因を説明する。
- 治療が必要な理由と手順を関連づける。

NIC 看護介入

〈セルフケア援助：更衣／整容〉〈教育：個別〉〈更衣〉

看護介入 Interventions

■ 原因をアセスメントする

- 「関連因子」を参照

■ 実行能力を評価するために次のスケールを使用する。「更衣セルフケア不足
(3)」のように，診断に数字を加える

- 0＝完全に自立
- 1＝補助具の使用が必要
- 2＝最小限の介助が必要
- 3＝介助および／もしくはある程度の見守りが必要
- 4＝全面的な見守りが必要
- 5＝全面的な介助が必要，もしくは介助があってもできない

■ 更衣セルフケア不足に対する一般的な看護介入

- 大きめのサイズで簡単に着用できる衣類を入手する。これには，ウエスト
部分が伸縮性のゴムになっている衣類，袖口の広い上衣や裾口の広いズボ
ン，車椅子の女性向けの背中開きドレス，マジックテープや大きなボタン
のついた衣類を含む。
- 処方された適切な眼鏡や補聴器の使用を個人に推奨する。
- 介助を受けない実践を継続的にしていくことで，更衣の自立を促す。
- 必要に応じて更衣の補助具を提供する〔共通して使用できる補助具として，
更衣用スティック，スウェーデンリーチャー（訳注：つかみ棒），ジッパープ
ル，ボタン掛け，柄の長い靴べら，伸縮性の靴ひものついた靴〕。

■ 視覚障害のある個人に対する看護介入

- 個人が更衣を行うのに最も便利な場所を選択できるようにし，最適な動作
が遂行できる環境を整える（例：不要な障害物は移動させる）。
- 更衣室に出入りするときには，その旨を知らせる。
- 個人に視野欠損があり，視覚が周囲の状況に適応していない場合，欠損し
た視野の側に衣類を置かない。

- **認知機能障害のある個人に対する看護介入**（Miller, 2015）
  - 言語的コミュニケーションは簡潔に行う。
    - 「はい」「いいえ」のクローズドクエスチョン
    - 1つの手順ごとに指示を出す（例：「靴下を履いてください」）。
    - 手順ごとに褒めて認める。
    - 個人を名前で呼ぶ。
    - 同じ物は同じ単語で呼ぶ（例：「シャツ」）。
    - 下半身用の衣類を着てから，上半身用を着る。
  - 整頓された環境を準備する。
    - 衣類の表側を下にして並べる。
    - 衣類を着る順番に並べる。
    - 個人には二者択一から選んでもらう。
    - 組み合わせて着る服をハンガーに一緒に重ねておく。
    - 汚れた衣類は，更衣する場所から移動させる。
  - 非言語的な合図を提供する。
    - 正しい手順で，1枚ずつ服を渡す。
    - 履くほうの足の横に靴を置く。
    - 使用する身体の部分を指したり触れたりする。
    - 個人がすべての段階をやり遂げられない場合は，できる段階までで終了してよいこととする（たとえば，ズボンのジッパーを締める，ベルトを着ける）。
    - 徐々に介助を減らしていく。
- **健康教育を開始し，必要に応じて専門機関を紹介する**
  - 在宅看護専門の看護職に連絡をして，自宅の評価を受けられるようにする。

排泄セルフケア不足

Toileting Self-Care Deficit

NANDA-Ⅰ定義 NANDA-Ⅰ Definition

自分のために排泄行動を行う，あるいは完了する能力に障害のある状態

診断指標 Defining Characteristics*

- 以下のことができない（もしくは気が進まない）*：
  - トイレやポータブル便器まで移動する。
  - 排泄行動を衛生的に行う。
  - 排泄時の衣類の上げ下げ
  - トイレやポータブル便器から立ち上がる。
  - トイレやポータブル便器に座る。
  - 水洗トイレやポータブル便器の水を流す。

関連因子 Related Factors

〈セルフケア不足シンドローム〉の項を参照（▶ p.340）

CARPENITO MEMO

〈セルフケア不足シンドローム〉の項を参照（▶ p.341）

NOC 看護成果

〈セルフケア：日常生活活動（ADL）〉〈セルフケア：清潔〉〈セルフケア：排泄〉

目標 Goals

個人は，自分で排泄行為を行う能力が向上していることを示す，もしくは排泄行為を実行するために必要な介助を他者に求めることができる。以下の指標によって証明される：
- 排泄の自立を促すため補助具を使用することができることを示す。
- 排泄セルフケア不足の原因を説明する。
- 治療の根拠と手順を関連づける。

---

* これらの診断指標は，明瞭で有用性があることから筆者が追加した。

NIC 看護介入

〈セルフケア援助：排泄〉〈セルフケア援助：清潔〉〈教育：個別〉〈共同目標設定〉

看護介入 Interventions

- 原因をアセスメントする
  - 「関連因子」を参照
- 実行能力を評価するために次のスケールを使用する。「排泄セルフケア不足（3）」のように，診断に数字を加える
  - 0 ＝完全に自立
  - 1 ＝補助具の使用が必要
  - 2 ＝最小限の介助が必要
  - 3 ＝介助および／もしくはある程度の見守りが必要
  - 4 ＝全面的な見守りが必要
  - 5 ＝全面的な介助が必要，もしくは介助があってもできない

❶排泄が困難な個人に対する一般的な看護介入

- 個人や家族から，排尿と排便に関する既往についての情報を得る（排便障害あるいは〈排尿障害〉を確認する）。
- 援助を求めるためのコミュニケーション方法について個人が理解しているか確認する。
- 排便に関する会話や質問は少なくして「排便習慣の固定化」が起こらないようにする。
- 排泄時の転倒・転落の可能性に注意する（看護職も個人も負傷しないように，床に安全に降りられるように準備する）。
- 疲れることなく排泄動作ができるよう十分に時間を取る（時間が足りないと失禁や便秘の原因となることがある）。

❷視覚障害のある個人に対する看護介入

- 個人がすぐに排泄の援助を受けられるようナースコールは手元に置く。そしてナースコールには即座に応答することで個人の不安を軽減する。
- 差し込み便器や尿器による排泄の場合，それらを個人の手の届くところに設置する。
- 視野欠損のある個人には欠損した視野の側にトイレ用品を置かないようにする（視覚が周囲に適応していない場合，個人が全体を見わたしてトイレ用品を探せるよう促す）。
- 排泄している場所に出入りするときには，その旨を知らせる。
- 排泄用品を入手したり，援助なしでトイレに行くことができるかについて観察する。

排泄セルフケア不足　355

❸認知機能障害のある個人に対する看護介入

- 2時間ごと，食後，就寝前にトイレに誘導する。
- 個人が排泄の意思を示すことができる場合，2時間ごと，食後，就寝前に排泄できるようにする。
- 欲求不満や失禁を予防するためにナースコールには即座に応答する。
- 普段着の着用を推奨する(混乱状態の個人の多くが，普段着の場合は排泄を我慢できる)。
- 身体的に可能なら，差し込み便器や尿器の使用ではなく，トイレでの排泄のための自然な環境を提供する(慣れるために同じトイレを使用する)。
- 個人に期待していることを示す合図や，排泄の成功のためのポジティブな声掛けを行う。
- 失禁に対するほかの情報は〈排尿障害〉の項を参照(▶ p.228)

■ 健康教育を開始し，必要に応じて専門機関を紹介する

- 前述の看護介入や根拠について，個人と家族の理解と認識について評価する。

道具使用セルフケア不足 *

Instrumental Self-Care Deficit

定義 Definition

家庭の管理に欠かせない活動を遂行したり，一定のサービスを入手する能力に障害がある状態

診断指標 Defining Characteristics

- 以下について，1つまたはそれ以上の困難が観察されたり報告される：
  - 電話の使用
  - 交通機関の利用
  - 洗濯やアイロン掛け
  - 食事の準備
  - 買い物（食物，衣類）
  - 金銭管理
  - 薬剤の管理

関連因子 Related Factors

〈セルフケア不足シンドローム〉の項を参照（▶ p.340）

CARPENITO MEMO

〈道具使用セルフケア不足〉は現在のNANDA-Iにはないが，明確かつ有用なため本書には追加した。この看護診断は，特定の活動を実施すること，および特定のサービスを使用することへの問題を示す。これには，家事，食物の調達，買い物，洗濯，安全な薬剤管理能力，金銭管理能力，交通機関の利用を含む（Miller, 2015）。手段的日常生活関連活動（IADL）は，日常生活活動（ADL）よりも複雑な課題を必要とする。

NOC 看護成果
〈セルフケア：手段的日常生活活動（IADL）〉

目標 Goals

個人や家族は，家事の管理に満足していることを述べる。以下の指標によって証明される：

- 補助具が使用できることを示す（例：電話，調理補助器具）。

---

* この看護診断は現在NANDA-Iのリストには含まれないが，明瞭で有用性があることから筆者が追加した。

- 服薬スケジュールのアドヒアランスを確実にするための方法を説明する。
- 電話での応答能力について報告する。
- ふだんの洗濯を，自分か他者の援助によって行っていることを説明する。
- 少なくとも1日2食の栄養価の高い食事を，日常的に摂っていることを報告する。
- 店舗，医療機関，礼拝所，社会活動に行くための交通手段を特定できる。
- 単純な金銭管理ができることを示す。
- 金銭問題について援助してくれる人を明確にできる。

NIC 看護介入
〈教育：個別〉〈紹介〉〈家族関与促進〉

看護介入 Interventions

■ 原因をアセスメントする
- 「関連因子」を参照

■ 実行能力を評価するために次のスケールを使用する。「道具使用セルフケア不足（0）」のように，診断に数字を加える
- 0＝完全に自立
- 1＝補助具の使用が必要
- 2＝最小限の介助が必要
- 3＝介助および／もしくはある程度の見守りが必要
- 4＝全面的な見守りが必要
- 5＝全面的な介助が必要，もしくは介助があってもできない

■ 作業療法士（OT）に相談し，家庭内の評価が計画されていることを確認する

❶栄養価の高い日常の食物の選択，調達，準備についての個人の能力を評価する
- 必要不可欠な食物と製品の手がかりとして，買い物リストを常備する。
- 買い物の前に買い物リストの見直しをし，必要な物の確認をする。そして店内で選んだ項目にはチェック済みの印をする（チェックには鉛筆を使用し，リストは消して再利用できるようにする）。
- 1人分の食事の買い物について指導する〔具体的な方法は〈栄養摂取消費バランス異常：必要量以下〉の項を参照（▶ p.166）〕。
- 火に関連した損傷や事故のリスクを減らすために，可能であれば電子レンジを使用するように指導する。

❷服薬スケジュールのアドヒアランスを改善する手がかりを提案する
- 7日に分割された市販の薬ホルダーに配薬する。
- 1日分の薬の正確な量を取り出す。それらを小さな器に取り分け，服薬時間ごとにラベルを貼る。

- 必要であればそれぞれの器に，剤形と量の絵を描く。
- 外出時には，薬を小さなビニール袋に移すよう指導する。
- 服薬量を間違えた場合，誰に連絡をして指示を受けるべきかを伝えておく。

■ 健康教育を開始し，必要に応じて専門機関を紹介する
- 自宅のアセスメントが計画されていることを確認する(例：看護，ソーシャルサービス，作業療法，理学療法)。
- 移動に利用できる資源を特定する(近所，親戚，コミュニティセンター)。
  - 教会グループや社会福祉機関を紹介する。
  - 地域の機関を紹介して援助を依頼する(例：ソーシャルサービスの部門，地域高齢者福祉機関，高齢の仲間，保健師，食事の宅配サービス)。

道具使用セルフケア不足　　359

ショックリスク状態

Risk for Shock

第Ⅲ部の「RC：循環血液量減少」も参照（▶ p.784）

NANDA-Ⅰ定義　NANDA-Ⅰ Definition

　身体組織への血液供給が不十分になる危険があり，命にかかわる細胞機能障害が起きやすく，健康を損なうおそれのある状態

危険因子　Risk Factors*

- 高血圧
- 血液量減少
- 低酸素血症
- 低酸素症
- 感染
- 敗血症
- 全身性炎症反応症候群

CARPENITO MEMO

　〈ショックリスク状態〉は複数の共同問題を表す。以下のどの共同問題が個人にとって適切かを判断するために，看護職が何を観察するかを決める必要がある。次のうちのいずれかが，個人の看護の焦点を表現している。
- 「RC：高血圧症」
- 「RC：循環血液量減少」
- 「RC：敗血症」
- 「RC：心拍出量減少」
- 「RC：低酸素症」
- 「RC：アレルギー反応」

乳児突然死症候群リスク状態

Risk for Sudden Infant Death Syndrome

NANDA-Ⅰ定義 NANDA-Ⅰ Definition

乳児が突然死するおそれのある状態

危険因子 Risk Factors

単一の危険因子ではなく，複数の危険因子が複合的に寄与する（「関連因子」を参照）。

関連因子 Related Factors（*McMillan et al., 1999）

■ 病態生理因子

- 脆弱さの増大に関連し，以下に続発するもの：
  - チアノーゼ
  - 低体温症
  - 発熱
  - 不十分な哺乳
  - 過敏性
  - 呼吸困難
  - 頻脈
  - 頻呼吸
  - 低出生体重児*
  - 在胎期間に対して生育不良*
  - 未熟児*
  - アプガースコア低値(7 以下)
  - 死亡する 2 週間前の下痢，嘔吐，倦怠感の既往
- 脆弱さの増大に関連し，以下の出産前の母親の状態に続発するもの：
  - 貧血*
  - 尿路感染
  - 不十分な体重増加
  - 性感染症

■ 状況因子(個人・環境)

- 脆弱さの増大に関連し，以下の母親の状態に続発するもの：
  - 喫煙*
  - 妊娠期の薬物使用
  - 不十分な母乳*
  - 不適切な出生前ケア*
  - シングルマザー*
  - 初めての多児出産
  - 若年出産(20 歳以下)*
  - 妊娠期が若年*

- 不十分な教育レベル*
- 脆弱さの増大に関連し，以下に続発するもの：
  - 込み合った生活状況*
  - 腹臥位睡眠*
  - 貧困家庭
  - 寒冷環境
  - 社会経済的に下層階級
- 脆弱さの増大に関連し，以下に続発するもの：
  - 男児*
  - ネイティブ米国人*
  - 多児出産
  - アフリカ系米国人*
  - 乳児突然死症候群（SIDS）の家族歴

NOC 看護成果
〈知識：母子の健康〉〈リスクコントロール：喫煙〉〈リスクコントロール〉〈知識：乳児の安全〉

目標 Goals

養育者は，危険因子を低減させるあるいは取り除く。以下の指標によって証明される：
- 乳児の体位を仰臥位あるいは側臥位にする。
- 乳児のそばで喫煙しない，および妊娠中は喫煙しない。
- 出生前および新生児期の医学的ケアに参加する。
- 母親の健康増進（例：貧血の治療，最良の栄養摂取）
- 必要な場合，薬物依存およびアルコール依存についての教育プログラムへの参加

NIC 看護介入
〈教育：乳児安全〉〈リスク確認〉

看護介入 Interventions

- SIDS について養育者に説明し，SIDS は睡眠に関連した乳児死亡と同様の危険因子があることを説明する。それらの危険因子は，窒息や絞扼にもつながる（Corwin, 2015）
- 修正が可能な危険因子を低減するあるいは取り除く（Corwin, 2015）
  - 母親に関する要因：
    - 20 歳未満

- 妊娠期の喫煙
- 不十分な出生前ケア
- 乳児および環境的要因：
  - 早期産あるいは低出生体重児
  - うつ伏せ寝
  - 柔らかい寝具での睡眠あるいは，ゆるい，だぶだぶのブランケットや枕などの寝具
  - ベッドの共有(例：親のベッドで寝る)
  - 暖房の効きすぎ
- 仰臥位にする。
- おしゃぶりを使う。
- 乳児が寝ている間の過度な暖房を控える(例：衣類の着せすぎ，多すぎる寝具，暑い部屋)。
- 窒息のリスクを低減させる：
  - ゆるく柔らかい寝具を避ける(例：マットレス)。
  - 枕やスリープポジショナー (睡眠中の矯正のための保定器)の使用を避ける。
  - 乳児との添い寝を避ける(Anderson, 2000)。
- タバコの煙を避ける。
- 自動車の外で寝かせるときに自動車の幼児用シートを使用しない。幼児用シート，折りたたみ式ベビーカー，ゆりかごなどは身体がへたり込み，呼吸を妨害するので，寝かせるときに使用しない。

■ 健康教育を開始し，必要に応じて専門機関を紹介する
- 禁煙の方法について話し合う。
- 必要に応じて，緊急の連絡先を知らせる。
- 必要に応じて，社会的機関を紹介する。

非効果的組織循環*

Ineffective Tissue Perfusion

定義 Definition

酸素が減少して，毛細血管レベルまで組織への栄養物が供給されない状態

CARPENITO MEMO

〈非効果的末梢組織循環〉以外，いずれの領域の組織循環に関する診断を使用しても，医学的診断のための新たな診断名を示したことに過ぎず，看護の焦点や説明責任を表現したことにならない。

これらの看護診断を使用するとき，看護職は目標達成に向けた看護介入に対する責任を負いかねる。看護職は〈非効果的組織循環〉を使用する代わりに，腎，心臓，脳，末梢，消化管の組織循環の変調に伴う看護診断や共同問題に焦点を当てるべきである。たとえば「RC：頭蓋内圧上昇」「RC：消化管出血」「RC：心拍出量減少」「RC：腎機能障害」「RC：低酸素症」といった特定の共同問題については，第Ⅲ部を参照すること。

〈非効果的末梢組織循環〉は，慢性的な動脈や静脈の機能不全を表現するために，臨床的に有用な看護診断である。一方で，急性の塞栓症や静脈血栓症では，共同問題である「RC：静脈塞栓症」「RC：深部静脈血栓症」を用いる。術後の個人の深部静脈血栓症の予防に焦点を当てると，「術後の不動や脱水に関連する〈非効果的末梢組織循環リスク状態〉」と記述することになる。

---

* この看護診断は現在 NANDA-I のリストには含まれないが，明瞭で有用性があることから筆者が追加した。

心臓組織循環減少リスク状態

Risk for Decreased Cardiac Tissue Perfusion

NANDA-Ⅰ定義 NANDA-Ⅰ Definition

心臓(冠動脈)の血液循環が減少しやすく，健康を損なうおそれがある状態

危険因子 Risk Factors

- 薬剤*(併用薬の副作用)*
- 心血管の外科手技*(治療)
- 心タンポナーデ*(臨床的緊急事態)
- 冠動脈痙攣*(臨床的緊急事態)
- 糖尿病*(改善可能なリスクの高いライフスタイルに関連した複数の合併症に伴う医学的診断)
- 薬物乱用*(複数の合併症を伴う医学的状況)
- C反応性蛋白値の上昇*(臨床検査で陽性)
- 冠動脈疾患の家族歴*(改善可能なリスクの高いライフスタイルに関連する因子)
- 脂質異常症*(改善可能なリスクの高いライフスタイルに関連した医学的診断)
- 高血圧*(改善可能なリスクの高いライフスタイルに関連した複数の合併症に伴う医学的診断)
- 低酸素血症*(合併症)
- 血液量減少症*(合併症)
- 低酸素症*(合併症)
- 物質乱用(医学的診断)
- 改善可能な危険因子についての知識不足(例：喫煙，坐位中心のライフスタイル，肥満)
  (これらの関連因子は，〈リスク傾斜健康行動〉〈非効果的健康管理〉がより適している)

---

* 括弧内のテキストは筆者が追加した。看護診断が臨床的な緊急事態を伝えるためでなく，合併症の治療を方向付けるための臨床用語でもないことを示している。

CARPENITO MEMO

〈心臓組織循環減少リスク状態〉は，臨床的に異なる意味合いをもつ危険因子の集まりを表している。その中の一部は，状況に関連した生理的合併症の集まりであり「RC：心臓手術後」「RC：急性冠動脈症候群」「RC：糖尿病」と記述することができる。またいくつかは「RC：循環血液量減少」「RC：低酸素症」のような単体の合併症もある。

たとえば，「RC：コカイン乱用」を使用すると，心原性／血管ショック，発作，昏睡，呼吸不全，脳卒中，熱性高体温症といった合併症の観察や管理を説明できる。これらの合併症は，振戦せん妄，発作，自律神経活動亢進，循環血液量減少，低血糖，アルコール幻覚症，心原性／血管ショックといった合併症の観察と管理を説明した「RC：アルコール乱用」とは異なるものである。

合併症の中には心タンポナーデ，冠動脈痙攣や冠動脈閉塞症といった臨床的な緊急事態を示すものもある。これらには医学的介入のプロトコールがある。

この医学的状況のための診断が必要であれば，「RC：薬物治療の有害反応」「RC：混合型経口避妊薬療法」を使用する。

非効果的脳組織循環リスク状態

Risk for Ineffective Cerebral Tissue Perfusion

NANDA-Ⅰ定義 NANDA-Ⅰ Definition

脳組織の血液循環が減少しやすく，健康を損なうおそれのある状態

危険因子 Risk Factors*

- 部分トロンボプラスチン時間（PTT）の異常
- 左室壁運動消失領域
- 動脈解離
- 心房粘液腫
- 頸動脈狭窄症
- 血液凝固障害（例：鎌状赤血球貧血）
- 播種性血管内凝固症候群（DIC）
- 頭部外傷
- 高血圧
- 左心耳凝固症
- 僧帽弁狭窄症
- 心筋梗塞の発作直後
- 物質乱用
- 治療に関連した副作用（心肺バイパス法，薬剤）
- プロトロンビン時間（PT）の異常
- 大動脈粥状硬化
- 心房細動
- 脳腫瘍
- 脳動脈瘤
- 拡張型心筋症
- 塞栓症
- 高コレステロール血症
- 心内膜炎
- 機械式人工弁
- 脳新生物
- 洞機能不全症候群
- 血栓溶解療法

CARPENITO MEMO

　〈非効果的脳組織循環リスク状態〉は，臨床的に異なる意味合いをもつ危険因子の集まりを表している。その中の一部は，医学診断や医学的治療に関連した生理的合併症であるため「RC：頭部外傷」「RC：脳腫瘍」「RC：血栓溶解療法」と記述することができる。また，このような臨床的状況は，看護診断と共同問題の両方の問題をかかえる可能性を踏まえて考える必要がある。

　たとえば「RC：頭部手術」には以下のような共同問題が含まれるだろう：

- 「RC：頭蓋内圧亢進」
- 「RC：循環血液量減少」
- 「RC：血栓塞栓症」
- 「RC：脳神経機能障害」

- 「RC：心律動異常」
- 「RC：痙攣発作」
- 「RC：感覚／運動偏重」

　そして，このような臨床的状況には以下のような看護診断が関連する：

- 差し迫った手術と結果に対する〈不安〉
- 脳組織の圧迫／偏移，および頭蓋内圧に関連した〈急性疼痛〉
- 創傷ケア，合併症の症状，制限，そして継続ケアの知識不足に関連した〈非効果的健康管理〉

非効果的消化管組織循環リスク状態

Risk for Ineffective Gastrointestinal Tissue Perfusion

NANDA-Ⅰ定義 NANDA-Ⅰ Definition

消化管の血液循環が減少しやすく，健康を損なうおそれのある状態

危険因子 Risk Factors*

- 腹部大動脈瘤
- 腹部コンパートメント症候群
- 部分トロンボプラスチン時間（PTT）の異常
- プロトロンビン時間（PT）の異常
- 急性消化管出血
- 年齢60歳以上
- 貧血
- 血液凝固障害（例：鎌状赤血球貧血）
- 糖尿病
- 播種性血管内凝固症候群（DIC）
- 女性
- 胃腸の調子
- 潰瘍，虚血性大腸炎，虚血性膵炎
- 脳血管障害：左心室機能低下
- 肝機能障害（例：肝硬変，肝炎）
- 不安定な血行動態
- 心筋梗塞
- 腎疾患（例：多発性嚢胞腎，腎動脈狭窄症，腎不全）
- 外傷
- 喫煙
- 治療計画
- 血管疾患

CARPENITO MEMO

〈非効果的消化管組織循環リスク状態〉は，消化管組織循環に関連した多様な生理的合併症を表現していることから，臨床においてはあまりに一般的すぎる。これらの合併症は共同問題であるため，次のようなより具体的な合併症に分けるべ

きである。
- 「RC：消化管出血」
- 「RC：麻痺性イレウス」
- 「RC：循環血液量減少」

目標／看護介入 Goals/Interventions

　第Ⅲ部の「RC：消化管出血」「RC：麻痺性イレウス」「RC：循環血液量減少」
の目標や看護介入／根拠を参照（▶ p.800，805，784）

末梢性神経血管性機能障害リスク状態

Risk for Peripheral Neurovascular Dysfunction

定義 Definition

手足の循環，感覚，運動の機能が破綻しやすく，健康を損なうおそれのある
状態

危険因子 Risk Factors

■病態生理因子

- 体積の増加に関連し（四肢を特定する），以下に続発するもの：
  - 出血（例：外傷*，骨折*）
  - 動脈閉塞
  - 静脈閉塞*／静脈うっ血
  - 血液凝固障害
- 毛細血管透過性の亢進に関連し，以下に続発するもの：
  - アレルギー反応（例：虫刺され）
  - 外傷
  - 重度の熱傷（熱，電気刺激）
  - 凍傷
  - ネフローゼ症候群
  - 有毒生物咬傷（例：蛇）
  - 低体温症
- 全周囲の熱傷に続発し，締め付けの強い外装に関連するもの

■治療関連因子

- 毛細血管透過性の亢進に関連し，以下に続発するもの：
  - 人工膝関節全置換
  - 人工股関節全置換
- 締め付けの強い外装に関連し，以下に続発するもの：
  - 止血帯
  - 空気袋副子（エアスプリント）
  - 包帯
  - 全周囲ドレッシング
  - 固定具
  - ギプス
  - 抑制衣
  - 過度な牽引
  - 抗ショック用パンツ
  - 筋膜欠損部の早期閉鎖

CARPENITO MEMO

〈末梢性神経血管性機能障害リスク状態〉は，看護職が，危険にさらされている
個人を特定し，原因や誘因の排除，低減のための援助を行うことによって，合併
症を予防できる状況にあることを表している。〈末梢性神経血管性機能障害リスク
状態〉は，コンパートメント症候群にも変更できる。「RC：コンパートメント症候
群」は，通常腕や脚の筋肉の組織循環の減少を意味する。そしてこれは，静脈お

よび動脈の血流障害，神経圧迫に伴う浮腫が原因となる。コンパートメント症候群への看護で重要なことは，早期に徴候や症状に気づき，医師に知らせることである。この問題を除去または軽減させるために必要な医学的介入は，血腫除去や，損傷した血管の修復，筋膜切開などの外科的介入である。それぞれの診断における具体的な介入については，第Ⅲ部の「RC：コンパートメント症候群」を参照のこと（▶ p.771）。学生は指導教員と相談して〈末梢性神経血管性機能障害リスク状態〉と「RC：コンパートメント症候群」のいずれを使用するべきか判断する。

目標／看護介入 Goals/Interventions

第Ⅲ部の「RC：コンパートメント症候群」を参照（▶ p.771）

非効果的末梢組織循環

Ineffective Peripheral Tissue Perfusion

NANDA-Ⅰ定義 NANDA-Ⅰ Definition

末梢への血液循環が低下し，健康を損なうおそれのある状態

診断指標 Defining Characteristics

以下の項目のうち1つが存在
- 跛行（動脈性）*
- 安静時疼痛（動脈性）
- 皮膚色の変化*
- 反応性充血（動脈性）
- 皮膚温の変化
- 温かい（静脈性）
- 毛細血管再充満時間，3秒以上（動脈性）*
- 浮腫（静脈性）*
- 運動機能の変化（動脈性）
- 硬く肥厚した爪
- うずく痛み（静脈性もしくは動脈性）
- 末梢脈拍数の減少もしくは結滞（動脈性）*
- 蒼白（動脈性）
- チアノーゼ（動脈性）
- 冷たい（動脈性）
- 血圧の低下（動脈性）
- 感覚異常（動脈性）
- 栄養性組織の変化（動脈性）
- 脱毛
- 治癒していない創傷

関連因子 Related Factors

- **病態生理因子**
  - 血流障害に関連し，以下に続発するもの：
    - 血管疾患
      - ・動脈硬化症 ・動脈閉塞症
      - ・レイノー病／レイノー症候群 ・鎌状赤血球発作

・関節リウマチ	・アルコール依存症
・ルリッシュ症候群	・静脈性高血圧症
・動脈瘤	・静脈瘤
・バージャー病	・深部静脈血栓症
・膠原病の血管病変	・肝硬変

- 糖尿病
- 低血圧
- 血液疾患
- 腎不全
- がん／腫瘍

■ 治療関連因子
  - 不動状態に関連するもの
  - 侵襲性のライン挿入に関連するもの
  - 圧迫部位／締め付け(弾性圧迫包帯，ストッキング，抑制)に関連するもの
  - 血管の外傷もしくは圧迫に関連するもの

■ 状況因子(個人・環境)
  - 子宮腫大による骨盤の血管圧迫に関連するもの
  - 腹部膨満による骨盤の血管圧迫に関連するもの
  - 喫煙による血管収縮の影響に関連するもの
  - 脱水に続発し，循環血液量減少に関連するもの
  - 就下性静脈うっ血に関連するもの
  - 低血圧に関連するもの
  - 重量挙げに続発し，筋肉量の増大による圧迫に関連するもの

CARPENITO MEMO

〈非効果的組織循環〉の項を参照(▶ p.364)

NOC 看護成果

〈感覚機能：皮膚感覚〉〈組織統合性〉〈組織循環：末梢〉

目標 Goals

個人は，疼痛が軽減したことを報告する。以下の指標によって証明される：
- 末梢静脈の問題を自分の言葉で明確にする。
- 末梢循環が改善する因子を明確にする。
- ライフスタイルの改善の必要性を明確にする。
- 血管拡張を促進する治療計画，食事療法，薬物療法，活動を明らかにする。

- 末梢循環を抑制する因子を明確にする。
- 医師あるいは医療専門職に連絡すべきときを説明できる。

NIC 看護介入
〈末梢感覚管理〉〈循環ケア：静脈機能不全〉〈循環ケア：動脈機能不全〉〈ポジショニング（体位づけ）〉〈運動促進〉

看護介入 Interventions

■ 原因と誘因をアセスメントする
- 基礎疾患
- 動脈血流の抑制
- 静脈血流の抑制
- 体液量の過剰もしくは不足
- 低体温もしくは血管収縮
- 症状／徴候の発症に関連する活動

■ 動脈血流を改善する因子を促進する
- 四肢を下垂位で維持する。
- 四肢を暖かく維持する（ヒーティングパッドや湯たんぽは使用しない）。

■ 外傷の危険性を減らす
- 少なくとも 1 時間ごとに体位を変える。
- 脚を組まない。
- 外部から圧迫される部位を減らす（靴の裏側に凹凸がないか日常的に観察する）。
- 羊皮製の踵部保護具を使用しない（踵と足背の圧力が高まるため）。
- 関節可動域（ROM）訓練を推奨する。
- 禁煙について話し合う。

■ 静脈血流を改善する因子を促進する
- 四肢を心臓の位置より高くあげる（重症の心臓や呼吸器の既往がある場合は禁忌）。
- 長時間の立位や，脚を下垂したままの坐位は避ける。
- 弾性ストッキングの使用を検討する。

■ 教育指導する
- 膝が挙上されるので膝の後面に枕を挿入することや，ギャッジアップは避ける。
- 脚を組まない。
- 1 時間ごとに体位を変え，四肢を動かし，手指や足趾を揺り動かす。
- 膝上での靴下留めや弾性ストッキングを使用しない。
- 個人に深部静脈血栓症やその疑いがある場合，ふくらはぎ周径と大腿周径

非効果的末梢組織循環　375

のベースラインを測る。

■ **日常の歩行プログラムを計画する**
- 具体的な看護介入は〈坐位中心ライフスタイル〉の項を参照（▶ p.297）

■ **必要に応じて，健康教育を開始する**

以下のことを個人に教育指導する：
- 車や航空機に長時間乗らない（少なくとも1時間ごとに立ち上がり，歩き回る）。
- 乾燥した皮膚には保湿剤を塗布する（ひび割れた皮膚は感染の身体的バリアを損なう）。
- 寒い季節は暖かい衣類を着る。
- 綿あるいはウールの靴下を履く。
- 手が冷えるときは手袋やミトンを着用する（家庭用フリーザーを含む）。
- 暑い時期の脱水を避ける。
- 足や足趾に特別な注意を払う。
  - 毎日足を洗い，よく乾かす。
  - 足を濡れたままの状態にしない。
  - 足に刺激が強い石けん，あるいは化学製品（ヨード製品を含む）の使用は避ける。
  - 爪をきれいに整え，滑らかに維持する。
  - 足や下肢の損傷や圧迫の部位について日常的に観察する。
  - 清潔な靴下を履く。
  - 支持的でフィットした心地よい靴を履く。
  - 外部から圧迫される部位を減らす（靴の裏側に凹凸がないか日常的に観察する）。

■ **特定の危険因子とアテローム性動脈硬化症の発症の関連を説明する**
- 喫煙
- 血管収縮
- 血圧上昇
- 血液中の酸素量の低下
- 脂質異常症の増悪
- 血小板凝集性の亢進
- 高血圧／脂質異常症
- 坐位中心ライフスタイル
- 体重増加（標準体重の10％以上）
- ライフスタイルの修正に対して地域資源を紹介する。

非効果的末梢組織循環リスク状態

Risk for Ineffective Peripheral Tissue Perfusion

NANDA-Ⅰ定義 NANDA-Ⅰ Definition

末梢への血液循環が低下しやすく，健康を損なうおそれのある状態

危険因子 Risk Factors*

- 年齢60歳以上
- 悪化要因に関する知識不足（例：喫煙，坐位中心ライフスタイル，外傷，肥満，塩分摂取，不動状態）
- 疾患経過についての知識不足（例：糖尿病，脂質異常症）
- 糖尿病
- 血管内治療
- 高血圧
- 坐位中心ライフスタイル
- 喫煙

非効果的腎臓組織循環リスク状態

Risk for Ineffective Renal Perfusion

NANDA-Ⅰ定義 NANDA-Ⅰ Definition

腎臓への血液循環が減少しやすく，健康を損なうおそれのある状態

危険因子 Risk Factors*

- 腹部コンパートメント症候群
- 高齢
- 両側腎皮質壊死
- 熱傷
- 心臓手術
- 心肺バイパス法
- 糖尿病
- 腎毒物への曝露
- 女性の糸球体腎炎
- 脂質異常症
- 高血圧
- 血液量減少症
- 低酸素血症
- 低酸素症
- 感染(例：敗血症，局所感染)
- 悪性腫瘍
- 悪性高血圧
- 代謝性アシドーシス
- 多発外傷
- 慢性腎盂腎炎
- 腎動脈狭窄
- 腎疾患(多発性嚢胞腎)
- 喫煙
- 全身性炎症反応症候群
- 治療に関連した副作用(例：薬剤，手術)
- 塞栓症
- 血管炎

CARPENITO MEMO

〈非効果的腎臓組織循環リスク状態〉は，共同問題である「RC：腎機能不全の合併症」に相当する。

急性腎不全や慢性腎不全の医学的診断がある場合には「RC：急性腎不全」を使用すると，次のような共同問題を含むこともある*。

- 「RC：体液過負荷」
- 「RC：代謝性アシドーシス」
- 「RC：急性アルブミン血症」
- 「RC：高血圧症」
- 「RC：肺水腫」
- 「RC：心律動異常」
- 「RC：消化管出血」

このような臨床状況に関連した看護診断には以下のものがある：

- 侵襲的処置の手順に関連した〈感染リスク状態〉
- 拒食症，悪心，嘔吐，味覚欠損，嗅覚欠損，口内炎，食事制限に関連した〈栄養摂取消費バランス異常：必要量以下〉
- 代謝産物の停滞，毛細血管の脆弱性の亢進，血小板機能不全に関連した〈組織統合性障害リスク状態〉

目標／看護介入 Goals/Interventions

- 第Ⅲ部の「RC：腎不全」の目標と看護介入を参照（▶ p.793）
- 第Ⅱ部の関連する具体的な看護診断の目標と看護介入を参照

---

* 医学的診断（例：慢性腎不全，急性腎不全），外科的手技（例：腎摘出術），治療／処置（例：血液透析，腹膜透析），そのほか70種の臨床状況における，看護介入／根拠および臨床におけるアウトカム（成果）についてのより具体的なケア計画は，Carpenito-Moyet. L. J (2017). Nursing Care Plans; Transitional Patient & Family Centered Care (7th ed.). Philadelphia, PA：Wolters Kluwer を参照。

非効果的腎臓組織循環リスク状態　379

血管外傷リスク状態

Risk for Vascular Trauma

NANDA-Ⅰ定義 NANDA-Ⅰ Definition

留置してあるカテーテルや注入された薬液に関連して，血管およびその周辺組織に損傷が起こりやすく，健康を損なうおそれのある状態

危険因子 Risk Factors*

■治療関連因子
- カテーテルの種類*
- カテーテルの口径*
- 刺入する部位を思い描く能力の障害
- カテーテルの固定が不十分*
- 注入速度*
- 刺入部位*
- 刺入している期間
- 薬液の性状（例：濃度，化学刺激性，温度，pH）

CARPENITO MEMO

〈血管外傷リスク状態〉は，静脈内カテーテル挿入中のすべての個人の危険性を示している。病棟の手順マニュアルには，正しい刺入部位，固定方法，刺入部位のモニタリング（継続観察）についても書かれていなければならない。手順マニュアルを参照して，看護職が必要なガイドラインを作成するべきである。看護職が，この診断を看護計画に掲げる必要はない。

学生は，経静脈療法の開始，安全確保，観察について，基礎的な看護学の教科書を参考にする。個人の看護計画に記載するかどうかは指導教員に相談して決定する。

臨床的に，静脈内投与される特定の薬物（例：化学療法，壊死性薬剤）には強い毒性がある。したがって特有の看護介入によって中毒の発生や組織壊死を防ぐ必要がある。壊死性薬剤の血管外漏出に対応および予防するための看護介入と目標の概要が，この診断には記述されている。これらの看護介入は通常，手順マニュアルにも含まれている。

---

* 臨床実践が乏しいことを含む。

5

睡眠−休息パターン

Sleep-Rest Pattern

睡眠パターン混乱

Disturbed Sleep Pattern

NANDA-Ⅰ定義 NANDA-Ⅰ Definition

外的要因によって，睡眠の量と質が一時的に妨害されている状態

診断指標 Defining Characteristics

■ **必須データ（必ず存在）**

❶ 成人
- 入眠あるいは睡眠維持困難

■ **副次的データ（おそらく存在）**

❶ 成人
- 覚醒時あるいは日中の疲労感
- 日中の居眠り
- 興奮
- 気分の変化

❷ 小児
- 寝ることを嫌がる
- 親と一緒に寝たがる
- 夜間の頻繁な覚醒

関連因子 Related Factors

多くの因子が〈睡眠パターン混乱〉を誘発する可能性がある。以下は，一般的な因子の一部である。

■ **病態生理因子**
- 頻繁な覚醒に関連し，以下に続発するもの：
  - 酸素供給障害
    - 狭心症
    - 末梢動脈硬化症
    - 呼吸器障害
    - 循環障害
  - 排泄障害：排便または排尿
    - 下痢
    - 排尿障害
    - 尿閉
    - 失禁
    - 便秘
    - 尿意または便意頻数
  - 代謝障害，甲状腺機能亢進症
  - 肝障害

- 胃潰瘍

- **治療関連因子**
  - 妨害に関連するもの〔例：治療的モニタリング（継続観察），臨床検査〕*
  - 拘束（固定）*に関連するもの
  - 通常の睡眠姿勢をとることが困難な状態に関連し，（特定の）体位に続発するもの
  - （特定の）薬物治療に続発し，過度な昼間の睡眠や過活動に関連するもの：
    - 精神安定薬
    - バルビツール酸系睡眠薬
    - 鎮静薬
    - 抗うつ薬
    - 覚せい剤
    - 副腎皮質ホルモン
    - モノアミン酸化酵素阻害薬
    - 降圧薬
    - 催眠薬

- **状況因子（個人・環境）**
  - 睡眠中のプライバシーの不足／コントロールの欠如*に関連するもの
  - 照明，周辺雑音，不快なにおい*に関連するもの
  - 一緒に寝る人が原因で起こる睡眠の中断*に関連するもの（例：いびき）
  - 慣れない寝具*に関連するもの
  - 周囲の温度，湿度*に関連するもの
  - 介護責任や親業*に関連するもの
  - 日光／暗闇に身をさらすこと*に関連するもの
  - 過度の活動性に関連し，以下に続発するもの：
    - 双極性障害
    - パニック不安
    - 注意欠陥障害
    - 違法薬物の使用
  - 日中の過度の眠気に関連するもの
  - 抑うつ状態に関連するもの
  - 日中の不十分な活動不足に関連するもの
  - 痛みに関連するもの
  - 不安反応に関連するもの
  - 不快感に関連し，妊娠に続発するもの
  - ライフスタイルの乱れに関連するもの：
    - 職業
    - 性生活
    - 情動
    - 経済的問題
    - 生活
  - 環境変化に関連し，（特定の）因子に続発するもの：
    - 入院（周辺雑音，同室者の妨害，恐怖）
    - 旅行
  - 恐怖に関連するもの
  - 概日リズムの変化に関連するもの

睡眠パターン混乱

■発達因子

❶小児

- 暗闇の恐怖に関連するもの
- （暗闇以外の）恐怖に関連するもの
- 夜尿症に関連するもの
- 親からの一貫性のない反応に関連するもの
- 一貫性のない睡眠時（就寝前）の慣習的行為に関連するもの

❷成人女性

- ホルモン変化に関連するもの（例：閉経前後）

CARPENITO MEMO

　睡眠障害には多くの原因や誘因がある。たとえば，喘息，喫煙，ストレス，旅行などである。〈睡眠パターン混乱〉はおそらく，個人や環境の変化（例：急性疼痛，旅行，入院）によって起こる一時的な状態を説明する診断である。〈睡眠パターン混乱〉は，個人が旅行やシフト制勤務（交代制勤務）によるリスク状態にある場合に用いられる。〈不眠〉は，慢性疼痛あるいは多くの慢性的なストレス因子が原因で，入眠する過程や睡眠を持続する過程で問題が存続している個人を対象とした診断である。たとえば，〈ストレス過剰負荷〉〈非効果的コーピング〉〈家族機能障害〉〈リスク傾斜健康行動〉など，ほかの看護診断の徴候または症状として睡眠問題を考えることは，臨床的に有用かもしれない。

NOC 看護成果

〈休息〉〈睡眠〉〈ウェルビーイング〉〈ペアレンティング達成〉

目標 Goals

　個人は，休息と活動のバランスが最適なレベルに達していると報告する。以下の指標により証明される：

- 睡眠を妨げるまたは抑制する因子を説明する。
- 眠りをもたらす方法を特定する。

NIC 看護介入

〈エネルギー管理〉〈睡眠強化〉〈リラクセーション法〉〈運動促進〉〈環境管理〉〈親教育：養育家族〉

看護介入 Interventions

　多くの人が毎晩8時間の睡眠を必要とすると信じているが，科学的根拠による裏づけはない。睡眠に必要とする条件は個人によって大きく異なる。一般的に，リラックスして安心して休むことができる人は，リフレッシュするために

必要な睡眠時間が少なくて済む。最も回復を促進させる睡眠サイクルステージ3と4(ノンレム睡眠を含む深い睡眠)の時間は加齢とともに少なくなる。その結果，入眠障害や睡眠維持困難が存在する(Cole & Richards, 2007)。以下では，睡眠を促進するための一般的な介入と選ばれた臨床場面から抜粋した具体的な介入を提案する。

■ 原因となりそうな因子を特定する
- 「関連因子」を参照
- 睡眠サイクルには，レム(REM)睡眠，ノンレム(non-REM)睡眠，覚醒状態が含まれることを説明し，さらに睡眠の必要条件を説明する。
- 以下のようなイブニングケアを奨励するか，提供する：
  - 個人衛生(口腔ケア，入浴，シャワー，部分浴)
  - 清潔なリネンと寝具(ベッドメイキングしたてのベッド，十分なブランケット)
  - トイレあるいはベッドパン(便器)
- 夜間に個人を覚醒させる必要がある時間を最小限にするため，処置をまとめて行う。可能であれば，中断なしに90分間の睡眠が少なくとも4回はとれるようにする。
- モニタリング(継続観察)のために個人が眠れずにいる場合は，専門職の指示でSBARを使用する。

SBAR

状況 Situation：ネロ氏の昨日の就寝時間はわずかであった。

背景 Background：彼は寝ていない。なぜなら……。

アセスメント Assessment：彼は激しい苦痛を訴えており，睡眠薬を望んでいる。

提案・要求 Recommendation：次のようなことが有用であろう……(たとえば，必要でない限り，午後10時から午前6時までの間はバイタルサイン測定をしない)。与薬回数を変更する。

■ 可能ならば，午後10時前と午前6時以降に処置を提供する
- 医師／上級看護師[*]／医師助手(PA[**])と「睡眠のためのプロトコール」の使用について話し合う。これにより，適切な場合，看護職は，採血やバイタルサイン測定により個人の睡眠を妨げなくてすむようになる(Bartick, Thai, Schmidt, Altaye, & Solet, 2010)：

---

[*]　訳注：米国では上級看護師として，クリニカルナーススペシャリスト(CNS, clinical nurse specialist)，ナースプラクティショナー(NP, nurse practitioner)，助産師(CNM, certified nurse-midwife)，麻酔看護師(CRNA, certified registered nurse-anesthetist)などがあることから，本書ではこれらを上級看護師と表す。

[**]　訳注：PA(physician assistant)。医師の監督のもと，診断・治療を含む医療行為を行う医療専門職。世界7か国(米国，英国，カナダ，オーストラリア，台湾，オランダ，南アフリカ)で導入されている。

睡眠パターン混乱

- 睡眠衛生のためのプロトコールの実施により，集中治療室の急性傷害または急性疾患をもつ個人がより短時間で入眠できるようになり，睡眠障害を経験することが少なくなった(Faraklas et al, 2013)。
- 部屋のドアを閉じたり，カーテンを閉める。
- 午後10時から午前6時までを「静かな時間」に指定する。
- 気持ちを和らげる曲を流す。
- 午後10時に，廊下のライトが消灯するようにタイマーを設定する。
- 個室の近くでは電話の音が鳴らないようにし，緊急時以外はインターホンの使用を避ける。
- バイタルサインを午後10時に測定し，ほかに指示がない場合に限り，翌日の午前6時に再開する。
- 可能であれば，薬は特定の時間"ごとに"ではなく，1日2回，1日3回，1日4回といったかたちで処方する。
- 午後4時以降は利尿薬を投与しない。
- 頻繁に観察しなければならないため，「静かな時間」の間の輸血を避ける。

■ 補助スタッフ／学生に睡眠時間を報告するよう伝える(昼寝および夜間の睡眠を含む)

■ 以下に示すような健康教育を開始する
- 睡眠不足が昼間の疲労感や苦痛の誘因となっている場合は，自宅で睡眠を改善するために以下の情報を提供してみる(Arthritis Foundation, 2012)：
  - 睡眠を規則正しくとり，毎日規則正しく活動をするようにする。
  - 運動は夜遅くにしないようにする。
  - 就寝前の1時間をリラクセーションにあてる。
  - 就寝前に軽食を食べるようにする。空腹または満腹の状態で就寝しないようにする。
  - できるだけ寝室を静かで快適な状態にする。寝心地のよいマットレスを購入し，または身体がより支えられるように抱き枕を試してみる。
  - 寝室は，寝るときのみ，あるいは，パートナーと一緒に過ごすときのみに使う。
  - たとえ週末や休日でも，同じ時刻に起床する。

■ 周囲から気を散らすものや睡眠の妨げとなるものを軽減または排除する
❶周辺雑音
- 部屋のドアを閉める。
- カーテンを閉める。
- 電話のプラグを抜く。
- 「ホワイトノイズ(白色雑音)」を利用する(例：扇風機の音，静かな音楽，テープに録音した雨や波の音)。
- 24時間持続照明を消す。

- 常夜灯を使用する。
- 入ってくる刺激の音量と種類を減らす(例：スタッフの会話)。
- 明滅信号灯をテープで覆う。
- アラームやテレビの音量を下げる。
- 可能であれば，気の合う者と同室にする。

❷睡眠の妨げとなるもの

- 処置を効率的に行えるよう計画して，できるだけ睡眠を妨げないようにする(例：薬物投与で個人を起こしたときに処置を行ったり，バイタルサインを測定する)。
- 睡眠時間帯には不要な処置を避ける。
- 休息を最もとれる時間帯(例：食後)は面会者を制限する。
- 夜間の排尿が睡眠の妨げになる場合は，夜間の水分摂取を制限し，就寝前に排尿を促す。

■以下に示すような，日中の活動を増やす

- 日中の活動プログラムのスケジュールを個人と立案する(散歩，理学療法)。
- 90分以上の昼寝を避ける。
- 午前中のうたた寝を奨励する。
- 日中の睡眠が過剰(1時間以上)の場合は，回数と長さを制限する。
- コミュニケーションをとるようにし，覚醒状態にする。

■就寝時の慣例または習慣を促す

- 覚醒，睡眠，休息(平日，週末)など日課を維持する。
- 十分に眠れていなくても，通常の時刻に起床する。目覚めたらベッドから出るようにする。
- ベッドは睡眠に関連する活動にのみを使用する。ベッド上でテレビの視聴は避ける。
- 目が覚めて再び入眠できない場合，ベッドから出て別の部屋で30分読書するよう伝える。
- 温かい風呂に入る。
- 就寝時に望ましい軽食と温かい牛乳を摂取する(濃い味付けの食品や高残渣食品は避ける)。
- 睡眠を促進する作用のあるハーブを使用する(例：ラベンダー，ジンセン，カモミール，バレリアン，ローズヒップ，レモンバーム，パッションフラワー；Miller, 2015)。使用前に主治医に相談する。
- 就寝の少なくとも4時間前はアルコール，カフェイン，タバコを避ける。
- 読み物を携えてベッドに入る。
- 背中をさすってもらう，あるいはマッサージを受ける。
- 穏やかな音楽や録音された物語を聴く。
- リラクセーション／呼吸訓練を実践する。

- 睡眠を中断させることなく，24時間ごとに90分周期で4～5回確実にとれるようにする。
- 中断なく睡眠できた時間数を記録する。

■ **以下に示すような，健康教育や専門医などの紹介を行う**
- 家庭での就寝時の慣例を指導する（Miller, 2015）。詳細は前項参照
- 少なくとも週に3回，30分間，定期的に運動（散歩，ランニング，エアロビックダンス）することの重要性を教える。夕方の運動を避ける。
- 睡眠薬の長期使用によるリスクを説明する。
- 慢性的に睡眠問題のある個人には，睡眠障害センターを紹介する。
- 更年期前後の女性には，以下のことを説明する：
  - 鎮静薬および催眠薬は，使用後1週間で効果を失い始めるため，その後は増量が必要であり，薬物依存の危険につながる。
  - 温かい牛乳には睡眠誘導物質であるL-トリプトファンが含まれている。
  - カフェインおよびニコチンは中枢神経刺激物質であり，使用すると入眠潜時が長くなり，夜間に覚醒する回数が多くなる（Miller, 2015）。
- アルコールは眠気を誘発するが，レム睡眠を抑制し，覚醒の回数を増加させる。
- 早朝のうたた寝は，午睡よりもレム睡眠が生じやすい。90分以上の午睡は，レム睡眠が生じる比較的長時間の睡眠サイクルの刺激を抑制する。

■ **小児への看護介入**
■ **乳児と幼児の睡眠の違いを説明する**（*Murray, Zentner, & Yakimo, 2009）
  - 生後15か月　午前中のうたた寝は短く，午睡が必要である。
  - 17～24か月　寝入るのが難しい（寝つきが悪い）。
  - 18か月　お気に入りの玩具，枕，毛布などを手放さなくなる。
  - 19か月　ベッドをよじ登ったり，ベッドから出ようとする。
  - 20か月　悪夢で目を覚ますことがある。
  - 24か月　就寝時間を遅らせたがる。午睡が必要であるが，短時間になる。
  - 2～3歳　ベビーベッドから小児用ベッドに変更する時期で，ベッド柵の隙間を狭くする必要がある。
- 子どもに夜について説明する（星や月）。
- 夜間に働く人々（看護職，工場労働者）がどのような仕事をしているか話し合う。
- 自分たちが夜を迎えるとき，世界のどこかで昼を迎える人たちがいることを説明する。
- 悪夢を見たときは，可能であれば子どもに話してもらう。たとえそれが非常に現実味を帯びていたとしても，それは夢であるといって子どもを安心させる。あなた（大人）も夢を見ることを子どもに伝える。

- **就寝時の慣例をつくることの重要性を強調する**(*Murray et al., 2009)
  - 就寝時の慣例は一定時刻に行うようにする。就寝時刻の 30 分前に開始する。子どもが過度に疲れたり興奮しないようにする。
  - 入浴，読み聞かせ，心地よい音楽で就寝時の慣例をつくる。
  - 子どもが就寝時にお気に入りの物／玩具，枕，ブランケットなどを持っているか確認する。
  - 穏やかに話し，子どもを抱く。
  - テレビやビデオを避ける。
  - 子どもが泣いたら戻って数分ほど寄り添い，1 分以内に安心させる。子どもを抱き上げない。もし泣き続けるのであれば，再度戻って 5 分ほど付き添い戻り手順を繰り返す。
  - もし長い間泣き続けるのであれば，戻って子どもに付き添う時間を 10 分まで延ばす(*Murray et al., 2009)。そのうち，子どもは疲れて眠りにつく。
  - 「子どもは夜の数時間，または一晩中，親と一緒に眠るよりは，むしろ，1 人で眠るべきである(*Murray et al., 2009)」。家族の危機，トラウマ，病気など，特別な場合には例外を設ける。
  - 子どもが暗闇を克服できるよう常夜灯または懐中電灯を提供する。
  - 一晩中そばにいることを伝え，安心させる。
- **妊産褥婦への看護介入**
  - 妊娠中に睡眠障害が生じる原因を話し合う(例：こむら返り，腰痛，胎動)。
  - 側臥位になったときの枕の置き方を指導する(両下肢の間，腹部の下，上になる側の上肢の下，頭の下にそれぞれ 1 つずつ置く)。
  - 睡眠促進の方法について「看護介入」を参照する。
- **高齢者への看護介入**
- **加齢による睡眠への影響を説明する**
- **薬物(処方薬，市販薬)は薬物依存と傾眠傾向のリスクがあるため，避けるべきであることを説明する**
  - 睡眠薬が必要な場合，主治医に相談して半減期が短いタイプの薬物を処方してもらうよう助言する。

睡眠パターン混乱

不眠

Insomnia

NANDA-Ⅰ定義 NANDA-Ⅰ Definition

睡眠の量と質が破綻し，機能低下につながる状態

診断指標 Defining Characteristics*

- 感情の変化
- 欠席や欠勤の増加(例：学校，仕事)
- 以下のようなことを訴える：
  - 気分の変化
  - 健康状態の悪化
  - (現在の)睡眠についての不満
    - ・QOL の低下
    - ・集中力の変化
    - ・入眠または睡眠維持困難
    - ・体力の回復しない睡眠パターン
    - ・翌日に影響を与える睡眠障害
  - 偶発的事故の増加
  - エネルギー不足
  - 早期覚醒

関連因子 Related Factors

〈睡眠パターン混乱〉の項を参照(▶ p.384)

NOC 看護成果
〈睡眠パターン混乱〉の項を参照(▶ p.384)

目標 Goals

〈睡眠パターン混乱〉の項を参照(▶ p.384)

NIC 看護介入
〈睡眠パターン混乱〉の項を参照(▶ p.384)

看護介入 Interventions

- 個人に睡眠-覚醒日誌を1か月つけてもらい，就寝時間や起床時間，入眠困難，覚醒回数(理由)，昼寝の回数などを記入させる。
- 睡眠の妨げとなっている生理的状態または治療の有無を評価する。〈睡眠

パターン混乱〉における「病態生理因子」と「治療関連因子」を参照する（▶ p.382）。主治医に管理を依頼する。

● 心理状態が睡眠の妨げとなっているかどうか評価する。〈睡眠パターン混乱〉の「状況因子」を参照する（▶ p.383）。精神保健のスペシャリストを紹介する。

● ライフスタイルやライフイベントが睡眠の妨げとなっているかどうかを判断する。必要に応じて〈悲嘆〉〈ストレス過剰負荷〉〈非効果的コーピング〉〈リスク傾斜健康行動〉などの看護診断を参照する。

■ 〈睡眠パターン混乱〉の看護介入の項を参照し（▶ p.384），就眠慣例または寝る前の日課をつくる

Ｉ

5

睡眠-休息パターン

不眠　　391

睡眠剥奪

Sleep Deprivation

NANDA-Ⅰ定義 NANDA-Ⅰ Definition

眠り（持続的で自然で周期的な相対的意識の停止）が長時間ない状態

診断指標 Defining Characteristics

〈睡眠パターン混乱〉の項を参照（▶ p.382）

関連因子 Related Factors

〈睡眠パターン混乱〉の項を参照（▶ p.382）

CARPENITO MEMO

〈睡眠剥奪〉は個人の睡眠が不十分な状態を表す。この診断とほかの診断を区別することは困難である。看護介入については，〈睡眠パターン混乱〉を参照（▶ p.384）する。

目標 Goals

〈睡眠パターン混乱〉の項を参照（▶ p.384）

看護介入 Interventions

〈睡眠パターン混乱〉の項を参照（▶ p.384）

6

認知-知覚パターン

Cognitive-Perceptual Pattern

安楽障害*

Impaired Comfort

NANDA-Ⅰ定義 NANDA-Ⅰ Definition

　身体的，心理スピリチュアル的，環境的，文化的，また社会的な側面における安心，緩和，および超越が欠如しているという感覚

診断指標 Defining Characteristics

- 不快感を訴える，または表出する。
- 急性疼痛に伴う自律神経の反応
  - 血圧の上昇
  - 脈拍数の増加
  - 呼吸数の増加
  - 発汗
  - 瞳孔散大
- 疼痛部位をかばう姿勢
- 苦悶状顔貌
- うめき声
- リラックスできない*。
- いら立ち*
- 訴え*
  - 腹部の重圧感
  - 不安
  - 寒さや暑さ
  - 不快感
  - プライバシーの欠如
  - 不調
  - 悪心
  - 瘙痒感
  - 治療の副作用（薬物治療や放射線治療）
  - 睡眠パターン混乱
  - かゆみ
  - 嘔吐

---

*　この看護診断は，筆者が開発した。

関連因子 Related Factors

- あらゆる因子が安楽障害を起こす可能性がある。以下に最も一般的なものを列挙する。

■ 病態生理因子

- 分娩時の子宮収縮に関連するもの
- 分娩時の会陰部外傷に関連するもの
- 子宮の退縮と乳房の緊満に関連するもの
- 組織の損傷と反射性筋痙攣に関連し，以下に続発するもの：
  - 筋骨格系疾患
    - ・骨折
    - ・拘縮
    - ・痙攣
    - ・関節炎
    - ・脊髄障害
    - ・線維筋痛
  - 内臓疾患
    - ・循環器系
    - ・腎臓
    - ・肝臓
    - ・消化器系
    - ・呼吸器系
  - がん
  - 血管系疾患
    - ・血管攣縮
    - ・閉塞
    - ・静脈炎
    - ・血管拡張（頭痛）
- 以下の炎症や損傷に関連するもの：
  - 神経
  - 腱
  - 滑液包
  - 関節
  - 筋肉
  - 関節周囲の組織
- 疲労，倦怠感，かゆみに関連し，以下の感染症に続発するもの：
  - 風疹
  - 肝炎
  - 膵炎
  - 水痘
  - 単核球症
- （特定の）がんの作用に関連するもの
- 腹部の痙攣，下痢，嘔吐に関連し，以下に続発するもの：
  - 胃腸炎
  - 胃潰瘍
  - インフルエンザ
- 炎症と平滑筋の痙攣に関連し，以下に続発するもの：
  - 消化管の感染症
  - 腎結石

安楽障害

- ■治療関連因子
  - ●組織の損傷と反射性筋痙攣に関連し，以下に続発するもの：
    - ・事故
    - ・熱傷
    - ・診断学的検査(静脈穿刺，侵襲的造影，生検)
    - ・外科的手術
  - ●悪心・嘔吐に関連し，以下に続発するもの：
    - ・麻酔
    - ・化学療法
    - ・(特定の)副作用
- ■状況因子(個人・環境)
  - ●発熱に関連するもの
  - ●体動不能／不適切な姿勢に関連するもの
  - ●過度の活動に関連するもの
  - ●局所の圧迫(ギプスによる圧迫，弾性包帯)に関連するもの
  - ●アレルギー反応に関連するもの
  - ●化学的刺激に関連するもの
  - ●満たされない依存的欲求に関連するもの
  - ●重度の抑圧された不安に関連するもの
- ■発達因子
  - ●組織の損傷，反射性筋痙攣に関連し，以下に続発するもの：
    - ・幼少期：痙攣性腹痛
    - ・幼少期および小児前期：乳歯の萌出，耳痛
    - ・小児中期：繰り返す腹痛，成長期の手足の神経痛
    - ・思春期：頭痛，胸痛，月経困難症

CARPENITO MEMO

　〈安楽障害〉は，現在のNANDA-Ⅰの診断リストには掲載されていないが，さまざまな不快な感覚を表現できる(例：かゆみ，体動不能，絶飲食状態など)。悪心・嘔吐のある個人に対して，看護職は〈安楽障害〉か〈栄養摂取消費バランス異常：必要量以下〉のいずれが適切な診断であるかをアセスメントしなければならない。短期間の悪心や嘔吐(術後など)は，「麻酔または鎮痛薬の影響に関連した〈安楽障害〉」と表すのが最も適切である。悪心・嘔吐によって栄養摂取が障害される危険性が高い場合は，「(状況を特定する)に続発する悪心・嘔吐に関連した〈栄養摂取消費バランス異常：必要量以下〉」を用いる。〈安楽障害〉は，放射線療法など状況や治療に関連した不快な状態を表す際に使用できる。

NOC 看護成果

〈症状の自己コントロール〉〈安楽の状況状態〉

目標 Goals

個人は，症状のコントロールが良好であることを述べる。以下の指標によって証明される：

- 症状が軽減したと述べる。
- 症状を軽減する方法について述べる。

NIC 看護介入

〈瘙痒管理〉〈発熱処理〉〈環境管理：安楽〉

看護介入 Interventions

■ 不快の原因についてアセスメントする

- かゆみ
- 長期の臥床
- 発熱

■ かゆみを軽減し，快適さを促進する

❶ 皮膚を乾燥させないように清潔に保つ

- 頻繁に入浴するよう勧める：
  - できれば，冷水を使用する。
  - 低刺激の石けん〔カスティール石けん（訳注：オリーブ油でできている），ラノリン（羊毛脂）〕または石けん代用品を用いる（Williams, Svensson, & Diepgen）。
  - 皮膚を乾燥させない，こすらない。

❷ 皮膚の過度な乾燥を防ぐ

- 禁忌でなければ，保湿剤や皮膚軟化剤を用いて肌をしっとりさせる。手やガーゼで軽く叩くようにして塗る。
  - 軟膏／ローションの種類によって，素手であるいは手袋をつけて，皮膚全体に塗ったり皮膚に強くすり込んだりする。
  - 軟膏は厚く塗るよりは薄く頻回に塗るようにする。
  - エモリエントクリーム（訳注：保湿クリーム）やローションを毎日少なくとも 2〜3 回，入浴後に塗布する*。

---

* 訳注：カルペニートが推奨する米国における商品の例。推奨されるエモリエントクリームには，ユーセリン（Eucerin）やニベア（Nivea）がある。あるいは，ローションであれば，ルブリダーム（Lubriderm）やアルファケリー（Alpha Keri），ニベア（Nivea）などがある。

安楽障害　　397

- アルコールとメントールを含む皮膚製品を避ける。
- 放射線照射部位の皮膚には石油成分の製品を使用しない。
- 入浴は毎日または1日おきに30分以内とする。
- 入浴の終わりにオイルを添加するか，または入浴時にコロイド状のオートミールのトリートメントをする。
- タルカムパウダー（訳注：滑石粉にホウ酸末・香料を加えた物），香水パウダー，バブルバス，コーンスターチなどの外用剤の使用を避ける。
  - ・入浴後に放射線照射部位の皮膚にコーンスターチを使用する。
  - ・放射線治療中は，腋窩に消臭剤または制汗剤を使用しない。
- 入浴後，皮膚の潤いを保つために潤滑剤をつける。
- 継続的または間欠的に湿性包帯を用いる。オートミールパウダー，コーンスターチ，重曹を入れた32～38℃のお湯に20～30分間入浴する。
  - 暖めすぎたり乾燥することを避け，湿度の高い環境（例：加湿器など）を作る。
  - 香水，化粧品，消臭剤，目の粗い布地，疲れ，ストレス，単調さ（気分転換の不足）がないようにする。

❸安楽を促進させて，いま以上に皮膚が損傷するのを防ぐ

- 皮膚を掻かないように指導して，「掻く→かゆい→掻く」というサイクルがかゆみを助長することを説明する。
  - かゆい部位に冷たいタオルや氷を当てることを教える。これは役に立つ方法である。かゆいところと反対の部位，および指圧のツボを強く押さえると，神経経路が遮断される。
- 幼児や混乱状態の成人に対しては，必要に応じて手袋（または綿の靴下）を使用する。
- 皮膚を傷つけないように爪は短く切る。切ったあと爪やすりをかける。
- かゆい部位の局所的炎症に対して，局所的にステロイド外用薬を塗る。軟膏の効果を高め，掻爬（掻くこと）を予防するため，夜間は軟膏を薄く塗りラップで覆う。
- かゆみが軽減しないときは，指示に従って抗ヒスタミン薬を使用する。
- ベッドからごみなどを取り除く（食物のくず，固形パウダー）。
- 古い柔らかいシーツを使い，しわを寄せないようにする。ベッド用便器にはじかに皮膚が触れないようにカバーシーツを掛ける。
- 香水や香料入りのローションの使用を避ける。
- 化学性刺激物や溶液との接触を避ける。
- 衣類は低刺激性石けんで洗い，洗剤が残らないように2回すすぐ。柔軟剤は使用しない。
- 部屋の温度と湿度を低めにして，暖かくならないようにする。電灯はベッド用の架台で覆う。衣類を着込まない。

- 軟膏の種類によっては，薄く塗ったり皮膚に強くすり込んだりするため，手袋をつけたり素手で塗ったりする。
- 軟膏は厚く塗るよりは薄く頻回に塗るようにする。

❹必要に応じて，健康教育を開始する
- かゆみを起こす原因および誘因を避ける方法について説明する。
- 症状が増強する因子について説明する(例：乾燥，熱など)。
- シーツ，衣類，下着を刺激の少ない洗剤(赤ちゃん・子ども用洗剤)で洗う。柔軟剤の使用を避ける。衣類は2回すすぎ洗いするか，約1L当たりティースプーン1さじのホワイトビネガーをすすぎに加える。
- 皮膚の潤いを減少させる利尿薬などの薬剤について指導する。
- 日光や熱に皮膚を曝すことによる刺激やそれらから皮膚を保護する製品について助言する。
- 皮膚を刺激する布地の使用を避けるよう指導する(ウール，きめの粗い織物)。
- かゆみがストレスと関連している場合は，〈非効果的コーピング〉を参考にさらに介入を行う(▶ p.613)。

■小児への看護介入
- 掻いてはいけない理由を説明する。
- 掻かないよう長袖や長ズボン，もしくはワンピースのような上下一式の服を着用させる。
- 体温が上がらないようにあまり厚着をさせない。
- 就寝前に浴槽にカップ2杯のコーンスターチを入れた，ぬるめのお湯に入浴させる。
- かゆみを伴う滲出性の病変部位には，カーマインローションを小さな絵筆を使って塗布する。
- 皮膚に触れる毛布やシーツは，木綿を使用する。
- 綿ぼこりが出てかゆみを引き起こすような毛がふさふさしたおもちゃを置かない。
- かゆいときは掻かないで，軽く押さえるか，(可能であれば)冷たいタオルを当てるよう指導する。

安楽障害　　399

悪心

Nausea

NANDA-Ⅰ定義 NANDA-Ⅰ Definition

のどの奥や胃に不快感を覚える主観的現象で，嘔吐を引き起こすこともあれ
ば，そうでないこともある状態

診断指標 Defining Characteristics*

- 食物に対する嫌悪感
- 嚥下回数の増加
- のどの絞扼感(しめつけられる感覚)
- 悪心の訴え
- 唾液分泌の増加
- 口の中が酸っぱいという訴え

関連因子 Related Factors

- **病態生理因子**
  - 組織障害と反射性筋肉痙攣に関連し，以下に続発するもの：
    - 急性胃腸炎
    - 消化性潰瘍
    - 膵炎
    - 感染(例：食中毒)
    - 薬物過剰投与
    - 腎結石
    - 月経痛
    - 乗り物酔い
- **治療関連因子**
  - 化学療法，テオフィリン，ジギタリス，抗菌薬，鉄分サプリメントの作用
    に関連するもの
  - 麻酔薬の作用に関連するもの
- **状況因子(個人・環境)***
- ❶不安
  - 不快なにおい，味
  - 恐怖
  - 疼痛
  - 心理的障害
  - 不快な視覚刺激

NOC 看護成果
〈安楽のレベル〉〈栄養状態〉〈体液の状態〉

目標 Goals

個人は，悪心が軽減したことを報告する。以下の指標によって証明される：
- 悪心を助長しない食べ物や飲み物をあげる。
- 悪心を助長する因子を説明する。

NIC 看護介入

〈服薬管理〉〈悪心管理〉〈体液／電解質管理〉〈栄養管理〉〈リラクセーション療法〉
〈嘔吐管理〉

看護介入 Interventions

■ **治療に関連した嘔吐を予防するための処置をする**
- 抗がん薬による化学療法の前・中・後における積極的な管理は，悪心を防ぐことができる(Yarbro, Wujcik, & Gobel, 2013)。
- 以下のような危険因子を有する個人の悪心・嘔吐を積極的に予防する(Pasero & McCaffery, 2011)。
  - 女性
  - 非喫煙者
  - 乗り物酔い／術後悪心／嘔吐の病歴
  - 揮発性麻酔薬を0～2時間以内に使用し，亜酸化窒素および／または術中・術後のオピオイド使用
  - 周手術期
  - 術式(腹腔鏡下手術，耳鼻咽喉科手術，脳神経外科手術，乳房手術，形成外科手術)
- 術後の悪心・嘔吐を予防するために，手術中・術後にスペシャリストに相談する(Pasero & McCaffery, 2011)。
- 多様な鎮痛薬を使用してオピオイドの投与量を可能な限り少なくする。
- 嘔吐が誘発される前や術後に，多様な制吐薬を使用する。

■ **悪心や嘔吐の症状がある間，安楽を促進する**
- リスクが高い個人の誤嚥を予防する(不動状態の小児)。
- 個人や環境の清潔を保持する。
- 嘔吐のあとには，毎回口腔ケアの機会を提供する。
- 前額部，頸部，手首に冷たく湿った布を当てる。
- 筋肉の弛緩および気分転換のテクニック(例：音楽)を提供する。

■ **有害な刺激を減らす，あるいは除去する**
❶痛み
- 食事の前に不快や苦痛を与える処置を避けるようケアプランを立てる。
- 痛みのある個人には，医師の指示のもとに，食事の30分前に鎮痛薬を与

える。

- 食事中は快適でリラックスした雰囲気を用意する（視界に便器を置かない，急がせない）。「意外なこと」をしてみる（例：食卓に花を添えるなど）。
- ケアプランを調整して，食事前後に悪心を誘発するにおいや処置を減らすかやめる。

❷倦怠感

- 食事の前に休息するように指導し，援助する。
- 食事を準備するのに体力を使わないよう指導する（誰かに手伝ってもらって，一度にたくさん作って，1食分ずつ冷凍する）。

❸食物のにおい

- 可能であれば，焼いたり，揚げたり，コーヒーを入れたりするときなどの調理中のにおいを避けるよう指導する（散歩に出かける，冷めたままで食べられる食物を選ぶなど）。
- 悪心が持続している間は，ほとんど調理しなくてもすむ食物を使うよう提案する。
- 酸味のある食物を食べてみるよう提案する。

■ **嘔吐中枢への刺激を減らす**

- 不快な光景やにおいを取り除く。活動を制限する。
- 嘔吐後には十分に口腔ケアを行う。
- 嘔吐反射を抑制するために，深呼吸をしたり意識的に嚥下する方法を指導する。
- 食後は臥床しないで坐位をとるよう指導する。
- 少しずつゆっくり食べるよう指導する。
- 胃拡張を防ぐため，食事中の飲み物は制限する。また，食前・食後の1時間は飲み物を避ける。
- ゆったりとした衣服
- 新鮮な空気の中にいるか，あるいは換気扇を使用するよう勧める。
- 食後は，少なくとも2時間は臥床しないよう指導する（休むときは座って休息するか，頭を足より10cmほど高くして横たわる）。
- 音楽を聴くことを勧める。
- 少量の清澄流動食と食べ物とショウガの入った飲み物を与える。
- 成人のがん患者に，筋肉の弛緩法および気晴らしの方法を勧める。
- 資格を有していれば，手術後にツボを指圧する。

■ **妊産褥婦への看護介入**

■ **妊娠中の悪心（悪阻）を調節するのに有効であると報告されているさまざまな介入法について，指導する**

- 妊娠中の悪心（悪阻）は一般的であることを伝える（Pillitteri, 2014）。
- 疲労しないようにし，突然の動きは避ける。

- 油っぽい物，高脂肪の物，においのきつい物を避ける。
- 就寝前に高蛋白の食事や軽食をとる。
- ガムを噛んだり，飴をなめる。
- 炭水化物（クラッカー，トースト，サワーボールキャンディなど）を食べる。嘔吐がなくなるまで朝食を食べない。
- 空腹になったらすぐに食べる。
- 何も食べないで 12 時間以上過ごさない。
- 悪心（悪阻）がある場合は，炭酸飲料やさっぱりする飲み物（コーラ，オレンジジュース，ジンジャーエール，ジンジャーなどのハーブティー）を飲む。
- 新鮮な空気で深呼吸する。
- 症状を和らげるために横になる。
- 資格を有していれば指圧をする。
- 妊娠中の悪心（悪阻）の有効な治療法としてショウガがよいことを説明する。少量のジンジャエール（本物のショウガ）の飲用許可を得られるかどうか，産科医に相談する。

■ 以下の状態であれば，医療提供者に知らせるよう指導する
- 毎日 1 回以上の嘔吐
- 体重減少
- 日中に十分な食事をしていない。
- 尿量の減少，濃い黄色の尿がみられる。
- ライフスタイル（例：仕事のスケジュールなど）を変えなければならない状態（Pillitteri, 2014）

急性疼痛

Acute Pain

NANDA-Ⅰ定義 NANDA-Ⅰ Definition

　実在するあるいは潜在する組織損傷に伴う，もしくはそのような損傷によって説明される，不快な感覚的および情動的経験(国際疼痛学会)。発症は突発的または遅発的で，強さは軽度から重度までさまざまあり，回復が期待・予測できる。

診断指標 Defining Characteristics

- 食欲の変化
- 生理学的反応〔平均動脈圧(MAP)，心拍数，呼吸数，酸素飽和度(Spo_2)，呼気終末二酸化炭素濃度〕
- 発汗
- 気晴らし行動(例：ほかの人々のペーシングや観察，および／または活動や反復活動など)
- 表出行動(例：落ち着きがない，しくしく泣く，泣きわめくなど)
- 苦悶状顔貌(例：目に輝きがない，疲れ果てた顔つき，決まったあるいはバラバラな目の動き，しかめ面)
- 防御的行動
- 絶望感
- 一点集中(例：時間感覚，思考過程，他者や環境との接触)
- 焦点が狭くなる(例：時間知覚の変化，思考過程の障害，他者と環境との相互作用の減少)。
- 標準化された痛みの行動チェックリストを用いた痛みのエビデンスの観察
- 言語的コミュニケーションができない個人のための適切な評価ツール(例：疼痛行動尺度，新生児疼痛尺度，コミュニケーション能力に限界のある高齢者の疼痛評価チェックリスト)
- 痛みを和らげるポジショニング
- 防衛行動
- 疼痛や行動／動きの変化についての代理人(例：家族や介護者など)からの報告
- 瞳孔散大
- 自己焦点
- 標準化されたペインスケール〔例：Wong-Baker フェイススケール，

Visual Analogue Scale（VAS），Numerical Rating Scale（NRS）など〕を用いた痛みの強度の自己報告
- 標準化された疼痛尺度〔例：マクギル疼痛質問票（MPQ），簡易疼痛調査用紙（BPI）など〕を用いた痛み特性（例：痛み，灼熱感，電気ショック，ピンや針，撃たれるような，ひりひりする／弱い痛み，刺すような，打つような痛み）の自己報告

関連因子 Related Factors

〈安楽障害〉の項を参照（▶ p.395）

CARPENITO MEMO

　疼痛に対する看護には特別な課題がある。急性疼痛は看護職が看護診断として扱う反応なのか，あるいは共同問題として扱う反応なのか，急性疼痛は看護職が扱う状態を表すほかの反応の原因となるのではないか。看護診断の分類として，疼痛症候群や慢性疼痛症候群があるのではないか。たとえば，〈恐怖〉〈非効果的コーピング〉〈身体可動性障害〉〈社会的孤立〉〈非効果的セクシュアリティパターン〉〈便秘リスク状態〉〈消耗性疲労〉などである。McCaffery と Beebe（1989）は，個人が経験する痛みに適用できる 18 の看護診断を例にあげている。疼痛を 1 つのシンドローム（型看護診断）としてみれば，看護職は，多くの関連した看護診断を適用できる痛みのある個人に，総合的な看護診断をつけることができる。

NOC 看護成果

〈安楽のレベル〉〈疼痛コントロール〉

目標 Goals

個人は，満足のいく緩和方法を使用する。（特定の）指標によって証明される：
- 回復のための活動が増える。
- （特定の）疼痛行動が減る。
- 気分の改善，対処

NIC 看護介入

〈疼痛管理〉〈服薬管理〉〈情緒動支援〉〈教育：個別〉〈罨法（温罨法／冷罨法）〉〈単純マッサージ法〉

看護介入 Interventions

- **疼痛耐性を低下させる因子をアセスメントする**
  - 他者に対する不信：予後の不確かさ
  - 倦怠感

急性疼痛　　405

- 恐怖（例：薬物依存やコントロールを失うことへの）
- 単調さ
- 経済的・社会的ストレス因子
- 知識不足

■ 痛みを増す因子を減らす，もしくは取り除く

❶ 他者からの不信
- 協力的で受容的関係を築く。
  - 痛みの存在を認める。
  - 痛みの訴えを注意深く，よく聴く。
  - （痛みの有無を判断するためではなく）痛みをもっと理解するためにアセスメントしているということを伝える。
- 痛みや治療に対して家族が誤解していないかどうかアセスメントする。
  - 個人の経験としての痛みの概念を説明する。
  - 痛みを増強させる理由と対処方法について話し合う。
  - 家族のそれぞれの懸念を打ち明けるよう家族に勧める（例：家族が個人に注意を向けすぎてしまうと，個人はいまある痛みを利用して副次的利得を得ようとする）。

❷ 知識不足／不確かさ
- わかっている場合，痛みの原因について説明する。
- わかっている場合，痛みの強さと痛みがどれくらい続くのかを話す。
- 診断検査や処置に関して，それらに伴う不快さや感覚について，どれくらいの時間生じていたかも含めて，詳しく説明する。
- 診断，リスク，治療効果，予後に対して，具体的な疑問を解決しようとしている個人を支援する。スペシャリストあるいは主な介護者に相談する。

❸ 恐怖
- 薬物中毒の恐怖を軽減するために正確な情報を与える。
  - 恐怖の原因をつきとめる。
- コントロールを失うのではないかという恐怖を軽減するよう援助する。
  - 個人の疼痛体験についてプライバシーを守る。
  - どの程度の痛みなら耐えられるかを試して，個人がいかによくそれに耐えてきたか，感じたことを伝える。

- 薬の効力が徐々に失われるのではないかという恐怖を軽減するために情報を提供する。
  - 医師／医師助手(PA*)／上級看護師**と薬物耐性に対する介入について話し合う(薬剤の変更，投与量増量，服用間隔を縮める，補助療法など)。
  - 薬の効果に加え，リラクセーションの効果について話し合う。

❹疲労
- 疲労の原因を特定する(痛み，鎮静薬，鎮痛薬，睡眠不足)。
- 現在の睡眠パターンと痛みが睡眠に及ぼす影響についてアセスメントする。〈睡眠パターン混乱〉の項を参照(▶ p.384)。

■ 処方された鎮痛薬で最適な疼痛緩和を提供する
- 可能であれば経口薬を用いる。必要時には指示にもとづいて，経静脈または経腸による投与を行う。
- 筋肉注射は，吸収が不安定で不必要な痛みを伴うため，避ける。
- 投与前にバイタルサイン，特に呼吸数をアセスメントする。
- ほかの薬物(例：筋弛緩薬，精神安定薬)との相互作用で副作用の可能性のあるものについて薬剤師に相談する。
- 必要時(PRN)ではなく，24時間アプローチを基に行う。
  - 鎮静薬とオピオイドを服用している個人は，投与後最初の12時間は1時間おきに，血中酸素濃度，血圧，呼吸数を観察することにより，呼吸不全を注意深く監視する。

❶個人および家族に，さまざまな非侵襲的な痛みの緩和方法，およびその効果について説明する。
- 温罨法の使用方法，治療的効果，適用，使用上の注意事項について話し合う。
  - 湯たんぽ
  - 温水浴
  - 暑い夏の日差し
  - 電気保温パッド
  - 温湿布
  - 体温を保つために疼痛部分に薄いラップを貼る(例：肘，膝)

---

* 訳注：PA(physician assistant)。医師の監督のもと，診断・治療を含む医療行為を行う医療専門職。世界7か国(米国，英国，カナダ，オーストラリア，台湾，オランダ，南アフリカ)で導入されている。

** 訳注：米国では上級看護師として，クリニカルナーススペシャリスト(CNS, clinical nurse specialist)，ナースプラクティショナー(NP, nurse practitioner)，助産師(CNM, certified nurse-midwife)，麻酔看護師(CRNA, certified registered nurse-anesthetist)などがあることから，本書ではこれらを上級看護師と表す。

急性疼痛　　407

- 冷罨法の使用方法，治療的効果，適用，使用上の注意事項について話し合う。
  - 冷したタオル（しっかり絞る）
  - 身体の一部を冷水につける。
  - 氷のう
  - 氷枕
  - アイスマッサージ
- メンソールの使い方，マッサージ，バイブレーションなどについて説明する。
- 疼痛への対処能力に関して否定的な考えをしないよう指導する。
- 気分転換の方法を練習する（例：誘導イメージ法，音楽を聴く）。
- リラクセーションの技法を練習する。

■ オピオイドに共通する副作用を軽減する，もしくは取り除く
- 介入については〈慢性疼痛シンドローム〉の項を参照する（▶ p.429）。

■ 処置や診断に伴う痛みを最小にする
- 痛みを予測し，痛みを伴う手順の前に個人に前投薬を行う（例：鎮静）。
- 静脈内注射の実施前に，プロトコールに従い，静脈周囲に0.9%塩化ナトリウム液もしくは局所麻酔薬のいずれかの使用について検討する。
- 処置中に，リラクセーションや誘導イメージ法の使用を勧める。

■ 必要に応じて，健康教育を開始する
- 非侵襲的疼痛緩和法（例：リラクセーション，気晴らし，マッサージ，音楽）について個人や家族と話し合う。
- どんな方法を選択すればよいか，個人や家族と話し合う。
- たとえすでに知っていたとしても，予期される痛み（緩和）について説明する（例：前腕骨折，外科的切開）。
- 急性疼痛が軽減した後，鎮痛薬を減らしていくための説明書を個人に提示する。

■ 小児への看護介入

■ 子どもが経験している痛みをアセスメントする
- 痛む場所はどこなのかを子どもに尋ねる。
- 痛みの一番強いときと，一番楽なときの強さを把握する。子どもの発達段階に応じた疼痛スケールを用いる。測定のたびに同じ尺度を同じ方法で用い，親や医療提供者にもその方法で測定してもらう。また，尺度を使うことやその使い方（疼痛尺度の説明，子ども特有の言葉）をケアプランの中に入れる。視覚的な尺度の場合はコピーを添付する。
- どのようなことが痛みを和らげたり，悪化させたりするのかを子どもに尋ねる。
- 幼児の場合，泣いている様子，顔の表情，姿勢と動きをアセスメントす

る。幼児は触覚的刺激（タッチ）や治療と同様に，環境的刺激（光や音）にも苦痛を表す。

- 幼児を安心させるために触れたり，言葉をかけたりする。その一方で，安楽の効果（苦痛を増強しているか，和らげているか）や個別的な介入についてアセスメントする。
- 言葉や感覚（視覚，触覚）を使って痛みの原因を子どもに説明する（例：子どもに機器を手にとらせたり，人形を使って治療を説明したりする）。罰を与えられたのではないことを，子どもにわかりやすく説明して強調する。

■ 痛みや治療について，子どもや家族が誤解をしていないかアセスメントする

- 信頼を強くするために，適切な説明が必要であるということを親に説明する。
- 痛みに対する子どもの不安を和らげる可能性があったとしても，親および特に子どもには，これから行う処置に痛みは伴わない，といった嘘はつかないようにする。嘘をつくことで，家族／個人と医療チームの間の不信を生み出す。
- 親がいても子どもは激しく泣くこともあるが，親がそばにいることは信頼が増すという点においても重要であることを親に説明する。

■ 正確な説明を行い，選択の機会を提供することで安心を与える

❶ 開放的で誠実なコミュニケーションを行う

- 真実を話し，説明する。
  - 痛みはどのくらい苦しいものなのか。
  - 痛みはどのくらいの間続くのか。
  - どんなことが痛みを和らげてくれるのか。
- 脅かしてはいけない（例：「安静にしていないと，お家に帰れないよ」などと子どもに言ってはならない）。
- よくなるためにその処置が必要であり，そうすることによって元気になるということを子どもに説明する。また，じっとしていることでその処置が早く終わり，「痛みも少なくすることができる」と説明する。
- 真実を話すことの重要性を親と話し合う。以下のことについて，親を指導する。
  - 親がいつそばにいなくて，いつ戻ってくるのかを話す。
  - 親は痛みを取り除くことはできないが，そばについていられることを子どもに話す（親の付き添いが許可されていない場合を除く）。
- 子どもがひどく痛みを感じているのを見て，親が何もしてあげられないという無力さを分かち合う機会を与える。

❷ 痛みを伴う処置に対して子どもに準備をさせる

- 処置について親と話し合う。どんなことを子どもに話してきたかを明らか

急性疼痛　　409

にする。

- 子どもの年齢や成長発達段階に適した言葉で，処置を説明する。
- 予測される不快感について説明する(例：子どもが何を思い，味わい，見て，においを感じるか)。「いまからお注射しますからね。ちょっとちくっとしますよ，すぐ終わるからね」。
- 注射に関しては，いつ痛い思いをするか説明する。それは2回あって，1回は針を刺すとき少しと，もう1回は薬液が入っていくときであることを必ず説明する。
- 処置前や処置中，子どもに質問するように促す。何が起ころうとしているのか，どうしてなのかと子どもが考えていることを知るために尋ねる。
- 年長児には，以下のことを共有する。
  - 看護職は，動かないでじっとしておいてほしいこと，もしそれができたら看護職はうれしいことを伝える。
  - 痛かったら，泣いたり看護職の腕をぎゅっと握ってもよいことを伝える。
- 処置のあとではたとえ子どもがじっとしていられなかったとしても，何か褒めてあげられることを探す。
- 処置の際には，親がそばにいるようにする(特に子どもが小さい場合)。そして処置中に親にどのような役割を果たしてもらいたいかを説明する(例：子どもの手を握ったり，話しかけるなど)。

■ **できるだけ，治療中のさまざまな痛みを軽減する**

- 身体拘束をする必要がある場合は，不安／不快感が増して処置が遅れることのないように，十分なスタッフを用意して円滑に適用するようにする。
- 注射の指示が出た場合，内服薬や静脈内鎮痛薬に変えられないか指示を仰ぐ。それでも注射が行われる場合は以下に留意する：
  - 子どもにバンドエイドを持たせることにより治療に参加させる。
  - 協力してくれたら看護職はどんなにうれしいか，ということを子どもに言う。
  - 処置後に子どもに安心を与える。あるいはスタッフの存在が子どもを興奮させている場合には，親が子どもに安心を与えることができるよう部屋を離れる。
- 処置中に行える気晴らしの方法を知る機会を子どもに与える(事前に不快感が生じることについて伝えないで気を紛らわす方法を行うことは，子どもに不信感をいだかせることにつながるため好ましくない)。
  - 人形を用いてお話をする。
  - 携帯電話，ゲーム機，または電子タブレットの使用
  - パーティ用クラッカー，風車やシャボン玉
  - 絵の中のものや人物の数を聞いたり，名前を聞いたりする。

- 絵を見せたり，その中のものを尋ねたりする（「イヌはどこにいるかしら？」）。
- 子どもに，物語や生活に関する話をしてもらう。
- 看護職のまばたきの数を数えさせる。
- 就学前の子どもの直腸検温は避ける。施設のガイドラインや手順に沿って，一時的に鼓膜温度や口腔温（測定できれば）など，ほかの方法を用いる。
- 痛みを伴う処置の間，子どものプライバシー守る。病室ではなく処置室を利用する。

■処方された鎮痛薬を用いて最適な疼痛緩和を行う

- 痛みを伴う処置や活動（更衣，骨折部位のX線撮影，歩行，注射／末梢静脈注射の留置）の前に投薬する。
- より適切な場合は，筋肉注射から経口投与もしくは静脈内注射への変更について医師／上級看護師／医師助手（PA）に相談する。
- 痛みをアセスメントする尺度を用いるとともに，行動や動作も観察する（幼児は痛みを否定する場合もあるので）。できれば，個々の幼児の痛みを表す行動パターンを明確にする。
- 子どもに自己調整鎮痛（PCA*）の使用が可能かアセスメントする。PCAは子どもの痛みの程度に応じて，決められた鎮痛薬の静脈内投与の量を間欠的に制御する（継続的・非継続的注入）。5歳くらいの幼児や身体的に器具の使えない幼児の場合は，親がPCAを使うこともできる。従来のデマンド型鎮痛法に比べると安全で，より鎮痛効果があることが証明されている。

■オピオイド共通の副作用を軽減したり，取り除く

❶鎮静作用

- 副作用の原因がオピオイドのものなのか，疲労，不眠，ほかの薬物（鎮静薬，制吐薬）などによるものなのかアセスメントする。
- 嗜眠傾向が強くなったら，投与量の減少について医師と相談する。

❷便秘

- 年長児には，なぜこの薬が便秘の原因になるのかをわかるように説明する。
- 繊維質を多く含んだ食事にし，食事中は水分を摂る。
- 運動の記録をつけるよう子どもに指導する（例：運動したときは星のステッカーを貼るようチャートを作る）。

---

* 訳注：patient-controlled analgesia の略。術後疼痛など痛みの程度に応じて，自身がPCAポンプのポンプを押すことで，安全で効果的な量の鎮痛薬を投与できる。

急性疼痛

❸口渇

- 年長児には，麻薬には唾液分泌抑制作用があることを説明する。
- 含嗽したり，無糖の酸味のある飴をなめたり，パイナップルやスイカを食べたり，飲み物を頻回に飲むよう説明する。
- 毎食後の歯磨きの必要性を説明する。
- 適切な時期に症状を引き起こしている薬物／治療はすぐに中止する。

■ 痛みのあとの影響が残る子どもを援助する

- 痛みを伴う処置が終わったことを子どもに伝える。安心できるように，子どもが親や誰か安心できる人と触れ合えるようにする。
- 子どもが痛みのことを話せるように支援する（人形を使って表現させる）。
- 看護職が見守る中で，痛みを伴う処置と同じ器具を用いて，子どもに人形に対して同じことを行わせることにより，子どもが痛みを表現することを支援する。
- どのように振る舞っているかにかかわらず（暴力を振るわない限り），子どもががまんしていることを褒める。そして子どもがうまく痛みに対処していることを知らせる。
- ステッカーやアイスポップのようなご褒美を用いて，よい行動を承認する。
- 幼児に痛みの経験の記録をつけるように教える。また，子どもの行動目標を達成するたびにご褒美を計画する。たとえば，子どもが注射の際，静かにおとなしくしていれば，ご褒美としてステッカー（賞品）を渡すなど。達成しやすい目標にする。注射の際に静かにすることはすべての子どもには無理かもしれないが，数を数えたり，深呼吸をしたりすることなどは可能なことと考えられる。
- 反復して不快な治療（例：頻回に実施するのが難しい処置，定期的に行う採血）を受けている場合，コーピングスキルを教えたり，気晴らしをしたり，行動を修正するなどの支援について，チャイルド・ライフ・スペシャリストなどのスペシャリストに相談する。

■ 子どもと一緒に適切な非侵襲的疼痛緩和法を行う

- できるだけ動くように支援する。痛みが楽なときは特にそうする。
- 好きな活動を子どもや家族と話し合い，それらを毎日のスケジュールの中に組み入れる（例：粘土細工，お絵かき，塗り絵など）。

■ 子どもの痛みに正しく対応するよう家族を援助する

- 子どもの痛みに対する家族の知識や対応をアセスメントする（例：痛みのある子どもを親が支援しているか）。
- 状態によっては，子どもに触れたり，抱っこしてもかまわないことを親に伝える（例：チューブや器具類があっても触れることは可能であることを実演する）。

- 家族の誤解を修正するために正確な情報を提供する(痛みを伴う治療の必要性など)。

■ 健康教育を開始し，必要に応じて専門機関を紹介する

- 子どもや家族への説明を継続する。
- 必要であれば，誘導イメージ法，漸進的筋弛緩法，催眠療法を支援できる精神保健のスペシャリストを活用する。
- 子どもの疼痛管理のために学際的・包括的なアプローチをするなど，子ども保健センターの疼痛サービス(疼痛チーム)を活用する。

急性疼痛　　413

慢性疼痛

Chronic Pain

NANDA-Ⅰ定義 NANDA-Ⅰ Definition

実在するあるいは潜在する組織損傷に伴う，もしくはそのような損傷によって説明される，不快な感覚的および情動的経験（国際疼痛学会）。発症は突発的または遅発的で，強さは軽度から重度までさまざまであり，持続的・反復的で，回復は期待・予期できず，3か月以上続く。

診断指標 Defining Characteristics

3か月以上痛みが続いていると訴える（これが唯一のアセスメントデータとなることがある）。

痛みを言葉で伝えることができない人々に対して使用される，標準化された疼痛行動チェックリスト（例：新生児疼痛尺度，コミュニケーション能力に障害がある個人のための疼痛評価チェックリスト）により痛みが証明される。

- 不快
- 痛みによる怒り，フラストレーション，抑うつ
- 痛みの顔貌
- 食欲不振，体重減少
- 不眠症
- 腹をかかえるような動き
- 筋痙攣
- 発赤，腫脹，熱感
- 患部の変色
- 反射異常

関連因子 Related Factors

- 〈安楽障害〉の項を参照（▶ p.395）

CARPENITO MEMO

米国では，2011年において，少なくとも1億1,600万人の成人が慢性疼痛をかかえながら生活を送っていると報告されている（Institute of Medicine, 2011）。「疼痛の原因やパターンが何であろうと，痛みが慢性的に続くと，生理的および心理的なストレスが生じ，個人（およびその愛する人）を身体と感情の面で疲弊さ

せる」(*D'Arcy, 2008)。

　慢性疼痛を経験することの本当の悲劇は，痛みをもつ個人の経験していることや，最悪の状況に不信感をいだいていることや，苦しみに対峙していることを讃えることの理解が保健医療職者にないことである。「このように，疼痛と心理的病いは，情動状態や行動的機能に特有の作用をもつ疼痛と同様に，病気の表現と適応の両方の過程を含む，相反する心理的および行動的影響をもつとみなされるべきである」(*Von Korff & Simon, 1996)。

NOC 看護成果
〈疼痛の自己コントロール〉〈疼痛のレベル〉〈疼痛：破壊的影響〉〈抑うつ状態のコントロール〉〈疼痛：有害な心理的反応〉

目標 Goals

　個人は，疼痛が改善され，日常生活活動(ADL)が増加したことを述べる。以下の指標によって証明される：
- 痛みがあることを他者が理解してくれると述べる。
- 有効な非侵襲的疼痛緩和法を実施する。

　子どもは，痛みに対するコーピングや，痛みとその原因／疾患をコントロールする方法を実際に行動で示す。この目標の達成は，子どもらしい日常活動や遊びが増えること，および以下の指標によって証明される：
- ペインスケール，もしくは(特定の)行動によって疼痛の軽減を言葉で表現する。
- 痛みを経験している間でも通常の家族の役割や関係が維持される。(特定の)行動によって証明される。

NIC 看護介入
〈疼痛管理〉〈服薬管理〉〈運動促進〉〈気分管理〉〈コーピング強化〉

看護介入 Interventions

- 痛みをアセスメントする
- 痛みへの耐性(力)を低下させる因子をアセスメントする
  - 〈急性疼痛〉の項を参照(▶ p.405)
- 痛みを増強する因子を減らす，もしくは取り除く
  - 〈急性疼痛〉の項を参照(▶ p.406)
- 個人／家族の苦痛体験と，文化による影響を探る
  - 言語と解釈の問題
  - 個人的な不平・不満を共有しようとしない。

慢性疼痛　　415

根拠：文化的集団の中には，痛みへの対応の仕方やそのコントロールの方法など，自己効力感(日常生活をコントロールできているという感覚)を吹き込む傾向がある。

- 将来に影響をほとんど及ぼさないと信じ込んでいる(例：痛みとともに生きる運命であるという考え)。
- 痛みは，容認されるべきもの，または罰として受けとめられるものとみなされる。
- 非言語的行動に対する混乱
- 鎮痛薬を使用することに対する嫌悪感(例：誤用のおそれ，文化的タブー)

■ **個人の生活における慢性疼痛の影響について，個人や家族をとおしてアセスメントする**(Ferrell, 1995)
- 身体的ウェルビーイング(疲労，体力，食欲，睡眠，機能，便秘，悪心)
- 心理的ウェルビーイング(不安，抑うつ，対処能力，コントロール，集中力，有用感，恐怖，享楽)
- スピリチュアルな安寧(信仰心，疑惑，プラスの変化，目的意識，希望，苦悩，痛みの意味，悟り)
- 社会的ウェルビーイング(家族からの支援，家族の苦悩，セクシュアリティ，愛着，職業，孤立，借金，体裁，役割，人間関係)

■ **慢性疼痛による気分への影響に対処できるよう，個人と家族を援助する**
- 慢性疼痛と気分障害(例：怒り，不安，抑うつ)との関連性を説明する。
- 困難な状況について話すよう勧める。
- 注意深く聞く。
- さらに介入が必要な場合，〈非効果的コーピング〉の項を参照する(▶ p.613)。

■ **個人の痛みを軽減するために活用できる方法を把握するために個人の相談に応じる**
- 〈急性疼痛〉の項を参照(▶ p.407)

■ **個人と協力し，適切な非侵襲的疼痛緩和法を始める**＊

■ **薬物への依存や現在の疼痛治療に対する(個人と家族がいだく)恐怖心について話し合う**
- 薬物耐性と薬物依存について説明する。

■ **オピオイドに共通の副作用を軽減したり，除去する**
❶便秘
- 素因がある個人(高齢，不活動，食事量不足，腹腔内病変，便秘薬の使用)
  - 緩下薬の予防的投与を検討する(例：就寝時にセンナ２錠を投与，または便軟化剤と併用する)。

＊　主治医の指示が必要

- 水とともに食物繊維をより摂取するよう促す。

❷悪心・嘔吐

- 〈悪心〉の項を参照（▶ p.401）

❸口渇

- 〈口腔粘膜障害〉の項を参照（▶ p.188）
- オピオイドは唾液分泌を減少させることを説明する。
- 含嗽したり，無糖の酸味のある飴をなめたり，（さしつかえなければ）パイナップルやスイカを食べたり，飲み物を頻回に飲むよう説明する。
- 口腔衛生や歯の手入れを適切に行う必要性について説明する。

■ **個人と家族に，さまざまな非侵襲的疼痛緩和法と，それが効果的である理由について説明する**

- メントール，マッサージ，バイブレーションの治療目的としての利用法について説明する。
- マインドフルネス瞑想法を指導する。
  - リラクセーション（例：ヨガ，呼吸法，運動，誘導イメージ法）
  - 音楽
- 温罨法の使用方法，治療的効果，適用，使用上の注意事項について話し合う。指示された日数で，2時間ごとに20〜30分間，乾熱を疼痛部位に当てる。
  - 湯たんぽ
  - 温浴
  - 暑い夏の日差し
  - 電気保温パッド
  - 温湿布
  - 体温を保つために疼痛部分に薄いラップを貼る（例：肘，膝）。
- 冷罨法の使用方法，治療的効果，適用，使用上の注意事項について話し合う。アイスパックを使用するか，砕いた氷をビニール袋に入れる。それをタオルで覆い，指示に従って1時間ごとに15〜20分間，疼痛部位に当てる。
  - 冷したタオル（しっかり絞る）
  - 身体の一部を冷水につける。
  - 氷のう
  - 氷枕
  - アイスマッサージ
- アイスパックは軟らかくなければならない（例：疼痛部位に密着するようなゲル）。自家製のゲルパックは，1カップの水と1/4カップの手洗い用アルコール製剤（大型のアイスパックの場合は2倍または3倍にする）で作り，チャック付きのビニール袋に入れ，漏れないように別の袋に入れて冷

慢性疼痛　**417**

凍庫に保管する。

■ 健康教育を開始し，必要に応じて専門機関を紹介する

- 何か問題が生じた場合に備え，必要であれば，援助を求めるように家族を促す。たとえば，慢性疼痛に対処するための援助として，家族カウンセラー，金融機関やサービス機関(例：米国がん協会)の利用がある。

■ 高齢者への看護介入

- 認知状態(例：認知症，せん妄)，精神状態(例：不安，興奮，抑うつ)，および機能状態をアセスメントする。
- 慢性疼痛が，ショッピング，家事，社会化，日常生活活動を実行する能力など，地域で生活する個人の機能に及ぼしている影響を探る。
- 痛みが最も軽いときに日常の活動を計画する。
- 高齢者の慢性疼痛のアセスメントは，併存疾患や多剤投与，鎮痛薬に対する感受性の増加の可能性があるため，特に困難である(*Dewar, 2006)。
- 個人の信念と，疼痛や疼痛治療に関する過去の経験には，特別の注意を払う必要がある(*Dewar, 2006)。
- 慢性疼痛のアセスメントには，ショッピング，家事，社会化，日常生活活動を実行する能力など，地域で生活する個人の機能に慢性疼痛が及ぼしている影響が含まれていなければならない(*Dewar, 2006)。

■ 小児への看護介入

- 子どもの発達に合った適切なアセスメント尺度を用い，行動を評価することによって疼痛をアセスメントする。アセスメントする際には子どもと家族にも加わってもらう。疼痛を訴えることで副次的利得(そばにいてもらう，注意を向けてもらう，心配してもらう，いたわってもらう，気を引く)を得ようとしていないか明らかにする。ケアプランの中にそのニーズを満たすための対策を組み入れる。
- 短期および長期の疼痛管理目標を子どもと家族とともに設定して，定期的に評価する(例：痛みを完全または部分的に取り除く，痛みに伴う行動や不安を制御する)。
- 正常な成長と発達を促進する。家族のほかに，作業療法士(OT)，理学療法士(PT)，チャイルド・ライフ・スペシャリストなど利用可能な資源を活用する。
- 遊び，学校生活，家族との関係，身体的活動など，子どもの「正常な」側面を促進する。
- 子どもと家族にとって信頼できる環境を整える。
- 子どもの痛みの訴えを信じる。
- 看護介入が，助けようとするものであることを子どもにわかってもらう。
- さまざまな場(入院中，外来，救急部門，在宅)で，保健医療職者(看護職，医師，疼痛緩和チーム)がケアと疼痛管理を継続的に行う。

- 必要に応じて，多職種（例：看護職，医師，チャイルド・ライフ・スペシャリスト，心理療法士，OT，PT，栄養士）からなる疼痛に対する援助の専門チームを利用する。
- 保健医療職者や子ども，家族の態度から，疼痛管理についての神話や誤解がないか確認する（例：鎮痛薬の筋肉注射，麻薬の使用や量，アセスメント）。正確な情報を与え，効果的なコミュニケーションを図る機会を提供する。
- 親ときょうだいが自身の経験や恐怖を共有できる機会を提供する。

慢性疼痛　　419

分娩陣痛

Labor Pain

定義 Definition

　分娩と出産に伴って非常に変動する激しい圧力と，急激な締め付けから極度の疼痛に至るまで感覚的にまたは情動的に経験している状態(Personal Communication, T Wilson)

診断指標 Defining Characteristics[*]

- 筋緊張の変化
- 神経内分泌機能の変化
- 排尿機能の変化
- 血圧の変化
- 心拍数の変化
- 呼吸数の変化
- 発汗
- 気をそらすための行動
- 表出行動
- 痛みの顔貌
- 食欲増進
- 食欲低下
- 一点集中
- 悪心
- 収縮のエビデンスの訴え
- 収縮の徴候のエビデンス
- 会陰圧迫
- 痛みを和らげる体位調整(ポジショニング)
- 防衛行動
- 瞳孔散大
- 圧迫の訴え[*]
- 疼痛の訴え
- 疼痛緩和の要望[**]

---

[*]　投稿者の T. Wilson より加えられた。
[**]　この診断指標は，筆者が発展させた。

- 自己注目
- 睡眠パターンの変化
- 嘔吐

関連因子 Related Factors

■ 病態生理因子
- 拡張期間に関連するもの（子宮収縮，子宮頸部伸展，子宮下部の拡張および膨満）
- 移行期および娩出期に関連するもの（子宮収縮，骨盤底の拡張および膨満，腟および会陰，骨盤神経圧迫）

■ 状況因子（個人・環境）
- 以下に関連するもの：
  - おそれ
  - 不安
  - 感情的ストレス
  - 痛みの予想
  - 出生前教育
  - 陣痛の支援の欠如
  - （消耗性）疲労
  - 貧血
  - 痛みに対して以前の経験
  - 周産期死亡の既往
  - 新生児死亡の経験
  - 新生児の健康問題の経験
  - 胎児の位置
  - 優先される外科的手技
  - 薬物乱用（過去，現在）
  - 性的虐待／暴力の既往
  - 外傷の既往
  - 性的指向

■ 発達因子
- 思春期
- 発育遅延

CARPENITO MEMO

　〈分娩陣痛〉は新しいNANDA-Ⅰ看護診断で，診断を説明する痛みの病因が含まれている。問題となるのは産婦が正常な分娩陣痛を経験しているときの関連因子は何かである。産婦が14歳で麻薬常用者である場合，または周産期喪失の既往がある場合，分娩陣痛の経験は複雑になる。分娩陣痛は恐怖と不安によって複雑になる。したがって，この看護診断には，なぜこの分娩陣痛の経験がより困難であり，看護職による介入を要するのかを反映した関連因子が加えられるべきである。

　〈分娩陣痛〉は，〈急性疼痛〉〈安楽障害〉〈恐怖〉〈不安〉および〈家族機能破綻〉を含む「分娩シンドローム」として臨床的より有効に活用できる。

> **NOC** 看護成果
> 〈急性疼痛〉の項を参照(▶ p.405)

目標 Goals

　産婦は,満足のいく痛みのレベルであることを報告する,または示す。以下の指標によって証明される:

- (特定の)疼痛行動が軽減される。
- 収縮の間にリラックスできる時間が増す。
- コーピング技術が改善される。

> **NIC** 看護介入
> 〈急性疼痛〉の項を参照(▶ p.405)

看護介入 Interventions

　基本的な疼痛管理の介入に関しては,〈急性疼痛〉の項を参照(▶ p.405)

■ **陣痛経過をアセスメントする**

- 子宮収縮パターン
- 子宮頸管拡張
- 胎位と位置

根拠:疼痛の位置および強度は陣痛の局面やステージによって変化する。

■ **支援者の参加準備状況をアセスメントする**

❶効果を決定する

- 年齢および発達の状態
- 期待される文化と宗教

根拠:痛みの知覚と表現は,人生経験,発達段階,文化的または宗教的規範により影響される。

❷安楽な方法を提供する

- 必要に応じて衣類やシーツの交換を行う。
- 頻回の会陰部ケア
- 冷たく湿った布を前頭部,頸部,あるいは上背部に当てる。

❸陣痛のサポートを提供する

根拠:陣痛において継続的に利用可能なサポートを提供されている産婦は,1対1の継続的なサポートを受けていない産婦に比べてよい成果がもたらされている。分娩陣痛の経験を最もよく予測する要素は,陣痛に対処する能力に自信がつくことである(*Simkin & Bolding, 2004)。

- 陣痛のサポートは継続的にさまざまな人により提供されるのが理想的である。

- 陣痛のサポートは陣痛の初期からそして分娩まで継続して行われるべきである。
- 産婦が痛みに対処し，自信を深め，習熟感とウェルビーイングを維持するのを助ける。
- 産婦の選択と出産体験の希望を支援する。
- 産婦のコーピングスタイルを受けとめる。
- 前向きなコーピングメカニズムを強化する。
- 痛みに対処する新しい方法を紹介し実演する。

根拠：陣痛時の継続的なサポートにより，以下のような結果をもたらす。
- 陣痛の短縮
- 鎮痛薬／麻酔の使用の減少
- 医療介入による経腟分娩あるいは帝王切開の減少
- オキシトシン／子宮収縮薬の必要性の減少
- 母乳育児の可能性の増加
- 出産体験に対する満足度の向上
- これらの産婦の出産経験の成果は新生児にも有益である（*AWHONN, 2011）。

■ 経口摂取と点滴量を観察しながら以下のものを提供することによって適切な経口補液を奨励する
- 氷片
- アイスキャンディ
- ゼリー（フルーツ味のゼリー食品）
- 棒つきの飴
- 湿らせた小さい布

■ 尿道カテーテルが留置されていなければ，2 時間おきに排泄をするよう促す
- 指示があれば産婦に尿道カテーテルを挿入する。

根拠：膀胱の膨満は胎児の下降を妨げ，子宮収縮の痛みを増加させる可能性がある。

■ 自身で安楽な方法を取っている産婦とその支援者を支援する
■ 支援者が必要とする技術を手伝い，実演し，奨励する

根拠：質的研究は，陣痛経験における最も重要な側面の 1 つは，支援者の存在が 1 人以上あることを示している。ポジティブな陣痛経験に貢献することの 1 つに，家族または友人が部屋にいたことがあると産婦は述べている（Burke, 2014）。

■ 収縮の間の休息とリラクセーションを促進することを奨励する
■ 非薬理学的疼痛緩和の措置を奨励し支援する

根拠：リラックスした状態を達成することは，陣痛の間のすべての非薬理学的介入の基本的な基礎である。リラクセーションは，非薬理学的および薬理

分娩陣痛　423

学的疼痛管理戦略の有効性を高める(Burke, 2014)。

● リラクセーションの技術
● 呼吸法のパターン

根拠：呼吸法は，痛みを軽減しリラクセーションを促進するため，陣痛中の気分転換として使用されている(Burke, 2014)。

● 仰臥位低血圧または大静脈症候群を予防するために仰臥位をとることは避ける。
● パターン化された身体の動き，頻繁な体位変換，歩行運動を奨励する。

根拠：産婦は自然に快適な体位を選択し，陣痛初期では体位を変える可能性がより高い(Burke, 2014)。

・前傾姿勢あるいは支えにより前傾姿勢をとる。
・坐位，立位
・横臥位
・枕を使って体位を保つ。
・しゃがむ：手と膝で
・ロッキングチェアに座る。
・バースボールを用いる。

根拠：バースボールは，陣痛の間にさまざまな体位をとる産婦の身体を支える。これは，母体の快適さを増強させる可能性がある。バースボールは，産婦が骨盤の揺れを利用し，運動を促進し，産婦を直立姿勢でサポートするのに役立つ(*AWHONN, 2008 a, b)。

● バイオフィードバック
● 催眠
● 注意を焦点化する，イメージする。
● 音楽
● アロマセラピー
● 水治療
　・シャワー，プール，浴槽

根拠：入浴中の適切な湯の温度と安全性を確保すれば，陣痛時の入浴は痛みや苦痛を軽減するのに効果的である(*Simkin & Bolding, 2004)。

● 身体に触る(タッチ)。
　・マッサージ，軽擦法(軽くなでるマッサージ)，逆圧
　・温熱や寒冷の適切な使用
　・治療的なタッチ，癒しのタッチ

根拠：さまざまなタッチの様式が，ケア，安心感，理解，または非言語的支援として産婦に伝えられる(Simkin & Ancheta, 2011)。心地よいインパクトを妨げる皮膚神経線維を刺激し，エンドルフィンの局所放出を刺激するリラクセーションおよびストレス低減技術として，陣痛の際にマッサージの使用

が採用されている(Burke, 2014)。

- 経皮的電気神経刺激(TENS)は別の刺激を与えることによって痛みを和らげる。

根拠：TENS は控えめな鎮痛効果をもたらし，それを使用するほとんどの産婦にとって満足のいく選択肢となっている(*Simkin & Bolding, 2004)。

- 鍼治療／指圧

根拠：鍼治療は，薬理学的疼痛緩和の有効な代替手段を提供する(*Simkin & Bolding, 2004)。

- 滅菌水の皮内注射

根拠：滅菌水の皮内注射は，胎児や産婦にいずれの副作用をもたらさず，ほとんどの陣痛において腰痛を軽減する(*Simkin & Bolding, 2004)。

■ 薬理的緩和措置を提案／奨励する(Burke, 2014)

❶鎮静薬と睡眠薬

- 鎮静または睡眠をもたらす。
- 中枢神経系を抑える。
- 不安の軽減をはかる。
- 半減期が長いために現代の産科ではほとんど使用されない。
- 歴史的に，潜在化した長期の陣痛を経験している産婦は，バルビツール酸系睡眠薬の投与により短期間の治療的な休息や睡眠の恩恵を受けると考えられていた。

根拠：H_1 受容体拮抗薬は，陣痛中に麻薬とともに投与することができる。

- 不安の軽減
- 鎮静を高める。
- 悪心・嘔吐を減少させる。
- 鎮痛薬

根拠：鎮痛薬は，産婦がリラックスして，子宮収縮の間に休むことを可能にする。

- 痛みの閾値が上昇することによる鈍化効果
- 痛みの軽減
- 息苦しさ

■ 以下のことについて産科に相談する

- 脳脊髄幹無痛法

根拠：陣痛時の脳脊髄幹無痛法

- 優れた鎮痛効果を提供する。
- できるだけ小さなモーターブロックで十分な鎮痛効果を発揮する。
- 柔軟で効果的な鎮痛方法
- ほかの薬理学的方法よりも産婦および新生児の中枢神経系の抑制が少ない。

分娩陣痛　425

- 局所麻酔（現在の産科ではめったに使用されない）
  - 恥骨ブロック（pudendal block）：腟内，外陰部および会陰部の麻酔を提供し，麻酔薬を側方壁を介して陰部神経領域に注入する。
  - 傍脊髄ブロック：子宮頸部周辺への麻酔薬の注射

■ 産婦と胎児に対する疼痛管理介入の効果のモニタリング（継続観察）とアセスメント
- 痛みのマネジメント前後の快適度を評価する介入
- 胎児の心拍数を観察して，注意を要する特性を確認する。

●臨床上の留意点

以下に示す症状が生じたら麻酔担当者に報告する：
- 低血圧
- 高度の知覚神経ブロック
- 徐脈
- 呼吸器易感染

■ 必要に応じて，健康教育を開始する
- 妊産婦とその家族に陣痛のプロセスについて指導する。
- 陣痛時の心理について説明する。
- 鎮痛／麻酔対策，副作用，および潜在的な合併症に関する情報を提供する。
- 産婦とその家族に手続きに関する情報を提供する。

慢性疼痛シンドローム

Chronic Pain Syndrome

定義 Definition

急性または潜在的な組織損傷に伴う，もしくはそのような損傷によって説明される，不快な感覚的および情動的経験(国際疼痛学会)。発症は突発的または遅発的で，強さは軽度から重度までさまざまであり，持続的・反復的で，回復は期待・予期できず，3か月以上続く。

診断指標 Defining Characteristics

- 以前からの活動を続ける力の変化
- 睡眠パターンの変化
- 食欲不振
- 口頭で伝えることができない個人のための標準化された疼痛行動チェックリストを用いた疼痛の証拠(例：新生児疼痛尺度，コミュニケーション能力に制限のある高齢者の疼痛評価チェックリスト)
- 苦悶の表情(例：眼に輝きがない，疲れ果てた顔つき，決まった目の動き，またはバラバラな目の動き，しかめ面)
- 疼痛行動／活動変化の代理報告(例：家族介護者)
- 自分への注意の集中
- 標準化されたペインスケールを用いた痛みの強度の自己報告〔例：Wong-Baker フェイススケール，Visual Analogue Scale(VAS)，Numerical Rating Scale(NRS)〕
- 標準化された疼痛尺度を用いた痛みの特性の自己報告〔例：マクギル疼痛質問票(MPQ)，簡易疼痛調査用紙(BPI)〕

関連因子 Related Factors

- 年齢＞50
- 睡眠パターンの変化
- 慢性筋骨格症状
- 妄想
- 挫傷
- 神経系の損傷
- 精神的苦痛
- 消耗性疲労

- 女性
- 骨折
- 遺伝疾患
- 虐待の既往(例：身体的，心理的，性的)
- 性器切除の既往
- 過剰債務歴
- 静的な作業姿勢の既往
- 物質乱用の既往
- 激しい運動の既往
- 神経伝達物質，神経調節物質，および受容体の不均衡
- 免疫障害(例：HIV 関連神経障害，水痘帯状疱疹ウイルス)
- 代謝機能の障害
- 肥満指数(BMI)の上昇
- 非効果的セクシュアリティパターン
- 傷害となる薬剤
- 虚血性状態
- 栄養不良
- 筋肉損傷
- 神経圧迫
- 外傷後関連状態(例：感染，炎症)
- コルチゾールレベルの持続的な増加
- 重い荷物を繰り返し持つ。
- 社会的隔離
- 関節リウマチ
- 腫瘍浸潤
- 全身振動

CARPENITO MEMO

　〈慢性疼痛シンドローム〉は，新たに承認された NANDA-I 看護診断である。この「シンドローム」は，看護診断として用いるには問題がある。診断指標をみると，それらは〈慢性疼痛〉を表す。関連因子のリストをみると，〈慢性疼痛〉の原因となる要因が示されている。

　「〈慢性疼痛〉と〈慢性疼痛シンドローム〉を鑑別することが重要である。慢性疼痛症候群(CPS)の病態生理は多角的かつ複雑であり，依然として十分に理解されていない。CPS は，慢性疼痛とは異なる。CPS を患う個人は，疼痛の感覚以上に数多くの関連する生活上の問題をかかえている。2 つの診断を鑑別することが重要である理由は，それぞれが異なるタイプの治療に反応するからである」(Singh, 2014；Grossman & Porth, 2014)。

CPSの治療は，個人ごとに調整しなければならない。治療は，疼痛行動の強化を中断し，疼痛反応の調節を目的とすべきである。治療の目標は現実的でなければならず，正常機能の回復（最小限の障害），生活の質の改善，薬物使用量の減少，慢性症状の再発防止に焦点を当てる必要がある。

個人のニーズと目標に応じて個別化され，作業療法（OT）とともに提供される，自己主導的な，あるいは理学療法（PT）プログラムは，CPSの個人の機能的な回復に重要な役割を担っている。

PTプログラムの目標は，静かにそっとした動きから始めて，徐々に強度と柔軟性を高めることである。強い痛みのため，個人はたいてい渋々PTプログラムに参加している。

PTプログラムの技術には，温罨法または冷罨法，ポジショニング，ストレッチ運動，牽引，マッサージ，超音波治療，経皮電気神経刺激（TENS），および整体が含まれる。

NOC 看護成果

〈疼痛管理〉〈疼痛レベル〉〈疼痛：破壊的作用〉〈疼痛管理〉〈抑うつ管理〉〈疼痛：有害な心理的反応〉〈コーピング〉〈ストレスレベル〉

目標 Goals

個人は，満足のいく緩和方法を経験する。以下に示す（特定の）指標によって証明される：

- 回復活動への参加が増える。
- （特定の）疼痛行動が軽減される。
- 気分やコーピングが改善される。

NIC 看護介入

〈疼痛管理〉〈薬物管理〉〈運動促進〉〈気分管理〉〈コーピング強化〉〈指圧〉〈温熱療法〉〈気分転換〉

看護介入 Interventions

個人の疼痛管理に関連する介入については，〈慢性疼痛〉の項を参照する（▶ p.415）。

- ■以下の介入は，専門的な看護職が使える認知行動療法の基本原理を用いた方略である
  - 個人と治療的関係を築く。
  - 肯定的な自尊感情を促す。
  - 疾患と関係のない行動を褒める。

慢性疼痛シンドローム　　429

- **個人に対する共感的，倫理的，専門的な看護ケアを提供するうえで障壁となりうる自分の信念や偏見を注意深くアセスメントする**
  - このシンドロームをかかえる個人は嘘をついているのではなく，本当に症状を来している。虚偽性障害や詐病との区別については成書を参照のこと。
- **あなたは以下のようなことを信じているか？**
  - 身体表現性障害は個人に当てはまらない。
  - 「疼痛を受けるべき個人」か「依存症になるに値しない個人」か，正しく区別することができる。
  - この個人は嘘をついている。
  - この個人は薬を求めている。
  - この個人はあなたの時間を浪費する存在である。
  - 長期間オピオイドを服用している個人はたいてい依存症になっている。
- **自らの偏見を調べる際，「悪い考えも悪い行動も存在しない」ということに留意する**
  - 個人の担当をする看護職の数を制限する。
  - 個人の症状が現実のものであるとあなたが信じていることを明確にする。そのことをほかのスタッフと共有する。
  - 何がストレスや不安を軽減するのかを具体的に探す。
  - 特に疾患に関係のない話をする際には，「返事をしてもらうために聞くのではなく，理解を促すために聴く」（Procter, Hamer, McGarry, Wilson, & Froggatt, 2014, p.93）。
  - 個人が要求や安楽でナースコールをしない場合は，個人の病室に立ち寄る。
- **疾患についての個人の不安を軽減する**（Boyd, 2012）
  - 指示の出されている診断検査について説明する。
  - 特定の診断検査が必要となるかもしれないとは伝えない。
- **さまざまな非侵襲的ストレス緩和法と，それがなぜ効果的なのかを個人と家族に説明する**
  - メンソールやマッサージ，バイブレーションを治療的に使用することを説明する。
  - マインドフルネス瞑想を教える。
    - リラクセーション法（例：ヨガ，呼吸法，誘導イメージ法）
    - 音楽
- **健康教育を開始し，必要に応じて専門機関を紹介する**
  - どのようなフォローアップ（経過観察）が推奨されるか，個人／家族と一緒に明らかにする。

急性混乱

Acute Confusion

NANDA-Ⅰ定義 NANDA-Ⅰ Definition

短期間に進行する可逆的な障害が，意識・注意・認知・知覚に突然発症した状態

診断指標 Defining Characteristics

- **必須データ（必ず存在）**
  - 以下の症状が突然始まる：
    - 認知機能の変化*
    - 意識レベルの変化*
  - 精神運動活動の変化*
    - 興奮*
    - 集中力低下
    - 見当識障害
    - 落ち着きがない*
    - 強い警戒心
    - 支離滅裂
    - 恐怖
    - 不安
    - 興奮
  - 夜間や消耗性疲労時，新しい状況などで悪化する症状
- **副次的データ（おそらく存在）**
  - 幻覚*
  - 錯覚
  - 妄想
  - 誤解*

関連因子 Related Factors

せん妄や混乱状態のリスクを増大させる因子は，ベースラインの脆弱性（例：認知症，脳卒中，パーキンソン病などの根底にある脳疾患）を高めるものと，障害を引き起こすもの（例：感染症，鎮静薬，身体不動；Francis & Young, 2014）に分類される。

- 脳代謝亢進または脳代謝障害の突然の発症に関連し，以下に続発するもの（Miller, 2015）：

❶体液や電解質の障害
- 脱水
- アシドーシス／アルカローシス
- 低カルシウム血症／高カルシウム血症

431

- 低カリウム血症
- 低ナトリウム血症／高ナトリウム血症
- 低血糖／高血糖

❷栄養不良
- 葉酸塩あるいはビタミン B_{12} 欠乏
- 貧血
- ナイアシン欠乏
- マグネシウム欠乏

❸心血管障害
- 心筋梗塞
- うっ血性心不全
- 律動異常
- 心ブロック
- 側頭動脈炎
- 硬膜下血腫

❹呼吸器疾患
- 慢性閉塞性肺疾患：結核，肺炎
- 肺塞栓症

❺感染症
- 敗血症
- 髄膜炎，脳炎
- 尿路感染症（特に高齢者）
- 代謝疾患，内分泌疾患
- 甲状腺機能低下症／甲状腺機能亢進症：副腎皮質機能低下症／副腎皮質機能亢進症
- 下垂体機能低下症／下垂体機能亢進症：体位性低血圧
- 低体温／高体温
- 副甲状腺疾患：肝不全または腎不全

❻中枢神経系（CNS）疾患
- 脳血管障害
- 多発性梗塞
- 腫瘍
- 正常圧水頭症
- 頭部外傷
- 発作および痙攣後状態

■ 治療関連因子
- 脳代謝障害に関連し，以下に続発するもの：

❶手術
- 治療薬による薬物中毒
  - 神経遮断薬：麻薬
  - 全身麻酔
- 薬物の副作用
  - 利尿薬
  - ジギタリス
  - プロプラノロール
  - アトロピン

- 経口血糖降下薬
- 抗炎症薬
- 抗不安薬
- フェノチアジン
- ベンゾジアゼピン
- バルビツール酸塩
- メチルドパ
- ジスルフィラム
- リチウム
- フェニトイン
- 市販の感冒薬，鎮咳薬，睡眠薬
- サルファ剤
- シプロフロキサシン
- メトロニダゾール
- アシクロビル
- H_2受容体拮抗薬
- 抗コリン薬

■ 状況因子(個人・環境)
- 脳代謝障害に関連し，以下に続発するもの：
  - アルコール，麻薬，鎮静薬，催眠薬の禁断症状
  - 重金属中毒や一酸化炭素中毒
- 以下に関連するもの：
  - 疼痛
  - 宿便
  - 身体不動
  - 抑うつ状態
  - 不慣れな環境
- (特定の)化学物質中毒や薬物に関連するもの：
  - アルコール
  - コカイン
  - メサドン塩酸塩
  - メタンフェタミン塩酸塩
  - フェンシクリジン(PCP)
  - オピオイド(例：ヘロイン)

CARPENITO MEMO

　「混乱」は，一連の認知障害を表すために看護職がしばしば使用する用語である。「個人が混乱していると判断することが，まさに最初のステップである」(*Rasin, 1990；*Roberts, 2001)。混乱は，脳代謝の障害を示す反応である。

　急性の混乱(せん妄)は，どの年齢層でも起こりうるものであり，数時間から数日にわたって生じる(Grossman & Porth, 2014)。せん妄や混乱状態のリスクを増大させる因子は，ベースラインの脆弱性を高めるもの(例：認知症，脳卒中，パーキンソン病などの根底にある脳疾患)や障害を引き起こすもの(例：感染症，鎮静薬，身体不動)に分類することができる。混乱は通常，医学的状態，薬物中毒，または薬物の副作用によって引き起こされる(Francis & Young, 2014)。

　「慢性の錯乱(認知症)は，記憶，言語，視空間的能力，認知を含む知的機能のいくつかの領域において，後天的で持続的な障害の症候群である」(Grossman & Porth, 2014, p.65)。

　認知症の個人は急性の混乱(せん妄)を経験することがある。看護職は悪化しているかどうかを観察するため，入院前の機能を確認し，家族と打ち合わせをしておく必要がある。

急性混乱

> **NOC** 看護成果
>
> 〈認知〉〈見当識〉〈思考変調の自己コントロール〉

目標 Goals

混乱の出現が減少する。以下の指標によって証明される：

- あまり動揺しなくなる。
- 日常生活活動（ADL）を行う。
- あまり闘争的でなくなる。

> **NIC** 看護介入
>
> 〈せん妄管理〉〈鎮静法〉〈リアリティ・オリエンテーション〉〈環境管理：安全〉

看護介入 Interventions

■ **個人の統合性を促進する**

- 家族，重要他者，介護者に状況とコーピングの方法について指導する（Young, 2001）。
  - 混乱の原因について説明する。
  - 個人が自らの状況に気づいていないことを説明する。
  - 忍耐強さ，柔軟さ，穏やかさをもち続けることの必要性について説明する。
  - 個人を大人として対応することを強調する。
  - 行動は障害の一部で，故意ではないことを説明する。
- 共感的で敬意のあるケアの基準を維持する。
  - 共感的で敬意のあるケアを求め，そのようなケアが行われているかを観察する。
  - 会話のための情報を収集するよう試みる（好きなこと，嫌いなこと，興味，趣味，職歴）。日中の早いうちに面接をする。
  - （聴力低下がない限り）低い音程と普通の音量で，1対1でアイコンタクトをとりながら理解してもらえるよう，ゆっくり話すことを重要他者と介護者に奨励する。
- 敬意を払い，共有することを促す。
  - 何を言っているのかに注意を払う。
  - 有意義な意見を取り上げながら会話を進める。
  - 相手の名前を呼び，接するたびに自己紹介する。受けとめられるようならタッチを行う。
  - 相手が好む呼び名を使う。「おじさん」「お母さん」などの呼びかけは混乱を招いたり，受けとめられない可能性があるので使わない。

- あなたが気にかけ，親しみをいだいていることを相手に伝える（微笑みながら，ゆっくりと，ユーモアや賞賛を交えて。決して説き伏せるようにしてはならない）。
- 発せられた言葉や動作の背景にある感情に焦点を当てる。

■ 適度に意味のある感覚刺激を与える
- 突然の予定変更や配置換え（病室の移動）を少なくする。
  - 時間と場所がわかっていられるようにする。
  - 毎朝，日時や場所を言う。
  - 個人が読めるくらいの大きな時計やカレンダーを設置する。
  - 矯正レンズを手元に置いておき，使用する。
  - 夜間は常夜灯や暗めの照明を使用する。
  - 間接照明を用い，日が暮れる前に点灯する。
  - 窓越しあるいは戸外に出て，昼間の日差しや夕暮れを見る機会を提供する。
  - カードやピンを使って休日に印をつける（例：バレンタインデーに赤いハートマークをつける）。
- 個人のなじみの物を家族に持って来てもらう（例：反射しないガラスを使った写真立て，ショール）。
  - 個人に写真について話をしてもらう。
  - 身近な話題に焦点を当てる。
- 食事など，課題や活動を指導する際，段階を小さく区切りながら，1回に1つのことだけを伝える。

■ 最近の出来事や季節に関すること（雪，川や海での遊び）を話し合う。あなた自身の趣味（旅行，手工芸）について話す

■ 混乱状態を是認しない
- 個人と言い争いをしない。
- 混乱した言動に対する最善の返答を見つけ出す。
- 混乱した個人は，恐怖を軽減する返答に慰められることがある。たとえば，20年も前に母親が亡くなっているのに，「母に会いたい」と言う個人に対して，看護職は「お母様があなたのことを大事に思っていたことがわかります」と対応する。
- 個人を現実に引き戻すようにする。混乱したままにしない。
- 個人の前で同僚と別の話題についての話をしない。
- 看護職が入室したり，退室したりするときは声をかける（例：「10分以内に戻ります」）。

■ 損傷をしないようにする
- 環境における危険性をアセスメントしたり調整したりするための方略については，〈身体損傷リスク状態〉の項を参照する（▶ p.60）。

急性混乱　435

- ■必要に応じて，専門機関を紹介する
  - ●介護者に適切な地域の資源を紹介する。

急性混乱リスク状態

Risk for Acute Confusion

NANDA-Ⅰ定義 NANDA-Ⅰ Definition

短期間に進行する可逆的な障害が，意識・注意・認知・知覚に発症しやすく，健康を損なうおそれのある状態

危険因子 Risk Factors

〈急性混乱〉の「関連因子」を参照（▶ p.431）

NOC 看護成果
〈急性混乱〉の項を参照（p.434）

目標 Goals

個人は，見当識や注意力，認知力のレベルが維持していることを示す。

NIC 看護介入
〈急性混乱〉の項を参照（▶ p.434）

看護介入 Interventions

〈急性混乱〉の項を参照（▶ p.434）

慢性混乱

Chronic Confusion

NANDA-Ⅰ定義 NANDA-Ⅰ Definition

環境刺激を解釈する能力の低下と知的な思考に必要な能力の低下を特徴とする，知的能力とパーソナリティが悪化した状態。不可逆性であったり，長期間であったり，進行性であったりする。記憶障害，見当識障害，行動障害が出現する。

診断指標 Defining Characteristics

- 通常の意識レベル
- 以下の不可逆性，長期間，進行性：
  - 解釈の変化；慢性認知障害
  - 長期記憶の変化；社会的機能障害
  - パーソナリティの変化；脳器質障害
  - 短期記憶の変化；刺激に対する反応の変化
  - 認知機能障害の変化

関連因子 Related Factors

■ 病態生理因子

- アルツハイマー病*
- 多発（脳）梗塞性認知症（MID）*
- 血流低下による血管性認知症（脳の損傷部位）（例：慢性高血圧症，コントロールされていない糖尿病）
- 度重なる脳損傷〔例：アルコール依存症や繰り返される頭部外傷（例：元プロボクサーやフットボール選手）〕
- 前頭側頭型認知症（以前はピック病と呼ばれていた）
- 炎症性自己免疫疾患（例：多発性硬化症，全身性エリテマトーデス，脳炎）
- 毒性物質の注入
- 脳腫瘍
- 感染症〔例：HIV 関連神経認知障害（HAND），ヘルペス脳炎，神経梅毒〕
- 末期疾患（AIDS，肝硬変，がん，腎不全，心不全，慢性閉塞性肺疾患）
- クロイツフェルト・ヤコブ病
- 退行性神経疾患
- ハンチントン舞踏病

- 精神障害
- レビー小体と呼ばれる異常な蛋白構造により引き起こされる認知症の1つ
  とされるレビー小体型認知症

CARPENITO MEMO

〈急性混乱〉の項を参照（▶ p.433）

NOC 看護成果

〈認識能力〉〈見当識〉〈思考変調の自己コントロール〉〈サーベイランス：安全性〉
〈情緒支援〉〈環境管理〉〈転倒予防〉〈鎮静法〉

目標 Goals

個人は最大限に自律して治療環境に参加する。以下の指標によって証明され
る：

- 欲求不満が軽減される。
- 闘争的な反応の出現が消失する。
- 夜間の睡眠時間が増える。
- 体重が安定，または増える。

NIC 看護介入

〈認知症管理：認知刺激〉〈鎮静法〉〈リアリティ・オリエンテーション（現実性見
当識づけ）〉〈環境管理：安全〉

看護介入 Interventions

- 診断前カウンセリングが済んでいるかどうか確認する
- 混乱が起こる前の個人はどのような人物だったのか，重要他者とともに調
  べる
  - 教育レベル，職歴
  - 趣味，ライフスタイル
  - コーピングスタイル
- 基本的な行動を知るため観察する
  - 1日の中で個人の状態が最もよい時間帯
  - 単純な質問に応答するまでにかかる時間
  - 気が散ることの許容範囲
  - 判断力
  - 自己の障害に対する洞察
  - 抑うつ状態の症状と徴候

慢性混乱　439

- 日課

■ 個人の統合性を促進する（Miller, 2015）

- コミュニケーションを個人のレベルに合わせる。
  - 「赤ちゃん言葉」や見下すような口調は避ける。
  - 簡単な文章を用いて，1回に1つの意見を示す。
- 安全性の問題がなければ，個人を説得しない。
- 「あなたは何をしたいですか」というような大まかな質問をしない。その代わりに，「散歩をしたいですか，それとも絨毯の上で横になりますか」と尋ねる。
- 個人には返答できないとわかっている質問はしない。
- 否定的な反応が予想されなければ，注意を引いたり関心を示すために軽いタッチを用いる。

■ 個人の安全性を高める（Miller, 2015）

- 追加の介入については〈転倒転落リスク状態〉の項を参照する（▶ p.70）。
- 侵襲的な治療が適切で，安全であることを確認する（例：IV 装置，尿道カテーテル，胃管）。

■ 個人が闘争的である場合，恐怖や欲求不満の原因を突き止める

- 消耗性疲労
- 誤った刺激や不適切な刺激
- 日課や環境，介護者の変更
- 機能的能力以上のことを要求されるプレッシャー
- 身体的ストレッサー，疼痛，感染，急性疾患，不快感
- 何かを持たせる（例：ぬいぐるみ）。

■ 身体的な機能障害や突然の機能低下が出現した場合

- 個人を名字（姓）で呼ぶ。
- 個人を頼る姿勢をとる。
- きっかけによって無意識に社会的な行動をとらせて，注意をそらす（例：「スミスさん，ジュースはいかがですか？」）。
- 機能が障害された出来事が過ぎたあとに，個人とその出来事について話し合う。

■ 現実見当識訓練を行い，作業療法士（OP）の勧めによって再度モチベーションを高められるよう支援する

■ 五感（聴覚，視覚，嗅覚，味覚，触覚）をとおして個人に望ましい刺激を与える方法を教える

- 視覚を刺激する（形の異なる明るい色彩のもの，写真，塗り絵，万華鏡などを用いる）。
- 嗅覚を刺激する（花，ラベンダーからのアロマオイル，香水などを用いる）。

- 聴覚を刺激する(波の音や雨音など心地よい音を流す)。
- 触覚を刺激する(マッサージ,振動するリクライニングシート,毛羽立ったもの,ビロード,絹,ぬいぐるみ)。
- 味覚を刺激する(香辛料,食塩,砂糖,酢)。

■ ストレス閾値を下げる方法(Hall & Buckwalter, 1987；Miller, 2015)

❶夕暮れ症候群に対処する

- 認知症の個人が夕方近くや夕刻,あるいは夜に興奮や落ち着きのなさ,混乱が増大しているか観察する。尿路感染症や睡眠時無呼吸など,夕暮れ時の行動が悪化する潜在的な状態が疑われる場合はスペシャリストに相談する。
- 以下のような日中遅くに混乱を悪化させる因子を減らす：
  - 消耗性疲労
  - 「体内時計」の乱れ
  - 薄暗い照明
  - 現実と夢の区別が困難
  - 影が増える。

❷夕暮れ症候群を緩和するための介入を行う(Khachiyants, Trinkle, Son, & Kim)

- 就寝,散歩,食事,活動などの日課を続けるようにする。
- 「体内時計」を正しい時刻に合わせるため,朝早くに日光を浴びるようにする。
- 睡眠サイクルを調整するため昼寝をさせない。
- 夜間の睡眠を促すため,日中に活動や,日光を浴びることを計画する。
- 昼寝を制限する。
- カフェインや砂糖は午前中に摂取するようにする。
- 多くの因子の中でも,薄暗い照明と影が増えることが日中遅くに混乱や夜間幻覚を悪化させることが報告されている(Smith, 2010)。
- 周りが暗かったり慣れていなかったりする際に生じる動揺を軽減するため,常夜灯をつけておく。
- 夜間,テレビ鑑賞を含む,背景の騒音や刺激的な活動を減らすようにする。個人を動揺させる可能性がある。
- 知らない所や不慣れな場所では,リラックスできる馴染みの場所にするために,写真など身近なものを用意する。
- 夕刻に穏やかな音楽や,波の音などの自然界のリラックスできる音を流す。

■ 健康教育を開始し,必要に応じて専門機関を紹介する

- サポートグループ
- 地域密着型のプログラム(例：デイケア,レスパイトケア)
- アルツハイマー協会
- 生活支援型の長期療養施設

慢性混乱　441

意思決定葛藤

Decisional Conflict

NANDA-Ⅰ定義 NANDA-Ⅰ Definition

競合する選択肢は，価値観と信念に対する挑戦・危険・損失を伴っているため，取るべき行動方針に不確かさを感じている状態

診断指標 Defining Characteristics*

- 選択に確信がもてないと言葉で表現する。
- 考えている行動がもたらす望ましくない影響を言葉で表現する。
- 選択肢から選ぶのに迷う。
- 意思決定の遅れ
- 自己注目
- 決断する際の苦悩を言葉で表現する。
- 苦悩や緊張の身体的徴候〔例：心拍数の増加，落ち着きがない（ソワソワ）〕
- 決断の際に個人的価値観を疑問視する。
- 決断の際に道徳的価値観を疑問視する。
- 決断の際に道徳規則を疑問視する。
- 決断の際に道徳原理を疑問視する。

関連因子 Related Factors

〈意思決定葛藤〉の誘因になると思われる状況は非常に多いが，なかでもリスクのきわめて高い複雑な医療介入を決定する状況は，特にその可能性が高い。個人はどのような意思決定の状況においても，葛藤を起こす可能性があるので，次にあげる例は，すべてを余すところなく網羅しているわけではなく，問題になりやすい状況と困難を増強する要因があると思われる状況を反映しているにすぎない。

- ■ 治療関連因子
  - 適切な情報の欠如に関連するもの
  - 以下に示す（特定の検査や治療の）危険性と受益性の比率に関連するもの：
    - 手術
      - ・腫瘍切除
      - ・美容外科
      - ・四肢の切断
      - ・移植
      - ・精巣摘出
      - ・前立腺切除
      - ・子宮摘出
      - ・椎弓切除

- ・乳房切除
   - ・人工関節置換
   - ・白内障（水晶体切除）
   - ・帝王切開
 - ●診断
   - ・羊水穿刺
   - ・超音波
   - ・X線
 - ●化学療法
 - ●放射線療法
 - ●透析
 - ●人工換気（呼吸）
 - ●経腸栄養法
 - ●静脈内輸液
 - ●出産予定日前に陣痛促進薬の使用
 - ●研究段階の試験的治療への参加
 - ●HIVの抗ウイルス療法
- ■状況因子（個人・環境）
  - ●価値体系の認知に対する脅威に関連するもの
  - ●以下に示す危険性と受益性の比率に関連するもの：
    - ●個人的因子
      - ・結婚
      - ・母乳栄養対人工栄養
      - ・親になること
      - ・不妊手術
      - ・体外受精
      - ・郊外の施設からの移動
      - ・割札
      - ・離婚
      - ・人工妊娠中絶
      - ・人工授精
      - ・養子縁組
      - ・入院，施設収容（子ども，親）
      - ・避妊
      - ・介護施設への入所
      - ・里親，里子制度
      - ・離別
    - ●仕事／職務
      - ・転職
      - ・職業倫理
      - ・ビジネス投資
      - ・配置転換
  - ●以下に関連するもの：
  - ●関連情報の不足*
  - ●混乱を招く情報
  - ●サポート体制内での意見の相違
  - ●意思決定の経験不足
  - ●あいまいな個人的価値観／信念*
  - ●個人的価値観／信念との葛藤
  - ●予後不良疾患の家族歴
  - ●病院環境（コントロール喪失）

意思決定葛藤　　443

- 以下に示す論理的ジレンマ：
  - 生活の質（QOL）
  - 生命維持装置の停止
  - 「延命措置（蘇生）禁止（DNR）」の指示
  - 人工妊娠中絶
  - 臓器移植
  - 多胎妊娠の選択的人工妊娠中絶

■ 発達因子

以下に示す危険性と受益性の比率に関連するもの：

❶思春期
- 仲間からのプレッシャー
- アルコール・薬物使用
- 職業選択
- 避妊具の使用

❷成人期
- 大学
- 関係を続けるべきか否か
- 転職
- 転居
- 退職
- 性行動
- 違法／危険な状況

❸高齢者
- 退職
- 介護施設への入所

CARPENITO MEMO

　看護職は，個人や家族の意思決定を援助するうえで重要な役割を担っている。一般に看護職は，治療や転院に関する意思決定では，金銭的利害関係がないので，理想的な立場で援助することができる。Davis(*1989)によれば，「看護学や医学の専門的知識を駆使しても，医療のスペシャリストは，個人の価値観や，個人が自分にとって最良と思われるものを知ることはできない」が，看護学の専門知識を駆使すれば，看護職は個人の信念や価値観とともに，可能な選択肢と考えられる結果をすべて考慮に入れた，系統的な意思決定を促進できる。焦点は，論理的な意思決定を援助することであり，所定の決定を促すことではない。

　個人はリスクがきわめて高い治療を決断する場合に，必ずしも葛藤を起こすとは限らない。「生きるために治療を選択する」状況では，個人はある意味で運を天に任せるといった認識をしていることがあるので，葛藤はそれほど深刻でない場合もある。このような理由で，看護職は手がかりを十分に確認しないまま，個人に〈意思決定葛藤〉の看護診断を下すことのないよう，十分に注意しなければならない(*Soholt, 1990)。

NOC 看護成果

〈意思決定〉〈情報処理〉〈ヘルスケアの意思決定への参加〉

目標 Goals

個人／集団は，十分な情報に基づいて選択を行う。以下の指標によって証明
される：

- 選択肢の利点と欠点を述べる。
- 選択肢と他者の反応に対するおそれや不安を共有する。
- 意思決定のプロセスを支援するために最も役立つことを明らかにする。

NIC 看護介入

〈意思決定支援〉〈共同目標設定〉〈学習促進〉〈ヘルスシステム案内〉〈予期ガイダ
ンス〉〈患者権利保護〉〈価値観明確化〉〈不安軽減〉

看護介入 Interventions

■ 共有した意思決定を保証するためにそれぞれの要素に取り組む（Lilley et al., 2010）

- 行うべき決断を明らかにする。
- 個人にとって何が重要かを探し出す。
- 利用可能な方法および認識している／実際に存在している障壁を明らかにする。
- 治療の選択肢の危険性および受益性について話し合う。

■ 原因と誘因をアセスメントする

- 「関連因子」を参照

■ 内因に関する原因と誘因を軽減または除去する

❶ 意思決定の経験不足または効果的でない意思決定

- 論理的な意思決定を促進する：
  - 問題を認識して必要な決定を明確にできるよう援助する。
  - 考えられる代案や選択肢をすべてリストアップして，一覧表を作成する。
  - さまざまな代案について起こりうる結果を明らかにできるよう援助する。
  - 信念・価値観に対する現実的または潜在的脅威に基づいて，代案を評価できるよう援助する。
  - 個人が自分で意思決定をするよう励ます。
- 重要他者に，意思決定の全過程にかかわるよう働きかける。
- 意思決定の代案を考えるときに，重要他者を相談役として活用するよう提

意思決定葛藤　　**445**

案する。

- 意思決定をする場合に，積極的な役割であれ，協力的な役割であれ，受け身的な役割であれ，個人が望む役割を尊重して支援する。
- 意思決定すべきこととさまざまな代案を検討できるよう準備する。

❷価値観の葛藤

- 〈スピリチュアルペイン〉の項も参照（▶ p.695）
- 個人にとって何が重要かを探し出す（Lilley et al., 2010）。

❸情報不足または矛盾した情報

- 個人の価値観に合致する利用可能な選択肢を明らかにする。
- 治療の選択肢の危険性および受益性について話し合う。

❹結果や他者の反応に対するおそれ

- 〈恐怖〉の項も参照（▶ p.478）
- 考えられる結果を明らかにし，誤った考えを正す。
- 意思決定しないことによるリスクを個人と探求する。おそれと向き合うよう個人を励ます。
- 意思決定は個人自身が行うもので，その権利はその人自身にあることを積極的に保証して安心させる。

■外因に関する原因と誘因を軽減または除去する

❶サポート体制との意見の相違

- 家族であれ，友人や医療のスペシャリストであれ，他者のプレッシャーに屈する必要のないことを，個人に伝えて安心させる。
- 他者が個人の能力を中傷して，個人に自分の考えで意思決定させないようにしている場合，その人の意思を擁護する。
- サポート体制内で，誰が個人の意思決定を支援しているかを確かめる。誰が代理人としての権限をもっているか，または決定することに対して誰かから指示されているのか，について個人と話し合う。
- 個人が自分自身のニーズよりもサポート体制のニーズを優先すると，「選択する行為」に相反する感情をいだく可能性があることを認識する。選択しなかったことに対するリスクにストレスを感じる。

■小児への看護介入

- 子どもや青年の場合は，意思決定過程にかかわるようにする。

■高齢者への看護介入

- 高齢者が意思決定に関与していることを確認する。
- 高齢者，家族，医療提供者のコミュニケーションを促進する。
- 必要に応じて，簡単に説明を行い，決定に関する危険性と受益性を示す。

自律神経反射異常亢進

Autonomic Dysreflexia

NANDA-Ⅰ定義 NANDA-Ⅰ Definition

　第6胸髄かそれより上部の脊髄損傷後に生じる，命にかかわる抑制できない有害刺激に対する交感神経系の反応がみられる状態

診断指標 Defining Characteristics

　第6胸髄あるいはそれより上の脊髄損傷がある個人で，以下の因子が存在する：

- 発作性高血圧*（突然で断続的な血圧上昇の状態で，140 mmHg 以上の収縮期血圧と 90 mmHg 以上の拡張期血圧を示す）
- 徐脈あるいは頻脈（1分間に 60 回以下あるいは 100 回以上の脈拍数）
- 発汗（損傷部より上部）*
- 皮膚の赤い斑点（損傷部より上部）*
- 蒼白（損傷部より下部）*
- 頭痛（頭部領域のびまん性疼痛で，どの神経支配にも限局されない）*
- 不安，心配，心労
- 瞳孔散大
- 悪寒*
- 結膜の充血*
- ホルネル症候群*（瞳孔収縮，眼瞼の部分下垂，眼球陥没，ときに顔面の患側に発汗の消失がみられる）
- 感覚異常*
- 立毛（筋）反射*
- かすみ目*
- 胸痛*
- 口の中に金属味を感じる*。
- 鼻詰まり*
- 陰茎の勃起と射精

関連因子 Related Factors

■ 病態生理因子
- 内臓の伸展と刺激に関連し，以下に続発するもの：

Ⅰ

6

認知-知覚パターン

❶消化器

- 胆石
- 胃潰瘍
- 消化器系過敏症
- 胃膨満
- 便秘
- 宿便
- 痔
- 急性の腹部症状，感染，傷害
- 肛門の裂傷

❷泌尿器

- 膀胱拡張*
- 尿結石
- 尿路感染
- 精巣上体炎・陰嚢圧縮

❸皮膚のかぶれ*

- 褥瘡
- 昆虫咬傷
- 熱傷
- 足趾の陥入爪
- 日焼け
- 水疱
- 硬くて鋭利な物への接触

❹生殖器

- 月経
- 精巣上体炎
- 射精
- 性交
- 妊娠・出産
- 子宮の収縮
- 腟感染
- 腟拡張

- 骨折や骨の傷害に関するもの
- 皮膚の刺激(腹部，下腿)に関するもの
- 括約筋の攣縮に関連するもの
- 深部静脈血栓に関連するもの
- 肺塞栓症に関連するもの
- 痛みに関連するもの
- 外科的もしくは診断手順に関連するもの

■ **治療関連因子**

- 内臓の伸展に関連し，以下に続発するもの：
  - 宿便の除去
  - 閉塞あるいは開通していないカテーテル
  - 臓器の伸展や刺激過敏に関連し，外科的切開や浣腸に続発するもの
  - カテーテル挿入，浣腸
  - 大腸内視鏡検査
  - 膀胱鏡検査
  - 尿量動態

■ **状況因子(個人・環境)**

- 予防や治療についての知識不足に関連するもの
- 内臓の伸展に関連し，以下に続発するもの：

- 「物を持ち上げる動作」（車椅子スポーツなど，両脚の拘束および膀胱の拡張によりノルエピネフリンの生成が亢進する；[*]McClain, Shields, & Sixsmith, 1999）
  - 性行動
- 神経刺激に関連し，冷水に浸ることに続発するもの
- 体温の変動に関連するもの
- 収縮性の服，靴や装具に関連するもの

CARPENITO MEMO

〈自律神経反射異常亢進〉は，生命を脅かす状況を表しているが，看護介入によりその状況を予防・治療できるものである。予防とは，個人に交感神経系への刺激を抑制する方法を教えることや，交感神経への刺激となりうる介入は行わないことをいう。治療の焦点は有害な刺激（例：宿便，尿閉）を減らしたり，取り除くことにある。看護介入で刺激が除去されず，さまざまな徴候が解消されなければ医師の介入が不可欠となる。個人が，自律神経反射異常亢進のすべて，あるいは大部分の症状に医師の治療を必要とする場合，その状況は共同問題，すなわち「RC：自律神経反射異常亢進」として診断される。

NOC 看護成果

〈神経学的状態〉〈神経学的状態：自律神経系〉〈バイタルサインの状態〉

目標 Goals

個人／家族は，初期の徴候や症状に反応できる。また，自律神経反射異常亢進を予防する。以下の指標によって証明される：
- 自律神経反射異常亢進を引き起こす因子を述べる。
- 自律神経反射異常亢進の治療を述べる。
- 緊急な治療が必要な場合について述べる。

NIC 看護介入

〈自律神経反射異常亢進管理〉〈バイタルサイン・モニタリング〉〈救命救急ケア〉〈与薬〉

看護介入 Interventions

- 原因や誘因をアセスメントする
  - 「関連因子」を参照
- 自律神経反射異常亢進の徴候がみられたら，以下の処置を行う
  - 立たせる，または座らせる。
  - 下肢を低くする。

自律神経反射異常亢進　　**449**

- 身体を締め付ける衣服や装具をゆるめる。

■ 膀胱の充満をチェックする

❶カテーテル挿入中の場合

- カテーテルがよじれたり圧迫されていないかを確認する。
- 30 mL の生理食塩水でゆっくりと洗浄する。
- 尿が出ない場合，カテーテルを取り替える。

❷カテーテルを挿入していない場合

- 塩酸ジブカイン軟膏を用いてカテーテルを挿入する。
- 尿を 500 mL 排出させ，それから 15 分間クランプする。
- このサイクルを膀胱が空になるまで繰り返す。

■ 宿便をチェックする

- 最初に塩酸ジブカイン軟膏を肛門と直腸の 2.5 cm 奥まで塗布する。
- 潤滑油を十分に塗った手袋をつけ，示指で優しく直腸内をチェックする。
- 坐薬を挿入するか，あるいは優しく摘便をする。

■ 皮膚の刺激をチェックする

- 自律神経反射異常亢進を引き起こす皮膚の損傷部に，局所用麻酔薬をスプレーする。
- 弾性ストッキングを外す。

■ 3～5 分ごとに血圧を継続観察する

■ 徴候や有害な刺激が除去されない場合や，高血圧がベースラインの 2 倍のときは，ただちに薬物治療について主治医に相談する

■ 健康教育を開始し，必要に応じて専門機関を紹介する

- 個人や家族に，自律神経反射異常亢進の症状や徴候，治療について指導する。
- どのような場合に緊急に医療介入が必要なのかを教える。
- どのような状況（月経や性行為，排尿あるいは排便）が自律神経反射異常亢進の引き金になるかを説明する。
- 早期に症状を見つけたら，すぐに介入するよう指導する。
- 膀胱感染や皮膚の損傷の初期症状（褥瘡，足趾の陥入爪）を観察するよう指導する。
- 自律神経反射異常亢進が起こりやすい場合には，長期の薬物的管理について医師に相談するよう助言する。
- 誘因と起こる頻度を記録する。

自律神経反射異常亢進リスク状態

Risk for Autonomic Dysreflexia

NANDA-Ⅰ定義 NANDA-Ⅰ Definition

　第6胸髄またはそれより上部の胸髄に損傷や病変を有する人で，脊髄性ショックからは回復しているが，命にかかわる抑制できない有害刺激に対する交感神経系の反応が起こりやすく（第7と第8胸髄損傷の患者にみられる），健康を損なうおそれのある状態

　〈自律神経反射異常亢進〉の項を参照（▶ p.447）

危険因子 Risk Factors

　〈自律神経反射異常亢進〉の「関連因子」を参照（▶ p.447）

目標 Goals

　〈自律神経反射異常亢進〉の項を参照（▶ p.449）

看護介入 Interventions

　〈自律神経反射異常亢進〉の項を参照（▶ p.449）

知識不足

Deficient Knowledge

NANDA-Ⅰ定義 NANDA-Ⅰ Definition

特定のテーマについての認知情報がない，あるいは足りない状態

診断指標 Defining Characteristics

- 大げさな行動*
- 行動が不適切（例：ヒステリック，非友好的，興奮，無関心）*
- 問題について言語化する。
- 指示を間違えて遂行する*。
- テストで実技を間違える*。

関連因子 Related Factors*

- 認知機能の変化
- 情報を得る機会がない。
- 情報不足
- 学習への興味の不足
- 思い出せない。
- 資源（リソース）についての知識不足

CARPENITO MEMO

〈知識不足〉は，人間の反応や変化，機能不全のパターンを表すものではない。むしろ，それは病因または誘因である（Jenny, 1987）。知識の欠如は，さまざまな反応をもたらす（例：〈不安〉や各種〈セルフケア不足〉）。すべての看護診断は，看護介入の一部として個人や家族の指導を含んでいる（例：〈便失禁〉〈言語的コミュニケーション障害〉）。指導が特定の看護診断に直接関連する場合は，指導を計画に組み込む。手順の前に具体的な指導が示されている場合，「不慣れな環境や手順に関連した〈不安〉」を使用することができる。自宅療養する個人や家族を支援するための情報が提供される場合は，〈非効果的健康管理〉が用いられる。

記憶障害

Impaired Memory

NANDA-Ⅰ定義 NANDA-Ⅰ Definition

ちょっとした情報や行動スキルが覚えられない，また思い出せない状態

診断指標 Defining Characteristics*

■必須データ(必ず存在。1つまたはそれ以上)

- もの忘れが観察される。あるいは本人がそのことを訴える。
- 行動したかどうか思い出せない。
- 新しいスキルを習得できない。
- 以前に習得したスキルを実施できない。
- 事実情報を思い出せない。
- 出来事を思い出せない。

関連因子 Related Factors

■病態生理因子

- 中枢神経系の変化*に関連し，以下に続発するもの：
  - 脳変性疾患
  - 病変
  - 頭部外傷
  - 脳血管障害
- 情報処理の量と質の低下に関連し，以下に続発するもの：
  - 視覚障害
  - 聴覚障害
  - 身体的健康の悪化
  - 消耗性疲労
  - 学習習慣
  - 知的技能
  - 教育レベル
- 栄養不足(例：ビタミンCやビタミン B_{12}, 葉酸，ナイアシン，チアミン)に関連するもの

■治療関連因子

- 記憶装置に影響を及ぼす(特定の)薬物に関連するもの

■状況因子(個人・環境)

- 自己達成の期待に関連するもの
- 過剰な自意識と心配に関連し，以下に続発するもの：
  - 悲嘆
  - 不安
  - 抑うつ状態

Ⅰ

6

認知-知覚パターン

453

- アルコール摂取に関連するもの
- 動機の欠如に関連するもの
- 刺激の欠如に関連するもの
- 集中できないことに関連し，以下に続発するもの：
  - ストレス
  - 疼痛
  - 注意散漫
  - 知的刺激の欠如
  - 睡眠障害

CARPENITO MEMO

〈記憶障害〉は，記憶を改善することで個人の機能がよくなる場合に有用である。個人の記憶が脳の変性のために改善できない場合は，この看護診断は適切ではない。その代わり，看護職は各種〈セルフケア不足〉あるいは〈身体損傷リスク状態〉など，記憶障害が機能に及ぼす影響を評価する。介入の焦点は記憶を改善することではなく，セルフケアの改善や保護に置くことになる。

NOC 看護成果

〈見当識〉〈記憶〉

目標 Goals

個人は，記憶について満足度が高まってきたことを報告する。以下の指標によって証明される：
- 記憶を向上させる方法を3つ見つける。
- 記憶を阻害する因子を述べる。

NIC 看護介入

〈リアリティ・オリエンテーション(現実性オリエンテーション，現実性見当識付け)〉〈記憶訓練〉〈環境管理〉

看護介入 Interventions

- 記憶障害に対する個人の信念について話し合う
  - 誤った情報を訂正する。
  - 否定的な期待から記憶障害になる可能性があることを説明する。
- 記憶に対してネガティブな影響を与える因子についてアセスメントする (例：病態生理，読み書き，ストレッサー)
- 集中することに困難をかかえている場合，リラクセーション法や誘導イメージ法が有効であることを説明する
- 以下のような記憶を向上させる方法を2つか3つ教える

(Maier-Lorentz, 2000；Miller, 2015)

- 用件を書き留める(例：リスト，カレンダー，ノートを使用する)。
- 書き留めたものと合わせて聴覚的なものを使用する(例：タイマー，目覚まし時計)。
- 環境的な手がかりを利用する(例：いつもの場所から物を移動させることもあるので，必ず通常の場所にそれを戻し，すぐに思い出せるようにする)。
- 物を置く場所を決めておき，いつもその場所に置くようにする(例：鍵はドアの近くのフックにかけておく)。
- 覚えたいことを声に出して繰り返し言ったり，紙に書いたりして覚え込む。
- 自分で自分に指示をする。声に出す(例：「外出前に鍵をカウンターの上に置いてから，ストーブを消すこと」)。
- 頭文字を用いて関連づける(例：Carrot にんじん，Apple りんご，Radish ラデッシュ，Pickles ピクルス，Egg 卵，Tea bags ティーバッグを購入することを覚えるために，「CARPET カーペット」という言葉にする)。
- 思い出そうとするときには，アルファベット順に探してみる(例：Martin という名前を思い出すために「A」で始まる名前で始めて，正しい記憶が呼び起こされるまでアルファベット順に探していく)。

■ 何かを学んだり，覚えようとしている場合，以下のことを説明する
- できる限り注意が散漫にならないようにする。
- 急がせない。
- 日課になるようにする。
- ノートかカレンダーを携帯したり，メモを思い出すきっかけとして利用する。

記憶障害　　455

半側無視

Unilateral Neglect

NANDA-Ⅰ定義 NANDA-Ⅰ Definition

　身体および付随する環境への感覚反応や運動反応，心的表象，空間性注意に障害のある状態。片側への不注意と反対側への過剰な注意を特徴とする。左半側無視のほうが右半側無視より重症で長期化する。

診断指標 Defining Characteristics

- **必須データ（必ず存在。1 つまたはそれ以上）**
  - 身体の無視側（患側）および／または体外空間を無視する（半側空間無視）。または，無視側（患側）四肢あるいは無視側（患側）体幹の存在を否認する（病態失認）。
- **副次的データ（おそらく存在）**
  - 空間認知困難
  - 片麻痺（通常は左側）

関連因子 Related Factors

- **病態生理因子**
  - 脳損傷に関連し，以下に続発するもの：
    - 脳血管障害（CVA）*
    - 脳動脈瘤
    - 外傷*
    - 腫瘍*
    - 脳血管の問題*

CARPENITO MEMO

　〈半側無視〉は，脳の右半球に最も頻発する相互性の障害を意味する。この診断は「半側無視シンドローム」というシンドローム（型看護診断）とみなすことができる。シンドローム（型看護診断）は，その状況に関連した一連の看護診断群である。「半側無視シンドローム」の看護介入は各種〈セルフケア不足〉や〈不安〉〈身体損傷リスク状態〉が焦点になる。

NOC 看護成果

〈患部への注意深さ〉〈神経学的状態：末梢神経〉〈感覚機能：固有受容器〉〈身体障害への適応〉〈セルフケアの状態〉

目標 Goals

個人は，無視側（患側）の機能・感覚の喪失を補うために，視野全域を入念に調べる能力を実証できる。以下の指標によって証明される：

- 環境内の安全を脅かす因子を明確にする。
- 欠損と治療が必要な理由を述べる。

NIC 看護介入

〈片側無視管理〉〈セルフケア援助〉〈ボディイメージ強化〉〈環境管理：安全〉〈運動療法〉

看護介入 Interventions

- **神経心理学者，理学療法士(PT)，作業療法士(OT)，リハビリテーション専門の看護職などと意見交換をして，多分野にわたる総合的なプランを個人のために個人とともに作成する**
  - 個人／家族は，半側無視のこと，視覚探索練習(VST)，四肢活性化治療(LAT)，プリズム適応(PA)などの看護や治療計画のことについて理解をしているかを確認する。
- **個人が知覚欠損を認識できるように援助する**
  - 最初は，障害に応じて環境を整備する。
    - ナースコールやベッドサイドスタンド，テレビ，電話，私物などを個人の健側に配置する。
    - 健側がドア側に向くようにベッドを配置する。
  - 健側から近づいて，話しかける。
  - 無視側（患側）から近づかなければならない場合は，入室時に自分の存在を知らせて，個人を驚かせないようにする。
  - 頻繁に左側から右側に向けて見る方法について指導する。
  - 補習や学習によって欠損している視野を認識できるよう指導する場合は，個人の環境を徐々に変化させて，家具や私物を視野から移動させて遠ざける。（健側から自己紹介をしたあとに）無視側（患側）から個人に話しかける。
  - 環境を整理整頓してシンプルにし，十分な照明を確保する：
    - 活動の間に休息を入れる。
    - 「あなたはいま，壁のほうを向いています」などと具体的な手がかりを提供する。
  - 水平面のゆがみを少なくするために，全身が映る鏡を提供し，個人が無視側（患側）に傾いていることを目で確認できるようにする。
  - 車椅子の個人には，ラップボード（アクリル樹脂製が望ましい）を用意する。その上に指先を中心にして無視側（患側）上肢を置く。ボード上の上肢

半側無視　**457**

を捜すように促す。

- 歩行可能な個人には，無視側（患側）上肢の下垂と肩関節亜脱臼を防ぐために，スリングを使用する。
- ベッドに臥床するときは，枕の上に無視側（患側）上肢をのせて浮腫を予防する。
- 絶えず環境に対する手がかりを提供する。
- 時計，お気に入りの指輪やブレスレットなどを無視側（患側）に装着し，無視側（患側）に注意を向けやすくする。

■ 個人がセルフケアとそのほかの日常生活活動（ADL）に必要な適応ができるよう援助する

- 入浴や更衣，トイレに対して，処方された矯正レンズや補聴器を使用するように勧める。
- 日常生活活動を行うときは，まず最初に無視側（患側）に注意を向けるよう指導する。
- 日常生活活動を行うときは，いつも無視側（患側）肢に目を向けるよう指導し，個人が無視側（患側）肢の位置を常に把握できるようにする。
- 更衣や整容は，鏡の前で行うよう指導する。
- 左や右を区別しやすくするために，靴や衣服の裏側に色分けしたマーカーを縫いつけたり貼ったりするよう提案する。
- 入浴中に無視側（患側）の下肢を身体の一部として意識し，摩擦やマッサージをして四肢を知覚するよう勧める。
- 適切な場合は補助具を利用する。
- このほかの介入は，各種〈セルフケア不足〉の項を参照する。
- 食事に対して：
  - 最小限の皿と食物，食器で食事を提供する。
  - 少量ずつ摂取し，健側に食物を入れるよう指導する。
  - 一口食べ終えるたびに，舌を使って無視側（患側）に「残留」した食物を取り除くよう指導する。
  - 食後／薬物服用後に，食物／薬物が残留していないか口腔内をチェックする。
  - 1日3回と必要時に口腔ケアを行う。
  - まず最初に食物を個人の視野の範囲内に置く。そして徐々に視野の範囲外へ移動し，視野全域を見わたすよう指導する。
  - 適切な場合は，食事用補助具を利用する。
  - このほかの介入は，〈摂食セルフケア不足〉の項を参照する（▶ p.345）。
  - 個人に咀嚼困難や嚥下困難がある場合は，「嚥下困難に関連した〈栄養摂取消費バランス異常：必要量以下〉」の項を参照する（▶ p.166）。

- **損傷の予防法を指導する**
  - 整頓された明るい環境を確保する。
  - 個人が環境全体に目を向けられるように再訓練をする。
    - 個人に顔を正中線より無視側(患側)に向けるよう指導し，無視側(患側)方向の景色を眺められるようにする。
    - 顔を無視側(患側)に向ける必要がある活動を行う。
    - 歩行中や車椅子歩行中に，環境全体に目を向ける必要性を個人に思い起こさせる。
- **触覚を利用して，個人の上肢と下肢を個人に再認識させる**
  - 個人に健側の手で無視側(患側)を擦りながら無視側の上肢と下肢を観察するよう指示する。
  - さまざまな生地の素材で無視側(患側)を擦り，感覚を刺激する(温，冷，粗，柔)。
- **健康教育を開始し専門機関へ紹介する**
  - 看護職，理学療法士(PT)，作業療法士(OT)に紹介をする。
  - 個人および家族の双方が，半側無視の原因や介入の目的と根拠を理解できるようにする。
  - 技術の再学習を促進する技術を，家族に指導する(例：視野の手がかり，視野のスキャンニング)。
  - 安全な環境維持の原則を指導する。

7

自己知覚パターン

Self-Perception Pattern

不安

Anxiety

NANDA-Ⅰ定義 NANDA-Ⅰ Definition

自律神経反応を伴う，漠然として不安定な不快感や恐怖感（本人に原因は特定できないかわからないことが多い）で，危険の予感によって生じる気がかりな感情。身に降りかかる危険を警告する合図であり，脅威に対処する方策を講じさせる。

診断指標 Defining Characteristics

■必須データ（必ず存在）

生理的，感情的，認知的のそれぞれからの症状によって明らかにされる。それらの症状は，不安の程度によって異なる（*Whitley, 1994）。

❶生理的

- 脈拍数の増加*
- 呼吸数の増加*
- 発汗*
- 声の震え*
- 動悸
- 頻尿，遷延性排尿，尿意切迫感*
- 不眠*
- 顔面紅潮*，あるいは顔面蒼白
- 身体のうずきや疼痛（特に，胸部，背部，首）

- 血圧の上昇*
- 瞳孔散大*
- 震え，単収縮*
- 悪心*
- 下痢*
- 消耗性疲労*
- 口渇*
- 落ち着きがない*
- 立ちくらみ*／めまい

❷感情的

- 以下の感情を述べる：
  - 心配する*。
  - いら立ち*
  - コントロールの欠如
  - つらい無力感の持続*

  - 警戒心*
  - 緊張，もしくは緊張していること
  - 不幸になるかもしれないという予測

- 以下を表出する：
  - いら立ち*／焦燥
  - 泣く。

  - 怒りの爆発
  - 他者を非難する傾向*

---

* この項目は，1994年の Georgia Whitley による不安の概念分析の研究結果を示したものである。

- 驚愕反応
- 引きこもり
- 自己卑下

- 自己批判と他者批判
- 自発性の欠如
- アイコンタクトが少ない*。

❸認知的
- 注意障害*：集中力の低下
- 忘れっぽい*
- 過去への執着
- 過剰な注意力
- 学習能力の低下*
- 混乱*
- 周囲の状況に気づく力の欠如*
- 反すう思考*
- 思考途絶（思い出せない）
- 何かに心を奪われる*。

関連因子 Related Factors

■ 病態生理因子
- 生理的恒常性を妨げるあらゆる因子
- 呼吸困難に関連し，以下に続発するもの：
  - 胸痛
  - 精神状態を変化させる薬物
  - がんの診断

■ 治療関連因子
- 以下に関連するもの：
  - 差し迫った手術
  - 化学療法の影響
  - 侵襲的な処置

■ 状況的因子（個人・環境）
- 自己概念の脅威に関連し，以下に続発するもの：
  - 役割状態／機能*と名声の変化や脅威
  - 失敗（あるいは成功）
  - 倫理上のジレンマ（Halter, 2014；Varcarolis, 2011）
  - 恐怖の対象や状況に身をさらすこと
  - 平穏を乱す不必要な考え
  - フラッシュバック
  - 他者から認められることの欠如
  - 大事な財産の喪失
  - パニック発作のおそれ

不安　463

- 満たされていない欲求
- 儀礼的行動の停止
- 重要他者の喪失に関連し，以下に続発するもの：
  - 死への脅威[*]
  - 文化的なプレッシャー
  - 一時的あるいは恒久的な別離
  - 離婚
  - 移転
  - 死
- 生物学的な統合性への脅威に関連し，以下に続発するもの：
  - 死
  - 侵襲的な処置
  - 暴行
  - (特定の)病気
- 環境の変化に関連し，以下に続発するもの：
  - 入院
  - 退職
  - 環境汚染物質
  - 移転
  - 安全上の問題
  - 監禁
  - 自然災害
  - 難民問題
  - 軍事的または政治的な展開
  - 航空機での旅
- 社会経済的地位の変化に関連し，以下に続発するもの：
  - 失業
  - 昇進
  - 新しい仕事
  - 解雇
- (特定の)自己に対する理想主義的な期待や非現実的なゴールに関連するもの

■発達因子

❶乳児／子ども
- 別れに関連するもの
- なじみのない環境や人に関連するもの
- 仲間関係の変化に関連するもの
- (特定の人物の)死による不慣れな儀式や大人たちが悲嘆にくれる状況に関連するもの

❷思春期
- (特定の人物の)死に関連するもの
- 自己概念に対する脅威に関連し，以下に続発するもの：
  - 性的発育
  - 学業不振
  - 仲間関係の変化

❸青年期
- 自己概念に対する脅威に関連し，以下に続発するもの：
  - 妊娠
  - 子育て
  - 転職
  - 加齢の影響
- 過去に体験した妊娠合併症，流産，胎児死亡に関連するもの

- 妊娠による変化についての知識不足に関連するもの
- 出産体験についての知識不足に関連するもの

❹高齢者
- 自己概念に対する脅威に関連し，以下に続発するもの：
  - 感覚機能の喪失
  - 経済的問題
  - 筋力の低下
  - 退職による変化

CARPENITO MEMO

〈不安〉と〈恐怖〉の看護診断は，これまでに複数の研究者によって検討されてきた（*Jones & Jakob, 1984；*Taylor-Loughran, O'Brien, Lachapelle, & Rangel, 1989；Whitley, 1994；*Yokom, 1984）。これらの診断の定義は，「脅威」を確認できるかどうかが焦点となっている。「脅威」が確認できる場合は〈恐怖〉であり，そうでない場合は〈不安〉である（NANDA, 2002）。しかしこれは，臨床家にとって実用的な定義なのかどうかは検証されていない（Taylor-Loughran et al., 1989）。

不安は，個人の価値体系や安全規範への脅威に対する反応として生じる懸念や困惑といった漠然とした感情である（*May, 1977）。手術やがんといった状況を特定することはできるが，自分自身に対する脅威は，実のところ複雑に絡み合った懸念や困惑に関連している。つまり，その状況は，脅威の源泉ではあるが，脅威そのものではない。不安とは対照的に，恐怖は，個人の安全規範が飛行や高所，ヘビなどに反応した明確な脅威や危険に関連した懸念の感覚である。恐怖は，脅威が取り除かれると消失する（May, 1977）。不安は恐怖と区別される。不安は，人に危害をもたらしていることが明らかな外部からの刺激によって，おそれを感じたり脅威を感じたりする。「不安は，パーソナリティの中核に入り込み，自尊心や個人的価値観が損なわれることから，より深いレベルで私たちに影響を及ぼす」（Halter, 2014, p.279；Varcarolis, 2011）。不安は，生きていくうえで避けることができないものであるが，問題を解決したり危機的状況から抜け出したりするための行動を起こそうとすることから，十分肯定的な機能をも果たしている（*Varcarolis, Carson, & Shoemaker, 2005）。

臨床的には，不安と恐怖のいずれもが，状況への反応として同時に存在することがある。たとえば，手術を受ける個人は，疼痛を恐れると同時に，がんの可能性に不安になることがある。Yokom（*1984）によると，「恐怖は，その状況から脱出したり不愉快なものを除去したりすることによって，あるいは安心することによって和らげることができる。不安は，常在することを受けとめることによって軽減される。また，前に進むことで得られるもののほうが，回避することで得られるものよりも大きいことを確信することによって，不安は軽減される」。

NOC 看護成果
〈不安のレベル〉〈コーピング〉〈不安の自己コントロール〉

不安　　465

目標 Goals

個人は，心理的・生理的快適さが増したことを報告する。以下の指標によって証明される：

- 不安とコーピングパターンについて述べる。
- 不安を軽減するための2つの方策を示す。

NIC 看護介入

〈不安軽減〉〈衝動性コントロール訓練〉〈予期ガイダンス〉〈鎮静強化〉〈リラクセーション法〉

看護介入 Interventions

〈不安〉への看護介入は，病因や誘因にかかわらず，不安をいだいているどのような個人にも適用することができる。

■ 現在の不安のレベルを軽減できるよう支援する

- 不安のレベルをアセスメントする：軽度，中度，重度，パニック
  - 快適で安心できる環境を提供する。
  - 個人に寄り添う。
  - 現在のコーピングメカニズムを支援する（例：話したり，泣いたりできるようにする）。言い訳や正当化に対立したり反論したりしない。
  - ゆっくりと穏やかに話す。
  - （看護職が）自らの心配事に気づくことで，双方で不安に陥るのを避ける。
  - 共感的理解を表現する（例：静かに寄り添う，触れる，泣けるようにする，会話をする）。
  - 解決策は見出せるという安心感を提供する。
  - 不安の感情は害にはならないことを気づかせる。
  - パーソナル・スペースに配慮する。
- 不安が重度あるいはパニックレベルにある場合
  - 重度な不安やパニックレベルの不安をいだいている個人には，誰かが付き添えるようにする。
  - 何かを要求したり，判断を求めたりしない。
  - 柔らかな照明で，静かな，刺激のない環境を提供する。
  - 簡単な短い文で，ゆっくりと穏やかに話をする。
  - 現在に焦点を当てる。
  - 余計な刺激を取り除く（例：より静かな部屋に連れて行く）。同じように不安な状態にある個人と接触するのを制限する（例：ほかの個人や家族）。
  - 個人で"リラックスする"ように勧めない。個人を1人にしない。

- 激しい呼吸困難が生じている間は，あらゆることにおいて援助を提供する。
- 急性期の間は，予防策についての話はしない。
- 急性期でないときに，リラックスの仕方について教える（例：音楽を流す，イメージ誘導法）。
- 必要であれば，可能な薬物療法について，医師／上級看護師*／医師助手（PA**）に相談する。
  - 過換気や呼吸困難が生じている場合：
- （看護職が）呼吸法を実演し，その技法を一緒にするように求める。
- 個人の恐怖を受けとめ，さまざまな試みをするよう積極的に促す。
- 無力感の存在を受けとめる。
- 個人で"リラックスする"ように勧めない。個人を１人にしない。
- 激しい呼吸困難が生じている間は，あらゆることにおいて援助を提供する。
- 急性期の間は，予防策についての話はしない。
- 急性期ではないときに，リラックスの仕方について教える（例：音楽を流す，イメージ誘導法）。
- （看護職と）一緒に呼吸をするように求める（例：ゆっくりとした腹式呼吸のリズム）。

■不安が軽減しているときに，不安や原因を認識できるよう支援する

- 軽い不安は，ポジティブに変わるための建設的なきっかけである可能性があり，回避する必要がないことに気づくよう援助する。
- 不安に対する（看護職の）アセスメントが妥当かどうか意見を求める（例：「あなたはいま，落ち着かないですか？」）。
- 個人が「はい」と応えた場合は，学習プロセスを続ける。不安を認めることができないならば，認めるようになるまで支援を続ける。
- 個人が学習できるときに，いつものコーピング・メカニズムを確認する。「あなたは気が動転したとき，いつもどのようにしますか？」〔例：読書する，問題について話し合う，距離を置く，物質（薬物）を使用する，社会的支援を求める〕
- 満たされていない欲求や期待をアセスメントする。個人が不安を感じる直

---

* 訳注：米国では上級看護師として，クリニカルナーススペシャリスト（CNS, clinical nurse specialist），ナースプラクティショナー（NP, nurse practitioner），助産師（CNM, certified nurse-midwife），麻酔看護師（CRNA, certified registered nurse-anesthetist）などがあることから，本書ではこれらを上級看護師と表す。

** 訳注：PA（physician assistant）。医師の監督のもと，診断・治療を含む医療行為を行う医療専門職。世界７か国（米国，英国，カナダ，オーストラリア，台湾，オランダ，南アフリカ）で導入されている。

不安　467

前に体験したことを，回想し記述するよう促す。

● 次のことを話し合うことによって，認知された脅威を再評価できるよう支援する：

　● 期待は現実的だったか？　理想的すぎたか？

　● 期待をかなえることが可能だったか？

　● 一連の出来事において，どこで変更が可能だったか？

● 「処理しやすい問題に焦点を当て続ける。そのような問題を簡潔に具体的に明示する」(Varcarolis, 2011)。

● 個人がストレスフルな状態を避けることができないとき，不安のたち切り方を教える：

　● 顔を上げ，肩を下げる。

　● 呼吸をコントロールする。

　● ゆっくりと考える。声の調子を変化させる。

　● 自分に指示を出す(できれば，大きな声で)。

　● 身体を動かす。

　● 「変な顔をしてみましょう」(表情を変えるため)。

　● 見方を変える。遠くから状況を見ることを想像する(*Grainger, 1990)。

■ 問題のあるコーピング・メカニズムを使うのを少なくするか，使わないようにする

● 〈非効果的コーピング〉の項を参照(▶ p.613)

■ レジリエンス(回復力)を促進する

● 有意義な体験を軽視するのを避ける。

● ユーモアを徐々に促す。

● 楽観主義を奨励する。

● 重要他者と話し合うことを奨励する。

● 宗教，自然，祈り，瞑想，あるいはほかのやり方をとおして，スピリチュアルな安らぎを求めることを奨励する。

■ 健康教育を始めたり，必要に応じて専門機関を紹介する

● 慢性的な不安や不適切なコーピング・メカニズムを有していることが確認された個人には，継続的なメンタルヘルスのカウンセリングと治療を紹介する。

● 病気や治療に関して，専門用語を用いずにわかりやすい言葉で指導する。

● 個人にアサーティブの訓練を指導する(あるいは訓練について紹介する)。

● 個人が，運動を増やしテレビを観る時間を少なくするように指導する〔具体的な看護介入については，〈リスク傾斜健康行動〉の項を参照する(▶ p.40)〕。

● リラクセーション技法の使用について指導する〔例：アロマセラピー(オレンジ，ラベンダー)，水治療法，音楽療法，マッサージ〕。

- 脚のマッサージやリフレクソロジーの効果について説明する（*Grealish, Lomasney, & Whiteman, 2000；*Stephenson, Weinrich, & Tavakoli, 2000）。
- 緊急介入として電話番号を伝えておく。ホットラインや精神科の救急処置室，可能な場合はオンコール（呼べばすぐ来てくれる）スタッフ

■小児への看護介入

- 年齢に応じた言葉遣いで，パペットや人形，標本模型などの見本を用いて，不安の原因となっている出来事について説明する。
- 子どもに肌着をつけさせ，なじみのおもちゃや物をもたせる。
- 子どもが不安に対処するのを支援する（Hockenberry & Wilson, 2015）：
  - 信頼関係を確立する。
  - 親からの分離を最小限にする。
  - 思いを表出するよう促す。
  - 子どもを遊びに参加させる。
  - 新しい体験（例：処置，手術）をすることへの準備をさせる。
  - 快適になる方法を提供する。
  - 退行を容認する。
  - 親にケアへの関与を促す。
  - 親の心配を軽減し，情報を提供する。
- 怒りをいだいている子どもを支援する。
  - 怒りを共有するよう子どもに促す（例：「注射されたとき，どのような感じがしましたか？」）。
  - 怒ってよいことを子どもに伝える（例：「私も思うようにならないときは，怒ることがあるのよ」）。
  - 子どもに適切な方法で怒りを表出するよう促し，そのやり方であれば怒りの表出を容認する（例：大きな声で話す，家の周りを走る）。

■妊産褥婦への看護介入

- 妊婦健診において妊娠に関する不安を確認する。
- 必要であれば，妊婦だけ，あるいはパートナーだけ，あるいは双方を交えて，妊娠や親になることに関連する期待と心配を話し合う。
- 高いレベルの不安をいだいていたり，顕著な不安障害やほかの精神疾患のある妊婦には，メンタルヘルスのスペシャリストを紹介する。
- 出産クラスに参加することの重要性を強調する。
- 研究者らは，妊婦の不安を高める因子を以下のように明らかにしている（Guardino & Schetter, 2014；Gurung, Dunkel-Schetter, Collins, Rini, & Hobel, 2005；*Lobel, DeVincent, Kaminer, & Meyer, 2000）：
  - 母親の年齢が最も若い層と最も高齢の層
  - 白人と比較してアフリカ系／ラテン系米国人の女性

不安

- 普段から心配している個人は，妊娠時の不安の測定においても高い傾向にある。
- 個人的資質が乏しい個人〔自分自身に対する総体的な思い(自尊感情)，自分の将来(安定しない楽観的感覚)，重要な成果へと調整する能力の認識〕
- 夫婦の関係に満足していない人や，パートナーからのより大きなソーシャルサポートを報告した個人
- 糖尿病や心疾患のような医学的リスクが高い個人
- 初妊婦
- 前回の分娩経験がよくなかったか，流産の経験がある個人
- 不安があること，そしてその不安が正常であることを受けとめる(Guardino & Schetter, 2014；*Lugina, Christensson, Massawe, Nystrom, & Lindmark, 2001)。
  - 分娩後1週間：自分のことを心配する(例：疲労感があり，乳房や会陰部，感染に対して神経質になる)。
  - 分娩後1週間：児の健康状態について心配する(例：児の眼，呼吸，体温，安全さ，泣き声)。
  - 分娩後6週間：自分や児に対するパートナーの反応について心配する。
- 診断検査の前後に援助を提供しつつ，検査の理由を説明する。

■高齢者への看護介入
- 個人の心配事を調べる(例：経済面，安全性，健康，生活習慣，犯罪，暴力)。

死の不安

Death Anxiety

NANDA-Ⅰ定義 NANDA-Ⅰ Definition

　自分の存在に対する現実的な脅威または想像した脅威の認識によって生じる，漠然とした不安定な不快感や恐怖感

診断指標 Defining Characteristics[*]

個人は以下のことを訴える：
- 自分の死が重要他者に及ぼす影響を心配する。
- 無力感
- 死ぬときの知的能力の喪失に対するおそれ
- 死に関連した痛みに対するおそれ
- 死に関連した苦痛に対するおそれ
- 深い悲しみ
- 死の過程に対するおそれ
- 介護者にかかる負担を心配する。
- 死と臨終に関連した否定的な考え
- 長引く死の過程に対するおそれ
- 早すぎる死に対するおそれ
- 不治の病の発症に対するおそれ

関連因子 Related Factors

　末期の状態もしくは死が差し迫っている可能性の医学診断が，この看護診断の根拠になる。次のような因子が〈死の不安〉をもたらす要因となる。
- **状況因子(個人・環境)**
  - 死をテーマにした話し合い[*]に関連するもの
  - 死の切迫感[*]に関連するもの
  - 臨死体験[*]に関連するもの
  - 予後の不確かさ[*]に関連するもの
  - 苦しみの予感[*]に関連するもの
  - 死に至る疾患への直面[*]に関連するもの
  - 死に関連する観察[*]に関連するもの
  - 痛みの予感[*]に関連するもの
  - 死すべき自分の運命を受け入れないこと[*]に関連するもの

Ⅰ

7

自己知覚パターン

471

- 死後の世界の不確かさ*に関連するもの
- 大いなる力との出会いについての不確かさ*に関連するもの
- 大いなる力の存在の不確かさ*に関連するもの
- 死の過程の経験*に関連するもの
- 他者に死の影響が及ぶ予感*に関連するもの
- 麻酔の悪影響の予感*に関連するもの
- 緩和ケアか治療かという個人的な葛藤に関連するもの
- 緩和ケアか治療かという家族の葛藤に関連するもの
- 他者の負担になることへのおそれに関連するもの
- 手に負えないほどの疼痛に対するおそれに関連するもの
- 見捨てられることに対するおそれに関連するもの
- 家族や友人との処理されていない葛藤に関連するもの
- 自分の人生に意味がなかったというおそれに関連するもの
- 社会的なつながりがなくなることに関連するもの
- 無力感と脆弱性に関連するもの

CARPENITO MEMO

　NANDA-Ⅰの分類に〈死の不安〉が含まれたことで，診断名に病因のついた診断カテゴリーが創出された。これによって，NANDA-Ⅰのリストには病因を含む診断名まで広げることができる（例：分離不安，失敗不安，旅行不安）。多くの診断名がこれと同じ方針をとることができる。つまり〈恐怖〉では「閉所恐怖症による〈恐怖〉」，〈下痢〉では「旅行者の〈下痢〉」，〈意思決定葛藤〉では「終末期の〈意思決定葛藤〉」が可能になる。

　特に，終末期の状況では，個人や重要他者にさまざまな反応を引き起こす。これらの中には，その状況に関係する人たちが共有したり予想したりする反応もある。これらの反応は，「終末期シンドローム」のようにシンドローム（型看護診断）として記述されるであろう。筆者は，緩和ケアやホスピスケアに携わる看護職に，このような診断の開発を推奨する。

NOC 看護成果

〈尊厳ある人生の終焉〉〈恐怖のレベル〉〈恐怖の自己コントロール〉〈個人の満足〉〈意思決定〉〈家族のコーピング〉〈穏やかな死〉〈コーピング〉〈苦痛の重症度〉

目標 Goals

　個人は，不安や恐怖が軽減されたことを報告する。以下の指標によって証明される：
- 死にゆく過程に関連した思いを共有する。
- 精神的な快適さが高まるような具体的な要望を述べる。

> **NIC** 看護介入
> 〈不安軽減〉〈患者権利保護〉〈家族支援〉〈ダイイング・ケア（死に向かうためのケア）〉〈コーピング強化〉〈積極的傾聴〉〈情動支援〉〈霊的支援〉

看護介入 Interventions

- 自分の死や愛する人たちの死に関して，自分（看護職）がどのような思いをいだいているかを探る。自分自身や同僚の看護職／医師などが，「死の回避」（Braun, Gordon, & Uziely, 2010）に携わるかどうかを調べる
  - Braun ら（2010）は，死にゆく個人へのケアリングに対する看護職の態度が，死に対する個人的な態度に関連していることを明らかにした。肯定的な態度を示している人たちは，死にゆく個人とより多くかかわることが報告されている。死の恐怖に対処するために回避行動をとる個人もいることを指摘し，媒介的役割が「死の回避」であることがわかった。文化や宗教が態度を決めることもある（ユダヤ系に多い）。
- 潜在的な末期状態であることを新たに，あるいは早期に診断された個人には，その個人の思いや不安のレベルを調べる
  - 個人と家族が，その状態に対する理解について，別々に話し合える機会をもてるようにする。間違った情報は正す。
  - 担当の医師／上級看護師から，病状や治療の選択肢，病期に関する確かな情報を聞けるようにする。
  - 予後について知らされている場合は，話し合う時間を確保する。
- 末期疾患が進行状態にある個人の場合
  - 状況についての理解や感情を個人とともに探る。
  - 担当の医師／上級看護師／医師助手（PA）が，個人や家族が望む状況や選択肢についてこれまでに話し合ってきたかどうか確認する。
  - 死をどのように感じているか，どのような出来事が死につながるのかについての恐怖心を共有するよう促す。
  - 個人や家族から，終末期ケア（エンド・オブ・ライフ・ケア）に対する具体的な要望を引き出す。
  - 死が迫るにつれ，愛する人に生じる可能性のある変化について家族に説明する（例：死前喘鳴，食欲不振，悪心，衰弱，引きこもり，四肢の循環低下）（Yarbro, Wujcik, & Gobel, 2013）。
  - 以下のように，個人に自分の世界観を再構築するよう促す：
    - 個人が死の意味についての思いを言葉で表現できるようにする。
    - 思いには，正しいことも間違いということもないことを個人に伝える。
    - 自らの選択で反応していることを教える。
    - 数々の困難を受けとめる。

Ⅰ

7

自己知覚パターン

死の不安 　473

- スピリチュアルな助言者や親友との対話を促す。
- 重要他者に認識や関心事を共有する機会をもたせる。また，悲しみは起こりうることであり，正常な反応であることを彼らに伝える。
- 正直に会話をすることの価値について話し合う（例：悲しみ，誤解，意見の相違）。
- 適切であれば，個人が（昔の，あるいは最近の）葛藤を解決するために，口頭や書面で他者に連絡をとれるよう援助する。許すことは和解を求めることではなく，「苦痛を手放すこと」であることを確認する（Yakimo, 2008）。
- 個人の人生にどのような意味があったのか振り返る。
- 人生を振り返り，喪失を妨げる悲しみについてじっくりと考える。
- 重要他者に，人生の振り返りと悲しむことを許容し，励ましたり元気づけようとしない。
- 死の過程にある個人の願望（例：訪問者をごく数名にするか，なしにする，ケアの調整，大がかりなことはしない，飲食物の好み）を尊重する。家族の願望よりも個人の要求を積極的に支援する。
- ホスピスケアについて説明が必要な場合は，専門機関への紹介や健康教育を始める：
  - ホスピスには，その治療計画において，介護者，看護職，社会福祉士，医師，上級看護師が配置されている。
  - ホスピスでは，在宅や医療で緩和ケアが提供される。
  - 教育資源を紹介する（例：全米ホスピス・緩和ケア協会）。

恐怖

Fear

NANDA-Ⅰ定義 NANDA-Ⅰ Definition

予測される脅威に対する反応で，意識的に危険だと認識している状態

診断指標 Defining Characteristics

❶ パニックの言語的訴え*

- 警戒心*
- 攻撃性
- 心配する*
- 回避行動*
- おそれている*
- 自信の低下*
- 先のことへのおそれ*
- 興奮*
- 衝動的*
- 警戒心の増大*／緊張の増大
- 恐怖の原因への一点集中*
- パニック感
- 非常に強い恐怖感*

❷ 臓器-身体系の活動

- 筋骨格系
  - 息切れ
  - 消耗性疲労*／四肢の機能低下
  - 筋緊張*
- 呼吸器系
  - 呼吸数の増加*
  - 震え
- 心血管系
  - 動悸
  - 収縮期血圧の上昇*
- 皮膚
  - 紅潮／蒼白*
  - 発汗の増加*
  - 知覚障害
- 消化器系
  - 食欲不振*
  - 悪心／嘔吐
  - 下痢*／便意
  - 口渇*
- 中枢神経系(CNS)／知覚
  - 失神
  - 集中力欠如

Ⅰ

7

自己知覚パターン

- 易刺激性
- 不眠症
- 頻脈*
- ぼんやりしている状態
  - 泌尿生殖器系
    - 頻尿／尿意切迫

- 悪夢
- 瞳孔散大*
- 問題解決能力の低下*

関連因子 Related Factors

　恐怖は，さまざまな健康上の問題や状況，葛藤に対する反応として生じる。いくつかの共通する原因は以下のとおりである。

■病態生理因子
- 知覚された緊急で長期的な影響に関連するもの：
  - 認知障害
  - 身体の機能や部分の喪失
  - 障害を引き起こす疾患
  - 感覚障害
  - 長期の身体障害
  - 終末期の疾患

■治療関連因子
- コントロールの喪失と予測できない結果に関連し，以下に続発するもの：
  - 入院
  - 放射線治療
  - 侵襲的処置
  - 麻酔
  - 手術とその結果

■状況因子(個人・環境)
- コントロールの喪失と予測できない結果に関連し，以下に続発するもの：
  - 重要他者の変化や喪失
  - 疼痛
  - 新たな環境
  - 新たな人々
  - 成功
  - 離婚
  - 知識不足
  - 失敗
  - 収入源の喪失の可能性に関連するもの

■発達因子
❶就学前(2〜5歳)
- 以下に関連するもの：
  - 年齢に関連するおそれ
  - 暗闇，幽霊
  - 動物
  - 好かれないこと
  - 1人ぼっち
  - 親や仲間からの別離
  - 身体的損傷
  - 見知らぬ人

❷学童期(6〜12歳)
- 以下に関連するもの：
  - 道に迷うこと
  - 悪夢
  - 武器
  - 雷，稲妻

• 困難な状況

❸ **思春期(13〜18歳)**
  ● 以下の不確かさに関連するもの:
    • 容姿
    • ピアサポート(学生同士で助け合うこと)
    • 学業の成功

❹ **成人**
  ● 以下の不確かさに関連するもの:
    • 結婚　　　　　　　　　　• 親であること
    • 加齢の影響　　　　　　　• 妊娠
    • 職業の安定

❺ **高齢者**
  ● 今後予測される依存状態に関連するもの:
    • 長期にわたる苦しみ　　　• 経済的に不安定なこと
    • 犯罪への脆弱性　　　　　• 見捨てられること

CARPENITO MEMO
〈不安〉の項を参照(▶ p.465)

NOC 看護成果
〈不安の自己コントロール〉〈恐怖の自己コントロール〉

目標 Goals

　個人は,心理的にも身体的にも快適さが増したことを述べる。以下の指標によって証明される:
  ● 臓器の反応が低減している様子がみられる(脈拍,呼吸数)。
  ● 現実と想像した状況とを区別する。
  ● 効果的なコーピングパターンと非効果的なコーピングパターンを説明する。
  ● 自分自身のコーピング反応を特定する。

　子どもに心理的にも身体的にも快適さが増した様子がみられる。以下の指標により証明される:
  ● 恐怖について話し合う。
  ● あまり泣かなくなる。

NIC 看護介入
〈不安軽減〉〈コーピング強化〉〈共在〉〈カウンセリング〉〈リラクセーション法〉

看護介入 Interventions

〈恐怖〉に対する看護介入は，病因や要因にかかわらず，恐怖をいだいているすべての個人が対象となる。

■ 可能性のある要因をアセスメントする
- 「関連因子」を参照

■ 誘因を減らしたり除去したりする

❶不慣れな環境
- 簡潔にわかりやすく説明して，個人を環境に適応させる。
- ゆっくりと穏やかに話をする。
- 驚かせたり疼痛のある刺激を与えたりしない。
- 柔らかな照明や心地よい音楽を使用する。
- 脅威になる刺激を取り除く。
- 慣れ親しんだ日課を1日1回計画する。
- 状況を徐々に克服するよう促す。
- 心境を変えるきっかけとして安全を象徴するもの（安心感を得られる毛布，宗教的なメダル）を提供する。

❷パーソナル・スペースへの侵入
- パーソナル・スペースを考慮する。
- 個人を刺激から遠ざける。
- 恐怖心が治まるまで，個人のそばにいる（傾聴する，沈黙する）。
- その後，頻繁に一貫した接し方をする。また，家族や重要他者が個人と一緒に過ごすようにする。
- 可能な限りタッチを用いる。抱きしめる。

❸自尊心への脅威
- 個人が適応機制を用いているときは，望ましいコーピングスタイルを支持する。
- 初めのうちは，個人が選択する選択肢の数を減らす。
- 簡単で，率直な言葉を用いる（詳細な説明は避ける）。
- 日々の出来事に対処するために直接的な提案をする（詳細な説明を好む個人もいれば，一般的な説明を好む個人もいる）。
- 思いを表出するよう促す（無力感，怒り）。
- 表出された思いに対してフィードバックする（現実的に評価する）。
- 障害された領域の機能よりも，能力を発揮できる機能で意思疎通を図ることに再び焦点を当てる。
- 正常なコーピング・メカニズムを促す。
- 共通する問題を他者と共有するよう促す。
- 個人の行動が他者に及ぼす影響について意見を述べる。

- 恐怖に対峙するよう個人を促す。

■ **激しい感情が治まってきたら，反応を洞察しコントロールできるよう支援する**
- ナラティブ形式で恐怖について書くように求める。
- 問題を解決する方法を教える。
  - 何が問題なのか？
  - 誰に責任があるのか，または何のせいなのか？
  - どのような選択肢があるのか？
  - それぞれの選択肢の長所や短所は何か？

■ **健康教育を開始し，必要に応じて専門機関を紹介する**
- 漸進的リラクセーション技術
- 読書，音楽鑑賞，呼吸訓練
- 脱感作，セルフコーチング
- 思考中断法，誘導イメージ法
- ヨガ，催眠術，アサーティブ訓練

■ **小児への看護介入**

■ **年齢相応の恐怖や建設的な介入について親たちに教えるため，地域の活動に参加させる（例：親のための教育団体，ニュースレター，市民グループ）**
- 恐怖について語ったり書いたりできる機会や，遊戯療法（プレイセラピー）のような，怒りや悲しみの健全な表出の仕方を学ぶ機会を子どもに提供する。
- 病気や死，疼痛を現実として受けとめる。現実に存在するものから子どもたちを守ろうとしない。年齢に応じて心を開いて，正直に気持ちや考えを伝えるよう促す。
- 決して子どもをからかわない。恐怖をいだいていても大丈夫であることを子どもに伝える。
- 想像上の動物や侵入者に対する恐怖（例：「部屋にライオンの姿は見えないけれども，明かりはつけたままにしておくね。もし，また来てほしかったら，呼んでね」）
- 親の帰りが遅くなることに対する恐怖〔不測の事態に備えて対策を立てておく（例：「あなたが学校から帰ってきたときにママがいなかった場合は，お隣のSさんのところに行ってね」）〕。
- トイレや浴槽の排水管に流されて消えてしまうことに対する恐怖：
  - 子どもが浴槽から出るまで待って，排水口の栓を抜く。
  - 子どもが便器から離れるまで待って，水を流す。
  - 浴槽の中におもちゃを残したままにして排水口の栓を抜き，おもちゃが流されていかないことを見せる。

- 犬や猫に対する恐怖：
  - ほかの子どもと犬が遊んでいるのを，離れたところから見せる。
  - 動物に触れることを強要しない。
- 死に対する恐怖
- 疼痛に対する恐怖〔〈急性疼痛〉〈慢性疼痛〉の「小児への看護介入」を参照する（▶p.408，418）〕。
- 眠ることへの拒絶：
  - 現実的な就寝時間を定める。
  - 子どもが就寝時間を守った場合は，ご褒美を与えることを約束する。
  - 子どもと一緒に眠ったり，親の寝室に子どもを連れて行ったりしない。
- 子どもの父親と心配事や恐怖を共有する機会を提供する。

絶望感

Hopelessness

NANDA-Ⅰ定義 NANDA-Ⅰ Definition

選択肢がほとんどないか，あっても自分の思うように選択できない，自分のためにエネルギーを使えないと考える主観的状態

診断指標 Defining Characteristics

不可能だと受けとめた状況に対して，深くて耐え難く，持続する無気力を表出する。

❶生理的
- 睡眠時間の増加
- 刺激への反応の低下*
- エネルギーの欠如

❷情緒的
- 個人は以下のように感じる：
  - 公平な機会を与えられているとはいえないので，将来があるとは信じられない。
  - 空虚，あるいは疲れ果てた。
  - 意気消沈した。
  - 無力感
  - 人生に意味や目的がない。
- 個人は以下のことを示す：
  - 消極的*，ケアへの関与の欠如
  - 感情の減退*
  - 複合的にあきらめる。
  - 孤立行動
  - 言葉数の減少*
  - 野心や自発性の低下*，興味の欠如
  - 消耗性疲労

❸認知的
- 硬直した考え（例：全か無かの思考）
- 想像力と願望する力の欠如
- 望ましい目的や目標を明らかにしたり達成したりすることができない。
- 計画したり，企画したり，意思決定したり，問題解決したりすることがで

きない。

- 希望の源を認識できない。
- 自殺願望

関連因子 Related Factors

■病態生理因子

いかなる慢性疾患や終末期の疾患も絶望感の原因や誘因になりうる(例:心疾患,糖尿病,腎疾患,がん,AIDS)。

- コーピング能力の低下に関連し,以下に続発するもの:
  - 生理学的状態の衰えや悪化
  - 以前に診断された疾患の経過において新たに予想外に生じた徴候や症状(例:再発)(Brothers & Anderson, 2009)
  - 長引く疼痛や不快感,虚弱
  - 機能の低下(歩行,排泄,食事,更衣,入浴,会話,筆記)

■治療関連因子

- 以下に関連するもの:
  - 疼痛や悪心,不快感を引き起こす長期にわたる治療(例:化学療法,放射線療法)
  - ボディイメージに変化をもたらす治療(例:手術,化学療法)
  - 長期にわたる診断検査
  - 生命を維持するための装置への長期の依存(例:透析,人工呼吸器)
  - 身体機能のモニタリング装置への長期の依存(例:テレメトリー)

■状況因子(個人・環境)

- 以下に関連するもの:
  - 長期の活動制限(例:骨折,脊髄損傷,拘禁)
  - 長期の隔離(例:感染症,免疫機能低下による逆隔離)
  - 重要他者による放棄,重要他者との別離,重要他者からの隔離(Brothers & Anderson, 2009)
  - 人生における大事な目標(結婚,教育,子ども)を達成できない。
  - 望ましい活動(散歩,スポーツ,仕事)に参加できない。
  - 大切な物や人(配偶者,子ども,友人,財源)の喪失
  - 長期の介護責任(配偶者,子ども,親)
  - 生理的・精神的ストレスへの長期的な曝露
  - 乳がんの再発(Brothers & Anderson, 2009)
  - 超越した価値観や神に対する信仰心の喪失
  - 地域で継続的に繰り返し起こる AIDS 関連の喪失
  - 度重なる自然災害(ハリケーン,竜巻,洪水,火災)
  - 暴力や戦争への長期的な曝露

■発達因子

❶小児

- 病気に関連した自立性の喪失（例：骨折）
- 身体機能の喪失
- 養育者の喪失
- 重要他者に対する信頼の喪失
- 発達課題を達成できない（信頼，自律性，自発性，勤勉）。
- 養育者による拒絶や虐待，放棄

❷思春期

- ボディイメージの変化
- 発達課題を達成できないこと（役割意識）
- 身体機能の喪失
- 重要他者の喪失（仲間，家族）
- 家族による拒絶

❸成人

- 人工妊娠中絶
- 身体機能の低下，身体の部分喪失
- 損なわれた人間関係（別離，離婚）
- 発達課題を達成できない（親しい関係，関与，生産性）。
- 仕事やキャリアの喪失
- 重要他者の喪失（配偶者や子どもの死）
- 流産

❹高齢者

- 認知障害
- 発達課題を達成できない。
- 自立性の喪失
- 重要他者や大切な物の喪失（一般に）
- 運動障害
- 感覚障害

CARPENITO MEMO

　〈絶望感〉は，誰も助けてくれる人がいないため，自分の生活をよくしたり維持したりする可能性を見出せない個人を対象とした診断名である。〈絶望感〉と〈無力感〉は，次の点で異なる。絶望感をいだいている個人は，自分でコントロールできると感じていても，解決策や望むようなことを達成する方法を見出すことができない。一方で，無力感をいだいている個人は，代替案や答えがわかっているが，コントロール不足や資源不足のために何もできない。無力感をもち続けていると，絶望感につながることがある。絶望感は一般的に悲嘆やうつ状態，自殺に

自己知覚パターン

絶望感　483

関連する。自殺の危険性がある場合は，〈自殺リスク状態〉の診断も使用すべきである。絶望感は単にうつ状態の１つの症状ではなく，別の概念である。

NOC 看護成果
〈意思決定〉〈うつ状態のコントロール〉〈希望〉〈クオリティ・オブ・ライフ〉

目標 Goals

- エネルギーが増加したことを示す。活動（例：セルフケア，運動）の増加で証明される。
- 近い将来への望ましい期待を表出する。人生における自らの意味や目的を述べる。
- 意思決定における自発性や自己主導性，自律性を示す。効果的な問題解決の方策を示す。
- 将来を見直す。満たすことを期待しながら現実的な目標を設定する。

個人は，上記の目標を達成しようと努力する。以下の指標によって証明される：

- 隠し立てせず建設的に他者と苦しみを共有する。
- 人生を肯定的に回想し見直す。
- 価値観と人生の意味について熟考する。
- 現在について楽観的な観点で表現する。
- エネルギーの温存を実践する。
- 他者との肯定的な人間関係を築き，発展させ，維持する。
- 重要な役割に関与する。
- スピリチュアルな信念を表現する。

NIC 看護介入
〈希望注入〉〈価値明確化〉〈意思決定支援〉〈霊的支援〉〈サポートシステム強化〉

看護介入 Interventions

■ **個人が自分の感情を確認し表現できるように支援する**

- 積極的に傾聴し，個人を１人の人間として，その思いを受けとめる。共感を伝え疑惑や恐怖，懸念を言葉で表現できるようにする。
- 個人とともに気持ちを確認し，じっくり考える。がんをもつ個人はその人なりの現実をもっており，それはしばしば看護職とは異なることを認識することは大切である。
- 絶望感は，誰もが人生の中で体験するものであり，それを認める必要があ

ることを，個人が認識できるように支援する。人は絶望感をエネルギーや創造力，自由の源泉として活かして選択肢を考えることができる。絶望感は自己発見をもたらす。

- 人生の絶望的な状況と希望に満ちた状況を切り離すことによって，絶望的な状況に対処できることを個人が理解できるよう支援する。また，可能なことと不可能なことを区別できるように援助する。
- 看護職は，希望を促したり吹き込んだりするために，個人の内的および外的資源を活用する。人生の意味や目的につながる生きる理由を個人が見出せるよう支援する。

■ **個人の内的資源(自律性，自立性，理性，認知的思考，柔軟性，スピリチュアリティ)をアセスメントし，それらに働きかける**

- 弱みでなく，強みを強調する。
- 必要に応じて個人の外見や努力を褒める。
- 成功したところや役に立ったところを明確にする。過去に達成したことを強調する。個人と一緒に目標を立てる際にこの情報を活用する。
- 楽しかったことやユーモアを感じたことを明確にできるよう個人を支援する。このような活動は，不快感から気を逸らす役割を果たし，認知的な安楽を高めることを可能とする(*Hinds, Martin, & Vogel, 1987)。
- 現実的な短期目標と長期目標を調整して設定できるよう個人を支援する(単純なことから複雑なことへと発展させていく。目標の達成に向けて，具体的な目標や期限を示した「目標ポスター」を作成する)。達成できるという見込みがあると，希望がもてる。
- 「手段と結果」を考えるように肯定的な言葉で促す(例：「これをすれば，〜ができるようになるだろう」)。
- 気を楽にすることや励みになる思い出の共有を促す。

■ **個人の問題解決と意思決定を支援する**

- 意思決定できる人として敬意をもって個人に接し，個人の決断や望みにていねいに対応する。
- 選択したことに対する個人の認識を明確にするために，言葉で表現することを促す。
- 何が大切なのかを判断するために，個人の価値観を明らかにする。
- 誤った情報を正す。
- 個人では解決できない問題を特定し，解決できる問題にするため個人を支援する。言い換えると，不可能で絶望的な状態に留まることから抜け出し，現実的で希望に満ちた事柄に取り組み始めるよう支援する。
- 自己と他者の大きさに関する個人の認識をアセスメントする(絶望感をいだいている個人は，しばしば他者を大きく，自分を小さく感じ，対応が難しいと認識する)。もし認識が非現実的であるならば，認識を見直して，

絶望感　485

適切な大きさに修復できるよう支援する。

- 柔軟性を高める。いくつかの代案を試してみたり冒険をしてみるよう勇気づける。

■ 先々のことを考えられるよう促す
- 否定的な出来事から注意を逸らせることの利点を説明する。
- ストレスを感じる出来事が予測される場合は，事前にリラクセーション技法を教え，実施できるよう支援する。
- 前向きに思考できるよう心的イメージ法を勧める。
- 希望をもたらすような審美的な経験(例：コーヒーの香り，背中のマッサージ，太陽の暖かさ，そよ風)を最大限に活用するよう教える。
- 楽しく感じること(例：散歩，お気に入りの本を読む，手紙を書く)を毎日の予定に入れるよう教える。
- 適度な身体運動をとおしてエネルギーを温存したり生成する方法を個人に教える。
- 個人の身体的・精神的状態を改善するために，音楽療法やアロマセラピー，エッセンシャルオイルを用いたマッサージを勧める。

■ 個人の外的資源をアセスメントし，それらに働きかける
❶家族や重要他者
- 家族や重要他者がケア計画の立案にかかわれるようにする。
- 健康的な関係にある最愛の人と一緒に過ごす時間や，最愛の人のことを考えることを増やすことを個人に勧める。
- 支援的で良好な関係をとおして希望をもち続けるうえでの役割について，家族に教える。
- 個人の達成可能な目標について，家族と話し合う。
- 慢性疾患の場合は，サポート体制を強化することで希望をもたらし，力づける。
- 家族の気持ちは個人に伝わるため，家族に希望や情報，信頼感を伝える。
- 個人にタッチを用いたり接近したりして，それが受けとめられることを家族に見せる(プライバシーを尊重する)。
- Herth(*1993)は，終末期の個人を援助する人の希望を高めるために，次のような方策を見出した：
  - 認知の再構成：肯定的な独り言，祈り／瞑想，希望に満ちたイメージを描くこと(これが物事への期待を別の方向に向けることもある)
  - 時間の再焦点化：未来に焦点を当てるよりも，その日その時を生きることに焦点を当てる。
  - 自分よりも偉大な力に対する信念：介護者に希望をもたせる。
  - 利用できるエネルギーの調和：エネルギーを高めて介護者の希望を力づけるため，音楽を聴いたり，ほかのお気に入りの活動をする。

❷医療チーム

- 次のことによって，看護職と個人との前向きな信頼関係を築く：
  - 質問に答える。
  - 個人の気持ちを尊重する。
  - 一貫したケアを提供する。
  - 要求されたことを最後までやり通す。
  - タッチング
  - 快適さを提供する。
  - 誠実でいる。
  - 前向きな姿勢を伝える。
- 「私たちは，あなたのことが心配で，諦めてほしくないのです」「私があなたを援助します」といった態度を伝える。
- カンファレンスを開いて，個人の目標をスタッフで共有する。
- 疾患を治療するための科学技術や研究の進歩を共有する。
- 笑いのネタをリストにして常備する(例：本，映画)。
- 災害時における援助を看護職や介護者に提供する。

❸支援グループ

- 個人と同じ問題や疾患をもち，それを効果的に対処した肯定的な経験のある他者と心配事を分かち合うよう個人に勧める。
- 自助グループの情報を提供する(例：「いまを大切に生きる(Make today count)」—合衆国とカナダの40章，「私は対処できる(I can cope)」—がんの個人のためのシリーズ，「私たちは週末を過ごす(We can weekend)」—がんの個人の家族のために)。

❹神や高次の力

- 個人が信じているサポート体制をアセスメントする〔価値観，過去の経験，宗教活動，神との関係，祈ることの意味と目的。〈スピリチュアルペイン〉の項を参照(▶ p.695)〕。
- 個人がスピリチュアリティを自由に表現できるような環境をつくる。
- 苦しみや死，死へのプロセスの意味をよく考えるための時間や機会を個人が過ごせるようにする。
- 個人の神への希望を受けとめ，尊重し，支援する。

I

7

自己知覚パターン

絶望感　**487**

人間の尊厳毀損リスク状態

Risk for Compromised Human Dignity

NANDA-Ⅰ定義 NANDA-Ⅰ Definition

尊厳や敬意の喪失感が起こりやすく，健康を損なうおそれのある状態

危険因子 Risk Factors

❶終末期の判断
- 終末期の個人には効果がないとみなされた治療を提供することに関連するもの（例：輸血，化学療法，臓器移植，人工呼吸器）
- 事前指示書と食い違う考え方に関連するもの
- 死への過程を長引かせるだけの人命救助活動を行うことに関連するもの

❷治療の判断
- 以下のことに関して保健医療職者と家族と個人との間で意見の相違があることに関連するもの：
  - 治療法
  - 自宅や親類の家，地域の介護施設への移動
  - 個人のリビングウィル
  - 終末期ケア
- 医療チームによって適切であるとみなされた治療を個人や家族が拒否していることに関連するもの
- 終末期の個人の人工呼吸器での治療を中止するという意思決定が家族にできないことに関連するもの
- 個人にとって最善でなくとも生命を維持することを続けたいという家族の願いに関連するもの
- 個人の苦痛を増大させる処置を行うことに関連するもの
- 個人の苦痛を和らげないケアを行うことに関連するもの
- ひどい医療行為を曝露したい気持ちと医師への信頼を維持したい気持ちとの葛藤に関連するもの

❸文化的葛藤
- 女性に代わって男性の家族が意思決定することに関連するもの
- 医療システムとの文化的な対立に関連するもの

CARPENITO MEMO

〈人間の尊厳毀損リスク状態〉は 2006 年に NANDA-Ⅰで承認された。

この看護診断は看護実践への新たな適用を示す。すべての個人はこの診断のリスクをかかえている。すべての個人や家族，地域に敬意を払い誠実であることは，専門職としての看護の重要な中核である。人間の尊厳毀損を防ぐことは，すべての看護介入の中心である。それは，ケアを専門とする者の中心的な概念である。

この診断は，拘置された人々にも適用される。罰則の一環として，何らかの権利（たとえばプライバシーや行動）を制限されているが，そうであっても，常に敬意をもって扱われるべきであり，拷問にかけられたり屈辱を与えられたりするべきではない。看護職にはあらゆる臨床の場において，誠実であり「危害を与えない」という義務がある。

筆者は，この診断が，すべての個人と家族に適用される看護標準ケア計画の中で統合されることを推奨する。看護の成果と介入は，すべての個人や家族，集団に適用される。看護標準ケア計画には，〈感染リスク状態〉〈感染仲介リスク状態〉〈転倒転落リスク状態〉〈家族コーピング無力化〉を含めることができる。

NOC 看護成果

〈虐待からの防護〉〈安楽のレベル〉〈尊厳ある人生の終焉〉〈情報処理〉〈知識：病気の治療〉〈自尊感情〉〈スピルチュアルウェルビーイング〉

目標 Goals

個人は，敬意のある，行き届いたケアを受けていることを報告する。以下の指標によって証明される：

- プライバシーの尊重
- 情緒に対する配慮
- 気持ちが察しられていること
- 選択と管理の権利が与えられていること
- 許可を求められること
- 説明されていること
- 身体の露出が最小限であること
- ストレスのかかる処置をしている間は，不要な人が関与していないこと

NIC 看護介入

〈患者権利保護〉〈予期ガイダンス〉〈カウンセリング〉〈情動支援〉〈準備的感覚情報提供〉〈家族支援〉〈ユーモア〉〈共同目標設定〉〈教育：手技／処置〉〈タッチング〉

看護介入 Interventions

- **自らの道徳的責任を明確にして受けとめる**
  - 看護職が自らの尊厳を維持したり守ったりできないならば，個人やグループの尊厳を維持したり守ったりできるだろうか。
- **組織が人間の尊厳毀損を防止するための方針をもっているかどうか確認する**(注：このような方針や基準の名称は施設により異なることがある)
  - 方針を見直す。以下の事項が含まれているかどうか確認する(*Walsh & Kowanko, 2002)：
    - プライバシーや私的空間を保護する。
    - 絶えず許可を得る。
    - 個人を擁護する。
- **適宜，個人や家族に以下の情報を求める**
  - 緊急事態が生じたときに連絡する人
  - 個人的な決定，委任権を託せる人
  - リビングウィルに署名している／リビングウィルへの署名を要望している。
  - 臓器提供を決断している。
- **ケアを提供する場合**
  - 自分自身の家族やパートナー，子ども，友人，同僚などにしてほしいと望むケアを，個人とその家族に提供する。
  - 処置を行うとき，個人を会話に巻き込む。困惑させないよう，淡々と処置をする。適切ならばユーモアを用いる。個人が反応しなくても個人に話しかける。
  - 疼痛を伴う処置や恥ずかしい思いをさせる処置の間，その処置の手順と個人が感じるかもしれない感情について個人に説明する。
  - 傷つくような処置やストレスのある処置(例：緊急処置，疼痛を伴う処置や恥ずかしい思いをさせる処置)をする前に，不要なスタッフがいないかどうかを確認する。不要なスタッフには，必要ではないことを伝える。
  - 困難な状況のあとに，個人が気持ちを打ち明けられる機会をつくる。個人の情報や情緒的反応についてのプライバシーを守る。
  - 個人に効果のない行き過ぎた処置が計画されていたり提供されている場合は，〈道徳的苦悩〉の項を参照する(▶ p.688)。

セルフネグレクト

Self-Neglect

NANDA-Ⅰ定義 NANDA-Ⅰ Definition

　社会が認める健康と安寧の水準を維持していない，セルフケア活動を1つ以上含む，文化で規定された一連の行動(Gibbons, Lauder, & Ludwick, 2006)

診断指標 Defining Characteristics*

- 個人衛生が不十分*
- 環境衛生が不十分*
- 保健活動へのノンアドヒアランス*

関連因子 Related Factors*

- カプグラ症候群*
- 認知機能の低下*(例：認知症)
- うつ状態
- 学習障害*
- 施設入所に対するおそれ*
- 前頭葉機能障害*と不十分な実行能力*
- 機能障害*
- ライフスタイルの選択*
- コントロールを保持できない*。
- 仮病(詐病)*
- 強迫性障害
- 統合失調型パーソナリティ障害
- 物質乱用*
- 人生にかかわる重大なストレス

CARPENITO MEMO

　〈セルフネグレクト〉は，セルフケアの問題，家庭の衛生状態，ノンコンプライアンスの3つの問題に焦点を当てている。現在，各種〈セルフケア不足〉や〈家事家政障害〉〈非効果的健康管理〉の看護診断が，この焦点を具体的に述べていると考えられる。それらの診断を参照する。

無力感

Powerlessness

NANDA-Ⅰ定義 NANDA-Ⅰ Definition

自分の行動が結果を大きく左右することはないなどの考え方を含め，状況に対するコントロールの欠如を直接的に経験している状態

診断指標 Defining Characteristics

- 将来の展望や目標，ライフスタイルに悪影響を及ぼす状況(例：仕事，病気，予後，ケア，治癒率)をコントロールできない不満をあからさまにしたり(怒り，無気力)，こっそりと表出したりする。
- 重要な資源(食物，避難所，収入，教育，雇用)を得られない。
- 自分の問題の原因や解決策を，ほとんど，もしくはまったくコントロールできないと思い込んでいる。

❶情報探索行動の欠如
- 他者への過度の依存
- 行動化(アクティングアウト)
- 暴力的行動
- 効果的な問題解決ができない。
- 消極的
- 無気力
- 怒り
- 疎外感
- 低い自己効力感
- あきらめ
- 不安
- 抑うつ
- 脆弱であるという感覚
- 何の助けも得られない。

関連因子 Related Factors

■病態生理因子

急性期であれ慢性期であれ，疾患の経過は無力感の原因や誘因になりうる。一般的な原因は以下のとおりである：

- コミュニケーションができなくなることに関連し，以下に続発するもの：
  - 脳卒中
  - アルツハイマー病やパーキンソン病(構音障害)
  - 気管挿管，人工呼吸器装着，気管切開
- 日常生活活動(ADL)が行えないことに関連し，以下に続発するもの：
  - 脳卒中
  - 心筋梗塞
  - 脊髄損傷
  - 疼痛
- 手術や外傷，関節炎に続発し，役割責任を果たせないことに関連するもの
- 多発硬化症や末期がん，AIDSなどの疾患に続発し，進行性の消耗性疾患に関連するもの
- 物質乱用に関連するもの
- 精神障害に続発し，認知のゆがみに関連するもの

■ 状況因子(個人・環境)
- 治療の段階から緩和ケアの段階に移ったことに関連するもの
- コントロールの喪失感やライフスタイルの制限に関連し，(特定の)因子に続発するもの
- 過食のパターンに関連するもの
- コントロールを重視するという性格に関連するもの(例：内的統制型)
- 病院や施設での制限の影響に関連するもの
- 非難されることへのおそれが高まることに関連するもの
- 一貫した否定的なフィードバックに関連するもの
- 長期の虐待関係に関連するもの
- 女性にとって息がつまりそうな家父長制的な価値に関連するもの
- 精神疾患の既往による虐待関係の存在に関連するもの(Orzeck, Rokach, & Chin, 2010)

■ 発達因子
❶ 高齢者
- 加齢に続発し，多重の喪失に関連するもの(例：退職，運動障害，財産，重要他者)

CARPENITO MEMO

　無力感は，誰もがさまざまな状況や程度で経験する感覚である。Stephenson(*1979)は，無力感には2つのタイプがあると述べている。①状況的無力感は，特定の出来事で生じ，おそらく一時的なものである。②特質的無力感はもっと広範囲にわたり，全体的な見解や目標，ライフスタイル，関係性に影響を及ぼす。

　絶望感は，次の点で無力感と異なる。絶望感をいだいている個人は，たとえ自分でコントロールできていると思っていても，問題の解決策や，望んでいることを成就する方法を見出せない。無力感をいだいている個人は，選択肢は見出して

無力感　　493

いるが，コントロール不足や資源不足のために，何もできない。長期にわたる無力感は，絶望感につながることがある。

NOC 看護成果
〈抑うつ状態の自己コントロール〉〈健康信念：コントロールの認知〉〈ヘルスケアの意思決定への参加〉

目標 Goals

個人は，状況や結果をコントロールしたり影響を及ぼしたりできると言葉で表現する。以下の指標によって証明される：

- 個人がコントロールできる要因を明らかにする。
- 可能であれば，自分のケアや治療，将来について意思決定をする。

NIC 看護介入
〈気分管理〉〈教育：個別〉〈意思決定支援〉〈自己責任促進〉〈ヘルスシステム案内〉〈霊的支援〉

看護介入 Interventions

■ 原因と誘因をアセスメントする

- 知識不足
- 過去の不適切なコーピングパターン〔例：抑うつ状態。話し合いをする際には，抑うつ状態を考慮しながら〈非効果的コーピング〉を参照する（▶ p.613）〕。
- 意思決定を行う機会が十分にない。

■ 可能であれば誘因を減らしたり除去したりする

❶知識不足

- 個人と医療提供者との効果的なコミュニケーションを増やす。
- 個人に，処置や規則，選択肢のすべてを説明する。医学的な専門用語を控える。治療中に起こりうることを個人が予測できるよう援助する（現実志向の認知的イメージを与え，コントロール感とコーピング方法を強化する）。
- 質問に答える時間をとる。質問内容を忘れないよう，個人に質問を書きとめてもらう。
- 質問をしたり，希望する事柄について話し合ったりすることができることを個人に伝え，勤務帯ごとにそのための時間（10〜15分）を設ける。
- 質問や心配事を予測し，情報を提供する。個人が出来事と結果を予測できるよう援助する。

- 個人が現実を受けとめられるときに，心筋梗塞の血清酵素の減少や外科的切開術の順調な回復など，個人の状態の好ましい変化に目を向けさせる。
- ケアの提供やケア計画の実施をプライマリーナースとともに行う機会を個人と家族に提供し，連続性をもたせる。
- （知識不足の）誘因が疼痛や不安であれば，行動コントロール法（例：リラクセーション法，イメージ法，深呼吸）の使い方について情報を提供する。

■ 自分で意思決定をする機会や個人的なケア目標を明らかにする機会を個人に提供する
- 何をどこに置くか（ベッドの下に靴，窓辺に絵画）を決めるなど，周囲の環境を個人が操作できるようにする。
- もし個人が望んでいて，病院の方針で許容できるのであれば，自宅から身の回りの物（例：枕，写真）をもってくるように勧める。
- 選択の余地がない場合は，選択肢を提示しない（例：Z-track 法による深部筋肉内注射では穿刺部位を必ず変える）。個人にとって適切な選択をする。
- ほかのスタッフが個人の好みを確実にわかるよう，ケア計画に個人の具体的な選択を記録する（「オレンジジュースは嫌い」「シャワーを浴びる」「シャワーを浴びる前の 7 時 30 分に包帯交換を計画する」）。
- 約束を守る。
- ケアに参加する機会を個人と家族に提供する。
- 医療提供者のパターナリズム（父権主義）／マターナリズム（母性主義）の徴候に注意を払う。
- 個別なケアの方法をスタッフが話し合えるようケアカンファレンスを計画する。各々の看護職が見出した個人が好む活動を，少なくとも 1 つは共有するよう促す。
- できないことから，できることへと力点を移す。
- 実践的で現実的な短期の行動目標を設定する（歩く距離を毎日 1.5 m 以上延ばすことで，1 週間後には，テレビのある部屋まで歩けるようになる）。

■ 個人が自らの活動からもたらされた結果を認識できるようにする
■ 外的統制型の個人には積極的にケアに関与させる
- 個人に記録をさせる（例：1 週間の食事摂取，体重減少チャート，運動プログラム，服用した薬物の種類と頻度）。
- 個人を観察するために，可能であれば電話や E メールを使用する。
- 指示を明確に文書で示す（例：食事計画，運動療法―種類や頻度，時間，失語症のための会話訓練）。

■ 個人がほかの資源から力を得られるよう支援する
- ほかのパワー源の活用を支援する（例：祈る，ストレス軽減法）。プライバシーを保護し，個人や家族の要望があれば，別の方法（例：瞑想，イメー

ジ法，特別な儀式)で支援する。
- エンパワメントに重点的に取り組んでいる自助グループへの参加を提案する。
- 宗教的奉仕活動に関する地域資源(例：宗教的指導者，信仰をもつ地域の看護職，礼拝所)を紹介する。

■ 健康教育を開始し，必要に応じて専門機関を紹介する(ソーシャルワーカー，精神科看護師／内科医，訪問看護師，宗教的指導者，自助グループ)

■ 個人と一緒に状況をアセスメントする
- 無力感が改善したときに，その体験の程度を小さくしたり軽減するために何が最も機能したかを，個人と一緒に振り返る。

■ 小児への看護介入
- 意思決定する機会を子どもに与える(例：入浴時間を設定する，注射のためにじっとしている)。
- トラウマを起こしそうな状況の前後に，遊戯療法(プレイセラピー)に子どもを参加させる。

無力感リスク状態

Risk for Powerlessness

NANDA-Ⅰ定義 NANDA-Ⅰ Definition

　自分の行動が結果を大きく左右することはないなどの考え方を含め，状況に対するコントロールの欠如を直接的に経験しやすく，健康を損なうおそれのある状態

危険因子 Risk Factors

〈無力感〉の「関連因子」を参照（▶ p.492）

目標 Goals

　個人は，自分の人生や健康，将来に関して意思決定をし続ける。以下の指標によって証明される：
- 選択肢についての話し合いに参加する。
- 選択肢に関する質問をする。

看護介入 Interventions

〈無力感〉の項を参照（▶ p.494）

自己概念混乱 *

Disturbed Self-Concept

定義 Definition

自分自身に対する感じ方や考え方，見方に否定的な変化が起こっている状態。これには，ボディイメージや自尊感情，自己同一性の変化を含む（Boyd, 2012）。

診断指標 Defining Characteristics

この診断は，より詳細なアセスメントデータにより〈ボディイメージ混乱〉や〈自己尊重混乱〉のような具体的な看護診断が裏付けられるまでの初期段階で使用される，広範囲な診断である。
- 以下のような徴候や症状（が観察される，または報告される）：
  - 構造や機能，もしくは両方における，実際の変化もしくは認識された変化について言語的あるいは非言語的に否定的反応を示す（例：羞恥心，困惑，罪悪感，嫌悪感）。
  - 羞恥心や罪悪感を表出する。
  - 自己に対する正のフィードバックの合理化や拒否，負のフィードバックの誇張
  - ちょっとした非難に対する過剰反応
  - ライフイベントに対して，以前は肯定的な自己評価をしていた個人が，一時的に否定的な自己評価をする。
  - 自己否定的な感情を言語化する（何の助けも得られない気持ち，役に立たないという思い）。

関連因子 Related Factors

〈自己概念混乱〉は，さまざまな健康問題や状況，葛藤への反応として生じる。一般的な原因は以下のとおりである。

■ 病態生理因子
- 外見，ライフスタイル，役割，他者の反応の変化に関連し，以下に続発するもの：
  - 慢性疾患
  - 疼痛

---

* この看護診断は現在 NANDA-I のリストに含まれていないが，明瞭で有用性があることから筆者が追加した。

- 身体機能の喪失　　　　　　　● 身体の一部喪失
- 重度の外傷

■ **状況因子(個人・環境)**

- 見捨てられ感や失敗感に関連し，以下に続発するもの：
  - 離婚や別離，重要他者の死
  - 失業や働く能力の喪失
- 身体を動かせない状態や身体機能の喪失に関連するもの
- 満足のいかない人間関係に関連するもの(親，配偶者)
- 性的嗜好に関連するもの(ホモセクシュアル，レズビアン，バイセクシュアル，禁欲)
- 10歳代の妊娠に関連するもの
- 性別によって親の子育てが異なることに関連するもの
- 親から暴力を受けた経験に関連するもの
- 通常の責任パターンの変化に関連するもの

■ **発達因子**

❶ **中年期**
- 役割と責任の喪失

❷ **高齢者**
- 役割と責任の喪失

Carpenito Memo

　自己概念は，自己に対する見解を反映しており，ボディイメージや自尊感情，役割遂行，アイデンティティを含む。自己概念は生涯にわたり発達し，変えることが難しい。環境や他者との相互作用によって，および自分が他者にどう見られているかという自己の認知によって影響を受ける。

　〈自己概念混乱〉は，より具体的な看護診断を下すまでの，広範囲な診断カテゴリーである。最初のうち，看護職は，〈自尊感情慢性的低下〉や〈ボディイメージ混乱〉のような具体的な診断の妥当性を検討するための，十分な臨床上のデータをもっていない。したがって，看護職は，より具体的な診断を裏付けるデータが得られるまで，〈自己概念混乱〉を用いる。

　自尊感情は，自己概念の4つの構成要素の1つである。〈自尊感情混乱〉は一般的な診断カテゴリーである。〈自尊感情慢性的低下〉と〈自尊感情状況的低下〉は，〈自尊感情混乱〉を具体的に示したもので，その介入も具体的になる。看護職は，〈自尊感情慢性的低下〉や〈自尊感情状況的低下〉などの具体的な診断が妥当であることを証明する臨床データを十分にもっていない場合，〈自尊感情混乱〉を使うことが適切である。妥当性を確認するには，これらの診断の主な診断指標を参照。

　〈自尊感情状況的低下〉は一時的な出来事であるが，〈自尊感情状況的低下〉がたびたび起こったり，否定的な自己評価が長い期間続いたりすると，〈自尊感情慢性的低下〉につながる可能性がある(Willard, 1990, personal communication)。

自己概念混乱

> **NOC** 看護成果
> 〈クオリティ・オブ・ライフ〉〈抑うつ状態のレベル〉〈抑うつ状態の自己コントロール〉〈自尊感情〉〈コーピング〉

目標 Goals

個人は，健全な適応とコーピングスキルを示す。以下の指標によって証明される：

- 自己と状況について，歪めずに現実的に評価する。
- 肯定的な感情が増していることを言葉で表現したり行動で示す。

> **NIC** 看護介入
> 〈希望注入〉〈気分管理〉〈価値明確化〉〈カウンセリング〉〈紹介〉〈サポートグループ〉〈コーピング強化〉

看護介入 Interventions

- 個人と頻繁に接し，好感や思いやりをもって対応する
- 以下のことについての気持ちや考えを表出するよう個人に勧める
  - 健康状態
  - 経過
  - 予後
  - ライフスタイルへの影響
  - サポート体制
  - 治療
- 信頼できる情報を提供し，あらゆる誤解を明らかにする
- 個人の言葉を解釈せず，そのまま書きとめて文書化する
- 個人が肯定的な特性や可能性のある新たな好機を見出せるように援助する
- 必要に応じて，衛生状態や身だしなみを整えられるように支援する
- 訪問者を歓迎する
- 個人が自立性を高めて役割責任を維持するための方策を見出せるよう援助する
  - 活動に優先順位をつける。
  - 必要に応じて，移動する際に介助者や補助具を使う。
- セルフケアに最大限かかわるよう促す
- 家族にとって個人は価値のある大切な存在であることを伝えることの重要性について，個人の家族と話し合う
- 必要に応じて，健康教育を開始する
  - 必要であれば，個人に，どのような地域資源が利用できるのかを教える（例：精神保健センター，自助グループ）。
  - 具体的な健康教育については，〈ボディイメージ混乱〉〈自尊感情慢性的低下〉〈自尊感情状況的低下〉の各項を参照する（▶ p.504，512，521）。

■小児への看護介入

- 子どもが状況を自分自身の体験にできるようにする(例：「注射は虫に刺されたように感じると言う子も，何も感じないと言う子もいます。これが終わったら，どのような感じだったか話してくださいね」*Johnson, 1995)。
- 行動を説明するのに，「よい」や「悪い」という言葉を使って子どもの振る舞いを表現せず，具体的に述べる(例：「じっとしてくれていたので，とても助かったよ。協力してくれてありがとう」)。
- いま体験していることと以前に体験したことを結びつける(例：「X線カメラは，この前とは違ったように見えるでしょうが，今度もじっとしていてくださいね。動くと台も動いてしまうので」*Johnson, 1995)。
- 前向きな独り言で楽観を伝える(例：「今日はとても忙しいので，仕事を全部やり終えるか心配だけど，きっとできるわ」「手術から戻ってきたら，ベッドで安静にする必要があるでしょうけど，戻ってきたら，あなたは何をしたい？」)。
- 遊びの時間に何をするか計画させる。作品として残る工作を勧める。
- 同年齢の子どもや支えになる大人との交流を勧める。
- 作った作品や私物で部屋を飾り付けるよう勧める。

自己概念混乱

ボディイメージ混乱

Disturbed Body Image

NANDA-Ⅰ定義 NANDA-Ⅰ Definition

心の中に描き出される自分の姿・形が混乱している状態

診断指標 Defining Characteristics

- **必須データ(必ず存在)**
  - 構造や機能，もしくは両方における，実際の変化もしくは認識された変化について言語的あるいは非言語的に否定的反応を示す(例：羞恥心，困惑，罪悪感，嫌悪感)。
- **副次的データ(おそらく存在)**
  - 身体を見ない*。
  - 身体に触らない*。
  - 身体の一部分を隠す*，または身体の過度の露出*
  - 社会参加の変化*
  - 身体についての否定的な感情；どうすることもできない，絶望感，無力感，脆弱性
  - 変化や喪失へのとらわれ
  - 実際の変化を確かめることを拒否する。
  - 身体の一部や喪失した部分の非人格化
  - 自己破壊的な行動(例：自傷，自殺企図，過食／拒食)

関連因子 Related Factors

- **病態生理因子**
  - 外見の変化に関連し，以下に続発するもの：
    - 慢性疾患
    - 病気*
    - 身体の一部または機能の喪失
    - 加齢
    - 重度の外傷
  - 外見に対する非現実的な認知に関連し，以下に続発するもの：
    - 精神疾患
    - 過食症
    - 神経性食思不振症

■ 治療関連因子
- 外見の変化に関連し，以下に続発するもの：
  - 入院
  - 放射線療法
  - 手術*
  - 治療計画*
  - 化学療法

■ 状況因子(個人・環境)
- 身体的外傷*に関連し，以下に続発するもの：
  - 性的虐待
  - レイプ(犯人は知り合い，あるいは知らない人)
  - 事故
  - 暴行
- 外見への(特定の)影響に関連するもの：
  - 肥満症
- 認知的／知覚的因子*に関連するもの
- 肥満に対する病的恐怖に関連するもの(Varcarolis, 2011)

■ 発達因子
- 発達上の変化*に関連するもの
  - 身体を動かせない状態
  - 妊娠

CARPENITO MEMO

　身体の切断手術は，職業能力や余暇活動，社会活動にいくつもの限界をもたらす。身体可動性や疼痛の感受性，身体的統合性を低下させ，人間としての身体の統合性を混乱させ，生活の質(QOL)を下げたりする。心理学的問題としては，抑うつや不安から(重大な場合は)自殺まで多岐にわたる(*Atherton & Robertson, 2006；Holzer et al., 2014)。身体の一部喪失も同様に，自分の身体に対する知覚や外見に影響を及ぼす(Holzer et al., 2014)。

NOC 看護成果
〈ボディイメージ〉〈子どもの発達(年齢を明記)〉〈悲嘆の解決〉〈心理・社会的適応：生活の変化〉〈自尊感情〉

目標 Goals

　個人は，新しいコーピングパターンを実行し，外見(身だしなみ，更衣，姿勢，摂食パターン，自己表現)を受けとめていることを言葉で表したり，行動で示したりする。以下の指標によって証明される：
- セルフケア／役割責任を再び始めることの意思と能力を示す。
- 現存するサポート体制と新たに接触したり，以前のサポート体制と再度接触したりする。

ボディイメージ混乱　503

> **NIC** 看護介入
>
> 〈自己尊重強化〉〈カウンセリング〉〈共在〉〈積極的傾聴〉〈ボディイメージ強化〉
> 〈グリーフワーク促進（悲嘆緩和作業促進）〉〈サポートグループ〉〈紹介〉

看護介入 Interventions

■ **看護職と個人との信頼関係を確立する**

- 自己に対する気持ち，特にどのように感じて，考えて，見ているかを表出するよう個人を促す。
- 健康上の問題や治療，経過，予後について質問をするよう促す。
- 信頼できる情報を提供し，すでに提供された情報を強化する。
- 自分自身やケア，介護者についての誤解をすべて明らかにする。
- プライバシー保護と安全な環境を提供する。

■ **社会的相互作用を促す**

- 活動するよう促す。
- 身体的・情緒的変化に重要他者が対応できるように整える。
- 家族が適応できるように支援する。
- 仲間や重要他者の訪問を歓迎する。
- 仲間や家族との連絡（手紙，電話）を促す。
- 病棟の活動に参加するよう奨励する。
- 似たような経験をしている他者と経験を共有する機会を提供する。

■ **状況に応じて個別の介入を行う**

❶身体の一部や機能の喪失

- 喪失部の見え方や喪失した機能，思い入れに関連づけて，個人と重要他者にとっての喪失の意味をアセスメントする。
- 喪失および喪失に伴う機能に関する誤解や社会通念を明らかにする。
- 個人が喪失に対して否認，ショック，怒り，抑うつの反応を示すことを予測する。
- 喪失に対する他者の反応の影響に気をつける。重要他者と気持ちを共有するよう勧める。
- 個人が自分の感情を表出したり悲嘆したりできるようにして，それらの感情を認める。
- ロールプレイを用いて共有を支援する。個人が，「人工肛門があるから，夫は私に触れたくなくなるでしょう」と言っている場合，看護職が夫の役割を演じ，個人の人工肛門について話し合う。その後，役を交代することで，個人は夫の反応に対して，どのように感じているかを表出することができる。
- 個人と一緒に強みや資源を探す。

- 外科手術によるボディイメージの変化を改善できるよう支援する：
  - できるだけ早く，身体の失われた部位に人工装具（器官）をつける。
  - 喪失した部位を見られるようにする。
  - 喪失した部位に触れるようにする。
  - 新たなボディイメージをもたらす活動を勧める（例：新しい服を買う）。
- 手術部位のケアの担当に個人も組み込む。
- 可能であれば，個人のセルフケアの責任を徐々に増やし，すべての責任を自分で負えるようにする。

❷化学療法に関連した変化（[*]Camp-Sorrell, 2007）

- 脱毛や無月経，一時的または恒常的な不妊症，エストロゲン値の低下，腟の乾燥，粘膜炎が生じる可能性について話し合う。
- これらの変化が人生に及ぼす影響に対する心配や恐怖，認識を共有するよう個人を励ます。
- 脱毛が生じるかもしれない部位を説明する（頭，まつげ，眉，脇，陰部，脚）。
- 治療が終わると再び毛ははえてくるが，色合いや手触りは変化するかもしれないことを説明する。
- 脱毛する前に，かつらを選び装着することを個人に勧める。外見に変化を加えるコツを美容師に相談することを提案する（例：櫛の入れ方，ヘアクリップの使い方）。
- かつらをつけていないときは，スカーフやターバンをつけることを勧める。
- 以下の方法で脱毛の量を少なくできることを伝える：
  - 髪を短くする。
  - 洗髪しすぎない。
  - 週に2回コンディショナーを使用する。
  - タオルで優しく叩くようにして髪を乾かす。
  - 電気カーラーやドライヤー，ヘアアイロンの使用を控える。
  - ヘアバンドやヘアクリップ，ヘアピンで髪を引っ張らない。
  - ヘアスプレーや染毛剤の使用を控える。
  - 強くブラッシングせず，目の粗い櫛を使う。
- 新しいかつらや中古のかつらについての情報を提供する。
- 目に見える変化に対して他者（配偶者，友人，職場の仲間）がいだくであろう（個人への対応の）困難について話し合う。
- （外見が変わってしまった個人への対応に）困難をいだくと思われる人には，電話したり会ったりしておくよう個人に勧める。
- 友人や親類の支援を求めるよう個人に勧める。逆の立場だったならば，友人を助けるために何をしたいか，個人に尋ねる。

ボディイメージ混乱　**505**

- 自分たちの感情や恐怖を打ち明ける機会を重要他者に与える。
- 重要他者が個人の肯定的な面とそれを共有できる方法を見出せるよう支援する。
- カップルのためのサポートグループについての情報を提供する。

❸神経性食思不振症，神経性過食症
- ボディイメージのゆがみとボディイメージに対する不満を区別する。
- 低体重と健康を阻止するものについて，事実に基づいてフィードバックを提供する。個人のゆがんだ認識について批判したり疑問を呈したりしない（Varcarolis, 2011）。
- 個人のゆがんだイメージが個人にとって現実であることを理解する（Varcarolis, 2011）。
- 個人の肯定的な特性を見出せるよう支援する（Varcarolis, 2011）。
- 個人に精神科のカウンセリングを紹介する。

❹精神疾患
- 具体的な情報や看護介入については〈慢性混乱〉の項を参照する（▶p.439）。

❺性的虐待
- 具体的な情報や看護介入については〈家族コーピング無力化〉の項を参照する（▶p.605）。

❻性的暴行
- 具体的な情報や看護介入については〈レイプ-心的外傷シンドローム〉の項を参照する（▶p.649）。

❼暴行
- 具体的な情報や看護介入については〈心的外傷後シンドローム〉の項を参照する（▶p.642）。

■ **必要に応じて健康教育を開始する**
- 必要であれば，どのような地域資源が利用できるのかを教える（例：精神保健センター，自助グループ）。
- ウェルネス対策を指導する。

■ **小児への看護介入**
❶入院中の小児に対して
- 可能ならば，入院前に説明を受けたり，病院を訪問して病棟のスタッフと会ったり入院環境を見たりして，子どもに入院への準備をさせる。
- できる限り，親しみやすい／自宅で行っている日課を提供する（例：お気に入りのおもちゃやブランケット，寝る前の物語）。
- 愛情のこもったケアをする（例：ハグ）。
- 恐怖や不安，怒りを共有できる機会を子どもに与える：
  - 遊戯療法（プレイセラピー）を行う。

- 誤解を正す(例：罰を受けている，親が怒っている)。
- 家族が帰るときに子どもは泣くかもしれないが，家族には子どもに付き添ったり面会に来たりするように勧める。子どもの見捨てられるという恐怖を軽減するために，今度はいつ訪れるか，正確な情報を提供することを家族に教える。
- ケアに親が参加できるようにする。
- 子どもに自分の絵を描かせて，言葉で説明するように求める。
- 子どもが体験していることを理解できるよう支援する：
  - 可能な場合は，事前に説明する。
  - 状態や治療，薬物療法で生じる感覚や不快感を説明する。
  - 泣きたいときは泣かせる。

■ **ボディイメージはどのように発達し，子どもの自己認識にどのように作用するのかを親と話し合う**
- 身体の部位の名称と機能を教える。
- 変化を知らせる(例：身長)。
- 何を着るか，ある程度選べるようにする。

❶青年に対して
- 青年の「格好よくいたい欲求」について親と話し合う：
  - 急いで懸念を打ち消さない。
  - 柔軟な姿勢で，可能な場合は妥協する(例：着る服は一時的だから妥協できるが，刺青はそうではないので妥協できない)。
  - 選択肢や代案について考えるための期間を話し合う(例：4〜5週間)。
  - 要求に応じられない理由を伝え，本人の要求の理由を聞き出す。可能な場合は妥協する(例：親は消灯時間を午後11時としたいが，本人は12時を希望したとする。妥協して11時半とする)。
  - 親がその場にいないときに，不安について話し合える機会を提供する。
  - 近い将来の発達上の変化に向けて準備する。

■ **妊産褥婦への看護介入**
- 心配事を打ち明けるよう勧める。
- 1つひとつの心配事に耳を傾け，可能であれば，ほかの適切な支援を紹介する。
- 妊娠や母性によってもたらされる課題や変化について話し合う。
- 自分自身や重要他者がもっている期待について共有するよう勧める。
- 愛情と愛着の源を見出せるように支援する。
- 次のことに関して，親になる予定の2人に前もって助言する：
  - 疲れと苛立ち
  - 食欲の変動
  - 胃腸障害(悪心，便秘)

ボディイメージ混乱　507

- 背中と下肢の疼痛
- 性欲や性行為の変化(妊娠後期の性交体位)
- 気分の変動
- おそれ(自分,新生児,魅力の喪失,親としての力不足などに対する)
- パートナーとの間で心配事を共有するように促す。

自己同一性混乱

Disturbed Personal Identity

NANDA-Ⅰ定義 NANDA-Ⅰ Definition

統合され完全である自己認識を維持できない状態

診断指標 Defining Characteristics（Varcarolis, 2011）

- 他者や自分の動きに気づかないように，あるいは無関心に見える。
- 身体の一部や身体感覚を認知することができない（例：遺尿）。
- 他者の行動や言葉を過度に模倣する。
- 1人の人間として親／介護者を識別できない。
- 他者との身体的接触が苦痛になる。
- 自己刺激行動（自分の身体を触る，指をしゃぶる，身体を揺らす）を長い時間続ける。
- 不安を抑えるために儀式的な行動や同じであることを必要とする。
- 親／介護者から離れることに耐えられない。

関連因子 Related Factors（Varcarolis, 2011）

- **病態生理因子**
  - 生化学的な不均衡に関連するもの
  - 神経系の発達や機能の障害に関連するもの
- **発達因子**
  - 自閉的な発達段階にとどまっていることによって愛着行動が身につかないことに関連するもの
  - 極度の分離不安をもたらす，分離／個別化のプロセスの中断や未完に関連するもの

CARPENITO MEMO

〈自己同一性混乱〉は非常に複雑な看護診断であり，自閉症の診断に使ってはならない。看護の焦点には〈不安〉や〈社会的相互作用障害〉を使用するほうが，臨床看護において有用だろう。

自己同一性混乱リスク状態

Risk for Disturbed Personal Identity

NANDA-Ⅰ定義 NANDA-Ⅰ Definition

統合され完全な自己認識の維持ができなくなりやすく，健康を損なうおそれのある状態

危険因子 Risk Factors*

- 自尊感情慢性的低下
- 精神障害（例：精神疾患，うつ病，解離性障害）
- カルトの洗脳
- 状況的な危機
- 自尊感情状況的低下
- 馴染めない文化
- 社会的役割の変化
- 差別
- 成長の段階
- 家族機能障害
- 発達の段階
- 有毒化学物質の摂取／吸入
- 向精神薬の使用
- 躁状態
- 多重人格障害
- 脳器質障害
- 感じている偏見

CARPENITO MEMO

〈自己同一性混乱〉の項を参照（▶ p.509）

自尊感情慢性的低下

Chronic Low Self-Esteem

NANDA-Ⅰ定義 NANDA-Ⅰ Definition

　自分自身や自己能力についての否定的な自己評価／感情が長期間にわたる状態

診断指標 Defining Characteristics （Leuner et al., 1994; *Norris & Kunes-Connell, 1987）

■ 必須データ(80〜100%)
❶長期間に，もしくは慢性的に
- 自己否定的な発言
- 羞恥心*／罪悪感*の訴え
- 肯定的フィードバックに対する合理化／拒絶*
- 自分についての否定的フィードバックの誇張*
- 出来事への対処能力を過小評価する*。
- 新しい経験*／状況をためらう。

■ 副次的データ(50〜79%)
- ライフイベントで何度も失敗する*。
- 過度に従順*，他人の意見に頼る*。
- 文化的にふさわしい身体的表現の欠如(アイコンタクト，姿勢，動作)
- 自己主張的でない振る舞い*／消極的*
- 優柔不断な態度*
- 過度に再保証・再確認を求める*。

関連因子 Related Factors

〈自尊感情混乱〉の項を参照(▶ p.516)

CARPENITO MEMO

　〈自己概念混乱〉の項を参照(▶ p.499)

NOC 看護成果

〈抑うつ状態のレベル〉〈抑うつ状態の自己コントロール〉〈不安のレベル〉〈クオリティ・オブ・ライフ〉〈自尊感情〉

Ⅰ

7

自己知覚パターン

目標 Goals

　個人は，自己の肯定的な面を明らかにし，限界を現実的に評価する。以下の指標によって証明される(Halter, 2014；Varcarolis, 2011)：

- 強みを2つ見出す。
- 非現実的な期待を2つ見出し，現実的な生活目標に修正する。
- 限界を受けとめていることを言葉で表現する。
- 自分に対する自虐的な表現をしない(例：私は愚か者だ)。

NIC 看護介入

〈希望注入〉〈不安軽減〉〈自己尊重強化〉〈コーピング強化〉〈社会化強化〉〈紹介〉

看護介入 Interventions

■ 現在の不安のレベルを軽減できるよう個人を支援する

- 支持的で，一方的な判断をしない姿勢でいる。
- 沈黙を受けとめる。ただし，看護職がそこにいることを個人に知らせる。
- 必要に応じて方向づけをする。
- 認知のゆがみを明らかにする。ただし，突きつけないようにする。
- 看護職自身の不安に気づき，その不安が個人に伝わらないようにする。
- さらなる介入については〈不安〉の項を参照する(▶ p.466)。

■ 個人の自意識を高める

- 個人の話をよく聴く。
- パーソナルスペースに配慮する。
- 個人が言っていることや体験していることについての看護職の解釈が正しいかどうか確認する(例：「あなたがおっしゃっていることは，こういう意味ですか？」)。
- 個人が非言語的に表現していることを言葉で表現できるように援助する。
- 個人が否定的な表現を見直し，とらえ直せるよう支援する〔例：「失敗」ではなく「(成功のための)後退」〕。
- 個人の個別性を保つようなコミュニケーションをする(「私たち」のではなく「私」)。
- 個人に，特に新しい行動に注意を払う。
- 身体によい習慣を勧める(健康的な食物や摂食パターン，運動，適切な睡眠)。
- 課題や技術を試そうとしているときは励ます。
- 達成したことに対して現実的で肯定的なフィードバックを与える。
- 他者と合意のうえで妥当性を確認することを個人に指導する。
- 自尊感情を育む訓練を教えて勧める(自己肯定訓練，イメージ法，ミラー

ワーク，ユーモアの使用，瞑想／祈り，リラクセーション法)。

■ **コーピング資源を活用するよう促す**
- 個人の得意な領域を見出す：
  - スポーツ，趣味，手工芸
  - 健康，セルフケア
  - 仕事，訓練，教育
  - 想像力，創造力
  - 文章能力，数学
  - 対人関係
- 看護職が観察したことを個人と共有する。
- 活動に携わる機会を個人に提供する。

■ **否定的な自己評価を増大させる認知のゆがみを明らかにできるように支援する**(Varcarolis, 2011)
- 過剰な一般化：それぞれの出来事を切り離して注視することを指導する。
- 自己非難：本当に責任があるのか，なぜそうなのかを判断することを指導する。
- 心の読み過ぎ：頭の中で考えていることを言葉で明確にするよう助言する。
- 他者の肯定的な反応を過小評価する：「ありがとう」の一言を返せるように指導する。

■ **攻撃性や不衛生，反すう思考，自殺念慮といった問題行動に対して制限を設ける**
- 問題としてアセスメントされたときは，〈自殺リスク状態〉の項を参照する(▶ p.675)。

■ **健康教育を開始し，必要に応じて専門機関を紹介する**
- 職業相談を紹介する。
- ボランティア組織に参加させる。
- 同年代の人たちとの活動に参加するよう勧める。
- 継続教育を手配する(例：教養講座，職業訓練，芸術講座)。

自尊感情慢性的低下　　513

自尊感情慢性的低下リスク状態

Risk for Chronic Low Self-Esteem

NANDA-I 定義 NANDA-I Definition

　自分自身や自己能力についての否定的な自己評価／感情が，長期間にわたって起こりやすく，健康を損なうおそれのある状態

危険因子 Risk Factors

- 喪失に対する無効なコーピング*
- 受けた愛情が不十分*
- 不十分な仲間意識*
- 自己規範と文化的規範とが食い違っているという認識
- 自己規範と宗教的規範とが食い違っているという認識
- 帰属感が不十分*という認識
- 他者からの尊敬が不十分*という認識
- 精神障害*
- 度重なる失敗*
- 「負の強化」の反復*
- 心的外傷となるような出来事
- 心的外傷となるような状況

NOC 看護成果

〈抑うつ状態のレベル〉〈抑うつ状態の自己コントロール〉〈不安のレベル〉〈クオリティ・オブ・ライフ〉〈自尊感情〉

目標 Goals

　個人は，自分に対する肯定的な面を明らかにし，限界を現実的に評価する。以下の指標によって証明される(Varcarolis, 2011)：

- 強みを2つ見出す。
- 非現実的な期待を2つ見出し，現実的な生活目標に修正する。
- 限界を受けとめていることを言葉で表現する。
- 自分に対する自虐的な表現をしない(例：私は愚か者だ)。

NIC 看護介入
〈希望注入〉〈不安軽減〉〈自己尊重強化〉〈コーピング強化〉〈社会化強化〉〈紹介〉

看護介入 Interventions

〈自尊感情慢性的低下〉の項を参照（▶ p.512）

自尊感情慢性的低下リスク状態　　515

自尊感情混乱 *

Disturbed Self-Esteem

定義 Definition

　自分自身や自己能力について否定的に評価している，あるいはその危険のある状態

診断指標 Defining Characteristics（Leuner, Coler, & Norris, 1994; *Norris & Kunes-Connell, 1987）

■ 必須データ(必ず存在，１つかそれ以上)

❶観察もしくは報告される

- 自分を否定するような発言
- 羞恥心や罪悪感の表現
- 自分は出来事に対処できない人間だと判断する。
- 自分に対する肯定的フィードバックを合理化したり拒絶したりし，否定的フィードバックを誇張する。
- 問題解決能力の欠如や不十分
- 新しい経験や状況を試すことをためらう。
- 自分の失敗を正当化する。
- ちょっとした非難に動揺しやすい。

■ 副次的データ(おそらく存在)

- 自己主張の欠如
- 過度の従順
- 消極的
- 優柔不断
- 過剰に再保証・再確認を求める。
- 文化的にふさわしい身体表現の欠如(姿勢，アイコンタクト，動作)
- 他者にとっては明白な問題を否認する。
- 問題に対する非難や責任の所在を投影する。

関連因子 Related Factors

　〈自尊感情混乱〉は一時的であるか，慢性的であるかどちらかである。問題を

---

* この看護診断は現在 NANDA-I のリストに含まれていないが，明瞭で有用性があることから筆者が追加した。

解決できなかったり，多様なストレスが連続したりすると，〈自尊感情慢性的低下〉（CLSE：Chronic Low Self-Esteem）をもたらす。長期にわたって起こり，CLSE に関連している因子には，括弧内に CLSE と示す。

■ 病態生理因子
- 外見の変化に関連し，以下に続発するもの：
  - 身体の一部喪失
  - 身体の損傷（外傷，手術，先天性異常）
  - 身体の機能喪失
- 生化学的／神経生理学的な不均衡に関連するもの

■ 状況因子（個人・環境）
- 満たされていない依存欲求に関連するもの
- 見捨てられ感に関連し，以下に続発するもの：
  - 重要他者の死
  - 子どもの誘拐／殺人
  - 重要他者との別離
- 不全感に関連し，以下に続発するもの：
  - 仕事や働く能力の喪失
  - 対人関係上の問題
  - 体重の増加／減少
  - 夫婦間の不和
  - 失業
  - 別離
  - 経済的問題
  - 継父母
  - 月経前症候群
  - 義父母
- 暴行に関連するもの（本人，またはほかの暴行との関連性。例：同じ年齢，同じ地域）
- 学校での失敗に関連するもの
- 親との非効果的な関係性の既往歴に関連するもの（CLSE）
- 虐待関係の既往歴に関連するもの（CLSE）
- 子どもに対する親の非現実的な期待に関連するもの（CLSE）
- 自分に対する非現実的な期待に関連するもの（CLSE）
- 親に対する子どもの非現実的な期待に関連するもの（CLSE）
- 親による拒絶に関連するもの（CLSE）
- 一貫性のない罰に関連するもの（CLSE）
- 無力感や不全感に関連し，以下の施設で続発するもの：
  - 精神保健施設
  - 刑務所
  - 児童養護施設
  - 更生訓練施設
- 数えきれないほど多くの失敗歴に関連するもの（CLSE）

■ 発達因子

❶乳児／幼児／前学童期
- 刺激や親密感の欠如に関連するもの（CLSE）

自尊感情混乱　　517

- 親／重要他者との別離に関連するもの(CLSE)
- 親による否定的な評価が続くことに関連するもの
- 重要他者を信頼できないことに関連するもの(CLSE)

❷学童期
- 学年水準の目標を達成できないことに関連するもの
- 仲間(集団)の喪失に関連するもの
- 繰り返される否定的なフィードバックに関連するもの
- 自立性や自主性の喪失に関連し，特定の因子に続発するもの
- 仲間関係の崩壊に関連するもの
- 学業の問題に関連するもの
- 重要他者の喪失に関連するもの

❸中年期
- 加齢に伴う変化に関連するもの

❹高齢者
- 喪失に関連するもの(人々，機能，経済，退職)

CARPENITO MEMO

〈自己概念混乱〉の項を参照(▶ p.499)

NOC 看護成果

〈自尊感情慢性的低下〉の項を参照(▶ p.511)

目標 Goals

　個人は，将来に対する前向きな見通しを表現し，以前のレベルまで機能を回復する。以下の指標によって証明される:
- 自尊感情を脅かす原因を見出し，その問題に取り組む。
- 自分の肯定的な面を見出す。
- 自身の行動とその結果を分析する。
- 変化の肯定的な側面を1つ見出す。

NIC 看護介入

〈自尊感情慢性的低下〉を参照(▶ p.512)

看護介入 Interventions

■ 看護職と個人との信頼関係を確立する
- 特に自己に対する考え方や見方について，気持ちを表出するよう個人を励ます。

- 個人に健康上の問題や治療，経過，予後について質問するように勧める。
- 信頼できる情報を提供し，すでに提供された情報を強化する。
- 自己やケア，介護者に対して個人がもっている誤解を明確にする。それを批判しない。

■社会的相互作用を促す
- 個人が，他者からの援助を受けとめられるように支援する。
- 個人の要求を制限している間，過保護にしない。
- 運動を勧める。

■個人と一緒に強みや資源，期待できることを探す
- 現実的な選択肢を探し出す。

■必要に応じて，地域資源を紹介する(例：カウンセリング，自己主張の訓練講座)

自尊感情状況的低下

Situational Low Self-Esteem

NANDA-Ⅰ定義 NANDA-Ⅰ Definition

現状に対して，自己評価の否定的な見方が生じている状態

診断指標 Defining Characteristics（Leuner et al., 1994；*Norris & Kunes-Connell, 1987）

■ 必須データ(80～100%)

- 以前は肯定的な自己評価をしていた個人が，人生の出来事に対して一時的に否定的な自己評価をする。
- 自己価値に対する挑戦的な現状*について言葉で報告する。
- 自己否定的な感情を言語化する（何の助けも得られない気持ち，役に立たないという思い）*。

■ 副次的データ(50～79%)

- 自己否定的な発言*
- 状況への対処能力を過小評価する*。
- 差恥心や罪悪感を表出する。
- 意思決定が困難である。

関連因子 Related Factors

〈自尊感情混乱〉の項を参照(▶ p.516)

CARPENITO MEMO

〈自己概念混乱〉の項を参照(▶ p.499)

NOC 看護成果

〈意思決定〉〈悲嘆の解決〉〈心理社会的適応：生活の変化〉〈自尊感情〉

目標 Goals

個人は，将来に対する前向きな見通しを表現し，以前のレベルまで機能を回復する。以下の指標によって証明される：

- 自尊感情を脅かす原因を明らかにし，その問題に取り組む。
- 自分の肯定的な面を見出す。

- 自分の行動とその結果を分析する。
- 変化の肯定的な面を１つ見出す。

NIC 看護介入

〈積極的傾聴〉〈共在〉〈カウンセリング〉〈認知再構築〉〈家族支援〉〈サポートグループ〉〈コーピング強化〉

看護介入 Interventions

■ **個人が思いを明らかにし表出できるよう支援する**

- 共感的で，偏った判断をしない。
- 傾聴する。怒ったり泣いたりなどの感情表現を妨げない。
- そのように個人が感じ始めたときには，何が起こっていたのか尋ねる。
- ライフイベント間の関連性を明らかにする。

■ **肯定的に自己評価できるところを明らかにするよう個人を支援する**

- ほかの危機にどのように対処していたのか？
- 不安をどのように処理しているのか？ 運動，引きこもり，飲酒／薬物，おしゃべりによってか？
- 適応できるコーピング・メカニズムを強化する。
- 有益な能力や特性の有無を調べて強化する(例：趣味，技能，学業，人間関係，外見，誠実さ，勤勉さ)。
- 個人が肯定的な感情も否定的な感情も受容できるよう援助する。
- 防衛的になっていると突きつけない。
- 確かにできるということを個人に伝える。
- 共通の目標を設定することに個人を関与させる。
- (自分の目だけから見た)自分に関する肯定的な事実を個人に書かせる。通常の日課として，そのリストを毎日読ませる。
- 自尊感情を構築する訓練の利用を強化する(自己肯定法，イメージ法，瞑想／祈り，リラクセーション法，ユーモアの使用)。

■ **否定的な自己評価が増すような認知のゆがみを見出せるよう支援する**
(Varcarolis, 2011)

- 過剰な一般化：それぞれの出来事を切り離して注視することを指導する。
- 自己非難：本当に責任があるのか，なぜそうなのかを判断することを指導する。
- 心の読み過ぎ：頭の中で考えていることを言葉で明確にするよう助言をする。
- 他者の肯定的な反応を過小評価する：「ありがとう」の一言を返せるように指導する。

自尊感情状況的低下 521

■ 新たなコーピング・スキルを学べるよう支援する

- 意味のある独り言を練習する（Martin, 2013; *Murray, 2000）。
- 否定的な結論に飛びつかない（Martin, 2013）。
- 変化とその結果を簡潔に記述する（例：私の仕事への評価は低かった，評価はひどかった）。
- 否定的な意見を1つひとつ振り返る。それは本当なのか？　本当ならば，どうすれば改善できるのか？
  - 本当でなければ，なぜ本当ではないのか自分自身に尋ねる。部分的には本当なのか？
  - この状況を別の角度から見ることができるか？（Martin, 2013）
- 前向きに将来や結果を想像してみる。
- 新たな行動を起こしてみるよう勧める。
- 状況をコントロールしているのだと思えるよう強化する。
- 行動を起こすという約束を取り付ける。
- 非建設的な独り言が始まったら，すぐにやめる。

■ 特定の問題を処理できるよう個人を支援する

- レイプに対して，〈レイプ−心的外傷シンドローム〉の項を参照（▶p.649）
- 喪失に対して，〈悲嘆〉の項を参照（▶p.549）
- 入院に対して，〈無力感〉や〈ペアレンティング障害〉の項を参照（▶p.494, 566）
- 病気の家族に対して，〈家族機能障害〉の項を参照（▶p.545）
- 身体の一部の変化や喪失に対して，〈ボディイメージ混乱〉の項を参照（▶p.504）
- 抑うつに対して，〈非効果的コーピング〉や〈絶望感〉の項を参照（▶p.613, 484）
- 家庭内暴力に対して，〈家族コーピング無力化〉の項を参照（▶p.605）

■ 小児への看護介入

- 子どもに成功体験と，必要とされていることを感じられるような機会を提供する。
- 写真や所有物，自作の手工芸品を飾って，その子だけの環境を作る。
- （何をするか）計画された遊びの時間と計画されていない遊びの時間を設ける。
- 病院や自宅で教育プログラムを継続できるようにする。邪魔をされずに勉強できる時間を確保する。

■ 高齢者への看護介入

- 個人を名前で呼ぶ。
- スタッフ同士で話すときと同じ声の調子で個人にも話す。
- 乳児を連想させる言葉を使わない（例：「おむつをしましょうね」）。

- 家族の写真や身の回りの物，過去の体験について尋ねる。
- 障害を「高齢」によるものとしない。
- 寝室と浴室に入るときはドアをノックする。
- 自分のペースで課題を達成できるよう十分に時間をとる。

自尊感情状況的低下　　523

自尊感情状況的低下リスク状態

Risk for Situational Low Self-Esteem

NANDA-Ⅰ定義 NANDA-Ⅰ Definition

現状に対して，自己価値の否定的な見方が生じやすく，健康を損なうおそれがある状態

危険因子 Risk Factors

〈自尊感情混乱〉の「関連因子」を参照（▶ p.516）

CARPENITO MEMO

〈自己概念混乱〉の項を参照（▶ p.499）

目標 Goals

個人は，将来に対する前向きな見通しを表現し，以前のレベルまで機能を回復する。以下の指標によって証明される：
- 自尊感情を脅かすものを明らかにする。
- 変化の肯定的な面を1つ見出す。

看護介入 Interventions

〈自尊感情状況的低下〉の項を参照（▶ p.521）

8

役割-関係パターン

Role-Relationship Pattern

非効果的出産育児行動

Ineffective Childbearing Process

NANDA-Ⅰ定義 NANDA-Ⅰ Definition

環境状況，規範，期待と合致していない，妊娠および出産過程と新生児ケアの状態

診断指標 Defining Characteristics*

■ 妊娠中

- サポート体制を適切に活用していない。
- 妊娠週数に応じた身体的準備を報告できない。
- 妊娠週数に応じた日常生活行動を報告できない（例：栄養，排泄，睡眠，動作，運動，清潔）。
- 活用できるサポート体制があると報告できない。
- 妊娠中の不快症状を軽減するための行動を報告できない。
- 出産に向けた具体的計画を報告できない。
- 学習に取り組まない（例：出産，新生児ケア）。
- 新生児ケアに必要な物品を準備していない。
- 妊婦健診を定期的に受けていない。
- 妊婦健診をまったく受けていない。
- 生まれてくる子どもへの配慮が欠けている。

■ 分娩中

- サポート体制を適切に活用していない。
- 分娩時期に応じた日常生活行動を報告できない（例：栄養，排泄，睡眠，動作，運動，清潔）。
- 活用できるサポート体制があると報告できない。
- 産んだ子どもへの愛着行動がみられない。
- 分娩開始の徴候に適切に対応したと報告できない。
- 出産に主体的に臨んでいない。

■ 産褥期

- サポート体制を適切に活用していない。
- 乳児の状態に応じた授乳ができていない。
- 乳房の手当てを適切に行っていない。
- 乳児への愛着を示す言動がみられない。
- 乳児の世話に必要な技術を実施できない。

- 乳児に安全な環境を提供していない。
- 産褥日数に応じた日常生活行動を報告できない（例：栄養, 排泄, 睡眠, 動作, 運動, 清潔）。
- 活用できるサポート体制があると報告できない。

関連因子 Related Factors*

- 知識不足（例：出産, 新生児ケア）
- 家庭内暴力
- 妊婦健診を定期的に受けていない。
- 親になるのに適切な役割モデルがない。
- 親になる準備ができていない。
- 母親としての自信の欠如
- 出産に向けた具体的計画の欠如
- 十分なサポート体制の欠如
- 母親としての無力感
- 最適ではない母親の栄養状態
- 物質乱用
- 予定外の妊娠
- 危険な環境

CARPENITO MEMO

〈非効果的出産育児行動〉は, 出産中・出産後に, 母親のウェルビーイングと新生児の関係性を損なわせる可能性のある多くの状況や要因を示している。この診断は, すべての妊婦の出産過程と産後の基本的なケアを計画するために用いることができる。

この広義の診断には, 具体的な実存型あるいはリスク型の問題への反応が数多く含まれている。いくつかの例を下記に示す。

- 〈家族機能障害〉
- 〈家族機能破綻〉
- 〈リスク傾斜健康行動〉
- 〈非効果的コーピング〉
- 〈無力感〉
- 〈非効果的健康管理〉

〈非効果的出産育児行動リスク状態〉は周産期専門病棟では標準ケアになるかもしれない。

〈非効果的出産育児行動〉が立証された場合には, より具体的な看護診断を使用するほうが臨床的に有用かもしれない。しかし, 出産育児過程を複雑にする複数の関連因子がある場合, この診断は役に立つであろう。

この特定の診断に関連する看護のアートとサイエンスは広範であるため, その目標や介入, 論理的根拠については母性-小児看護学の文献を参照されたい。

非効果的出産育児行動　527

非効果的出産育児行動リスク状態

Risk for Ineffective Childbearing Process

NANDA-Ⅰ定義 NANDA-Ⅰ Definition

　環境状況や規範と，妊娠の期待，出産過程と新生児ケアの不一致が起こりやすい状態

危険因子 Risk Factors*

- 知識不足（例：出産，新生児ケア）
- 家庭内暴力
- 妊婦健診を定期的に受けていない。
- 親になるのに適切な役割モデルがない。
- 親になる準備ができていない。
- 母親としての自信の欠如
- 妊婦健診をまったく受けていない。
- 出産に向けた具体的計画の欠如
- 十分なサポート体制の欠如
- 母親としての無力感
- 母親としての心理的苦痛
- 最適ではない母親の栄養状態
- 物質乱用
- 予定外の妊娠
- 危険な環境

CARPENITO MEMO

　〈非効果的出産育児行動〉の項を参照（▶ p.527）

コミュニケーション障害*

Impaired Communication

定義 Definition

　思考や意見，望みや要求をほかの人とやりとりすることに困難を来している状態，またはそのリスクがある状態

診断指標 Defining Characteristics

■ **必須データ（必ず存在）**
- 会話や反応が不適切，あるいはない。
- 話す，または聞く能力の障害

■ **副次的データ（おそらく存在）**
- 言語的メッセージと非言語的メッセージの不一致
- 吃音
- 不明瞭な発語
- 喚語困難
- 声が弱々しい，または声を出せない。
- 誤解を受けるような，または理解してもらえないような発言
- 構音障害
- 失語症
- 言葉の壁

関連因子 Related Factors

■ **病態生理因子**
- まとまりのない非現実的な思考に関連し，以下に続発するもの：
  - 統合失調症
  - 精神障害
  - 妄想性障害
  - パラノイア性障害
- 会話に必要な筋肉の運動機能障害に関連し，以下に続発するもの：
  - 脳血管発作（脳卒中）
  - 口腔または顔面の外傷
  - 脳損傷（例：出生時，頭部外傷）
  - 中枢神経系（CNS）の抑制／頭蓋内圧の亢進

---

* この看護診断は現在 NANDA-I の診断リストには含まれていないが，明瞭で有用性があることから筆者が追加した。

- 腫瘍(頭部，頸部，脊髄)
- 慢性低酸素症／脳血流量の減少
- 神経疾患(例：重症筋無力症，多発性硬化症，筋ジストロフィー，アルツハイマー病)
- 声帯麻痺／四肢麻痺
- 会話をする能力の障害に関連し，以下に続発するもの：
  - 呼吸障害(例：息切れ)
  - 喉頭浮腫／喉頭感染症
  - 口腔の変形
    - ・口唇裂，口蓋裂
    - ・歯牙欠損
    - ・不正咬合または顎骨骨折
    - ・構音障害
- 聴覚障害に関連するもの

■治療関連因子
- 会話をする能力の障害に関連し，以下に続発するもの：
  - 気管挿管
  - 頭部，顔面，頸部，口腔の手術
  - 中枢神経系抑制薬
  - 気管瘻孔形成／気管切開／喉頭切除
  - 疼痛(特に口腔や咽頭)

■状況因子(個人・環境)
- 疲労，怒り，不安，疼痛に続発し，注意力低下に関連するもの
- 補聴器が入手できないこと，または補聴器の故障に関連するもの
- 心理的障壁(例：恐怖，恥じらいの感情)に関するもの
- プライバシーの欠如に関連するもの
- 通訳者がいないことに関連するもの

■発達因子
❶乳児／幼児
- 不十分な感覚刺激に関連するもの

❷高齢者(聴覚喪失)
- 聴覚障害に関連するもの
- 認知障害に関連し，特定の因子に続発するもの

CARPENITO MEMO

〈コミュニケーション障害〉はコミュニケーション受容器障害や言語的障壁をもつ個人にとって臨床的に有用な診断である。

コミュニケーションの問題が精神疾患やコーピング問題の症状として現れている場合は，〈コミュニケーション障害〉は有用ではない。看護介入において，幻覚，

恐怖，不安を軽減することに重点が置かれる場合には，看護診断の〈慢性混乱〉〈恐怖〉〈不安〉のほうが適切であろう。

NOC 看護成果

〈コミュニケーション〉

目標 Goals

個人は，コミュニケーション能力に関する満足度が高まったことを報告する。以下の指標によって証明される：

- 理解力の向上がみられる。
- 自分を表現する能力の改善がみられる。
- 必要に応じて別のコミュニケーション手段を使う。

NIC 看護介入

〈コミュニケーション強化：言語〉〈コミュニケーション強化：聴覚〉〈積極的傾聴〉〈社会化強化〉

看護介入 Interventions

■ **基本的ニーズを伝える方法を明らかにする**

- 理解力，話す能力，読み書き能力をアセスメントする。
- 別のコミュニケーション手段を提供する。
  - コンピュータ，ノートと鉛筆，手信号，瞬き，うなずき，ベルの信号などを使用する。
  - 頻繁に使用されるフレーズ（例：「唇を濡らしてください」「足を動かしてください」「1杯の水をください」「便器をください」など）を表す絵や言葉を記したカードを作成する。
  - 指さし，ジェスチャー，パントマイムをするように勧める。
- 心を鎮めることによって「聞いて応答することよりも聴いて理解すること」を実践させる（Procter, Hamer, McGarry, Wilson, & Froggatt., 2014, p.93）。

■ **コミュニケーションを促進する因子を明らかにする**

- 受容的でプライバシーを尊重する雰囲気をつくる。
- ゆとりのある環境を提供する。
- 理解を深めるための技法を使う。
  - 可能であれば，個人と向き合いアイコンタクトをとる。見下ろすような姿勢は避け，坐位をとる。
  - 一段階ごとの複雑ではない命令や指示を行う。
  - 言葉と行動を一致させる。画像を利用する。

コミュニケーション障害 531

- 個人がメッセージを理解していることを確認する。
- 個人の助けとなるために情報を書面で提供する。

■ 相手の口の動きや表情などを見て発言内容を読み取ること(読話*)を読唇術と呼ばないようにする(Bauman & Gell, 2000；Office of Student Disabilities Services, 2014)

- 少し顔を動かしただけでも，口の動きは曖昧になってしまうので，相手をまっすぐ見ること。そして以下のことに注意する。
  - ゆっくり，はっきりと話す。
  - 叫んだり，誇張したり，大げさに表現したりしない。
  - 力んだり，緊張したりしないで1つひとつの言葉をはっきりと話すよう努める。短文のほうが長文より理解しやすい。
  - 何かを口に入れたまま話さないようにする。
  - 口ひげや顔の前に手を置くと唇が見えにくくなり，唇を読むのが難しくなる。
  - 照明の前に立たないようにする。照明を顔に当て，唇が見えるようにする。
  - 個人が驚いたり，慌てたり，困惑している場合には中止して，その原因を明らかにする。
  - 「はい／いいえ」以外の返答もできるよう「オープンエンドクエスチョン」を用いる。
- 重要な情報は紙に書くことで，コミュニケーションが促進される。

■ 英語が話せるかどうかアセスメントし，個人が最も話せる言語を明らかにする

- 個人が質問に対して「はい」または「いいえ」のような回答をする場合，その質問内容を理解していると評価しない。
- 英語の読解力，筆記能力，会話力，理解力をアセスメントし，英語が理解できない個人を見逃さないようにする(De Walt et al., 2010)。
- 重要な事柄(例：病歴聴取，手術の同意書への署名)を話し合うときには流暢な通訳者を付ける。書面に書かれている内容を通訳してもらい，個人とのコミュニケーションを図る(多くの病院では資格をもつ通訳者を1日1回は利用することが求められている。各病院の方針に従い，診療記録に記載される)。
- 個人が通訳を望んだときに，いつでも通訳者が付き添えるようにする(面会時間や規則を柔軟に調整する)。

---

* 訳注：読話(speech reading)と日常語の読唇術(lip reading)は基本的には同じ意味であるが，唇(lip)だけをみて発言内容を読み取るわけではないため，前者が正式な名称として用いられる。

- 通訳者を確保できない場合，個人の言語についてある程度知識のある人が，毎日訪問できるよう計画する（多くの病院や福祉事務所には，ボランティア通訳者の氏名や電話番号が登録されている）。
- 必要であれば，電話通訳システムを使う。

■ 健康教育を開始し，必要に応じて専門機関を紹介する

- 言語聴覚士などのスペシャリストに相談する。

■ 小児への看護介入

- 年齢にふさわしい言葉とジェスチャーを使う。
- 最初は親と話をし，子どもがその様子を観察できるようにする。徐々に子どもを会話に加える。
  - 子どもにゆっくりと近づき，穏やかに慌てず，自信をもった声で話しかける。
  - 目線を合わせる。
  - 簡単な単語と短い文章を用いる。
  - 現在の状況とは関係のない話をする（例：学校，玩具，髪型，服装）。
- 選択肢を可能な限り多く提供する。
- 心配事やおそれについて話してもらうよう促す。
- 医療器具（例：聴診器，舌圧子）を手にとって使ってみる機会を子どもに提供する。

■ 高齢者への看護介入

- 補聴器をつければ耳が聞こえる場合は，補聴器の電源が入っているか，機能しているかなどを確認する。
- 片方の耳が聞こえる場合は，その健側の耳に向かって，ゆっくり，そしてはっきりと話す。大きい声で話すよりも明確に話すほうが重要である。
- 読み書きができる場合は，鉛筆やメモ用紙などをいつも準備しておく（他科を受診するときも）。
- 手話しか理解できない場合は，可能な限り手話通訳をつける。
- 重要なメッセージはすべて紙に書いて，話すようにする。
- 「はい」または「いいえ」だけでは答えることができないような質問（オープンエンドクエスチョン）をし，本当に理解しているかどうか検証する。「わかりましたか？」という質問は避ける。
- 耳垢がたまって聞こえにくくなっていないかアセスメントする。

コミュニケーション障害　　533

言語的コミュニケーション障害

Impaired Verbal Communication

NANDA-Ⅰ定義 NANDA-Ⅰ Definition

象徴(シンボル，記号)システムを受け取り，処理し，伝え，用いる能力の，どれかあるいはすべての低下，遅延，消失がある状態

診断指標 Defining Characteristics

- 言葉を話すことが難しい，あるいはできないものの，他者の言葉は理解することができる。
- 構音障害，または運動性言語障害

関連因子 Related Factors

〈コミュニケーション障害〉の項を参照(▶ p.529)

NOC 看護成果
〈コミュニケーション：表現〉

目標 Goals

個人に自己を表現する能力の向上がみられる。以下の指標によって証明される：

- コミュニケーションによるフラストレーションが減少したと述べる。
- 必要に応じて別の手段を用いる。

NIC 看護介入
〈積極的傾聴〉〈コミュニケーション強化：言語障害〉

看護介入 Interventions

- **基本的ニーズを伝える方法を明らかにする**
  - 一般的な看護介入は〈コミュニケーション障害〉の項を参照する(▶ p.531)。
- **コミュニケーションを促進する因子を明らかにする**
  - ❶構音障害の個人に対して(不明瞭あるいはゆっくりした話し方)
  - 個人の理解力に問題はないので，看護職は話し方やメッセージを変えないようにする。成人に適した話し方で話す。
  - 意識的にゆっくりと大きい声で話す努力をするよう個人を励ます(例：「文

と文の間で大きな深呼吸をしましょう」)。
- 不明瞭な言葉は繰り返して言ってもらう。非言語的な手掛かりを観察して理解の助けにする。
- 個人が疲れているようなら，短い受け答えですむような質問をする。
- 話が理解できない場合は，ジェスチャーや筆談，コミュニケーションカードの使用法を教える。

❷話すことができない個人に対して(例：気管挿管，気管切開)
- 回復する場合はそのことを伝え，安心させる。回復しないときは，利用可能な代替手段があることを説明する(例：食道発声法，手話など)。
- 話し方，語調，あるいはメッセージの形式を変えないようにする。成人に適した話し方で話す。
- ジェスチャーやうなずき，言葉を口に出すこと，紙に書くこと，手紙／写真ボード，そして個人のニーズに合わせた共通の言葉や言い回しを用いる(Grossbach, Stranberg, & Chlan, 2011)。
- 個人に会うごとに，ストレスを軽減し，安心感を与えるような看護介入を行う。
  - 触れる。
  - 「きっと恐ろしい思いをされているのでしょう。気持ちを楽にしたり，心を休めるために何かできることはありませんか？」
  - ナースコールがいつも視界にあり，利用できるようにしておく。

■ケアの継続性を促進し，フラストレーションを軽減する
❶フラストレーションやひきこもりの徴候がないか観察する
- コミュニケーションがとれないことに対するフラストレーションを言葉を使いながら対処する。看護職と個人の双方に忍耐が求められることを説明する。
- 穏やかで前向きな態度をとり続ける(例：「もし私たちがともに努力すれば，私はあなたの言うことを理解できるようになります」)。
- 安心させる(例：「困難なことは承知しています。でも，あなたにはできます」)。
- ユーモアのセンスをもち続ける。
- 泣きたいときには泣いてもらう(例：「泣いても構いませんよ。イライラすることはわかっています。泣くことでスッキリさせましょう」)。
- 会話に限界のある(例：簡単な頼み事はできるが長文は言えない)個人には手紙を書いたり，日記をつけたりすることで感情を表出し，悩みを分かち合うことを勧める。
- ニーズを予測し，単純に「はい」または「いいえ」で回答できる質問をする。

❷特定のケアプランを維持する
- 使用されるコミュニケーションの方法を記録する(例：「単語カードを使用

言語的コミュニケーション障害　535

する」「便器を指さす」「アルファベットボードや写真ボードを使用する」)。

- 特定の手段を用いる場合には指示を記録する(例：ベッドサイドに尿器を常備させる)。

■ 小児への看護介入

- 年齢に適したコミュニケーションの方法を確立する。
- 発声できない年少児には基本的なジェスチャーを教える(時間，食物，家族関係，情緒，動物，数，頻度の高い要望)。
- 親子が聴覚障害者のための福祉サービスを確実に利用できるようにする。
- 現在進行中の援助について言語聴覚士(ST)に相談する。

家族機能破綻

Interrupted Family Processes

定義 Definition

家族関係と家族機能の，両方またはいずれか一方の変化した状態（NANDA-I）

通常は助け合っている家族が，それまではうまくいっていた機能に疑いをいだくほどのストレスを感じているか，そのリスクがある状態*

診断指標 Defining Characteristics

■ 必須データ（必ず存在）
- 家族システムが以下のことをできない，またはしない。
  - 危機に対して建設的に取り組むこと
  - 家族間で率直にかつ効果的にコミュニケーションを図ること

■ 副次的データ（おそらく存在）
- 家族システムが以下のことをできない，またはしない。
  - 家族全員の身体的ニーズを満たすこと
  - 家族全員の情緒的ニーズを満たすこと
  - 家族全員のスピリチュアルなニーズを満たすこと
  - さまざまな感情を表現する，あるいは受けとめること
  - 適切に助けを求める，あるいは受けとめること

関連因子 Related Factors

あらゆる因子が〈家族機能破綻〉を引き起こす可能性がある。以下に一般的な因子を示す。

■ 治療関連因子
- 以下に関連するもの：
  - 時間がかかる治療による家族の日常生活の混乱（例：在宅透析）
  - 病気の家族の治療による物理的な変化
  - 病気の家族の治療による家族全員の情緒的変化
  - 病気の家族の治療による経済的負担
  - 病気の家族の入院

---

* この定義は，明瞭で有用性があることから筆者が追加した。

■状況因子(個人・環境)
- 自宅の喪失(例：路上生活状態，親戚との同居)
- 家族を失うことに関連するもの：
  - 死
  - 服役
  - 学業のため家を離れること
  - 遺棄
  - 離別
  - 入院
  - 離婚
- 家族の増加に関連するもの：
  - 誕生
  - 結婚
  - 養子
  - 高齢の親族
- 以下の因子による喪失に関連するもの：
  - 貧困
  - 経済的危機
  - 家族役割の変化(例：定年退職)
  - 障害をもつ児の誕生
  - 転居
  - 災害
- 葛藤(道徳的，目的，文化的)に関連するもの
- 家族間の信頼を裏切る行為に関連するもの
- 家族による反社会的行動(例：犯罪)に関連するもの

CARPENITO MEMO

〈家族機能破綻〉では，〈家族コーピング妥協化〉と同様の状況が記述されている。今後の臨床的研究により〈家族機能破綻〉と〈家族コーピング妥協化〉が区別されるようになるまでは，〈家族コーピング妥協化〉を用いる。

〈家族機能破綻〉は，通常は建設的に機能しているが，最近直面している困難から生じたストレスにより変調を訴えている家族を対象とした診断である。家族は，それぞれの相互依存関係を含んだシステムの１つとみなされる。したがって，個々の家族の一員がかかえている生活上の課題は家族システムの課題でもある。たとえば，病気，高齢の親族の入院，別離，離婚といった特別の事態は，家族機能に悪影響を与えることがある。〈家族機能破綻〉はこのような状況を示す診断である。

〈家族機能破綻〉は〈介護者役割緊張〉とは異なる。ある状況では，家族の１人あるいは複数が身内の介護者の役割を果たす必要がある。介護者の役割は，高齢の親に毎日３度のバランスのとれた食事を出すことから，大人や子どもの清潔とセルフケアを介助することまで多様である。〈介護者役割緊張〉は，介護者の役割を任されている個人の精神的および身体的負担を説明した診断であり，このような負担は介護者が同時にかかえている関係と役割責任のすべてに影響を及ぼす。この診断は，直接介護者として多くの責任を担う個人または複数名に焦点を当てている。

> **NOC** 看護成果
> 〈家族のコーピング〉〈家族の機能〉〈ペアレンティング〉〈家族のノーマライゼイション〉

> **NIC** 看護介入
> 〈コーピング強化〉〈紹介〉〈家族機能維持〉〈家族統合性促進〉〈制限設定〉〈サポートグループ〉

看護介入 Interventions

- **家族構成をアセスメントする**(Pillitteri, 2014)
  - 二者家族：2人での共同生活(例：婚姻，非婚，ゲイ／レズビアン)
  - 核家族：伝統的な家族の夫，妻，子どもから構成される。
  - 多世代家族：核家族とそのほかの親族(祖父母，いとこ，孫など)が同居
  - 同居家族：非婚のカップルと子どもが同居
  - 複婚家族(一夫多妻)：日本や米国では違法ではあるが，1人の男性と複数の妻からなる家族が移住してくる可能性がある。
  - 混合家族：離婚や配偶者を亡くすなどして再婚した夫婦と，再婚前の結婚でできた子どもが同居
  - 単親家庭：米国の55％の家族が単親家庭である(US Census Bureau, 2013)。
  - 共同体家族：共同で住むことを選択した集団
  - 同性婚：米国では増加が続いている。
- **原因と誘因をアセスメントする**
❶疾病に関連する因子
  - 突発的な予期せぬ類の疾病
  - 負担を強いる慢性的な問題
  - 潜在的に障害を起こす類の疾病
  - 身体的外見を損なうような変化を起こす症状
  - 疾病に関連する社会的スティグマ
  - 経済的負担
❷家族の行動に関連する因子
  - 必要な介入への協力を拒む。
  - 疾病が原因で社会的逸脱行動を起こす(例：自殺企図，暴力行為，物質乱用)。
  - 家族からの孤立
  - 衝動的な行動に走ったり，保健医療職者や家族に悪態をつく。

家族機能破綻　　**539**

❸家族の機能全体に関連する因子

- 自宅の喪失(例:路上生活状態,親戚との同居)
- 所得の減少
- 問題を解決できない。
- 家族間の非効果的なコミュニケーションパターン
- 役割期待の変化とそれにより生じる緊張状態

■ 家族の結束力を強める

- 温かさと尊敬の念をいだいて支援的に家族にアプローチする。
- 適切な場合は,家族が病気の家族の病状の変化について迅速に把握し,対応できるようにする。
- 起こった問題の原因や批判についての議論は避ける。
- 罪悪感,怒り,非難,敵意を言葉で表出し,その後,家族に対して自分がいだいている感情を認識するように話す。
- 機能的なコミュニケーションの重要性について説明する。行動,感情や価値観の分かち合い,家族の健康習慣を進めるための意思決定について,言語的・非言語的なコミュニケーションを用いる(Kaakinen, Gedaly-Duff, Hanson, & Padgett, 2010)。

■ 家族が状況を適切にアセスメントできるよう援助する

- 何が危機的状況なのか? 正確な情報を提供し,質問に答えることで,家族に現実的な視点をもってもらうように促す。家族全員にその情報が届いていることを確認する。
- どのような選択があるのか? 家族が家庭内における役割を再編成し,家族の結束を保ち,ストレスの軽減を図るために,優先順位を設定できるように援助する。
- 在宅ケアに関する(例:身体的,情動的,環境的,経済的)ストレス要因について話し合いを始める。
- 「家族志向のアプローチには,家族が状況を洞察して,行動を変容できるようにするための援助などが含まれ,これは最も成功する確率が高い」(Varcarolis, Carson, & Shoemaker, 2010)。

■ 家族内で個々のメンバー間の境界を明確にする

- 家族全員がそれぞれの心配事を共有できるようにする。
- 各自の責任について聞く。
- それぞれの違いを認める。

■ 健康教育を開始し,必要に応じて専門機関を紹介する

- 家族全員に集団教育セッションへの参加を促す。
- 家族を民間の支援グループや自助グループに紹介する。
- 家族がソーシャルサポートを受けられるようにする。
- 家族が信頼できる友人(例:聖職者,重要他者)を見極められるように援助

する。必要に応じて(情動的，技術的)援助を求めるように勧める。

- ほかのスペシャリスト(ソーシャルワーカー，セラピスト，精神科医，養護教諭)から援助を得られるようにする。

家族機能破綻　541

家族機能障害

Dysfunctional Family Processes

NANDA-Ⅰ定義 NANDA-Ⅰ Definition

　家族単位の機能が，心理社会的，スピリチュアル，生理的なまとまりを慢性的に欠いた状態。葛藤，問題の否認，変化への抵抗，無効な問題解決など，尽きることのない一連の危機につながる。

診断指標 Defining Characteristics

■ 必須データ（必ず存在）
❶ 行動面
- 怒りの表現が不適切*
- アルコール依存症に関する不十分な理解と知識
- ごまかし（操作）*
- 問題の否認*
- 依存*
- 飲酒の制御不能
- 援助を求めることを拒否*
- コミュニケーション障害*
- アルコール乱用
- 問題の正当化*
- イネイブリング行動*
- 非難*
- 役に立たない問題解決スキル*
- 情緒面のニーズを満たせない。
- 破られた約束*
- 批判的*

❷ 感情面**
- 絶望感
- 怒り
- 罪悪感
- 情緒的孤立
- 価値がないと感じる。
- 脆弱性
- 抑圧された怒り
- 抑圧された感情
- 不安
- 羞恥心
- 不信感
- 孤独感
- アルコール依存症者の行動に対する責任感
- 困惑

❸ 役割と関係性
- 家族関係の悪化
- 一貫性のない子育て
- 家族力学の混乱
- 閉鎖的なコミュニケーション

---

*　訳注：アルコール依存症者を援助することにより，回復を遅らせてしまう援助者の行為
**　Lindeman, Hokanson, & Batek, 1994

- 家族の否定
- 配偶者間の問題
- 配偶者との非効果的なコミュニケーション
- 病的な親密性
- 家族役割の混乱

■ 副次的データ（おそらく存在）

❶ 行動面
- 幅広い感情を受け入れられない*。
- 援助を適切に求めない，受け入れられない*。
- 目標よりも緊張緩和に向かう姿勢を好む*。
- 非効果的な意思決定
- 家族内の対立をうまく対処できない。
- 相いれない，逆説的なコミュニケーション*
- 家族の特別な行事がアルコール使用の機会になる*。
- 厳しい自己判断*
- 対立の増大*
- 孤立
- 嘘をつく*。
- 意図をはっきりと伝えられない。
- 楽しむことが難しい*。
- 未熟性*
- 集中できない*。
- 大混乱*
- 変化に適応できない*。
- 権力争い*
- アルコール以外の物質乱用
- ライフサイクルの移行が難しい*。
- 配偶者や親への暴言*
- ストレス関連の身体の病気*
- 現在または過去の発達課題を達成できない*。
- 信頼性の欠如*
- 子どもの学業成績の変動*

❷ 感情面
- 他者とは違うという気持ち*
- アイデンティティの喪失*
- 解消されない悲しみ
- 誤解されているという気持ち
- 喪失*
- 抑うつ*
- 恐怖*
- 敵対心*
- 自暴自棄*
- 不機嫌*
- 愛情と同情の混同
- 他者による感情のコントロール*
- 不満足*
- 混乱*

家族機能障害　　543

- 失敗*
- 愛されている感じがしない*。
- 自己非難的

❸ 役割と関係
- 三角関係化した家族関係*
- 家族構成員のスピリチュアルなニーズを満たすことができない。
- 家族構成員が互いに成長や成熟するために連携し合う能力の低下*
- 関係作りに必要なスキルの不足*
- 団結力の不足*
- 家族のしきたりの中断*，または家族のしきたりがない。
- 家族構成員の安全のニーズを満たすことができない。
- 家族構成員の個性に対する敬意を示さない。
- 性的コミュニケーションの減少と家族構成員の個性の低下
- 親のサポートに対する認識が低い*。
- 拒絶のパターン
- 家族構成員への義務を無視する*。

関連因子 Related Factors

- 不十分なコーピングスキルおよび／または不適切な問題解決スキルに関連し，以下に関連するもの：
  - 経済状況の変化(例：財産の差し押さえ，解雇)
  - (特定の)路上生活状態
  - 関係の移行期(例：別居，離婚)
  - 危機的状況
  - 家族の役割移行
  - 新しい家族構成員〔例：混合家族(再婚相手とその子ども)，高齢の親類〕が加わる。
  - (特定の)アルコール乱用
  - (特定の)物質乱用*
  - (特定の)精神疾患
  - (特定の)認知機能の低下

CARPENITO MEMO

〈家族機能障害〉は家族構成員による慢性的な精神疾患，進行する認知機能の低下，物質乱用，アルコール乱用などに関連して家族力学が混乱した結果を表している。アルコール依存症は家族の病いである。この看護診断はアルコール依存症が個々の家族構成員に与える影響を表している。加えて，物質乱用者には〈非効果的コーピング〉あるいは〈非効果的否認〉のような具体的な診断も使用される。

NOC 看護成果

〈家族コーピング〉〈家族機能〉〈物質乱用と精神疾患〉

目標 Goals

　家族は，家族内にアルコール依存の問題があることを認識し，短期的および長期的な目標を設定する。次の指標によって証明される：

- アルコール依存症が家族全体と個々の家族構成員に及ぼす影響について述べる。
- 破壊的な反応のパターンを明らかにする。
- 個人療法と家族療法に利用できる資源を説明する。

NIC 看護介入

〈コーピング強化〉〈紹介〉〈家族機能維持〉〈物質使用対処〉〈家族統合性促進〉〈制限設定〉〈サポートグループ〉

看護介入 Interventions

■ **家族構成をアセスメントする**(Pillitteri, 2014)
- 二者家族：2人での共同生活(例：婚姻，非婚，ゲイ／レズビアン)
- 核家族：伝統的な家族の夫，妻，子どもから構成される。
- 多世代家族：核家族とそのほかの親族(祖父母，いとこ，孫など)が同居
- 同居家族：非婚のカップルと子どもが同居
- 複婚家族(一夫多妻)：日本や米国では違法ではあるが，1人の男性と複数の妻からなる家族が移住してくる可能性がある。
- 混合家族：離婚や配偶者を亡くすなどして再婚した夫婦と，再婚前の結婚でできた子どもが同居
- 単親家庭：米国の55%の家族が単親家庭である(US Census Bureau, 2013)。
- 共同体家族：共同で住むことを選択した集団
- 同性婚：米国では増加が続いている。

■ **おかれている状況と目標についての家族の信念を探る**
- アルコール依存症の特徴について話し合う。アルコール依存スクリーニング検査〔例：ミシガン州アルコール依存スクリーニングテスト(MAST)，飲酒状態の自己診断法(CAGE*)〕を審査する。

---

* 訳注：アルコール依存症の特徴の要点を明らかにする質問による調査法。「断酒を考えたことは？」「非難に悩まされたことは？」「罪悪感を覚えたことは？」「朝酒(目覚めの1杯)をしますか？」(Ewing, 1984)

家族機能障害　**545**

- 原因を話し合い，誤解を修正する正す。
- 再発は想定内であることを認識する。
- 短期目標と長期目標を設定できるよう援助する。

■ 家族が行動から洞察を得ることができるよう援助する。家族の非効果的な対応について話し合う
- アルコールや車のキーを隠す。
- 怒る，沈黙する，脅す，泣く。
- 職場，家族や友人に言い訳をする。
- （保釈金などを払って）刑務所から釈放してもらう。
- 飲酒をやめない。
- 家族の怒りが増す。
- 飲酒の責任を当事者に負わせない。
- 個人が飲酒行動の結果に苦しまないようにする。

■ アルコール依存者を助けることは，何よりも家族自身を救うことになると家族に強調する
- 家族の反応を変えることに焦点を当てる。
- 個人が自分の飲酒行動に責任を負うようにする。
- 個人や家族として，生活を向上させる活動を説明する。
- ストレスマネジメント（例：エアロビック運動，自己主張訓練コース，瞑想）を何か1つ始める。
- 家族そろって外出する計画を立てる（例：美術館，動物園，ピクニック）。アルコール依存者が参加する場合は，当人に飲酒しないことを確約させ，もし飲酒した場合はその結果に同意させる。

■ 回復が日常的な家族力動を劇的に変化させることを家族と話し合う
- アルコール依存者が注目の的ではなくなる。
- すべての家族役割が変化する。
- 家族はアルコール依存者の代わりに自分自身に焦点を向けなければならなくなる。
- 家族は自身の行動に責任を取らなければならなくなり，ほかの家族のせいにできなくなる。
- 子どもの問題行動への取り組みが，家族の目標となる。

■ 地域の資源についての健康教育を開始し，必要に応じて専門機関を紹介する

悲嘆

Grieving

NANDA-Ⅰ定義 NANDA-Ⅰ Definition

情動面・身体面・スピリチュアル面・社会面・知的側面の複雑な反応と行動を含む正常なプロセスであり，実際の喪失，予測される喪失，または知覚した喪失を個人や家族や地域社会が毎日の生活に組み込む手段となるプロセス

診断指標 Defining Characteristics

■必須データ（必ず存在）

以下のようなさまざまな反応を伴う（人，ペット，物，機能，社会的地位，関係の）喪失を実際に経験していると訴える。または，喪失を感じていると訴える。

- 否認
- 自殺念慮
- 罪悪感
- 泣く
- 怒り*
- 悲しみ
- 落胆（失望）*
- 渇望行動／探索行動
- 集中できない。
- 睡眠パターンの変化*
- 非難*
- 離脱*
- アネルギー（反応性の低下）
- 無秩序*
- 価値がないと感じる。
- 無感覚
- 不信
- 不安
- 無力感

関連因子 Related Factors

多くの状況が喪失感を引き起こす可能性がある。以下に一般的な状況の一部を示す。

■病態生理因子

- 機能や自立の喪失に関連し，以下の障害に続発するもの：
  - 神経系
  - 消化器系
  - 心臓血管系
  - 呼吸器系
  - 感覚器系
  - 腎泌尿器系
  - 筋骨格系
  - 外傷

Ⅰ

8

役割─関係パターン

- ■ 治療関連因子
  - 以下に伴う喪失に関連するもの:
    - 長期にわたる透析
    - 手術(例:乳房切除術)
- ■ 状況因子(個人・環境)
  - 健康を失うことに関連するもの
  - 仕事を失うことに関連するもの
  - 経済基盤を失うことに関連するもの
  - ペットの死に関連するもの
  - 大切な夢を失うことに関連するもの
  - 愛する人の深刻な病状に関連するもの
  - 友情を失うことに関連するもの
  - 家を失うことに関連するもの
  - 負の影響と喪失に関連し,以下に続発するもの:
    - 慢性疼痛　　　　　　　死　　　　　　　終末期疾患
  - ライフスタイルの喪失に関連するもの:
    - 出産　　　　　　　　離婚
    - 子どもの巣立ち　　　別居
    - 結婚　　　　　　　　役割機能
  - 正常な状態の喪失に関連し,以下に続発するもの:
    - ハンディキャップ　　疾患　　　　　　傷痕
- ■ 発達因子
  - 加齢に伴う喪失および／あるいは変化に関連するもの:
    - 自立度(運転免許証の喪失,自宅を失う,食事の準備ができなくなる)
    - 友人,きょうだい
    - 仕事
    - 性的能力
  - 夢や希望を失うことに関連するもの

CARPENITO MEMO

　〈悲嘆〉〈予期悲嘆〉〈悲嘆複雑化〉は,喪失を体験している個人や家族の３つのタイプの反応を説明している看護診断である。〈悲嘆〉は,喪失後の正常な悲嘆とグリーフワーク(悲嘆作業)への参加を説明する診断である。〈予期悲嘆〉は,喪失が起こる前にグリーフワークにかかわることを説明する診断である。〈悲嘆複雑化〉は,不適応の過程を表す診断で,グリーフワークが抑圧されたり欠如している状態,あるいは長期にわたり過剰な反応を表出する個人が対象になる。この３つの看護診断の目標はグリーフワークを促進することである。さらに,〈悲嘆複雑化〉では看護職は長引く過剰な問題反応を軽減するための看護介入を行う。

多くの臨床場面(例：身体の部分的喪失，重要他者の死)で看護職は悲嘆反応を予測している。強い悲嘆反応を引き起こす事態(例：流産，新生児の死，双生児や三胎児のいずれか一児の死，公にできない愛人の死，自殺，子どもを里子あるいは養子に出すこと)は，ときには無視されるか，軽視されることがある。

NOC 看護成果
〈コーピング〉〈家族コーピング〉〈悲嘆の解決〉〈心理社会的適応：生活の変化〉

目標 Goals

個人は，悲嘆を表出し始める。次の指標によって証明される：
- 自分にとっての死または喪失の意味を説明する。
- 重要他者と悲嘆を分かち合う。

NIC 看護介入
〈家族支援〉〈グリーフワーク促進(悲嘆緩和作業促進)〉〈コーピング強化〉〈予期ガイダンス〉〈情動支援〉

看護介入 Interventions

■ **グリーフワークが遅れる因子をアセスメントする**
- サポート体制が利用できない，またはない。
- 依存心
- 情緒的障害の既往
- 不確実な喪失(例：行方不明児)
- 悲しむことができない状態
- 早期の対象の喪失
- 過去に喪失を十分に悲嘆できなかった経験
- パーソナリティ構造
- 人間関係の性質
- 複数の喪失

■ **可能であれば，因子を減らすまたは排除する**

❶信頼関係を深める
- 1対1あるいはグループセッションをとおして自尊心を高める。
- 会って思いを語る時間を設けることを考慮する。
- 要点を簡潔明瞭に伝える。
- 喪失を軽減しようとしない(例：「彼女はそんなに長くは苦しみませんでしたよ」「また次の子どもができますよ」)。
- 個人と家族が学習しようとしていることをフィードバックして，アセスメ

悲嘆　549

ントする。

- 支援し安心感を与える。
- 治療環境をつくる（看護職は気にかけていることを伝える）。
- 安全で安心できるプライベートな環境をつくる。
- 個人の文化，信仰，人種，価値観に敬意を払う。
- プライバシーを確保する。しかし，個人や家族を孤立させないよう注意を払う。
- 故人のそばにただ「寄り添う存在」とする。

❷悲嘆反応を支援する

- 悲嘆反応を説明する（ショックと信じたくないという気持ち，徐々に事実を認めていくこと，立ち直り）。
- さまざまな受けとめ可能な表現を説明する。
  - 抑うつ状態に対する防衛としての高揚行動または躁状態
  - 愛情の反応として，そして抑うつ状態からの防衛としての高揚と多動
  - 多様な抑うつ状態
  - さまざまな身体症状の出現（体重減少，体重増加，消化不良，めまい）
- 過去の喪失体験をアセスメントする（例：幼児期の喪失とその後の人生における喪失）。

❸家族が故人と対面するときに特別な要望がないかを見定める（*Vanezis & McGee, 1999）

- 起こりうる遺体の変化に対して家族に心の準備をしてもらう。
- すべての機器を取り外し，汚れたリネン類を交換する。
- 家族の要望を支援する（例：抱きしめる，死後の処置，触れる，口づけ）。

❹家族の結束力を強める

- 家族の機能レベルに応じた支援を行う。
- 家族構成員の間で気持ちを自己分析し合うように勧める。
- 家族関係を阻む行動について話し合いをする必要があることを説明する。
- 個々の家族構成員の強みを認識し，それを強化する。
- 家族に自分の感情を評価してもらい，互いを支え合うよう促す。

❺それぞれの反応についてグリーフワークを促進する

- 否認
  - 反応は有用で必要であるとの認識を促す。
  - 家族の1人がほかの家族構成員に否認という反応を示すことを説明する。
  - 心の準備が整わないうちに否認を過去のものとして押しやらないようにする。
- 孤立
  - 悲しみを知ることで，相手の気持ちを受けとめていることを伝える。

- 率直で誠実なコミュニケーションを始めることによって，感情を分かち合えるようにする。
- 個人／家族に社会参加を徐々に増やしていくように促す（例：サポートグループ，教会の集まり）。
- 個人／家族に対して，重要他者にニーズを伝えるよう促す（例：支援してほしい，プライバシーを守ってほしい，経験を共有する許可）。
- 抑うつ状態
  - 個人の自尊感情を高める。
  - 抑うつ状態の程度を明らかにし，それに応じたアプローチを行う。
  - 共感的に共有する。悲嘆を認める（「つらいお気持ちをお察しします」）。
  - 自殺行動の徴候がないかを確認する（自殺企図をうかがわせる頻繁な言動）。
  - そのほかの情報は〈自己損傷リスク状態〉の項を参照する（▶ p.667）。
- 怒り
  - 個人の怒りをコーピングメカニズムの1つとして認める。
  - 怒りは喪失をコントロールできないことが原因で起こるため，自身の環境をより厳密にコントロールすることが役立つことを家族に説明する。
  - 病気や死は，素行が悪かったから起こったのでもなければ，よい子がそう願ったから起こったのでもないことを強調する。

❻悲嘆反応が複雑化するリスクの高い個人を明らかにする
- 関係の長さ：55年以上，5年未満。残された人たちとの関係性と重要性を考慮する。
- 医学的問題：治療や手術の保留，急性または慢性疾患の既往
- 精神疾患の既往あるいは治療中：外来カウンセリング／フォローアップ中，精神科薬物療法（抑うつ状態，不安，睡眠など），精神科への入院，自殺企図，自殺念慮
- 物質乱用：アルコールまたは薬物乱用の治療中
- 自殺傾向：家族に自殺者がいる，自殺念慮や自殺の可能性がある。
- 家族力学：連携，対立
- 子ども：17歳以下，故人と同居していた場合や子どもにとって重要な人であった場合のいずれか（例：同居していた祖父母）
- 複数の喪失：死，転居，退職，離婚
- トラウマになるような死：突然死，予期しない不慮の状況で起こった死
- 孤立：地理的，社会的，情緒的

❼家族が互いに感情を分かち合い，支え合うよう励ます
- 特に，感情を「強く」表出する家族構成員と対話する。

❽病的悲嘆の徴候について，特にリスクの高い個人／家族に説明する
- 故人を探し続ける（頻繁な移動／転居）

悲嘆　551

- 妄想
- 孤立
- 自己中心性
- 過剰な敵意（通常は家族構成員に対して）

■ **健康教育を開始し，必要に応じて専門機関を紹介する**
- 役に立つと思われる機関を明らかにする（例：地域の機関，宗教団体）

■ **小児への看護介入**
■ **子どもが死にゆくとき**（Ball, Bindler, & Cowen, 2015）
- 死に至る過程の文化的な違いは観察され，尊重されるべきである。これは，家族のためにも，また死にゆく子どものためにも重要なものとなる。
- 宗教に基づく死の過程の伝統的な例の一部を以下に示す。
  - カトリック：埋葬，病者の塗油（終油の秘跡）
  - ユダヤ教：7日間の服喪期間，清めの儀式，できるだけ早く埋葬する。
  - イスラム教：死者のベッドをメッカの方向に向ける。解剖は医学的解剖または司法解剖のみ認められる。身体を清めるのは，同性のイスラム教徒のみが行う。
  - エホバの証人：臓器提供は禁止。解剖は司法解剖しか認められない。
- ときに，子どもは告知される前から自分の死期が近いことに気づいている。子どもに希望を失わせないために，親が予後を伝えないという選択をした場合，子どもは孤立感をいだく可能性がある。
- 子どもと，親／家族のために，死別のスペシャリストまたはカウンセラーから示唆と資料の助言を受ける。
- 子どもの声を聴く。子どもはそれぞれ異なった対処の仕方をする。子どもに率直に話をさせ，質問に正直に応える。
- 同じ興味や問題をもつほかの子どもと友情を育ませる。

■ **子どもの知人が亡くなったとき，死の原因について説明する**
- 子どもの認識を明らかにする。
- 死がその子どものせいではないことをはっきりとさせる。

■ **起こりうる反応について率直に話し合う**（*Hooyman & Kramer, 2006）
- 「誰かが亡くなったときに，その人の悪口を言ったり，悪いことをした経験があると，嫌な思いをすることがあります」
- 「死ぬのは自分でなくてよかったと思うけど，○○さんが亡くなったと思うと，嫌な気持ちになることがあります」
- 「誰かが亡くなると，自分もいつか死ぬんだと怖くなることがあります」
- 「私は○○さんが，△△と言ったり□□をしたことを思い出します。あなたはどんな思い出がありますか？」

■ **葬儀について説明する**（例：死について書かれている子ども向けの本を読む）
■ **子どもが葬儀に参列することについて家族の意思決定を援助する。以下を**

満たしているかどうか確かめる（*Hooyman & Kramer, 2006；Boyd, 2012)

- 子どもは死について基本的な理解と適切なコーピングスキルをもっている。
- 子どもが，大人の情緒的反応をおそれていない。
- 死に率直な態度で向き合う（例：子どもも普通に葬儀に参列する）。
- 子どもと親しい関係にあり，自分の悲嘆にもうまく対処している大人が，その子のニーズを観察することができる。
- 子どもが葬儀に参列したい意向を表明し，葬式で何が行われるかについて基本的理解がある。

- 子どもが葬儀にどのような形でかかわれるか探る（例：参列者が集まる前に葬儀場へ行く，葬式後集まりに列席する）
- 子どもに自分のペースで悲しませる。青年期の子どもには悲しみを素直に表出して構わないことを伝える。必要な場合には，きょうだいのサポートグループを考慮しておく

■ 妊産褥婦への看護介入

■ 乳児，新生児，胎児を亡くした親のグリーフワークを援助する

（*Mina, 1985；Hockenberry & Wilson, 2015）

❶悲嘆過程を促進する

- 喪失について話すときには亡くなった子どもを名前で呼ぶ。
- 自分たちの子どもにいだいていた夢と希望を共有させる。
- 病院のチャプレンまたは親が選択した宗教者と会えるように取り計らう。
- 親に子どもを見て抱くように勧め，喪失が現実であることを確認できるようにする。
- 親が喪に服していることを補助部門（ハウスキーピングなど）に伝える方法を考案する（例：ドアにバラの花のステッカー，カルテ）。
- 親に形見の品を清潔なブランケットに包んで渡す用意をする〔例：写真（ポラロイド），ID ブレスレット，出生証明書付きの足形，髪の毛，ベッド用名札，胎児モニター記録，おくるみ〕。形見の品を親に持ち帰るよう勧める。持ち帰りたくない場合には，あとで気が変わった場合に備えてファイルに記録して保管する。
- 親に，帰宅後，ほかの子どもたちとこの体験を共有するよう勧める（一般向けの適切な本を紹介する）。
- 退院後も継続支援を行い，サービス機関（例：サポートグループ）を紹介する。

■ 悲嘆のなかにいる親を慰めようとしている人たちを援助する

- 死を率直に認めることの重要性を強調する。
- 乳児や胎児が命名されている場合には，話し合いのなかでその名前を使うようにする。

悲嘆 553

- 話をするなかで将来の妊娠や健康なほかのきょうだいを引き合いに出して喪失を軽減させるようなことは，決してしてはならない。
- お悔やみのカードを送る。追悼の意を形にして残す(例：植樹)。
- 母親と父親双方にとっての喪失の重大さに注意を払う。

予期悲嘆*

Anticipatory Grieving

定義 Definition

個人またはグループが予想される重大な喪失に対して反応している状態

診断指標 Defining Characteristics

- **必須データ（必ず存在）**
  - 生じる可能性のある喪失に対する苦痛を表す。
- **副次的データ（おそらく存在）**
  - 怒り
  - コミュニケーションパターン，食習慣，睡眠パターン，そして／あるいは社交パターンの変化
  - 性的衝動（リビドー）の減退
  - 否認
  - 罪悪感
  - 悲しみ
  - 引きこもり

関連因子 Related Factors

〈悲嘆〉の項を参照（▶ p.547）

CARPENITO MEMO

　〈予期悲嘆〉は，身近な人の死が差し迫っていると告げられたときに始まると考えられる。この〈予期悲嘆〉は，悲しみ，不安，未解決の関係問題を和解させる試み，家族の絆を再構築する，または深めるための努力などの形として現れる。介護者は身体的ケアをとおして，愛情，尊敬，愛着を表しているため，介護行動は予期悲嘆の１つの形である可能性がある。死を予測し，それに対して心の準備ができていると，死が訪れたあとに生じる悲嘆に，より適応できると考えられている（Block, 2013）。

---

* この看護診断は NANDA-I のリストには含まれていないが，明瞭で有用性があることから筆者が追加した。

NOC 看護成果

〈悲嘆〉の項を参照（▶ p.549）

目標 Goals

　個人は，予期された喪失を明確にし，悲嘆反応を自由に表出する。以下の指標によって証明される：

- 将来に関する意思決定に参加する。
- 重要他者と心配事を共有する。

NIC 看護介入

〈悲嘆〉の項を参照（▶ p.549）

看護介入 Interventions

■ **予期的あるいは起こりうる喪失の原因と誘因をアセスメントする**

- 加齢
- ボディイメージ，自尊感情，役割変化
- 間近に迫った退職
- 終末期疾患
- 離別（離婚，入院，結婚，転居，転勤）
- 社会経済的地位

■ **心配事を分かち合うよう勧める**

- 自由回答式の質問とリフレクションを用いる（「今日はどんなことを思っていますか？」「ご気分はいかがですか？」）。
- 個人に触れながらともに座り，言葉で心配していることを伝え個人の価値観を認め，悲嘆を受けとめる（「とても，つらいことだとお察しします」「いま，あなたにとって一番大切なことは何ですか？」）。
- 心配事を共有したがらない個人もいることを認識し，あとで共有する気になったときには，いつでも応じられることを伝える（「何かご希望されることはありませんか？」）。

■ **個人と家族が強みを確認できるよう援助する**

- 「上手くやれることは何ですか？」
- 「この問題に対処するためにあなたは何をしたいですか？」
- 「信仰／スピリチュアリティは，あなたにとって力の源ですか？」
- 「親しい友人はいますか？」
- 「何かあったとき，誰に助けを求めますか？」
- 「その人は，あなたに何をしてくれますか？」
- 「過去に成功をもたらした強さの源泉は何でしたか？」

- 強みを認識することで個人と家族がよりまとまるようにする
  - 「お兄さん(弟さん)はあなたの訪問を楽しみにしています」
  - 「ご家族はあなたのことをとても心配しています」
- 愛する人とともにグリーフワークを妨げる因子を探る(Worden, 2009)
  - 過去にアンビバレント(訳注:相反する価値観が共有して葛藤を生じる)な関係,敵対的な関係,過度の依存的な関係にあった。
  - 不確かな死(例:行方不明兵)
  - 同時期の複数人の死(例:9.11,事故による家族全員の死亡)
  - 過去にグリーフワークが複雑化または長期化したことがある。
  - 強いと思われている家族構成員は悲しむことが許されていない。
- 家族の結束力を強化する
  - ❶サポート体制の活用を確認する
  - 家族構成員と会う機会をもち続ける。
  - 家族構成員の役割,強み,弱みを明らかにする。
  - ❷家族単位内のコミュニケーションパターンを明らかにする
  - ポジティブとネガティブなフィードバック,言語的・非言語的コミュニケーション,ボディランゲージをアセスメントする。
  - 送信されたメッセージを聴き,明確にする。
  - ❸希望について考える機会を提供する
  - 正確な情報を提供する。
  - 誤った希望を与える誘惑に抵抗する。
  - 家族が希望をとらえ直せる(すなわち,安らかな死を望む)よう援助する。
  - ❹家族の自律性を高めるために集団の意思決定を促進する
  - 個人と家族が定期的に会う機会を設ける。
  - 家族構成員同士が直接話し合い,互いの話に耳を傾けるよう勧める。
- 悲嘆を表出するための機会を設ける
  - 悲嘆の表出を促す。
  - 鎮静薬と精神安定薬には,感情の表出を抑制したり遅延したりする作用があるので,使用に当たっては個人に注意を喚起する。
  - すべての年齢層の個人や家族に言葉で表現するように勧める。
    - 家族の結束を支援する。
    - 家族集団の強みを言葉で表現し引き立てる。
  - 個人と家族に人生を振り返るよう勧める。
    - 社会的ネットワークにおける人間関係に焦点を当て,支援する。
    - 過去の人生における経験を再評価し,新しい意味づけをして統合できるようにする。
    - 共感的理解を示す。
    - やり残していることがないか探る。

予期悲嘆

- **起こりうる複雑な悲嘆反応を明らかにする**
  - 自殺徴候
  - 妄想
  - 幻覚
  - (泣きたくても)泣くことができない。
  - 泣くことを制御できない。
  - 病的恐怖
  - 強迫観念
  - 孤立
  - 転換性障害
  - 激越性うつ病
  - 楽しみの制限
  - グリーフワークの長期化
  - 環境のコントロールの喪失による絶望感や無力感
  - 故人に再び会いたいという強い切望または思慕(12～18か月間回復の兆しがほとんどみえない状態が続く)
- **健康教育を開始し，必要に応じて専門機関を紹介する**
  - ❶病的な悲嘆反応の可能性がある個人にカウンセリングを紹介する(精神科医，専門の看護職，カウンセラー，心理学者)
    - 予測されることを説明する。
      - 怒り
      - 恐怖
      - 孤独感
      - 「気が狂いそうな」感情
      - 罪悪感
      - 情緒不安定
      - 悲しみ
      - 拒絶
  - ❷個人と家族に，喪失に適応してきたことを示す徴候について説明する
    - 悲しみの状態にある個人はもはや過去に生きているのではなく，未来志向で新しい目標を設定する。
    - 悲しみの状態にある個人は，失った人／対象物との関係を定義し直す。
    - 悲しみの状態にある個人は社会生活を再開し，新しい人間関係や経験を求め始める。
  - ❸役に立ちそうな専門機関を明らかにする
    - サポートグループ
    - 精神保健専門機関
    - 心理療法士
    - 悲嘆ケアのスペシャリスト
    - 宗教団体

悲嘆複雑化

Complicated Grieving

NANDA-Ⅰ定義 NANDA-Ⅰ Definition

　重要他者の死後に起こる障害で，死別に伴う苦悩の経験が，標準的な期待どおりに進まないことによってあらわれる機能障害

診断指標 Defining Characteristics

- ■ 必須データ(必ず存在，1つあるいはそれ以上)
  - 喪失に適切に適応できない。
  - 長期の否認，抑うつ状態
  - 情緒的反応が遅れて生じる。
  - 通常の日常生活パターンを送ることができない。
  - 悲嘆の回避*
  - 故人を恋しがる*。
- ■ 副次的データ(おそらく存在)
  - 社会的孤立または引きこもり
  - 新しい人間関係や興味をもつことができない。
  - 喪失後の生活を立て直すことができない。
  - 熟考*
  - 自己非難*
  - つらい記憶がいつまでも続く*と述べる。

関連因子 Related Factors

〈悲嘆〉の項を参照(▶ p.547)

CARPENITO MEMO

　喪失にどのように反応するかは極めて個人的なことがらである。突然の喪失に対する反応は，重症度にかかわらず，機能不全に分類されるべきではない。〈悲嘆複雑化〉は悲嘆の中にいる個人の持続的あるいは長期的に起こる有害な反応が特徴である。死後数か月または1〜2年経って初めて〈悲嘆複雑化〉かどうか実証できる。悲しみの状態にある個人を注意深くアセスメントすると悲嘆のプロセスが人生の中に組み込まれているか，または生活にダメージを与えているかを判断するのに役に立つ。多くの臨床場面では，喪失後の再統合がうまくいかないリスクのある個人の看護診断は〈悲嘆複雑化リスク状態〉が有用と思われる。

Ⅰ

8

役割−関係パターン

NOC 看護成果

〈悲嘆〉の項を参照（▶ p.549）

目標 Goals

個人は，スペシャリストの援助を求める意向を言葉で表明する。以下の指標によって証明される：

- 喪失を認める。
- 悲嘆のプロセスが未解決であることを認める。

NIC 看護介入

〈悲嘆〉の項を参照（▶ p.549）

看護介入 Interventions

■ 原因と誘因をアセスメントする

- サポート体制がない（または欠如）。
- 故人への依存の経歴
- 失った人や対象との困難な関係の経歴
- 過去の複数の喪失を経験
- 非効果的なコーピング法
- 予期しない，あるいはトラウマになる死
- 「強くあれ」という期待

■ 信頼関係を深める

- 〈悲嘆〉に示した一般的な「看護介入」を行う（▶ p.549）。

■ 個人と家族の悲嘆反応を支援する

- 〈悲嘆〉に示した一般的な「看護介入」を行う（▶ p.550）。

■ 家族の結束力を強める

- 〈悲嘆〉に示した一般的な「看護介入」を行う（▶ p.550）。
- 現状をゆっくりと注意深く明らかにする（例：「ご主人が亡くなられたあと，誰があなたを最も助けてくれましたか？」）。

■ それぞれの反応についてグリーフワークを促進する

- 家族構成員の1人がほかの構成員に否認という方法で反応することを説明する。
- 気持ちの整理ができていない個人に，否認を過去のものとして取り除くことを強要しない。

❶孤立

- 悲しみのなかで，受容している思いを伝える。
- 率直で正直なコミュニケーションによって，思いを共有する。

- プライバシーを守ることで，個人の自尊心を高める。
- 個人と家族に少しずつ社会活動に参加するよう勧める（例：支援グループ，教会の集まり）。

②抑うつ状態
- 〈悲嘆〉に示した一般的な「看護介入」を行う（▶ p.551）。

③怒り
- 怒りは一般に否認に置き換えられることを理解させる。
- 怒りは喪失を抑えることができないため，自身の環境をより密接に抑えようとすることを家族に説明する。
- 怒りを言葉で表出するように勧める。
- 怒りについての追加情報は〈不安〉の項を参照する（▶ p.466）。

④罪悪感／アンビバレンス
- 個人が表出した考えをそのまま認める。
- ロールプレイをして，亡くなった人に対して個人が言いたいことや感じていることを表出できるようにする。
- 個人に，ポジティブな貢献／関係性の側面を明らかにするよう勧める。
- 個人の「すべきこと」と「すべきではないこと」の考えに関して，異議をとなえたり，立ち入らないようにする。
- 故人のことが頭から離れない状態について話し合い，言葉でその状況からの脱出を試みる。

⑤恐怖
- 現在に焦点を当て，安全で安心な環境を維持する。
- 個人の行動の意味について，その理由を探れるように援助する。
- ほかの方法で感情を表出できないか考える。

■ **健康教育を開始し，必要に応じて専門機関を紹介する**

①個人と家族に，喪失が人生の中で一体化されていくことを示す徴候について説明する
- 悲しみの状態にある個人は，もう過去に生きるのではなく，未来志向で新しい目標を設定する。
- 悲しみの状態にある個人は，喪失した物／人との関係を定義しなおす。
- 悲しみの状態にある個人は，社会生活を再開し，新しい関係性や経験を求める。

②個人と家族が悲嘆複雑化の徴候について認識できるように教育する。特にリスクのある個人にはスペシャリストのカウンセリングを受けるよう勧める
- 故人を探し続ける。
- 抑うつ状態の長期化
- 否認
- 過去に生きている。
- 幻覚症状の長期化
- 妄想
- 孤立
- 自己中心性

- 過剰な敵対心

❸役に立つ専門機関を特定する

- サポートグループ
- 精神保健専門機関
- 心理療法士
- 悲嘆ケアのスペシャリスト
- 宗教団体

悲嘆複雑化リスク状態

Risk for Complicated Grieving

NANDA-Ⅰ定義 NANDA-Ⅰ Definition

重要他者の死後に，死別を伴う苦悩の経験が，標準的な期待どおりには進まないことによって，機能障害が起こりやすく，健康を損なうおそれのある状態

危険因子 Risk Factors*

- 重要他者の死
- ソーシャルサポートの不足
- 重大な喪失(例：離婚，解雇，自然災害，戦争)，複数の場合もある。

目標 Goals

〈悲嘆〉の項を参照(▶ p.549)

看護介入 Interventions

■ 悲嘆反応が複雑化するリスクの高い個人を明らかにする

- 関係の長さ：55 年以上，5 年未満
- 医学的問題：治療や手術の保留，急性または慢性疾患の既往
- 故人または悲嘆の状態にある個人の重大な精神衛生上の問題
- 物質乱用
- 家族に自殺者がいる，あるいは自殺の可能性がある。
- 家族内の対立
- 〈悲嘆複雑化〉の項を参照(▶ p.560)

ペアレンティング障害

Impaired Parenting

NANDA-Ⅰ定義 NANDA-Ⅰ Definition

主たる療育者が，子どもの最適の成長発達を促進する環境を作れない，維持できない，回復できない状態

診断指標 Defining Characteristics

退院前に安全のために家庭環境〔浴室の場所，水回りのアクセス，調理設備，環境障壁（例：階段，狭い出入り口）〕を必ずアセスメントする。

- 不適切な，あるいは養育的ではない育児行動
- 親としての愛情を示す行動の欠如
- 一貫性のない行動管理
- 一貫性のないケア
- 乳児／小児に対する不満や失望を頻繁に口にする。
- 親役割に対する欲求不満を口にする。
- 感じている欠点や実際の欠点を口にする。
- 幼児に対する不十分あるいは不適切な視覚・触覚・聴覚的な刺激
- 虐待または育児放棄の証拠
- 幼児／小児の成長・発達に伴う課題

関連因子 Related Factors

ペアレンティング（育児）で困難を経験している，あるいはそのリスクのある個人や家族

- 親
  - 財源
  - 片親
  - 薬物常用者
  - 思春期
  - 終末期疾患
  - 虐待
  - 急性の障害
  - 精神障害
  - 事故の被害者
  - アルコール依存症
- 子ども
  - 望まれない妊娠
  - 望ましくない性格
  - 終末期疾患
  - 多動傾向
  - 精神障害
  - 望まれない性別
  - 身体障害

■ 状況因子(個人・環境)
- 絆を形成する過程を妨げるものに関連し，以下に続発するもの：
  - 病気(子ども，親)
  - 転居／文化的環境の変化
  - 服役中
- 核家族からの離別に関連するもの
- 知識不足に関連するもの
- 養育者や育児法が一貫していないことに関連するもの
- (特定の)関係性の問題に関連するもの：
  - 夫婦間の不和
  - 継父母
  - 離婚
  - 同棲相手
  - 離別
  - 転居
- 外からのサポートがほとんどない，および／または社会的に孤立した家族に関連するもの
- 役割モデルの欠如に関連するもの
- 以下に示すストレス要因に対する非効果的な適応に関連するもの：
  - 病気
  - 経済的問題
  - 初めての子ども
  - 物質乱用
  - 高齢者の介護

■ 発達因子
- 青年期の親
  - 子どものニーズよりも自分のニーズを優先させたいという葛藤に関連するもの
  - 自分自身の過去の不適切な親子関係に関連するもの
  - 自分自身の親に虐待された過去に関連するもの
  - 子どもへの非現実的な期待に関連するもの
  - 自分自身への非現実的な期待に関連するもの
  - 子どもからの非現実的な期待に関連するもの
  - 親が子どもの社会心理的ニーズを満たさないことに関連するもの

> ### CARPENITO MEMO
> 　家庭環境のなかで，子どもの身体的成長と発達の基本的ニーズを提供していくべきである。また，子どもの感情的・社会的・認知的な潜在力に刺激，衝動をコントロールすることを学ぶための一貫性のある安定した援助など，このような環境を提供するのも親の役割である。ほとんどのペアレンティングの困難は知識不足やストレス要因を建設的に管理する能力の欠如に由来する。親としての効果的な能力は，家族全体にストレスを与えるような状況(例：病気，経済的問題)に子どもや親が置かれると，発揮されなくなるリスクが高くなる(*Gage, Everett, &

Bullock, 2006)。

〈ペレンティング障害〉は，子どもが育つ環境を創造し，維持することが困難な親を対象にした看護診断である。〈親役割葛藤〉は，片親，もしくは両親がもともとよい役割を果たしていたにもかかわらず，外部の要因によって困難に立たされている状態を説明している。病気，離婚，再婚などの状況では，役割の混乱や葛藤が予想される。したがって，〈ペアレンティング障害リスク状態〉は有用な可能性がある。

NOC 看護成果

〈ペアレンティング達成：年齢を明記する（例：青年，幼児）〉〈子どもの発達〉〈虐待の中止〉〈虐待からの回復〉

目標 Goals

親／主たる養育者は，ペアレンティングの有効性を高めるための効果的なスキルを2とおりの行動で示す。以下の指標によって証明される：

- ●ペアレンティングのスキルに問題があることを認める。
- ●文化的背景が考慮されたペアレンティングスキルの向上に役立つ資源を特定する。

NIC 看護介入

〈予期ガイダンス〉〈カウンセリング〉〈発達強化〉〈家族支援〉〈家族療法〉〈ペアレンティング促進〉〈家族統合性促進〉

看護介入 Interventions

■役割責任とペアレンティングのいずれか，または両方について欲求不満があれば表出するよう，親に勧める

- ●共感を伝える。
- ●判断を保留する。
- ●アセスメントに基づいた教育情報を提供する／伝える。
- ●現実的な期待をもたせるよう援助する。
- ●満たされていない感情について，話し合うことを勧める。
- ●個別化され，達成可能な，文化的背景を考慮した方法について話し合う（例：パートナーと子どもとを交えた話し合い，個人目標の設定）。

■正常な成長-発達と年相応の行動について親に教育する

■子どもの問題行動について親と一緒に検討する

- ●頻度，期間，背景（いつ，何が引き金となるか）
- ●結果（親の注意，しつけ，一貫性のない対応）

- 親が望む行動をとる。

- **子どもたちに受けとめられる行動を促進するためのガイドラインについて話し合う**(Hockenberry & Wilson, 2015)
  - 愛されていることを子どもに伝える。
  - いずれの年齢の子どもに対しても精神的に効果的で推奨されるしつけの技法を強化する。
  - 繰り返し指示するやり方は，幼児から就学年齢の子どもには効果的である一方，就学年齢と青年期の子どもには口頭での指示や説明が最も効果的である。
  - 子どもの理解力のレベルと発達段階に応じて，行動に対する現実的な期待を設定する。
  - 子どもを叱るとき，悪い行為や行動に焦点を当てて叱り，子ども自身が悪いと断言しない。
  - 活動するなかで疲れきってしまったり，過度に興奮してしまったりするなど，子どもが問題行動を起こす可能性のある状況に対して注意を払う。可能な場合には状況を変える，または，問題行動を最小限に抑えるために適切な方略を用いる。
  - 子どもがセルフコントロールを身につけられるよう援助する。
  - 受けとめやすく，期待される社会的行動について話し合い，実際にやって見せる。
  - ささいな違反は大目に見るようにする。そうすることで，問題のある行為や行動は最終的におさまり，悪い行動を最小限に抑えられるようになる(Ball, Bindler, & Cowen, 2015)。
  - 約束は守れるときにのみする(Ball et al., 2015)。

- **「タイムアウト」と呼ばれるしつけの技法を説明する**(Ball et al., 2015)
  - 「タイムアウト」とは，指定された離れた場所に子どもを置いてしつける技法を指す。その場所には，玩具やゲームを置かないようにするが，これが結果として望ましくない行為や行動を抑えるうえで，役に立つ。通常，推奨されるタイムアウトの実施時間は，1分/歳である(たとえば，3歳児なら3分間実施する)。
  - タイムアウトにより，子どもと親の双方が冷静になる時間をもつことができるようになる。
  - 子どもに，タイムアウトを実施することで何を期待するのか(どのようになってほしいのか)，またそれらを通じて自分自身の何を見つけるのかについて説明する。
  - 子どもが静かになってからタイマーをスタートする。タイムアウト中に問題のある行動をした場合には，タイマーをリセットする。
  - タイムアウト中は，子どもの気をそらさないようにする(例：テレビを消

す，テレビを見られない，または音が聞こえてこない場所か確認する）。

■ **親／養育者のしつけは文化的な影響を受けていることを認める**(Ball et al., 2015)
- 期待される振る舞いは，家族の既存の文化的価値観と考え方から生じる。
- 成長するにつれて，子どもは文化的価値観や期待される役割，振る舞いを学ぶ。
- 移民家族は，彼らの固有の文化で子どもを育てなければならず，また移住先の文化に適応する必要があるために，課題に直面する可能性がある。
- 育児のどこに重きが置かれるかは，文化によって異なる（例：実際の養育者としての祖父母，たくさんの子どもがいる家族，子どもに期待される責任）。

■ **ペアレンティング役割における親，養育者の強みを認め，励ます**(Ball et al., 2015)
- 家族の能力に焦点を当てる。
- 家族の感情を検証する。
- 家族が過去の肯定的な人生経験を，現状の子どもの健康問題への対処に生かせると認識できるように援助する。

■ **一般的なペアレンティングのガイドラインを提供する**(Hockenberry & Wilson, 2015)
- 間違った行いに対する懲罰の方法など，しつけに一貫性をもたせる。
- 子どもの行動や環境に柔軟に対応する。
- 子どもの年齢が高くなるにつれ，罰を受けさせるときには人前で恥をかかせないようにし，プライバシーを守る。
- 罰を与え，適切な処置を講じたあとは出来事を蒸し返したり，繰り返し説教したりしないようにする。
- しつけと期待される振る舞いについて，親と養育者の間で考えを統一する。
- 当初の方針どおりに罰則を与える。散漫にならないようにする。
- 子どもがよい，あるいは望まれた振る舞いをしたときには褒める。
- 子どもにしてほしい振る舞いについて，自分が実際に行い，手本を見せる。
- 行儀の悪い振る舞いを見つけたときには声をかける。
- 子どもの年齢や理解度を考慮したうえで，振る舞いについて明確な規則を設定し，説明する。

■ **必要に応じて，適切な専門機関を紹介する**

非効果的パートナーシップ

Ineffective Relationship

NANDA-Ⅰ定義 NANDA-Ⅰ Definition

パートナーシップのパターンが，互いのニーズを支え合うには不十分な状態

診断指標 Defining Characteristics*

- パートナーに敬意を表さない。
- パートナーと日常生活活動を支え合ってない。
- パートナーに不足している機能(身体的，社会的，心理的)を理解していない。
- パートナー間にバランスのよい自律性がみられない。
- パートナー間にバランスのよい協調性がみられない。
- 互いをキーパーソンとみなしていない。
- パートナーと満足できるコミュニケーションがとれない。
- パートナーとの相補関係への不満を訴える。
- パートナーと情緒的ニーズを満たし合えないと訴える。
- パートナーと身体的ニーズを満たし合えないと訴える。
- パートナーとアイデアを共有することへの不満を訴える。
- パートナーと情報を共有することへの不満を訴える。
- 家族ライフサイクルの段階に応じた発達課題を達成していない。

関連因子 Related Factors*

- 一方の認知的変化
- ストレスの多い生活上の出来事
- 発達段階の危機
- 物質乱用
- 家庭内暴力歴
- 非現実的な期待
- コミュニケーション能力が低い。

CARPENITO MEMO

　〈非効果的パートナーシップ〉はパートナーとの関係が壊れそうな問題や状況を説明している。関連因子のリストには，看護介入の焦点がかなり異なるものがある。たとえば，物質乱用と家庭内暴力歴の関係性の問題に対する看護介入と，服役とストレスの多い生活慣習に関する関係性の問題への看護介入では，介入の焦点が大きく異なる。

　本書には上記の関連因子すべてに対するアセスメントと看護介入が記述されて

いる。たとえば，以下のとおりである。

- 家庭内暴力に関連したものは，〈家族機能障害〉を参照（▶p.542）
- 物質乱用に関連したものは，〈自己概念混乱〉〈非効果的否認〉〈家族機能障害〉を参照（▶p.498，622，542）
- 非現実的な期待に関連したものは，〈家族機能破綻〉を参照（▶p.537）
- 乏しいコミュニケーションスキルとストレスの多い生活上の出来事に関連したものは，〈家族機能破綻〉〈パートナーシップ促進準備状態〉を参照（▶p.537，734）
- 認知的変化に関連したものは，〈慢性混乱〉を参照（▶p.438）

　したがって，〈非効果的パートナーシップ〉あるいは〈非効果的パートナーシップリスク状態〉が確定された場合には，看護職は上記の項で目標や看護介入を見つけることができる。または，さらに具体的になれば，上記の看護診断の１つを用いることもできる。

非効果的パートナーシップリスク状態[*]

Risk for Ineffective Relationship

NANDA-Ⅰ定義 NANDA-Ⅰ Definition

　パートナーシップのパターンが，互いのニーズを支え合うには不十分になりやすい状態

危険因子 Risk Factors

- 一方の認知的変化
- コミュニケーション能力が低い。
- 発達段階の危機
- ストレスの多い生活上の出来事
- 家庭内暴力
- 物質乱用
- 一方の投獄
- 非現実的な期待

---

[*] この看護診断はパートナーのために定義されているので，〈非効果的パートナーシップリスク状態〉としてより臨床場面で使用される。

非効果的役割遂行

Ineffective Role Performance

NANDA-Ⅰ定義 NANDA-Ⅰ Definition

行動と自己表現のパターンが，周囲の状況・規範・期待に合わない状態

診断指標 Defining Characteristics[*]

- 役割知覚の変化，不安
- 変化に十分に適応できない。
- 役割のアンビバレンス
- 役割葛藤，役割混乱，役割否認，役割不満
- 不確かさ
- 役割緊張

関連因子 Related Factors

- **知識的因子**
  - 非現実的な役割期待
  - 役割の準備不足(例：役割移行，スキルのリハーサル，検証)
  - 教育の欠如
  - 役割モデルの欠如
- **生理的因子**
  - ボディイメージの変化
  - 自尊感情低下
  - 神経学的異常
- **社会的因子**
  - 葛藤
  - 不十分なサポート体制
  - 医療制度との連携が不適切
  - 仕事のスケジュールからくる要求
  - 若い年齢
  - 認知障害
  - 抑うつ状態，精神疾患
  - 疼痛
  - 発達段階
  - 家庭内暴力

- 役割の不十分な社会化
- 資源(リソース)の欠如
- 見返りがない。
- 社会経済的地位が低い。
- ストレス

CARPENITO MEMO

〈非効果的役割遂行〉には「役割の知覚または遂行に関連した葛藤」という診断指標がある。誰もが複数の役割を担っている。性別や年齢などのように一定の役割もあれば、親や職業のように既得した役割もあり、また、選任された役職やチームメンバーのように一時的に担う役割もある。

発達段階、社会規範、文化的信念、価値観、生活習慣、病気、障害などのさまざまな要因が個人の役割に影響を及ぼす。役割の遂行が困難な状況にある個人の場合、〈非効果的役割遂行〉を用いて問題を説明するよりも、困難な状況が役割の遂行に及ぼす影響を説明するほうが有用であるかもしれない。たとえば、脳血管障害(CVA)を起こした個人は一家の稼ぎ手から失業者になる可能性がある。このような状況では、「CVAの影響に続発する、一家の稼ぎ手としての役割喪失に関連した〈家族機能破綻〉および／または〈恐怖〉」が適切な看護診断となる。別の例として、女性が病気のために家事の責任を果たし続けることができず、家族のほかの誰かがそれらの責任を引き受けた場合、起こりうる状況は「家事の知識不足に関連した〈家事家政障害〉」として適切に説明できるだろう。

ほかの家族構成員に対して、役割義務または期待に応えようとする家族内の葛藤は、「役割義務を果たし、期待に応えようとするメンバーに関する葛藤に関連した〈家族機能障害〉」の関連因子となる。

臨床研究によって、〈非効果的役割遂行〉とその看護介入が具体的に定義されるまでは、〈非効果的役割遂行〉はほかの看護診断(例:〈不安〉〈悲嘆〉〈ストレス過剰負荷〉〈自己概念混乱〉)の関連因子として使用する。

社会的孤立

Social Isolation

NANDA-Ⅰ定義 NANDA-Ⅰ Definition

　個人が孤独感を経験している状態であり，他者から強いられたもので，悪いあるいは脅威となる状況だと思い込んでいる状態

診断指標 Defining Characteristics*

- サポート体制の欠如
- 1人でいることを望む。
- 馴染めない文化
- 発達遅延
- 発達上不適切な興味
- 障害状態
- 他者から強いられた孤立感*および／または拒絶感
- 他者の期待に応えられない*。
- 人前で不安定になる*。
- 世間と交わらない*。
- 拒絶された経験
- 他者とは違うという気持ち
- 病気
- 無意味な動作
- サブカルチャーに帰属している。
- 目的がない。
- 動作が反復的
- 文化規範と一致しない価値観
- 敵対心*
- 悲しみの情動*
- 鈍麻した感情
- 視線を合わせない。
- 自分の考えに心を奪われる。

関連因子 Related Factors*

- 精神状態の変化
- 外見の変化

- ウェルネス状態の変化
- 発達に不相応な興味
- 満足できる人間関係に影響している要因（例：発達遅滞）
- 満足のいく人間関係を築けない。
- 個人的な資源（リソース）の不足（例：成績がふるわない，洞察力が弱い，感情がないかコントロールできない）
- 規範と一致しない社会的行動
- 文化規範と一致しない価値観

CARPENITO MEMO

　1994 年に NANDA は〈孤独感リスク状態〉を新しい看護診断として追加した。この診断のほうが NANDA の定義「……に対する反応」をより正確に表している。加えて個人は多くの人に囲まれていても孤独を感じることがある。上記に列挙した診断指標および関連因子を検討する際にいくつかは，両方のカテゴリーに繰り返し現れる。筆者は臨床の場面では〈社会的孤立〉を使わず，〈孤独感リスク状態〉を使用することを推奨したい。1 対 1 またはグループでのコミュニケーションが困難な個人は，社会的な交流を避けたり，他者からの否定的な反応を経験することがある。このような個人は〈社会的相互作用障害〉の診断対象となる。

社会的孤立　575

慢性悲哀

Chronic Sorrow

定義 Definition

周期的に繰り返し起こり，進行する可能性がある，広範囲にわたる悲しみの
パターン。疾患や障害の軌跡を通じた絶え間のない喪失を受けて(親，介護者，
慢性疾患をもつ個人が)経験する(NANDA-I)。

大切な人がある出来事や状態によって永久に変わってしまい，正常な状態を
継続的に失っていることに対して，個人が精神的な痛みや悲しみをさまざまな
深さで，いつまでも感じ続けている状態，あるいはそのリスクがある状態
(*Teel, 1991)

診断指標 Defining Characteristics

- 愛する人の喪失，あるいは愛する人がある出来事や機能不全，障害によっ
  て正常な状態を失ってしまったことにより，生涯にわたり断続的に起こる
  悲しみ
- 精神的苦痛や悲しみの程度はさまざまである。
- 個人および／または社会の最高レベルの幸せ・福祉に到達する能力を邪魔
  する気持ちを表出する*。
- さまざまな強さで，断続的に再発する否定的な感情*
  - 怒り
  - 孤独感
  - 悲しみ
  - 欲求不満
  - 罪悪感
  - 自己非難
  - 恐怖
  - 抗し難い気持ち
  - 虚しさ
  - 無力感
  - 混乱
  - 失望

関連因子 Related Factors

■状況因子(個人・環境)

- 正常な状態が慢性的に失われたことに関連し，小児や成人した子どもの状
  態に続発するもの：
  - アスペルガー症候群
  - 自閉症
  - 精神発達遅滞
  - 二分脊椎
  - 重度の脊柱側弯症
  - 慢性的な精神症状

- ダウン症
- 1 型糖尿病
- 鎌状赤血球症
- HIV
- 不妊に伴う生涯にわたる喪失に関連するもの
- 変性疾患による進行中の喪失によるもの（例：多発性硬化症，アルツハイマー病）
- 愛する人の喪失に関連するもの
- 死に至る病気の子どもの世話に伴う喪失に関連するもの

CARPENITO MEMO

〈慢性悲哀〉は 1962 年に Olchansky によって明確にされた診断である。〈慢性悲哀〉は〈悲嘆〉とは異なる。〈悲嘆〉は永続的に続くのではなく，個人は最終的に喪失に適応する。〈慢性悲哀〉の程度はさまざまであるが，障害や慢性疾患をもつ個人が生きている限り存続する(*Burke, Hainsworth, Eakes, & Lindgren, 1992)。〈慢性悲哀〉は子どもの喪失によっても起こる可能性がある。時の過ぎゆくままに，また誕生日や卒業式，結婚式などのイベントのときに悲しみが強まったりする。〈慢性悲哀〉は慢性疾患をもち，「普通の生活」ができず苦しむ個人に生じる可能性がある(例：対麻痺，AIDS，鎌状赤血球症)。〈慢性悲哀〉の状態にある家族は，自分の子どもを愛していなかったり，誇りに思っていないわけではない。愛情や誇り，そのほかのさまざまな感情は悲しみとともに存在している。それは，親／養育者の人生を織りなすように多くの糸が明暗を含めて織り込まれている(Rhode island Department of Health, 2011, p.22)。

NOC 看護成果
〈抑うつ状態のレベル〉〈コーピング〉〈情緒の安定〉〈受容：健康状態〉

目標 Goals

個人は，悲しみを増大させるきっかけとなる可能性のある出来事に遭遇すると予測される際に，援助を受けることができる。以下の指標によって証明される：

- 悲しみを表出する。
- 喪失について話し合う機会を定期的にもつ。

NIC 看護介入
〈予期ガイダンス〉〈コーピング強化〉〈紹介〉〈積極的傾聴〉〈共在〉〈回復力促進（レジリエンス促進）〉

慢性悲哀　577

看護介入 Interventions

- 慢性悲哀を説明する
  - 正常な反応であること
  - 正常の状態が失われていることに焦点を当てること
  - 永続的に続くこと
  - 断続的に再発すること
  - 生涯をとおして存続すること
- 変化後(例：子どもの誕生，事故)が生じてからいだいている感情を共有するよう促す
- 希望をもてるようにする(Hockenberry & Wilson, 2015)
  - 年齢に応じた(加齢に伴う)健康増進の必要性について説明する。
  - 発達段階(例：思春期)について，前もって情報を提供する。
  - 年齢に伴い起こり得るセルフケアの課題について話し合う。
- 子どもおよび／または親が楽しむことができる活動を探す
- プレイセラピストに相談できるようにする
- 個人と家族それぞれの関心事を伝える
  - きょうだいが感情を共有する機会を設ける。
- コーピングを高める活動を日々，探求する(Gordon, 2009)
  - 自分の状態についてさらに学ぶために資源(例：図書館，インターネット)などにアクセスする。
  - ストレスを減らす活動，たとえば運動(ホームヨガ，散歩，読書，工芸)を定期的に行う。
  - 日記をつける。
  - 夜間の外出(夜遊びの)計画を手助けする。
  - サポート体制や友人関係を維持することの重要性を強調する。
- 生涯を通じて起こりうる危機に備える
  - 失われた夢や希望を徐々に分かち合うよう勧める。
  - 個人が成長・発達段階のなかで，正常な状態ではないという思いを募らせるきっかけとなる出来事(例：学校での演劇，スポーツ，卒業記念ダンスパーティ，デート)を，明らかにできるよう援助する。
  - 何年にもわたって感情が変動(激化，減弱)し，悲しみは消えないことをはっきりと説明する。
  - 危機が訪れた際は，「ニュース」を最初に聞いたときの反応のように，衝撃を受けることを説明する。
- 慢性悲哀を経験しているほかの人々とサポートグループに参加するように促す
  - 以下のような困難を共有する(*Monsen, 1999)。

- 心配しながら生活すること
- その子をほかの子ども同様に扱うこと
- 苦闘し続けること

■ (両)親が子どものケアのエキスパートであることを認める(Melnyk et al., 2001)

- 医療提供者を代えるための準備を家族にさせる(例：小児専門の医療提供者から成人専門の医療提供者へ)。

■ 家族が適切なサービス(例：在宅ケア，レスパイトケア)を受けられるよう橋渡しをする

- 慢性悲哀と抑うつ状態を区別する。抑うつ状態が疑われる場合，適切なアセスメントと診断を受けられるように親を精神科医／精神科専門看護師に紹介する(Gordan, 2009)。

■ このほかの看護介入については〈介護者役割緊張〉の項を参照(▶ p.594)

慢性悲哀　　579

9

セクシュアリティ−生殖パターン

Sexuality-Reproductive Pattern

母親／胎児二者関係混乱リスク状態

Risk for Disturbed Maternal/Fetal Dyad

NANDA-Ⅰ定義 NANDA-Ⅰ Definition

　共存疾患または妊娠関連の状態の結果，母親と胎児の共生的な二者関係が途絶えやすく，胎児の健康を損なうおそれのある状態

危険因子 Risk Factors*

- 妊娠合併症〔例：子宮膜の不完全な破裂（早期破水），前置胎盤または胎盤早期剥離，出生前ケアの遅れ，多胎妊娠〕
- 酸素運搬の障害（例：貧血，心疾患，喘息，高血圧，痙攣，微弱陣痛，出血）
- 糖代謝の変化（例：糖尿病，ステロイド使用）
- 身体的虐待
- 物質乱用（例：タバコ，アルコール，薬物）
- 治療に関連した副作用（例：薬物，手術，化学療法）

CARPENITO MEMO

　〈母親／胎児二者関係混乱リスク状態〉は，妊婦と胎児，およびその両者に影響を与える多数の状況あるいは要因を示している．看護の第一義的責任は，母親・胎児・妊娠の状態を観察することであり，観察と治療のために医学と協働することである（例：胎児モニタリングシステム，ドップラー，臨床検査）．
　一般的な共同問題や特異的な共同問題を下記に示す．
- 「RC：早期分娩」
- 「RC：胎児機能不全」
- 「RC：出生前出血」
- 「RC：妊娠性高血圧」
- 「RC：分娩後出血」

　たとえば，妊婦がコカインを使用している場合，コカインは早期分娩や胎児の合併症の誘因となるため，共同問題には，「RC：コカイン使用」がある．そのほかには胎盤に関するものがある．

非効果的セクシュアリティパターン

Ineffective Sexuality Pattern

NANDA-Ⅰ定義 NANDA-Ⅰ Definition

自分自身のセクシュアリティに関して，心配する気持ちを表している状態

診断指標 Defining Characteristics

- 性行動や性的健康，性的機能あるいは性的アイデンティティに関して実際的な関心を示す。
- 医学的診断あるいは医学的状態に対する治療が性機能あるいは望ましい性的状況に影響を与えるかもしれないことについての関心を表明する。

関連因子 Related Factors

〈非効果的セクシュアリティパターン〉は多様な健康問題，状況，および葛藤に対する反応として生じる。一般的な要因を以下に示す。

■ 病態生理的因子

- 活力や性的衝動への生化学的影響に関連し，以下に続発するもの：
    - 内分泌系
        - ・糖尿病
        - ・甲状腺機能亢進症
        - ・アジソン病
        - ・ホルモン産生量の減少
        - ・粘液水腫
        - ・先端巨大症
    - 腎泌尿器系
        - ・慢性腎不全
    - 神経・筋・骨格系
        - ・関節炎
        - ・筋萎縮性側索硬化症
        - ・多発性硬化症
        - ・脳，脊髄，感覚神経あるいは自律神経への神経伝達障害
    - 呼吸循環系
        - ・末梢血管障害
        - ・がん
        - ・心筋梗塞
        - ・うっ血性心不全
        - ・慢性呼吸障害
    - （特定の）〔性感染症（STD）による〕以下の因子に伴うおそれに関連するもの*：
        - ・HIV／AIDS
        - ・淋病

・ヒトパピローマウイルス　　・クラミジア

　　　・ヘルペス　　　　　　　　　　・梅毒

- 性行動においてアルコールの影響に関連するもの
- (特定の)腟の潤滑性の低下に関連するもの
- 早期射精(早漏)に対するおそれに関連するもの
- 性交時の痛みに関連するもの

■ 治療関連因子
- 以下の影響に関連するもの：
  - 薬物
  - 放射線治療
- 外見の変化(外傷，根治的外科的治療)に伴う自己概念の変化に関連するもの
- 健康に関連した変化，身体機能あるいは身体構造の変化，病気，医療や治療への代替法についての知識／スキル不足*に関連するもの

■ 状況的因子(個人・環境)
- 妊娠に対するおそれ*に関連するもの
- 重要他者の欠如*に関連するもの
- 性的指向に関する葛藤*に関連するもの
- 好みが異なることでの葛藤に関連するもの
- パートナーの(特定の)問題に関連するもの：
  - 望まない　　　　　　　　　　・葛藤
  - 求めに応じられない　　　　　・虐待的
  - 知らされていない　　　　　　・別居，離婚
- プライバシーの欠如*に関連するもの
- 適切な役割モデルがいないこと*に関連するもの
- ストレス因子に関連し，以下に続発するもの：
  - 仕事上の問題　　　　　　　　・経済的心配
  - 価値観の衝突　　　　　　　　・関係性における葛藤
- 誤った情報あるいは知識の不足に関連するもの
- 消耗性疲労に関連するもの
- 肥満のために拒絶されるおそれに関連するもの
- 痛みに関連するもの
- 性交がうまくいかないおそれに関連するもの
- 妊娠のおそれに関連するもの
- 抑うつに関連するもの
- 不安に関連するもの
- 罪の意識に関連するもの
- 過去の満足を得られなかった性的経験に関連するもの

■発達因子

❶青年

- 非効果的な役割モデル／適切な役割モデルがいないことに関連するもの*
- 否定的な性教育に関連するもの
- 性教育の欠如に関連するもの

❷成人

- 親子関係の適応に関連するもの
- 閉経による性欲の低下および腟組織の萎縮の影響に関連するもの
- 価値観の葛藤に関連するもの
- 妊娠が活力とボディイメージに与える影響に関連するもの
- 高齢が活力とボディイメージに与える影響に関連するもの

CARPENITO MEMO

〈非効果的セクシュアリティパターン〉と〈性的機能障害〉は，区別することが難しい看護診断である。〈非効果的セクシュアリティパターン〉は，幅広い診断であり，〈性的機能障害〉はその一部に含まれる。〈性的機能障害〉を最も適切に用いることができるのは，セックスセラピスト（セックスセラピーの教育を受けた看護職）であろう。〈性的機能障害〉は，〈非効果的セクシュアリティパターン〉と適切に区別されるまで，多くの看護職は用いないほうがよいであろう。

NOC 看護成果

〈ボディイメージ〉〈自尊感情〉〈役割遂行〉〈性同一性〉

目標 Goals

個人は，以前の性的活動あるいは満たされた性的活動を再開する。以下の指標によって証明される：

- ストレスや喪失や変化が性的機能に与える影響を明らかにする。
- ストレスを低減するための行動を変える。
- 健康問題に起因する性的活動の制限を明らかにする。
- 性行為における適切な習慣を明らかにする。
- 性的活動の満足度を報告する。

NIC 看護介入

〈行動管理〉〈性カウンセリング〉〈情動支援〉〈積極的傾聴〉〈教育：セクシュアリティ〉

非効果的セクシュアリティパターン　**585**

看護介入 Interventions

- 原因となりそうな因子を特定する
  - 「関連因子」を参照
- PLISSITT モデルを用いて個人の性的機能に関するパターンを確認する
  ([*]Annon 1976)
  - 関心事を共有するよう働きかける。どのような年齢においても個人は何らかの性的経験をもっていると認識し，感情や関心事について進んで話し合う。
    - 思いを話すことを支える：性に関する考えや感情について進んで話をするように，個人と重要他者に伝える(例：「あなたと同じ病気の人々の中には，病気が性的機能にどのような影響を与えるかを心配する方がいます。あなたやあなたのパートナーも同じでしょうか？」)。
    - 特定の情報を提供する：特定の状況(例：妊娠)や病状(例：がん)，そして治療(例：薬物)が性的機能に影響を及ぼす可能性について，個人および重要他者に情報を提供する。
    - 特定のアドバイスをする：性的機能を促進するための特定のアドバイス(例：性行為時の体位の変更)を提供する。
    - 強化療法：より積極的な支援を必要としている場合は，適切な専門職に紹介する(例：セックスセラピスト，外科医)。
- 性的機能と生活におけるストレッサーの関係について話し合う
  - ストレッサーと性的機能の関連を明らかにする。
  - 性的機能におけるストレス要因の影響を低減する方法を探す(例：睡眠の増加，運動の増加，食事の変更，ストレス低減方法を見つける)。
- 性的パートナーと率直に話をする必要があることを改めて伝える
  - 性に関する懸念についての話をする際に，ロールプレイをどのように用いることができるかについて，個人と重要他者に説明する。
  - タッチやマッサージなどの手法を通じて親密さを表現することができることを再確認する。
  - 性行為は常に腟への挿入だけでなく，腟以外の方法や口腔刺激によってもオーガズムに達することをアドバイスする。
- 急性または慢性疾患に伴う因子に対処する
  - 可能であれば，原因となる要因を取り除いたり低減させたりする。また，疾患の症状を抑えコントロールするための治療を継続することの重要性を説明する。
  - 特定の情報と特定のアドバイスを提供する。
    - 病気による性的機能の制限に関する適切な情報を個人とパートナーに提供する(限定された情報)。

- 病気による制限の範囲内で，性行為の可能な変更について説明する。

■ 必要に応じて専門機関を紹介する

- ストーマ療法士
- 医師
- クリニカルナーススペシャリスト
- セックスセラピスト

■ 高齢者への看護介入

- PLITSSIT モデルを用いて性的関心についてアセスメントを行う。
- PLITSSIT モデルや質問項目などはさまざまな臨床状況における高齢者に用いることができるであろう。セクシュアリティは人生のすべての時期を通じて続いていくことがわかるが，高齢者のセクシュアリティをアセスメントするための科学的資料は文献の中にはほとんどみられない(Kazer, 2012b)。

■ 治療に伴う，性的機能への否定的な影響に関する現実の情報を提供する

- 年齢に伴う通常の身体的変化について話し合う。
  - 女性は，エストロゲンの減少に伴う乳房の張りの減少，腟の柔軟性や潤滑性の低下，および腟の長さの縮小を経験する(Miller, 2015)。
  - 男性は，精子生成の減少，射精力の低下，陰茎の硬さの低下などを経験する。勃起とその持続に関しては直接的な刺激が必要となるであろう(Miller, 2015)。

■ 望ましい性的健康について高齢者と話し合う

- 家族で開放的な話し合いをすることを勧める。
- 安全な性行為について説明する。
- 性感染症(STD)と HIV の予防のためにコンドームの使用について話し合う(Kazer, 2012a)。
- 長期ケア施設に入所している高齢者のプライバシーと安全性を高める。
- 高齢者のセクシュアリティについて，プライバシーを確保し，尊厳や尊敬を高める。
- 望ましい性的健康について話し合う機会と教育を提供する。
- 病理学的および問題的性行動を超えた性的健康の探求に向けた教育を提供する。

■ 地域住民のためのプログラムを推進する

- 高齢者の性的欲求の継続とこれらの欲求に尊厳をもって管理するための適切な介入に関する教育を提供する。
- 問診およびフィジカルアセスメントに性的健康に関する項目を含める。
- 性的健康における変化について，頻繁に再アセスメントを行う。
- 性的健康の維持のために個人が求めるプライバシーを確保する(例：長期ケア施設)。

■小児への看護介入

❶思春期

- 緊張を和らげるために，車の中で話をしたり，料理のときに話をしたりすることで，アイコンタクトを少なくし，話が続くようにする。
- 親は自分の子どもへの性教育を避けないようにする（Ginsburg, 2015）。
- 適切な時間と適切な場所を選ぶ（Ginsburg, 2015）。
- 性に関する会話のすべてにおいて「……はしてはいけない」と言わないようにする（Ginsburg, 2015）。
- 子どもが自分の人間関係や性的経験について話をするときは，子どもが何を考えているかを推測するようにする（Ginsburg, 2015）。
- 性行為について話し合うことは難しい。必要な場合は，ほかの信頼できる大人に助けを求めることを推奨する。いつもあなたが話をしなければならないことはない。
- 女子でも男子でもだめなものはだめと強調する。

性的機能障害

Sexual Dysfunction

NANDA-I 定義　NANDA-I Definition

　性反応の欲望期，興奮期，オーガズム期のすべてあるいはいずれかの段階で個人的な変化を経験した結果，満足感のない，報われない，または不十分な性機能とみなされる状態

診断指標　Defining Characteristics*

- 性的満足および／または性的役割の達成における変化
- 疾患および／または治療に伴う実際的あるいは感覚的な制限
- 他者および／または自己に対する興味の変化
- 望む満足を達成することができない。
- 性的興奮における変化の知覚
- 性欲の低下についての知覚
- 性的望ましさについての保証を求める。
- 問題の言語化

関連因子　Related Factors

〈非効果的セクシュアリティパターン〉の項を参照（▶ p.583）

CARPENITO MEMO

〈非効果的セクシュアリティパターン〉の項を参照（▶ p.585）

Ⅰ

9

セクシュアリティ-生殖パターン

589

10

コーピング−ストレス耐性パターン

Coping-Stress Tolerance Pattern

介護者役割緊張

Caregiver Role Strain

定義 Definition

　家族や重要他者にとって，介護者（世話をする人）としての役割の遂行が困難になっている状態（NANDA-I）

　個人が重要他者を介護する中で，身体的，情緒的，社会的，経済的な負担を感じている状態*

診断指標 Defining Characteristics

- 以下が表出される，または観察される。
  - 時間や身体的エネルギーが足りない。
  - 必要な介護活動を行うことが難しい。
  - 介護責任とほかの重要な役割（例：仕事，人間関係）との葛藤
  - 今後の被介護者の健康状態を心配する。
  - 介護者が病気や死亡したときの被介護者のケアを心配する。
  - 抑うつや怒りの感情
  - 疲労や憤りの感情

関連因子 Related Factors

■ 病態生理因子
- 絶え間ないあるいは煩雑なケアが求められることに関連し，以下に続発するもの：
  - 依存*
  - 慢性精神疾患
  - 認知機能の変化*
  - 衰弱した状態（急性，進行性）
  - 障害
  - 進行性認知症
  - 予測できない病気の経過*

■ 治療関連因子
- 24時間にわたるケア責任*に関連するもの

---

* この定義は，明瞭で有用性があることから筆者が追加した。

- 時間のかかる介護活動(例：透析，移送)に関連するもの
- 複雑な介護活動*に関連するもの
- ケアニーズの増大*に関連するもの

■ 状況因子(個人・環境)
- 介護期間*に関連するもの
- 予測できないケア状況または病気の経過*に関連するもの
- インフォーマルサポートの不足*に関連するもの
- 被介護者，自己，他者による介護者への非現実的な期待*に関連するもの
- 無効なコーピングのパターン*(例：虐待，暴力，依存)に関連するもの
- 介護者の身体的または心理的問題*に関連するもの
- 過去に人間関係が希薄*だったり家族機能に障害*があったりすることに関連するもの
- きわどい家族コーピングが以前にあったこと*に関連するもの
- 介護が必要な期間に関連するもの
- 孤立に関連するもの
- レスパイトの不足に関連するもの
- 資金不足*に関連するもの
- 地域社会資源が不十分なこと*に関連するもの
- サポートがない，または利用できないことに関連するもの
- 資源の不足に関連するもの
- 介護に不慣れなこと*に関連するもの
- 地域社会資源についての知識不足*に関連するもの

■ 発達因子
❶乳児，小児，青年
- 絶え間ないケアが求められることに関連し，以下に続発するもの：
  - 発達遅延
  - (特定の)精神障害
  - (特定の)身体障害

CARPENITO MEMO

　「介護者の犠牲に依存する医療政策では，介護者が負う感情的，社会的，身体的，および財政的代償を無視した場合にのみ，費用対効果が高いともいえる」(*Winslow & Carter, 1999, p. 285)。世界的に，家族介護者は，先進国であっても発展途上国であっても，すべての年齢における依存度の高い人々に介護を提供している(AARP, 2009)。被介護者は，一時的または恒久的に身体的および／または精神的障害を有している。障害のうち恒久的であっても安定しているもの(例：失明)もあるが，進行性で悪化するもの(例：アルツハイマー病)もある。

　ケアリングと介護は，すべての親密な関係において本来備わっているものであ

介護者役割緊張　　593

る。それらは「妻と夫，子と親など，役割が確立された一連のつながりからで見出される」(*Pearlin, Mullan, Semple, & Skaff, 1990, p. 583)。ある状況下において介護は「お互いに親密な関係にある人々の間での通常の援助のやり取りが，非常に不平等な負担へと様変わりすることがある」(*Pearlin et al., 1990, p. 583)。そうなると，介護は，全体の状況において支配的かつ優先的な要素となってしまう(*Pearlin et al., 1990)。

〈介護者役割緊張〉は，介護者の身体面および情緒面における負担や，介護者・被介護者の家族や社会システムに及ぼす影響を表している。〈介護者役割緊張リスク状態〉は，看護職がリスクの高い個人を特定し，その危ない状況を防ぐために援助することができることから，重要な看護診断である。

〈慢性悲哀〉は，精神病者や慢性疾患の子どもの介護者に関連している。詳細は〈慢性悲哀〉を参照(▶ p.576)。

NOC 看護成果

〈介護者の安寧〉〈介護者のライフスタイルの混乱〉〈介護者の心の健康〉〈介護者の潜在的役割持続力〉〈家族のコーピング〉〈家族の統合〉

目標 Goals

介護者は，自身の負担を軽減する以下のような計画を報告する：
- 介護責任に関するフラストレーションを共有する。
- サポート源となるものを特定する。
- 実行すれば，日常生活を改善できる計画を 2 つ明らかにする。

家族は，介護者が支援や援助を毎週受けられるよう，以下のような計画を立てる：
- 支援をより得られるようにする方法を 2 つ述べる。
- 日常の介護負担について，介護者に共感を示す。

NIC 看護介入

〈介護者支援〉〈レスパイト・ケア（息抜きケア）〉〈コーピング強化〉〈家族結集〉〈共同目標設定〉〈サポートシステム強化〉〈予期ガイダンス〉

看護介入 Interventions

- **原因または誘因をアセスメントする**
  - 「関連因子」を参照
- **労をねぎらい，介護者の自己効力感を高める**
  - 介護者が感情を共有できるようにする。
  - 介護責任の困難さを強調する。

- 介護者の能力を称賛する。
- 介護による影響（うつ病，バーンアウト）を定期的に評価する。

■ 状況の実際をアセスメントできるようにする
- 介護期間を明らかにする（Winslow & Carter, 1999）。
- 介護者に3か月後，6か月後，1年後の生活を述べてもらう。
- 現在の介護のスケジュールや実務が，身体の健康や感情の状態，人間関係に与えている影響について話し合う。
- 介護を担うことで得られた（自己，介護者，家族にとって）肯定的な結果について話し合う。
- 介護に関する言動が悪化していないか評価する。

■ 状況を深く理解できるようにする
- 介護者に「典型的な1日」を説明してもらう：
  - 介護と家事
  - 外での仕事
  - 役割責任
- 介護者に以下のことを説明してもらう：
  - 家での余暇活動（毎日，毎週）
  - 家の外での社会活動（毎週）
- 必要に応じて，ほかの家族に話し合いに参加してもらう。
- 助力者の能力が低い，またはそれほど必要ではないと考える危険性について，介護者に忠告する。
- 認知症は記憶障害を引き起こし，下記の症状が現れることを説明する：
  - 質問を繰り返す。
  - 物忘れ（記憶障害）を否定する。
  - 健忘
  - 記憶力が変動する。

■ どの活動に支援を求めているのか明らかにできるように介護者を手助けする
- 被介護者のニーズ〔清潔，食事，治療，移動・移乗。〈セルフケア不足シンドローム〉を参照（▶ p.339）〕
- 洗濯
- 家の掃除
- 食事
- 買い物，お使い
- 移送
- 予約（医師，美容師）
- 庭仕事
- 家の修理
- 休息（毎週数時間）
- 金銭管理

■ 健康増進の重要性を強調して説明する
- 休息−運動のバランス
- 効果的なストレス管理（例：ヨガ，リラクセーショントレーニング，創造

介護者役割緊張　　595

的芸術)

- 低脂肪, 高-複合炭水化物食
- 支えとなるソーシャルネットワーク
- 年齢に応じた適切なスクリーニング検査の実施
- ユーモアのセンスをもち続ける。笑い合える人々と付き合う。
- 介護者に, 友人や親戚からの電話連絡や訪問を待つのではなく, 自分から それをするよう助言する。

■ (介護者以外の)家族に状況を評価してもらう(*Shields, 1992)
- 家族がフラストレーションを共有できるようにする。
- 介護者には評価されたいという気持ちがあることを伝える。
- 介護者が負っているものについて定期的に認識することの重要性について 話し合う。
- アドバイスはせず, 傾聴に徹することの利点について話す。
- 社会的支援の種類を区別する(情動的, 評価的, 情報的, 手段的な支援)。
- 情動的および評価的な支援の重要性を強調し, この種の支援源を特定す る。
- 定期的に電話をする。
- カードや手紙を送る。
- 訪問する。
- 「多くの状況において, 解決すべき問題はなく, 共有すべき痛みだけがあ る」ことを強調する(*Shields, 1992)。
- 介護者自身が楽しめる機会を贈る必要性について話し合う(例：休暇, 日 帰り旅行)。
- 介護者に「何を手伝いましょうか？」と問いかけるようにする。

■ 情報的支援と手段的支援が得られるよう支援する
- 問題解決の方略に必要な情報を提供する。
- スキルの獲得に必要な情報を提供する。

■ ロールプレイを活用して介護活動の支援の求め方を練習する
- 例：「今週は予約が3件あります。そのうちの1件は, 車で送っていただ けませんか？」「私の夫の面倒をみていただく代わりに, 週に1〜2回は お子さんのお世話をさせてください」
- ボランティアで援助してくれそうな資源をすべて明らかにする〔家族(きょ うだい, いとこ), 友人, 隣人, 教会, 地域グループ〕。
- ほとんどの人は「ちょっとした手助け」をすると, 気分がよくなることを伝 える。

■ 介護者に詳細な情報源を伝える
- 適切な場合, ケアを代わりにしてくれる施設(例：介護施設)への入居が必 要かどうかや, 必要な場合にはいつ頃の入居にするかについて話し合う。

- 介護施設などへの入居について，ストレスを軽くする要因を評価する（Hagen, 2001）。
  - 罪悪感をあまりいだいていない。
  - 関係の中で自立している。
  - 他者から支援が得られている。
  - 孤独へのおそれが少ない。
  - 介護施設などに対して肯定的あるいは中立的な態度を示している。
  - ケアの負担から解放されるという前向きな人生観をいだいている。

■健康教育を開始し，必要に応じて専門機関を紹介する
- ほかの介護者と経験を共有することの利点について説明する。
  - 支援団体
  - 個人およびグループカウンセリング
  - ほかの介護者と電話で連絡を取り合えるようにする。
- 利用可能な地域資源を明らかにする（例：カウンセリング，ソーシャルサービス，デイケア）。
- コミュニケーション，時間管理，介護を改善するための方略を得るために，看護職または理学療法士（PT）の訪問を在宅で受けられるように手配する。
- 在宅介護を向上させる資源に対する，公的および民間の機関からの資金援助をより受けられるよう，ほかの人たちにも積極的に働きかけてもらう。

■小児への看護介入
- 子どもの病気，経過，予後，必要とされるケアに関する，親の知識と心配事を明らかにする。
- 以下の事柄に対して，介護がどのような影響を及ぼしているか聴取する。
  - 私生活（仕事，休息，レジャー）
  - 結婚生活（夫婦2人だけの時間，コミュニケーション，意思決定，思いやり）
- 健康なきょうだいのニーズを満たせるように親を支援する。ニーズには，下記のようなものがある。
  - きょうだいの病気や，その病気と自身の健康との関連について知りたい。
  - 怒り，不公平感，困惑の気持ちを分かち合いたい。
  - 病気のきょうだいと自身の将来に関して話し合いたい（例：家族計画，ケアの責任）。
- きょうだいが適応するのに役立つ方略について話し合う。
  - 適切な場合は，家族の意思決定に加わってもらう。
  - 病気のきょうだいの病状について継続的に情報提供する。
  - ふだんどおりの生活（例：食事，休暇）を続けさせる。

介護者役割緊張

- 家庭生活の変化に備える。
- 同年の友人と遊ばせる。
- 病気のきょうだいを家族の中心にすることを避ける。
- 介護する中で実際に毎日手伝えそうなことを明らかにする。
- 1人きりの時間を設けるようにする。
- 家庭の状況について教師に伝える。
- 発達のニーズに対応する。
- 介護活動は疲労が生じ，時間の経過とともに，それが蓄積されていくことを説明する (Gambert, 2013)。
- 介護者の疲労を軽減するための方略について話し合う (Gambert, 2013)。
  - パートナーのサポート
  - 家事の手伝い
  - きょうだいの育児
  - 介護者が十分に睡眠時間を確保できるようにするための対策

介護者役割緊張リスク状態

Risk for Caregiver Role Strain

NANDA-Ⅰ定義　NANDA-Ⅰ Definition

家族や重要他者にとって，介護者（世話をする人）としての役割の遂行が困難になりやすく，健康を損なうおそれのある状態

危険因子　Risk Factors

〈介護者役割緊張〉の「関連因子」が1つ以上存在する。加えて，身体障害または精神障害によりセルフケアや管理において日常的な援助を必要とする被介護者に対して，主介護者としての責任を負っている。

CARPENITO MEMO
〈介護者役割緊張〉の項を参照（▶ p.593）

NOC 看護成果
〈介護者役割緊張〉の項を参照（▶ p.594）

目標　Goals

個人は，介護の責任を負いながらも，社会活動を続ける方法について述べる。以下の指標によって証明される：
- 自分にとって大切な活動を明らかにする。
- 毎週少なくとも2人の人から援助を得る意思を示す。

NIC 看護介入
〈介護者役割緊張〉の項を参照（▶ p.594）

看護介入　Interventions

- 〈介護者役割緊張〉の原因を説明する
  - 〈介護者役割緊張〉の「関連因子」を参照（▶ p.592）
- 介護者と重要他者に危険な徴候について注意を払うように伝える（*Murray, Zentner, & Yakimo, 2009）
  - 何をしても，切りがない。
  - こんなことをしているのは世界中で自分だけだと思い込んでいる。

- 束の間の休憩をとるために1人になる時間や場所がない。
- 介護の重圧のために家族関係が崩壊している。
- 介護するという義務が仕事や社会生活の妨げとなっている。
- どうしてもうまくいかない状況にあるにもかかわらず，苦境に陥っていることを認めようとしない。
- 援助してくれそうな人をすべて遠ざけてきたため，孤立している。
- 過食・少食であったり，薬物やアルコールを乱用していたり，または他者につらく当たったり罵倒したりしている。
- もう幸せな時間は訪れない。愛情や思いやりの気持ちは消え失せ，疲労と怒りの感情に支配されている。もはや自分に自信をもてず，やっていることに誇りをいだくこともできない。

■関係者すべてに社会支援の4つの種類を説明する
- 情動的支援（例：配慮，信頼）
- 評価的支援（例：自尊心をもてるようにする）
- 情報的支援（例：問題解決において有用な助言や情報）
- 手段的支援（例：介護）または目に見える支援（例：金銭，家事）

■日常の介護を担うことで起こりうる事柄について，主介護者と話し合う
- 介護者自身と被介護者にとっての現実的な目標設定を勧める。
- 休息やちょっとした気晴らしの必要性について話し合う。
- 援助の申し出を受けとめられるよう勧める。
- 助けを求める。「私が援助を必要としていることを知っているはず」という思い込みや自己犠牲的な行動を避ける。
- 他者を「十分な能力」がないものとして見ないよう注意する。
- 争った過去は消えないことを説明する。対立の解決に取り組み，いま現在に重きをおくようにする。

■日々の健康増進の重要性を強調して説明する
- 休息-運動のバランス
- 効果的なストレス管理
- 低脂肪，高-複合炭水化物食
- 支えとなるソーシャルネットワーク
- 年齢に応じた適切なスクリーニング検査の実施
- ユーモアのセンスをもち続ける。笑い合える人々と付き合う。
- 介護者に，友人や親戚からの電話連絡や訪問を待つのではなく，自分からそれをするよう助言する。

■関係者が状況をアセスメントできるように手助けする
- 危機にあるのは何か？　どのような選択肢があるか？
- 正確な情報を提供し，質問に回答することで，現実的な見通しがもてるようにする。

- 介護のストレス要因(例:身体的,情動的,環境的,経済的)に関する話し合いを行う。
- 抑うつ状態を悪化させる孤立行動を防ぐためには,休息や息抜きが重要であることを強調する。
- 主ではない介護者と主介護者がケアの責任について話し合う。
- 援助をどこに求めるのか? 必要に応じて,地域機関や在宅介護機関,経済的サポート源を利用するよう家族に説明する〔〈家事家政障害〉の項を参照(▶ p.283)〕。

■ 病気の家族を世話することで起こりうる事柄について,家族全員で話し合う
- 利用可能な資源(例:経済的,環境的)
- 介護の責任を 24 時間負うこと
- ほかの家族に影響が及ぶこと
- 進行性に悪化する可能性
- ほかの家族やきょうだい,隣人と介護を分担すること
- 長年にわたる対立が激化する可能性
- ライフスタイルへの影響
- 介護を代わりに行うまたは支援する人や施設(地域の医療提供者,グループ生活,介護施設)

■ どの活動に支援を求めているのか明らかにできるように介護者を手助けする
- 〈介護者役割緊張〉の項を参照(▶ p.594)

■ 情報的支援と手段的支援が得られるよう支援する
- 〈介護者役割緊張〉の項を参照(▶ p.596)

■ 健康教育を開始し,必要に応じて専門機関を紹介する
- 〈介護者役割緊張〉の項を参照(▶ p.597)

I

10

コーピング-ストレス耐性パターン

介護者役割緊張リスク状態　601

家族コーピング妥協化

Compromised Family Coping

NANDA-Ⅰ定義 NANDA-Ⅰ Definition

　患者が健康課題に関連した健康課題を管理またはやり遂げるのに必要としているにもかかわらず，通常なら支援的なプライマリパーソン（家族構成員，重要他者，親しい友人）からのサポート・慰め・援助・励ましが，十分でない，役に立っていない，あるいは低下している状態

診断指標 Defining Characteristics*

- **主観的データ**
  - 個人が，健康問題に対する重要人物の反応を心配すると訴える。
  - 重要人物が個人のニードに対する自分の反応（例：おそれ，予期悲観，罪悪感，不安）に心を奪われてしまうと訴える。
  - 重要人物が理解不足を訴え，有効なサポート行動の妨げになっている。
- **客観的データ**
  - 重要人物がサポート行動をとるが，不満足な結果に終わる。
  - 重要人物が個人と限定的で私的なコミュニケーションを始める。
  - 重要他者が，個人の自律ニードに不釣り合いな保護的行動を見せる。

関連因子 Related Factors

　〈家族機能破綻〉の項を参照（▶ p.537）

CARPENITO MEMO

　〈家族コーピング妥協化〉は〈家族機能破綻〉と同様の状況を表している。臨床研究により，この2つの診断が明確に区別されるまでは，〈家族機能破綻〉を使用する。

家族コーピング無力化

Disabled Family Coping

定義 Definition

プライマリパーソン（家族構成員，重要他者，親しい友人）の行動が，健康問題への適応に必須となる課題に効果的に立ち向かうための自分や患者の能力を無効にしてしまう状態（NANDA-I）

（身体的，心理的，認知的）資源が不十分なため，家族が内的ストレスあるいは外的ストレスに対処できないことから，破壊的な行動を起こしている，または起こす危険性のある状態*

診断指標 Defining Characteristics

- 家族の安寧にとって有害な決定／行動*
- 患者の基本的ニーズを無視する*。
- 治療計画を無視する。
- ほかの家族構成員との関係を無視する。
- 安寧を害する家族の行動*
- 患者の健康問題に関する現実の歪曲*
- 拒絶*
- 興奮*
- 攻撃性*
- 1つの家族単位を再構築できない。
- 不耐性*
- 自暴自棄*
- 抑うつ状態*
- 敵対心*

関連因子 Related Factors

■ 病態生理因子

- 役割責任を果たす能力の障害に関連し，急性疾患や慢性疾患に続発するもの

---

* この定義と診断指標は，明瞭で有用性があることから筆者が追加した。

■状況因子(個人・環境)
- 二次的なストレスを建設的に対処する能力の障害に関連し，以下に続発するもの：
  - 薬物乱用
  - 否定的な役割モデル
  - 親との関係がうまく築けなかったこと
  - 親との虐待的な関係があったこと
- 親による子どもへの非現実的な期待に関連するもの
- 子どもによる親への非現実的な期待に関連するもの
- 親による子どもの満たされていない心理社会的ニーズに関連するもの
- 子どもによる親の満たされていない心理社会的ニーズに関連するもの
- 結婚による二次的ストレスに関連し，以下に続発するもの：
  - 経済的困難
  - 別離
  - 不倫
  - 問題のある子ども
  - 問題のある関係

CARPENITO MEMO

〈家族コーピング無力化〉には，ストレス要因に対してあからさまに，または密かに破壊的な行動を起こしたことのある家族を表す診断である。この診断は，家族システム・虐待の分野で高度な専門知識を要する看護職による長期的なケアを必要とする。

本書においては，短期間の関係性(例：救急ユニット，精神科ではない施設内ユニット)が生じる一般的な看護職や，教育，カウンセリング，または紹介などにより〈家族コーピング無力化〉を予防する立場にある看護職にとっての適切な看護介入に焦点を当てている。

NOC 看護成果

〈介護者の心の健康〉〈介護者のストレス要因〉〈家族コーピング〉〈家族のノーマライゼーション〉

目標 Goals

家族1人ひとりが，変容のための，短期目標と長期目標を設定する。以下の指標によって証明される：

- 家族の不健全なコーピング行動を評価する。
- 自己と家族への期待を述べる。
- 利用可能な地域の資源について述べる。

NIC 看護介入

〈介護者支援〉〈紹介〉〈情動支援〉〈家族療法〉〈家族関与促進〉

看護介入 Interventions

- 家族1人ひとりの強みを特定する
- 家族1人ひとりのストレス要因を特定する
- 家族の言動(効果的,非効果的,破壊的)を家族1人ひとりが評価することを支援する
- 個人および家族単位の言動が及ぼす影響について話し合う
  - 感情
  - 役割
  - 支援
  - 実行
- 家族が短期目標および長期目標を設定するのを支援する
- 家族の回復力(レジリエンス)を促進する
  - 家族1人ひとりに,家族に追加したい活動を1つ特定するよう伝える。
- ストレスや危機への適応を促進する(Kaakinen, Gedaly-Duff, Coehlo, & Hanson, 2010)
  - ストレス要因のなかで低減または排除できるものを特定する。
  - 状況について話し合うことを家族1人ひとりに促す。
  - 状況を改善するための考えや提案を共有できるようにする。
  - 必要な変化について話し合う。
  - 利用可能な資源を特定する。
  - 家族1人ひとりに,コントロールできる行動を1つ特定するよう伝える。過去の慣りに対して取り組む支援を始める。
- 家族の結束を強める
  - 家族全員が楽しむことができる家族レクリエーション活動を決める。
- 先を見越して助言する(Kaakinen et al., 2010)
  - この家族で起こりうる生活と密接に関連する変化(例:子どもの誕生,引越し,子どもの巣立ち)を特定する。家族の日課のなかで調整が必要なことについて話し合う。
  - 家族1人ひとりの責任を明確にする。責任のバランスを評価する。
  - 必要に応じて専門機関を紹介する:サポートグループ,家族セラピー,経済的支援
- 家庭内虐待が疑われる際には,意思決定を促す
  - 虐待を検証し,気持ちを話す機会を提供する:急に負傷した個人に,パートナー/介護者が付き添い続ける場合は,負傷した個人だけを診ることを試みる(例:尿検体が必要であることを彼女に伝え,彼女をトイレに連れて行く)。

I

10

コーピング-ストレス耐性パターン

家族コーピング無力化　　605

- 率直に，かつ一方的判断をしないで接する：
  - どのようにストレスに対処しているか？
  - あなたのパートナー／介護者はどのようにストレスに対処しているか？
  - あなたとパートナーは口論するか？
  - あなたは彼（彼女）をおそれているか？
  - パートナーから叩かれたり，押されたりして，けがをしたことがあるか？
- 選択肢を提供するが，彼女が自分のペースで決定できるようにする。
- 状況を現実に即して評価するよう奨励する。罪悪感と社会通念をなくす。
  - ほとんどの家族にとって暴力は正常ではない。
  - 暴力は止むかもしれないが，たいていはますます悪化する。
  - 被害者は暴力に対して責任はない。

■ 法的および紹介先の情報を提供する
- 被害者および虐待者が利用できる地域機関（緊急および長期）を直接情報提供する。
  - ホットライン
  - シェルター
  - 法的サービス
  - カウンセリング機関
- 必須の報告事項について話し合う。
- 支援のためにソーシャルサービス部門の有効性について話し合う。
- 地域の法的資源について相談し，被害者に以下に関する法令などを伝える：
  - 虐待
  - 保護命令
  - 虐待者の追放
  - 刑法
  - カウンセリング
  - 警察の介入の種類
  - 一時的なサポート
- 調査結果と対話を文書化する（*Carlson & Smith-DiJulio, 2006）。
- 個人，グループ，夫婦へのカウンセリングを参照する。
- ストレスを軽減し，建設的に対処するための方策（リラクセーション訓練，散歩，アサーション訓練）を探る。

■ 小児への看護介入

■ 児童虐待*が疑わしいケースを報告する
- 児童虐待を報告するための児童虐待法と手続きを理解する（例：児童福祉局，社会福祉局，児童保護サービス）
- 客観的な記録を保管する（*Cowen, 1999）。
  - 偶発的または環境的な傷害を含む健康歴
  - 身体検査の詳細な記載（栄養状態，衛生，成長と発達，認知および機能的状態）
  - 住宅環境のアセスメント（地域社会の場合）

- 傷害に関する記録
- 親と子どもの会話からの引用
- 解釈ではなく行動の記述（例：“怒った父親”と記述するのではなく，「もしお前がこれほど悪いことをしなければ，これは起こらなかったんだぞ」と子どもを怒鳴りつける父親”と記述する）
- 親子の相互作用に関する記述（例：彼女は母親との接触を避ける）

■ 治療環境を促進する

❶ 子どもを愛情をもって受けとめる

- 不適切な行動を強調するのではなく，子どもに思いやりを示す。
- 子どもの自己表現を可能にするために，遊戯療法（プレイセラピー）を活用する。
- 一貫した養育者のもとで適度な行動制限を与える。同情は避ける。
- あまりにも多くの質問をしたり，親の行為を批判したりするようなことは避ける。
- 遊びや教育のニーズが満たされていることを確認する。
- 年齢に応じた言葉で日課や手順について詳細に説明する。

❷ 児童養護施設に入所する必要がある場合は，悲しんでいる子どもを支える

- 虐待の深刻さにもかかわらず，子どもは親から離れたがらないことを認識する。
- 子どもに感情を表出する機会を提供する。
- 子どもに，家に戻ることが許されない理由を説明する。罰を受けていると思わせない。
- 里親に，入院中の子どもを訪れるよう勧める。

❸ 親の自尊心と信頼感を高める介入を提供する

- 「子どもを病院に連れてきてよかったですね」と親に伝える。
- 病棟に親が来ることを歓迎し，活動に適応してもらう。
- 温かく親切な態度を示し，十分な育児を認めることによって，親の自信を高める。
- 親が子どものケアに参加する機会を提供する（例：食事，入浴）。

---

* 訳註：わが国においては，児童虐待を受けたと思われる児童を発見した者は，速やかに，これを市町村，都道府県の設置する福祉事務所もしくは児童相談所または児童委員を介して通告しなければならない（児童虐待防止法第6条）。通告・相談は，匿名で行うこともでき，通告・相談をした人やその内容に関する秘密は守られる。平成16年児童虐待防止法改正法により，通告の対象が「児童虐待を受けた児童」から「児童虐待を受けたと思われる児童」に拡大された。
「児童虐待の防止等に関する法律（平成十二年法律第八十二号）」厚生労働省のウェブサイト．

家族コーピング無力化　607

- **■ 健康教育を開始し，必要に応じて専門機関を紹介する**
  - リスクのある家族の先を見越して指導する。
  - 児童虐待に関する情報を地域社会に発信する（例：ペアレントスクールの団体，ラジオ，テレビ，新聞など）。

■ 高齢者への看護介入

- **■ 高齢者虐待の疑いのある事例を特定する**（*Fulmer & Paveza, 1998）
  - 徴候には以下のものが含まれる：
    - 生命を脅かす可能性のある治療計画を遵守しない（例：インスリン投与，潰瘍の状態）。
    - 栄養不足，脱水，排泄の問題の事実
    - 打撲，腫脹，創傷，熱傷，咬傷
    - 褥瘡
    - 介護者が，看護職と高齢者を2人きりにさせようとしない。

- **■ 虐待が疑わしいケースを報告する**
  - 虐待が疑わしい事例を報告する手順について，上司に相談する。
  - 以下を含む客観的な記録をする：
    - 創傷の描写
    - 言動の説明
    - 高齢者と介護者との会話
    - 栄養状態，水分摂取状態
  - 高齢者が傷害の危険に曝されて生きることを選択する権利を考慮し，選択権を与える。
  - 高齢者の傷害の危険性を高めたり，虐待者を敵に回すような行為をしてはいけない。
  - 高齢者の秘密を守る権利と自己決定権を尊重する。

- **■ 健康教育を開始し，必要に応じて専門機関を紹介する**
  - リスクの高い家族には，包括的アセスメントをする在宅医療機関を紹介する。
  - 高齢者にカウンセリングを紹介し，選択肢を探せるようにする。虐待に値するような悪いことは何もしていないことを保証して，安心させる（Varcarolis, 2011）。
  - 支援サービスを探す（例：レスパイト，在宅介護職者，家事代行サービス）。
  - 予防に関する情報を地域社会に発信する。

非効果的コーピング

Ineffective Coping

NANDA-I 定義 NANDA-I Definition

ストレッサー (ストレス要因) の正当な評価ができない，習得した反応を適切に選択できない，あるいは入手可能な資源(リソース)を利用できない状態

診断指標 Defining Characteristics

- 状況に対処できない，あるいは助けを求められないと訴える*。
- 防衛機制を不適切に使う。
- 役割期待に応えられない*。
- 慢性的な心配，不安
- 睡眠パターンの変化*
- 消耗性疲労*
- 度重なる病気*
- 日常生活のストレスによる困難を報告する。
- 集中力の変化*
- 情報を整理しにくい*。
- ソーシャルサポートの利用不足*
- 問題解決の不足*
- 社会参加の減少
- 適応行動を妨げるコーピング様式を使う*。
- リスクをいとわない行動*
- 目標指向行動の不足*
- 自分または他者に対する破壊的行動*
- コミュニケーションパターンの変化*
- 事故の発生率が高い。
- 物質乱用*

関連因子 Related Factors

■ 病態生理因子

- 慢性的な状態に関連するもの
- 脳の生化学的変化に関連し，以下に続発するもの：
  - 双極性障害
  - 薬物依存

Ⅰ

10

コーピング-ストレス耐性パターン

- 統合失調症
- 人格障害
- 注意欠陥障害
- 複雑なセルフケアによる治療計画に関連するもの
- 脳の神経学的変化に関連し，以下に続発するもの：
  - 脳卒中
  - 多発性硬化症
  - アルツハイマー病
  - 終末期の疾患
- 身体の統合性の変化に関連し，以下に続発するもの：
  - 身体の一部喪失
  - 外傷に続発する変形
- 変化による情緒の変調に関連し，以下に続発するもの：
  - 生体の化学反応
  - 気分を変える薬物の摂取
  - 腫瘍(脳)
  - 精神遅滞

■治療関連因子
- 家族や自宅から離れることに関連するもの(例：入院，介護施設)
- 手術によって損なわれた外見に関連するもの
- 薬物や放射線などの治療によって外見が変わったことに関連するもの

■状況因子(個人・環境)
- 衝動のコントロールや欲求不満への耐性が乏しいことに関連するもの
- 親／介護者との関係が乱されていることに関連するもの
- 家族システムの破綻に関連するもの
- 効果的でない問題解決スキルに関連するもの
- ストレスに反応して食物の摂取量が増加していることに関連するもの
- 物理的な環境の変化に関連し，以下に続発するもの：
  - 戦争
  - 引越し
  - 路上生活
  - 自然災害
  - 季節労働
  - 資金不足
  - 貧困
- 感情的な結びつきの途絶に関連し，以下に続発するもの：
  - 死
  - 別離あるいは離婚
  - 遺棄
  - 教育施設
  - 刑務所
  - 引越し
  - 施設収容
  - 孤児院／里親制度
- 不十分なサポート体制に関連するもの
- 感覚過負荷(感覚器に過剰な負荷をかけること)に関連し，以下に続発するもの：
  - 工事環境
  - 都市化：混雑，騒音公害，過度の活動

- 不十分な心理的資源に関連し，以下に続発するもの：
  - 低い自尊感情
  - 自分に対する過度の否定的な考え
  - よくない役割モデル
  - 無力感
  - 対応する意欲の欠如
- (特定の)文化的葛藤に関連するもの：
  - 婚前の性交渉
  - 人工妊娠中絶

■ 発達因子

❶ 小児／思春期

- 以下に関連するもの：
  - 衝動コントロールが不十分
  - 親の薬物乱用
  - しつけに一貫性がない。
  - 抑圧された不安
  - パニック
  - 小児期の心的外傷
  - ソーシャルスキルが不十分
  - 仲間からの拒否
  - 親からの拒否
  - 失敗することへのおそれ

❷ 思春期

- 不十分な心理的資源に関連し，以下に続発するもの：
  - 身体的および情緒的な変化
  - 教育の必要性
  - 性意識
  - 性的関係
  - 家族からの独立
  - 職業選択

❸ 若年成人(10歳代後半の若者)

- 不十分な心理的資源に関連し，以下に続発するもの：
  - 職業選択
  - 親役割
  - 結婚
  - 家を出る
  - 教育の必要性

❹ 成人中期

- 不十分な心理的資源に関連し，以下に続発するもの：
  - 加齢による身体的徴候
  - 社会的地位のニーズ
  - 親族との問題
  - 子育ての問題
  - 職業上のプレッシャー
  - 親の高齢化

❺ 高齢者

- 不十分な心理的資源に関連し，以下に続発するもの：
  - 身体的変化
  - 退職
  - 住居の変更
  - 経済状態の変化

CARPENITO MEMO

マーガレット・Oの息子，ニコラスは26歳で統合失調症と診断され，混合薬物毒性により精神科病棟で亡くなった。マーガレットはメンタルヘルスについて学生たちに手紙を書いた。「精神疾患をかかえた人々が危機のときに，洞察力と思いやりをもってケアすること……これがあなたたちへの私の希望です」(Procter, Hamer, McGarry, Wilson, & Froggatt, 2014, p. vii)。

世界保健機関(WHO, 2014)は，メンタルヘルスを「人々が自身の能力を発揮し，日常生活におけるストレスに対処でき，生産的に働くことができ，かつ地域に貢献できるような満たされた状態である」と定義している。また，WHOはメンタルヘルスと病気について次のように述べている：

- メンタルヘルスは健康の不可欠な部分である。確かに，精神的に健康でなければ身体的な健康もない。
- メンタルヘルスは，単に精神疾患がないということにとどまらない。
- 精神疾患や物質使用による障害は，世界的にみても機能障害の主な原因である。精神疾患はHIVや心血管疾患，糖尿病などの疾患により発病する危険性が高まっている。
- 個人や家族に対するスティグマと差別がメンタルヘルスの治療を求めることを妨げる。

〈非効果的コーピング〉はストレスの多い事態に適応することに困難を来している個人を表す。〈非効果的コーピング〉は最近の，一時的な事象であったり慢性的な問題であったりする。通常の効果的な対処メカニズムが不適切であったり効果的でない場合もあれば，本人にストレスを対処した経験が乏しい場合もある。

出来事が最近のことであれば，〈非効果的コーピング〉と判断するのは早計である可能性がある。たとえば，本人が拒否，怒り，悲しみなどの悲嘆の反応を伴って極度のストレスに反応している場合には，〈悲嘆〉と診断するのが適切である。

ストレスに満ちた出来事後しばらくは，〈非効果的コーピング〉は使いにくいであろう。〈非効果的コーピング〉やそれに関連する診断は，長期にわたるコーピングの問題もしくは慢性的なコーピングの問題のほうが適切である。それは，〈防衛的コーピング〉が非効果的なコーピングを長期にしている個人に適しているのと同じである。

NOC 看護成果

〈コーピング〉〈自己尊重〉〈社会的相互作用のスキル〉

目標 Goals

個人は，個人環境における挑発的な状況を変えるために，適切な行動を決断し実行する。以下の指標によって証明される：

- 情緒的状態に結びつく気持ちを言葉で表す。

- 現在に焦点を合わせる。
- 個人的な強みを特定し，看護職との関係を通じたサポートを受けとめる。

小児／青年は「口げんかやかんしゃくなどのアクティングアウトを除く行動を求められたり制限されたりすること」を受けとめる（Varcarolis, 2011）。以下の指標により証明される：

- （指定された日時までに）衝動コントロールが高まっていることを示す。
- （指定された日時までに）欲求不満を我慢し，満足することを先延ばしできることを示す。
- （指定された日時までに）かんしゃくや怒りの反応などのアクティングアウトがないことを示す。
- 権威のある人（にらみが効く人）に対して行動制限と根拠を述べる。
- （指定された日時までに）不正行為に対して責任があることや，衝動コントロールが高まっていることを認識する。

> **NIC** 看護介入
> 〈コーピング強化〉〈カウンセリング〉〈情動支援〉〈積極的傾聴〉〈自己主張訓練〉
> 〈行動変容〉

看護介入 Interventions

■ 原因や誘因をアセスメントする
- 「関連因子」を参照

■ ラポールを形成する
- 個人とともに時間を過ごす。支援的にかかわる。
- 過度な励ましや「よくなりますよ」といった決まり文句を避ける。
- 誠意と共感を伝える。
- サポートを提供する。感情の表出を促す。個人の気持ちを理解していることを本人に知らせる。個人が自らを役立たずだと述べていることに対して，「どうしてそんなふうに言うのですか？　いままでに達成してきたことに目を向けなさい」などと言って，反論しない。
- 事実に即した現実的な評価を提案する。
- 個人が応答するまで十分な時間をもつ。

■ 現在，どこまで対処できているかをアセスメントする
- 感情や症状の発現と，出来事や生活上の変化との関係を判断する。
- 個人が話しているときは注意深く傾聴する。顔の表情や身振り，アイコンタクト，身体の位置，声のトーン，強さを観察する。
- 個人の自己傷害の危険性を判断し，適切に介入する。

非効果的コーピング　　**613**

- 自殺の可能性を示す徴候をアセスメントする。
  - 自殺未遂歴や危険な徴候(明らかなこともあれば隠されていることもある)
  - 性格や行動,性生活,食欲,睡眠習慣の変化
  - 死の準備(身の回りを整理する,遺言書を作成する,個人的な所有物を譲り渡す,道具を手に入れる)
  - 突然の気分の高揚
- 自殺予防に関する追加情報については,〈自殺リスク状態〉の項を参照する(▶ p.675)。

■ 個人が適切な問題解決方法を開発するのを支援する

- 以前に遭遇した葛藤と,それをどのように解決したかを尋ねる。
- 個人のストレス反応が「闘争／逃走反応」なのか「思いやりと絆」なのかを判断する。
- 自らの行動を評価するように個人に勧める。「それはあなたの役に立ちましたか?」「どのように役立ちましたか?」「その経験から何を学びましたか?」
- 可能な選択肢について話し合う(例:問題について関係する人と話し合う,状況を変えようとする,何もせずに結果を受けとめる)。
- 自分で直接対処できない問題を特定するのを支援する。個人が対処できるようストレス軽減活動を実践するのを助ける(例:運動,ヨガ)。
- 機能的な対処行動を支持する(例:「2年前にこの状況を処理した方法はうまくいきました。今回もできますか?」)。
- 徐々に活動を増やすよう個人に働きかける。
  - 以前は楽しかったが,最近は怠っている活動を特定する。自分流の装いや服装,ショッピング,趣味,体力強化,芸術工芸など。
  - そのような活動を毎日一定の時間,日課にするよう奨励する(例:「毎日午後30分間,ピアノを弾く」)。
- 個人の達成感と自尊感情を促す感情のはけ口を見つけ出す。
  - リラックスできる活動に時間をかける(例:ダンス,運動,裁縫,木工など)。
  - ときどき義務を引き受けてくれる人を見つける(例:シッター)。
  - 区切りをつけることを学ぶ(ずっと問題をかかえない,自由な時間を楽しむ)。
  - 長めに休暇をとるよう推奨する(ちらほらと数日間とるだけでなく)。
  - ストレス対処方法を学び,活用する機会を提供する(例:ジョギング,ヨガ)。
- 自己観察法を教える(*Finkelman, 2000)。
  - 改善／悪化の徴候を観察するために毎日のスケジュールを作成する。
  - 現在の人間関係に関する妥当な目標について話し合う。

- 対処できているとき，抑うつ状態のとき，混乱しているとき，怒っているとき，楽しいときに何をしたのかを書き留める。
- やってみた活動，やってみたい活動，もっとやらなくてはならない活動を特定する。
- 悪化を示す徴候や助けを求める方法の警告サインのチェックリストを作成する。

■ 可能な問題解決方法を区別する

- 目標設定は，目標が達成可能で管理できる場合に役立つ。意識的に行動の期間制限を設けると目標が非現実的または近視眼的であれば，ストレスを誘発する可能性がある。
- 情報探索は問題のあらゆる側面を知ることであり，物事を識別したり，場合によっては自己制御を強化する。
- 熟練は新しい手順や技能を身につけることであり，自己尊重と自己制御が促される（例：人工肛門のセルフケア，インスリン注射，カテーテルケア）。

■ 健康教育を開始し，必要に応じて専門機関に紹介する

- 退院後に起こりそうな問題に対して準備する。
  - 薬物治療：スケジュール，費用，誤用，副作用
  - 不安の増大
  - 睡眠の問題
  - 家族／重要他者との葛藤対立
  - フォローアップ（経過観察）：予約を忘れる，交通の便，時間を振り分けるのが難しい。
- リラクセーション技術を教える。リラクセーションを実践するためには，毎日15〜20分の時間を確保する重要性を強調する。
  - 椅子や床の上での楽な姿勢を見つける。
  - 目を閉じる。
  - 雑音を最小限に抑える（希望があれば，非常に穏やかな音楽のみ）。
  - ゆっくりと深く呼吸をすることに集中する。
  - すべての四肢の重さを感じる。
  - 筋肉が緊張している場合は，つま先から頭皮までそれぞれを引き締めてから緩める。

■ 小児への看護介入

■ 親と子どもの注意力をアセスメントする（AAP, 2015）

- 空想が多い。
- 物を置き忘れたり，なくしたりすることが多い。
- そわそわしたり，もじもじする。
- しゃべりすぎる。
- うっかりした間違いや不必要な危険を冒す。

非効果的コーピング　　**615**

- 誘惑に耐えるのが難しい。
- 代わりばんこにすることが難しい。
- 他人と付き合うのが難しい。

■ 意思の疎通と期待と結果に一貫性をもたせる

- アイコンタクトを取ったうえで指示を与える。
- 責任の負える厳しい制限をつける。説教はしない。権力争いと勝ち目のない状況を回避する。妥協点を探す。
- フラストレーションがたまっていることを観察する。早めに介入をして子どもを落ち着かせる。
- 肯定的な強化刺激で適切な行動を強化する（例：称賛，抱擁）。
- 子どもの前で言い争いをしないよう親に助言する。
- 活動過多の場合は，大きな筋肉を使用する活動の機会を提供する。
- 即座に誠実にフィードバックをする。
- 教育のスペシャリストと相談して，教育的プログラミングを依頼するよう親に助言する。

■ 活動過多の子どもの親／保護者に指導する（CDC, 2015）

- 日課をつくる。起床時から就寝時まで毎日同じスケジュールに従ってみる。
- 整理整頓する。通学かばん，衣類，おもちゃを毎日同じ場所に置いて，子どもがなくさないようにする。
- 気が散らないようにする。特に子どもが宿題をしているときは，テレビ，ラジオ，コンピュータを消す。
- 選択肢を絞る。2つの中から選ぶようにして，子どもを圧倒せず，刺激を与え過ぎないようにする（この洋服か，あの洋服か，そのほか，食事，おもちゃなど）。
- 子どもとの相互作用を変える。長時間の説明やごまかしではなく，明確で短い指示を与え，子どもにやるべきことを思い出させる。
- 目標と報酬を用いる。目標を列挙した表をつくり，肯定的な行動ができたら印をつけ，子どもの努力に報酬を与える。目標は必ず現実的なものにする。ほんのわずかな前進が重要である。
- 効果的にしつけをする。怒鳴ったり叩いたりするのではなく，不適切な行為の結果として，タイムアウトを使ったり，できないようにしたりする。
- 子どもが才能を見つけられるよう手伝う。すべての子どもは，自分自身をよく思えるような成功体験が必要である。スポーツや芸術，音楽など，子どもがうまくできることを見つけることにより，社会的スキルと自己尊重を高めることができる。

■ 必要に応じて，薬物療法に関する情報を提供する

- 必要に応じてスペシャリストに相談する（例：心理学や教育学のスペシャ

リスト）。

- **高齢者への看護介入**
- **高齢者の非効果的コーピングの危険因子をアセスメントする**（Miller, 2015）
  - 不十分な経済的資源
  - 未成熟な発達段階
  - ストレスの多い不測の事態
  - 短期間での複数の大きな出来事
  - 非現実的な目標
- **使用可能なコーピングの資源をアセスメントする**（Miller, 2015）
  - 社会的支援，特に宗教的支援
  - 手段的支援（食事，移送，セルフケア）
  - 評価されている，愛されている，尊敬されているという情緒的な支援
  - 利用可能な資源に関する情報的支援
- **具体的に毎日のストレスに対応する**（食事の準備，投薬スケジュール，セルフケア，家事）
  - 毎日のストレスを軽減するための可能な選択肢を検討する（例：1 週間分の薬箱，調理済み冷凍食品）。

非効果的コーピング　**617**

防衛的コーピング

Defensive Coping

NANDA-I定義 NANDA-I Definition

　自己防衛パターンに基づき，偽りの肯定的自己評価を繰り返し投影することで，知覚している潜在的脅威から肯定的な自己愛を守っている状態

診断指標 Defining Characteristics*

- 現実検討の変化
- 問題の否認
- 弱点の否認
- 人間関係を構築しにくい。
- 関係性を維持しにくい。
- 誇大視
- 敵意のある笑い
- 無礼な行為に対する過敏性
- 批判に対する過敏性
- 治療を十分に最後までやり遂げない。
- 治療にあまり参加しない。
- 非難の投影
- 責任の投影
- 失敗の合理化
- 現実の歪曲
- 他者をばかにする。
- 他者に対する傲慢な態度

関連因子 Related Factors*

- 以下に関連するもの：
  - 自己知覚と価値体系との対立
  - サポート体制の不足
  - 失敗に対するおそれ
  - 恥をかくことに対するおそれ
  - 反響（跳ね返り）に対するおそれ
  - 他者に対する信頼の不足
  - 自信不足
  - 不確かさ
  - 非現実的な自己期待

CARPENITO MEMO

　〈防衛的コーピング〉を選択する際には，潜在的に関連する〈自尊感情慢性的低下〉〈無力感〉の診断を検討することが重要である。このような診断は，個人がどのようにして防衛的なパターンを確立したのか，あるいは個人がなぜ防衛的なパ

ターンを維持しているかを表現している。

〈防衛的コーピング〉は，「肯定的な自尊心への脅威から防御する自己防衛パターンに基づいて，誤った肯定的な自己評価を繰り返し投影すること」である（Halter, 2014；Varcarolis, 2011）。防衛的なパターンが効果的な人間関係の妨げになっているとき，〈防衛的コーピング〉が有効な診断になる。

NOC 看護成果

〈受容：健康状態〉〈コーピング〉〈自尊感情〉〈社会的相互作用スキル〉

目標 Goals

個人は，他者との適切な相互作用を示し，自らが安全と感じながらより事態を掌握できていることを報告する。以下の指標によって証明される：

- 服薬，治療，目標など療養法を遵守する。
- 新たに学んだ建設的な方法を使ってストレスに対処し，コントロール感覚を高める。
- 不安を増す状況から離れる。

小児／青年は「口げんかやかんしゃくなどのアクティングアウトを除く行動を求められたり制限されること」を受けとめる（Varcarolis, 2011）。以下の指標によって証明される：

- （指定された日時までに）衝動コントロールが高まっていることを示す。
- （指定された日時までに）欲求不満を我慢し，満足することを先延ばしできることを示す。
- （指定された日時までに）かんしゃくや怒りの反応などのアクティングアウトがないことを示す。
- 権威のある人（にらみが効く人）に対して行動制限と根拠を述べる。
- （指定された日時までに）不正行為に対して責任があることや，衝動コントロールが高まっていることを認識する。

NIC 看護介入

〈コーピング強化〉〈情動支援〉〈セルフ・アウェアネス強化〉〈環境管理〉〈共在〉〈積極的傾聴〉

看護介入 Interventions

■ **ストレスレベルが上がっている場合は個人への負担を減らす**

- 環境刺激のレベルを調整したり，刺激を取り除く（例：雑音，活動）。
- 必要であれば，他者との接触を減らす，または制限する（例：訪問者，そ

防衛的コーピング　　619

れ以外の人，スタッフ）。

- 活動に対する最小限の期待を明確に話す。可能な範囲で活動量を減らしたり増やしたりする。
- 個人のコーピング資源に負荷をかけるストレス要因を特定する。それらに対処する計画を立てる。一般的な目標は，ストレスを制限する，軽減する，取り除くである。より具体的には，防衛的パターンを最も悪化させるストレス要因を注目して対処する。

■ 治療的関係を構築する

- 中立的で，事実に即した立場を維持し，一貫して肯定的な見方をする。必ずすべてのスタッフが一貫した態度で，一貫した期待をもってかかわる。
- 個人の防御に遭遇しているときには，簡潔にいまここでの，目的指向の話題に焦点を当てる。
- 個人の否定的な投影や置き換えによるこだわりや防衛に反応しない。また，虚偽や非現実的な／壮大な自己表現に対抗しない。その代わりに，もっと中立的で，肯定的な，あるいは目的指向の話題に移してみる。
- 問題をコントロールしない。個人に肯定的な選択肢を提示してみることで，選択できるようにする。
- 個人自身の行動（すなわち「自然の帰結」）から学ぶことを促すため，設定した目標の達成を阻む行動を特定する。
- 設定した目標の達成に役立つ，もっと適応力のある対処パターン（例：正式な問題解決，合理化）を強化する。
- ほかのチームメンバーとともに相互作用や経過，アプローチを評価し，治療環境における一貫性を確保する。

■ 妄想を減らすために対話を促し，根本的な関連因子にもっと直接的に対応する

- 〈自尊感情慢性的低下〉の項を参照（▶ p.512）
- 最初のうちは，個人が信頼することに躊躇しているかどうか確認する。時間が経つにつれ，言葉や反応，行動の一貫性を高める。（妥当な）要求を満たしたり，計画や合意に従ったりすることに特に注意を払う。
- 明確で平易な言葉を使う。看護職が行動する前に活動内容について説明する。
- 誠実で，偏った判断をせず，身構えない。中立的な姿勢で臨む。
- 囁いたり笑ったり，誤解を招く可能性のある行動はとらない。
- 気晴らしになり，目的指向ではなく，競わないような活動を個人ができるようにする（例：リラクセーション療法，ゲーム，外出）。
  - 最初は，競わずに1人でできる活動を提供する（Varcarolis, 2011）。
  - 中立的なテーマや肯定的な思い出などの自己表現を促す。
  - 口頭でのやりとりが困難な場合や，それが個人的な強みとなる場合は，

自己表現(例：執筆，芸術)のための手段を奨励する。

● 自らを肯定的にみられるようにするため，少しくらい尊大な自己表現や否定的な自己表現は聞き流す。これがより積極的な自己表現や活動につながっていない場合，そのような聞き取りは逆効果であることが証明されるかもしれない。

非効果的否認

Ineffective Denial

NANDA-Ⅰ定義 NANDA-Ⅰ Definition

不安や恐怖を軽減するために，ある出来事についての知識やその意味を意識的または無意識的に否定しようとする試みが，健康を損ねる原因となっている状態

診断指標 Defining Characteristics*

■ 必須データ*（必ず存在）
- 医療機関への受診の遅れ，医療の拒否
- 症状や危険との関係性に気づかない。

■ 副次的データ（おそらく存在）
- 症状を緩和するために家庭薬（自己治療）を用いる。
- 死や病弱の恐怖の否認*
- 症状を過小評価する*。
- 症状の原因を他臓器に置換する*。
- 病気が生活パターンに及ぼす影響を認めることができない。
- つらい出来事を話すとき，そっけないしぐさをする*。
- 健康状態の影響への恐怖を置換する。
- 情動が不適切*

関連因子 Related Factors

■ 病態生理因子
- （慢性や終末期疾患の）結果に意識して耐えることができない状態に関連し，以下に続発する：
  - AIDS
  - HIV 感染症
  - がん
  - 進行性消耗性疾患（例：多発性硬化症，重症筋無力症）

---

*　出典：Lynch, CC. S., & Phillips, M. W. (1989). Nursing diagnosis：Ineffective denial. In Carroll-Johnson R. M. (Ed.), Classification of nursing diagnosis：Proceedings of the eighth conference（看護診断分類：第 8 回学会議事録）. Philadelphia, PA：J. B. Lippincott.

- **治療関連因子**
  - よい結果を伴わない長期の治療に関連するもの
- **心理因子**
  - 以下の結果に意識して耐えることができない状態に関連するもの（Halter, 2014；Varcarolis, 2011）：
    - 失業
    - 経済的危機
    - 否定的な自己概念，力不足，罪悪感，孤独，絶望，敗北感
    - 喫煙
    - 肥満
    - 配偶者／重要他者の喪失
    - 家庭内虐待
  - 身体的および情動的な依存に意識して耐えることができない状態に関連するもの（Halter, 2014；Varcarolis, 2011）：
    - アルコール
    - コカイン，クラック（麻薬）
    - 興奮薬
    - アヘン製剤
    - 大麻
    - バルビツール酸系薬物／鎮静薬
    - 幻覚薬
  - 長期にわたる自己破壊的な行動やライフスタイルに関連するもの（Varcarolis, 2011）
  - 増強する不安／ストレス，個人的な問題からの逃避欲求，怒り，欲求不満などの感情に関連するもの
  - 全能感に関連するもの
  - アルコール依存症の遺伝的素因に関連するもの

CARPENITO MEMO

〈非効果的否認〉は喪失に伴う否認とは異なる。疾病や喪失に伴う否認は，心の平衡を保つために役に立つし，必要である。個人が健康や状況を改善するための治療計画にかかわらない場合（例：物質乱用を否定する）には，〈非効果的否認〉は役に立たない。原因が不明であれば，「バルビツール酸系薬物の使用が問題であることを認めようとしない言動を繰り返すことから明らかなように，不明の原因に関連した〈非効果的否認〉」のように，「不明の原因に関連した〈非効果的否認〉」という形で用いる。

NOC 看護成果

〈受容：健康状態〉〈不安の自己コントロール〉〈恐怖の自己コントロール〉〈健康信念：脅威の認知〉

I

10

コーピング-ストレス耐性パターン

非効果的否認　　623

目標 Goals

　個人は，ストレス要因に対して否認するのではなく別のコーピング機制を用いる。以下の指標によって証明される：

- 不安やストレスの原因を認識する。
- 問題に焦点を当てたコーピングスキルを使う。

または

　個人はアルコール／薬物からの離脱を維持し，継続治療の必要性を認識していると述べる（Halter, 2014；Varcarolis, 2011）。以下の指標によって証明される：

❶即時的

- 依存の問題と自らの行動の責任を認める。
- 希望（期待感）を表出する。
- 薬物が自分の人生に及ぼす悪影響を3つ明確にする[*]。
- 継続治療の必要性を認識していると述べる。
- 乱用の必要性を感じたときに支援者に連絡をすることに同意する[*]。
- 物質依存または行動依存を断つ。

❷急性のあと

- 依存症に関して否認の合理化や投影を用いていることを認める。
- 週に少なくとも3回はサポートグループに参加する（特定する）[*]。
- ストレス要因に対処するための選択肢を3つ特定する[*]。
- 再発のリスクが高いときの計画を立てる。

NIC 看護介入
〈教育：疾患経過〉〈不安軽減〉〈カウンセリング〉〈積極的傾聴〉

看護介入 Interventions

■ 治療的関係を開始する

- 否認の効果についてアセスメントする。
- 個人が否認しているときは対決しない。
- 率直に，冷静に，偏った判断をしないで個人に接する。

■ 状況に関する認識（例：恐怖，不安）を共有するよう個人を励ます

- 打ち明けてくれた感情に焦点を当てる。
- もっと共有するよう促すためにリフレクションを用いる。

■ 適切な場合には，個人の問題解決を援助する

- 個人から問題を説明してもらうように試みる。

■ 依存症への理解を援助する

- 偏った判断をしない。

- 依存症は病気であって，道徳的問題ではないことを個人が理解できるよう援助する。
- 個人にうまく実行できる機会を提供する。徐々に責任を増やしていく。
- 物質乱用の進行性と，身体や人間関係に及ぼす影響について教育的な情報を提供する。
- 「依存症そのものは治らない」ことと，自制と根本的な問題の治療が必要であることを説明する（Varcarolis, 2011, p. 336）。
- 恐怖と不安を共有する機会を提供する。
- 現在の反応に焦点を当てる。
- 不安が低減するように手助けする。さらなる看護介入については〈不安〉の項を参照する（▶ p.466）。
- 個人が否認しているときは対決しない。
- 個人が状況をどのように解釈しているかを，個人とともに注意深く探る。
  - 自己申告の中で状況を大したことではないと軽く評価していることを示す手がかりを振り返る（例：「ほんの少し」「たった……だけ」といった言葉）。
  - 最近の望ましくない行動を特定し，この行動が健康に及ぼす影響について話し合う。
- 個人のすぐれている点（長所）や過去にうまくいった対処法を強調する。
- 物事の実態を見抜いていることが示された際には，肯定的な強化をする。
- 合理化や投射を容認しない。ていねいで，思いやりをもった，しかし，きっぱりとした態度を示す。
- 物質乱用がある場合：
  - 個人やその家族とともに，観察したことや所見について振り返る。
  - 損害（例：身体的，社会的，経済的，精神的，家族への）の証拠を提示する。
  - 目標を設定する。
  - 自助に関するマニュアルやパンフレットを渡す。
  - アルコール／薬物の使用について日誌をつけるよう約束を取り付ける。
- 次回の訪問時に：
  - 日誌を振り返る。
  - 進歩を振り返る。
  - 依存症の人が自制を続けたいと思っている場合は専門機関に紹介する。
  - なぜ男性よりも女性のほうがアルコールの影響を受けやすいのかを説明する。

■ 健康教育を開始し専門機関を紹介する

- 遺伝的素因の可能性，依存症，予防の重要性について説明する。
- 依存症，物質，行動について家族と一緒に話し合うよう奨励する。

- 子どもにみられる初期の徴候を継続観察する(例：衝動的である，報酬をすぐに求める)。
- 適切な支援を求める。かかりつけ医や小児科医，および病的賭博とそのほかの依存症との間に共有される遺伝的脆弱性があることを示唆しているサポートグループ(Grant, 2011；*Shah, Potenza, & Eisen, 2004)
- 必要であれば，薬物治療に関してかかりつけ医に診てもらうよう助言する〔例：麻薬拮抗薬(ナルトレキソン，ナルメフェン)，選択的セロトニン再取り込み阻害薬(SSRI)〕。
- AA(アルコール依存症患者更生会)，Al-Anon(アラノン：アルコール依存症を身内にもつ人の会)，Alateen(アルコール依存症の親をもつ10代の子どもの会)に紹介する。
- 治療プログラムがしっかりとできている施設を紹介する。
- 健康的な生活のための選択肢を強化する(例：栄養バランスのとれた食事，運動，娯楽，休息)。

非効果的衝動コントロール

Ineffective Impulse Control

NANDA-Ⅰ定義 NANDA-Ⅰ Definition

　自分や他人によくない結果を招く可能性を考慮せずに，内的あるいは外的刺激に対して，拙速で無計画な行動パターンになる状態

診断指標 Defining Characteristics*

- 考えないで行動する。
- ギャンブル嗜癖
- 嫌がっているにもかかわらず，他人の個人的なことを尋ねる。
- 刺激追求
- 過食
- 乱れた性行動
- 貯金や財産を管理できない。
- 個人情報の共有が不適切
- かんしゃくを起こす。
- 知らない人に親しくしすぎる。

関連因子 Related Factors

- アルコール依存
- 認知の障害*
- 怒り*
- 発達の障害*
- 共依存*
- 気分の障害*
- 良心の呵責*
- 人格の障害*
- 妄想*
- ボディイメージ障害*
- 否認*
- 物質乱用（薬物）
- 脳器質障害*
- いらだちや欲求不満の原因になりそうな環境*
- 消耗性疲労*

Ⅰ

10

コーピング-ストレス耐性パターン

627

- 絶望感*
- 非効果的コーピング*
- 不眠症*
- 低い自尊感情
- 貧困
- 喫煙者*
- 社会的孤立*
- ストレスを感じやすい*。
- 自殺感情*
- 不快な身体症状*

CARPENITO MEMO

〈非効果的衝動コントロール〉は新しいNANDA-I看護診断であり，物質乱用，暴力，乱れた性行動など，個人または他者にさまざまな問題を引き起こす行動を表す。これはDSM-5の診断「パーソナリティ障害」「反抗挑戦性障害」「間欠性爆発性障害」「素行障害」の一部である。

〈非効果的衝動コントロール〉は，反応または看護診断としてよりも，看護診断の一因となる行動および／または徴候としてみるほう臨床的には有用である。たとえば，〈対他者暴力リスク状態〉〈非効果的コーピング〉〈家族機能障害〉〈防衛的コーピング〉〈自己傷害〉〈孤独感リスク状態〉〈ノンコンプライアンス〉〈非効果的健康管理〉〈ストレス過剰負荷〉はすべて，診断の一因となる衝動コントロールが不十分という要素が含まれている。

臨床家は〈非効果的衝動コントロール〉を看護診断として使用するという選択ができるが，ここで述べたように，もっと具体的な看護診断を使用するという選択もできる。以下に示す看護介入は前述の診断でも実施することができる。

NOC 看護成果
〈衝動的行動の自己コントロール〉〈自殺企図の自制〉

目標 Goals

個人は，一貫して効果的なコーピング反応を示す。以下の指標によって証明される：
- 衝動的行動の結果を特定する。
- 衝動的行動を起こす前の感情を特定する。
- 衝動的行動を抑制する。

> **NIC** 看護介入
> 〈セルフ・アウェアネス強化〉〈共在〉〈カウンセリング〉〈行動変容〉〈怒りコントロール〉〈コーピング強化〉〈環境療法（ミリューセラピー）〉〈制限設定〉

看護介入 Interventions

- ■「個人に期待される行動や制限，責任についてていねいに中立的な態度で，説明する」(Varcarolis, 2011)
- ■行動契約とその要素について説明する(Videbeck, 2013)
  - ●個人は以下を特定する。
    - ・問題行動とその行動が他者に及ぼす影響
    - ・問題行動の代わりとなるもの
    - ・報酬(この場合の報酬とは，肯定的な選択に焦点を当てたコミュニケーションおよび成功したという感覚をさす)
    - ・適切でない選択による結果が他者からの否定的な反応につながること
  - ●行動契約を書面にするのであれば，(個人と臨床家の両者の)署名と日付を記す。
  - ●建設的な選択をしていることが観察されたり報告された場合，個人がどのように感じているかを具体的に書く。
  - ●問題のある選択をしていることが観察されたり報告された場合，その状況反応をどのように感じているのかを具体的に書く。努力の過程(試練)が続いていることに焦点を当てる。
- ■グループセラピーへの参加を勧める
  - ●以下のことを回避する。
    - ・不適切な行動に注目する。
    - ・自分自身の不満を示す。
    - ・贈り物を受け取ること，お世辞，誘惑的な行動，罪悪感を植え付けること(Varcarolis, 2011)
- ■必要に応じて，専門機関を紹介する
  - ●社会福祉サービス
  - ●社会復帰のためのリハビリテーション
  - ●司法サービス

Ⅰ

10

コーピング-ストレス耐性パターン

非効果的衝動コントロール 629

不安定性情動コントロール

Labile Emotional Control

NANDA-Ⅰ定義 NANDA-Ⅰ Definition

大げさで意図しない感情表出の爆発を，抑えられない状態

診断指標 Defining Characteristics*

- アイコンタクトの欠如
- 顔の表情を使って表現しにくい。
- 感情表出に対する困惑
- 悲しみの感情なしの号泣
- 幸福感のない大笑い
- 誘因と一致しない感情表現
- 意図せずに泣く。
- 意図せずに笑う。
- 泣く。
- 抑えきれない号泣
- 抑えきれない笑い
- 職業的立場からの離脱
- 社会的立場からの離脱
- 気分の変動*
- 怒りの噴出*
- 行動の突発，脅威，物を投げる*。

関連因子 Related Factors

- 自尊感情の変化
- 脳損傷**（例：外傷，脳卒中，腫瘍）
- 情緒障害
- 消耗性疲労
- 機能障害
- 症状管理についての知識不足

---

* この診断指標は，明瞭で有用性があることから筆者が追加した。

** 神経疾患〔例：パーキンソン病，筋萎縮性側索硬化症（ALS），錐体外路系および小脳疾患，多発性硬化症（MS），アルツハイマー病〕

- 病気についての知識不足
- 筋力不足
- 気分障害
- 筋骨格系障害
- 薬剤
- 身体障害
- 精神障害
- 社会的苦痛
- ストレス要因
- 物質乱用

CARPENITO MEMO

〈不安定性情動コントロール〉は NANDA-Ⅰによって承認されているように，2つの異なる反応を表し，それぞれ特徴的な起源をもつ。1つは，神経性障害（情動調節障害：PBA）であり，これは「個人の感情状態に不適切あるいは不釣り合いな，頻繁に意図せず泣くことおよび／または笑うことの爆発を抑えられない状態により臨床的に特徴づけられている感情表出」(Ahmed & Simmons, 2013)である。

もう1つは，感情の調整不全(ED)である。「感情の調整不全(ED)は，メンタルヘルス領域で用いられる用語であり，感情の調整が十分なされず，感情的な反応として従来容認されてきた範囲に収まらない反応である。ED は不安定な気分（気分の変動が著しく目立つ）または気分変動(mood swings)と言われることもある」(Beauchaine, Gatzke-Kopp L, & Mead, 2007)。

不安定性情動の反応は，気分による変動であり，関係性を壊す。この反応には喫煙，自己損傷，摂食障害，嗜癖が含まれ，すべて ED と関連づけられてきた。機能的ヘルスアセスメントでは，これらの気分の変動が個人／家族の生活にどのように否定的な影響を及ぼしているかを確認する。このように不安定性情動は看護診断（例：〈対他者暴力リスク状態〉〈家族コーピング無力化〉〈恐怖〉）の関連因子や症状／徴候になりうる。

〈不安定性情動コントロール〉は，大げさで意図しない感情表出の爆発を抑えられない状態として定義されているものであり，神経性の病因に関連した意図せず泣くことおよび／または笑うことを示す。

NOC 看護成果
〈コーピング：自尊感情〉〈知識：ストレス管理〉

目標 Goals

個人は，自分の行動に対する他者の反応に満足度が増したと報告する。以下の指標によって証明される：

不安定性情動コントロール　631

- 他者の反応を尊敬の念をもって述べる。
- プライバシーが維持されていると話す。

NIC 看護介入

〈家族統合性促進〉〈コーピング強化〉〈情動支援〉〈介護者支援〉

看護介入 Interventions

- **不安定性情動の原因を説明する**
  - 脳の前頭葉は通常，われわれの感情をコントロールしている。小脳と脳幹は反射を仲介している。神経性障害(情動調節障害)においては，前頭葉・小脳・脳幹の間で連絡が絶たれている。
  - 標準的な文脈の中ではしばしば正常な反応であるのだが，大げさであったり長く続いたりする感情の反応を調整する能力が障害されているという根拠と組み合わさっていることが多い(例：冗談で笑う，Wortzel et al., 2008)。

- **情動の不安定性は脳卒中後すぐに悪化することが多いが，通常は個人が回復するにつれて経時的に軽減するかまたは消失するという可能性について説明する**(Olney, Goodkind, & Lomen-Hoerth, 2011)
  - 個人の感情を徐々に探る。
  - 必要があれば，抑えきれずに泣くという症状が出現した場合にどのように対応してもらいたいか個人に尋ねる。

- **誘因を観察する**(Brain Injury Outreach Service, 2011)
  - 消耗性疲労
  - ストレス増強
  - 過度の刺激(例：大音量の音楽，複数の会話)
  - デリケートな話題についての議論(例：財源状況，仕事，集団での談話)

- **活動の前に落ち着くための休息時間をもうける**(例：理学療法，食事の時間，訪問時間)

- **抑え切れない号泣または大笑いに対する態度としては，以下が役立つであろう**(Brain Injury Outreach Service, 2011)
  - テーマを変えるよう努める。
  - 個人に別の活動をするよう焦点を変えさせてみる(例：短い散歩)。
  - 深呼吸するよう指示する。
  - 我慢するように，と言わないようにする。
  - 感情に左右されないで客観的になる。
  - 適切であれば腕を触わる。
  - その場にいてもらいたいか離れてほしいかを彼らに尋ねる。

- 感情表出の爆発を抑えられない状態を目の当たりにする個人に対して情報や教育を提供する。笑わないように助言する
- 健康教育を開始し，必要に応じて専門機関を紹介する
  - カウンセリングと支援を提供する（例：個人，家族）。
  - ストレスを軽減させるための対策を探るよう助言する〔例：運動，リラクセーション法(呼吸法)〕。
  - 必要であれば地域の機関に委ねる（例：在宅医療，社会福祉サービス）。

不安定性情動コントロール

気分調節障害

Impaired Mood Regulation

定義 Definition

　軽度から重度までさまざまな，一連の感情的，認知的，身体的，心理的症状で構成される，気分あるいは感情の変動を特徴とする精神状態

診断指標 Defining Characteristics*

- 言語行動の変化
- 集中力の低下
- 脱抑制
- 影響を受けた自尊感情
- 神経不安
- いら立ち
- 過度の罪悪感
- 精神運動性激越
- 過度の自己認識
- 精神運動性遅滞
- 過度の自己非難
- 悲しみの情動
- 思考の飛躍
- 引きこもり
- 絶望感

関連因子 Related Factors*

- 睡眠パターンの変化
- 疼痛
- 不安
- 精神病性状態
- 食欲の変化
- 死を繰り返し考える。
- 慢性疾患
- 自殺を繰り返し考える。
- 機能障害
- 社会的孤立
- 過覚醒
- 物質の誤用
- 社会的機能障害
- 体重変化
- 孤独感

CARPENITO MEMO

　入院の主要診断としてあげられるトップ5の精神疾患は気分障害，物質関連障害，せん妄／認知症，不安障害および統合失調症である（Halter, 2014）。気分障害には双極性障害や大うつ病が含まれる（APA, 2014）。

　〈気分調節障害〉はNANDA-Ⅰにより承認され，双極性障害または大うつ病をもつ個人の症状を表す。関連因子の中には，気分障害の徴候や症状を示すものもあれば（例：睡眠パターンの変化，食欲の変化，過覚醒など），社会的孤立，体重変化，孤独感，物質乱用，希死念慮，社会的機能障害，不安などのように，〈気分調節障害〉に対する反応もある。双極性障害または大うつ病の主な治療は薬物療法であり，個人の気分の変動を安定させることができる。

　〈気分調節障害〉は看護介入に焦点を当ててはいない。機能的ヘルスアセスメントを用いて，看護職と個人，その家族は個人の気分障害によってどのパターンが混乱しているのかを判断する。関連する看護診断には，〈自己損傷リスク状態〉〈不眠〉〈非効果的コーピング〉〈家族コーピング妥協化〉〈防衛的コーピング〉〈対他者暴力リスク状態〉〈非効果的否認〉がある。該当する看護診断を参照する。

非効果的地域社会コーピング

Ineffective Community Coping

NANDA-Ⅰ定義 NANDA-Ⅰ Definition

　地域社会が適応と問題解決に使う活動パターンが，地域社会の需要や必要性を十分に満たしていない状態

診断指標 Defining Characteristics*

- 地域社会が住民の期待に応えていない。
- 住民参加の不足
- 住民間の過剰な対立
- 地域の無力感を訴える。
- 地域の脆弱感を訴える。
- 罹患率が高い。
- 社会問題の増加(例：殺人，公共物破壊，放火，テロリズム，強盗，幼児殺害，虐待，離婚，失業，貧困，交戦状態，精神疾患)
- ストレス要因が多いと認識される。

関連因子 Related Factors

■状況因子

- 地域社会のシステムが不十分である，または存在しないこと(例：救急医療体制，交通システム，災害対策システムなどの欠如)に関連するもの*
- 資源の知識不足に関連するもの
- 不十分なコミュニケーションパターンに関連するもの
- 地域社会の不十分な結束に関連するもの
- 問題解決の資源が不十分なことに関連するもの*
- 自然災害に関連し，以下に続発するもの*：
  - 洪水
  - ハリケーン(台風)
  - 地震
  - 疫病
  - 雪崩
- 以下の心的外傷の影響に関連するもの*：
  - 航空機の墜落事故
  - 環境災害
  - 産業災害
  - 地震

---

* これらは危険因子に相当する。**CARPENITO MEMO** を参照。

- 大規模火災
- 地域社会の安全に対する脅威に関連するもの（例：殺人，レイプ，誘拐，強盗）*
- 地域の失業率の急増に関連するもの

■ **発達因子**
  - 以下に対する資源の不足に関連するもの：
    - 小児
    - 青年
    - 共働きの夫婦
    - 高齢者

CARPENITO MEMO

〈非効果的地域社会コーピング〉は，生じた出来事や変化に対処するための建設的な体制をもっていない地域社会を診断している。看護介入は，地域社会における対話や計画立案および資源の明確化を改善することに焦点が当てられる。

地域が自然災害（例：ハリケーン・台風，洪水）に見舞われた場合，安全が脅かされている場合（例：殺人，暴力行為，レイプ），人災（例：航空機の墜落事故，大規模火災）が生じた場合は，予防策に焦点が当てられる。〈非効果的地域社会コーピング〉の診断は，その地域社会に災害や暴力犯罪の被害がある場合に用いられる。

NOC 看護成果
〈地域社会の能力〉〈地域社会の健康状態〉〈地域社会のリスクコントロール〉

目標 Goals

地域社会は，効果的に問題を解決する。以下の指標によって証明される：
- 問題を明確にする。
- もっと対処できるようにするため情報を入手する。
- 援助を得るため多様なコミュニケーション手段を活用する。

NIC 看護介入
〈地域保健開発〉〈環境リスク防護〉〈プログラム開発〉〈リスク確認〉

看護介入 Interventions

■ 原因または誘因をアセスメントする
  - 「関連因子」を参照
■ 状況について地域住民が集まって話し合う機会を提供する（例：学校，教会，ユダヤ教礼拝堂，市役所など）
  - 地域住民の怒りや引きこもり，否認などを受けとめる姿勢を示す。
  - 必要に応じて間違った情報を正す。

非効果的地域社会コーピング

- 誰かを非難しない。

■ 効果的なコミュニケーションができるようにする

（Allender, Rector, & Warner, 2010）

- 質問を促し，対応する。
- 事実を伝える。
- 事の深刻さを伝える。
- 明確で簡潔に，そして繰り返し伝える。
- 解決策を提示したり提案したりする。
- 現実のニーズや知覚されているニーズに対処する。

■ 地域社会のコーピング能力を高める

- 個人の目標ではなく，地域社会の目標に焦点を当てる。
- 集団での討議や計画立案に地域の下位集団の関与を促す。
- 住民全員が資源を利用できるようにする（例：仕事をもつ住民のため役所の受付などの時間に融通を利かせる）。
- 公式に異議を表明する方法を考案する。
- 決定ごとにすべての地域住民に及ぼす影響を評価する。

■ 情報や支援を得られやすくするため，地域の図書館に地域情報センターを設置する（例：電話，オンライン）

■ 保健所や信仰に基づいた社会奉仕活動を行う団体，社会福祉，医療提供機関などで得られる共同資源を明確にする

■ 現在行われている活動や進行状況を住民に知らせるため，地域の情報センター（例：地域の図書館）を活用する

心的外傷後シンドローム

Post-Trauma Syndrome

NANDA-Ⅰ定義 NANDA-Ⅰ Definition

忘れられないほど衝撃的で圧倒的な出来事に対する持続的な不適応反応

「過去の心的外傷性出来事の払っても消えない侵入性思考，悪夢，フラッシュバック，心的外傷を想起させるようなものの回避，過度の警戒心，睡眠障害といった特性をもち，そのすべてが社会的，職業的，対人関係における多大な機能不全につながる」ひどく恐ろしく，打ちのめされるような出来事に対する反応（Ciechanowski, 2014）

診断指標 Defining Characteristics

■ **ストレス要因基準**
- 「実際の，あるいは迫ってくる死や損傷を引き起こす大惨事や，自己または他者の生理学的統合性への脅威（性的暴行など）*に曝露されている。暴力や偶発的な死，あるいは愛する者への性的暴行を知ることを含む間接的な曝露」（Friedman, 2016）

■ **侵入性回想基準**
- その出来事の払っても消えない繰り返される侵入性の回想，その出来事の夢，フラッシュバックによる持続的な追体験

■ **回避基準**
- 出来事を語ることなど，その出来事に関連する刺激を回避する，出来事を想起させる活動や人物，場所を避ける，無感覚，情動的鈍麻，無関心，疎外感

■ **否定的認知および気分基準**
- 情緒の変化，慢性的な抑うつ

■ **覚醒・反応性における変化の基準**
- 覚醒の高まり，過覚醒，睡眠障害，集中困難といった徴候の持続

■ **持続期間の基準**
- 心的外傷後ストレス障害（PTSD）と診断されるまでに，徴候が少なくとも1か月以上にわたって続く。

Ⅰ

10

コーピング-ストレス耐性パターン

---

* DSM-5の「PTSD診断の7基準」（American Psychiatric Association, 2014; Friedman, 2016）

■ 機能的意義基準
- そのような徴候の結果，重大な社会的・職業的，またはそのほかの苦悩を経験する。

診断指標 Defining Characteristics

- フラッシュバック，侵入性の夢や思考
- 繰り返す悪夢
- 罪悪感*
- 羞恥心，不安，またはパニック発作*
- 絶望感
- 解離性健忘
- 攻撃性
- 集中力の変化
- 気分の変化
- 強迫行動
- 何も感じない，疎外感を訴える*。
- 心的外傷(トラウマ)の再発，死，身体のコントロールの喪失などに対する恐怖*
- 怒り，激しい怒り，嫌悪感
- 過覚醒(回避行動)
- 過剰な驚愕反応
- 混乱
- 重要な活動に対する関心の低下
- 物質乱用*
- スリルを求める行為
- 夜尿症(小児の場合)*(回避行動)
- いら立ち*

関連因子 Related Factors

■ 状況因子(個人・環境)
- 以下を含む自然現象による心的外傷となる出来事に関連するもの：
  - 洪水
  - 地震
  - 火山の噴火
  - 嵐
  - 雪崩
  - 疫病の発生*
  - 大災害*
- 以下のような人為的要因による心的外傷となる出来事に関連するもの：
  - 強制収容所への監禁
  - 大きな事故(例：産業，自動車)*
  - 暴行
  - 拷問*

- レイプ
- 爆撃
- 大規模火災
- 暴力死・事故死の目撃*
- テロリストによる攻撃
- 戦争*
- 暴力的傷害の目撃*
- 戦争捕虜としての抑留経験*
- 犯罪犠牲者*
- 航空機の墜落事故
- 虐待(例:身体的,心理的)*

- 産業事故(核,化学物質,または生命を脅かす事故)に関連するもの
- 愛する者や自分への深刻な脅威や損傷*に関連するもの
- 死者を多数出した悲惨な事件*に関連するもの
- 人間としての通常の経験範囲を超えた出来事*に関連するもの
- 自分の家や地域の突然の破壊*に関連するもの

CARPENITO MEMO

〈心的外傷後シンドローム〉は,自然現象による心的外傷となる出来事(例:洪水,火山噴火,地震),もしくは心的外傷となる人為的な出来事(例:戦争,拷問)に対する情動的反応を表している。情緒的反応(例:過覚醒,回避行動,フラッシュバック,恐怖,怒り)は,対人関係や日常生活上の責任の妨げになることがある。この場合のアセスメントは看護診断を立てるためのデータを得ることである。看護介入を導くのは,このような(アセスメントから立てられた)看護診断であって,〈心的外傷後シンドローム〉という看護診断ではない。なぜなら,この診断はあまりにも範囲が広すぎるからである。

歴史的観点からみると,PTSDの概念によって大きな変化がもたらされた。それは,病因とは個人の外(心的外傷となる出来事)であり,本来そなわっている個人の弱み(すなわち,心的外傷性神経症)ではない,と規定されたことであった。PTSDの科学的根拠と臨床上の表現を理解する鍵は,「心的外傷(trauma)」という概念である(Friedman, 2016)。

〈レイプ-心的外傷シンドローム〉は,まったく改訂されていないという理由で,2011年にNANDA-Iがリストから外した。筆者はこの診断を1975年から改訂してきたため,今後もその作業を続けるつもりである。この診断は〈性的暴行外傷シンドローム〉に変更されるはずである。このようにラベリングを変えることで,暴力的な攻撃としての出来事をいっそう明確に記述することができ,レイプにまつわる偏見(例:危険な場所にいた,彼とデートにでかけたなど)を減らせるかもしれない。

シンドローム(型看護診断)を看護診断群とする最新の定義に基づくと,この診断はシンドロームとはいえず,正確には〈レイプ-心的外傷反応〉と表記されるべき診断である。このカテゴリーでは,病因は常にレイプであるので,原因も誘因も含める必要がない。したがって,看護職は診断表記の第2部分(「〜に関連した」)は省略するが,個人からのレイプの報告を「6月22日に発生した性的暴行および肛門性交の報告と,複数の顔面打撲傷によって明らかな〈レイプ-心的外傷

心的外傷後シンドローム　　641

シンドローム〉」と診断表記に追記することもできる（記述については実際の ER
記録を参照のこと）。

NOC 看護成果
〈虐待からの回復〉〈コーピング〉〈恐怖の自己コントロール〉

目標 Goals

短期的には，個人は以下を行う：
- 心的外傷となった出来事を認めて，トラウマに取り組み始める。
- 支援者／資源とつながる。
- ストレスを軽減しコーピングを改善する活動にかかわる。

以下の指標により証明される：
- 体験を語り，恐怖や怒り，罪悪感などの感情を表現する。
- サポート源を特定する。
- 生活の質を改善できそうなコーピング方法を 3 つあげる〔例：運動，趣味，自然の中での散歩，思考中断（考えるのをやめること：行動療法の技法）〕。

長期的には，個人は体験を有意義なことの中に取り込み，自らの人生を追い求める。目標の設定と以下の指標により証明される：
- 外傷体験の追体験や感覚麻痺の症状が減っていると報告する。
- 人や支援グループからの支援や慰めを感じていると報告する（Halter, 2014；Varcarolis, 2011）。
- コーピングを向上させる活動を定期的（毎日，毎週）に行っていると報告する。
- コントロール感を高める認知的コーピング方法を報告する。

NIC 看護介入
〈カウンセリング〉〈不安軽減〉〈情動支援〉〈家族支援〉〈サポートシステム強化〉〈コーピング強化〉〈積極的傾聴〉〈共在〉〈グリーフワーク促進（悲嘆緩和作業促進）〉〈紹介〉

看護介入 Interventions

虐待を受けたすべての年齢の個人をスクリーニングする。生涯にわたり秘密としてもち続ける個人もいる。

■ **心的外傷となる出来事の体験の有無を確認する**
- 面接中は，邪魔の入らない静かな部屋を確保する。ただし問題を対処しなければならない場合に備えて，ほかのスタッフが入室できるようにする。

- 心的外傷となる体験を語ることは，本人にとってはかなりの不快感を引き起こすことを認識する。
- 個人の不安が強すぎる場合は，アセスメントを中断し，個人が苦痛のコントロールを取り戻せるよう援助するか，それ以外の適切な介入をする。

■ 個人の反応を記録する

■ 反応の重症度といまの機能への影響をアセスメントする
- 自殺念慮や殺人念慮の有無をアセスメントする（Varcarolis, 2011）。
- 〈自殺リスク状態〉の項を参照（▶ p.675）。必要な場合は法的処置をとる。
- アルコール／薬物の乱用があれば，離脱症状（例：アルコール，オピオイド）の危険性があるかどうか判断する。予防について医師，上級看護師*または医師助手（PA**）に相談する。

■ 過剰な追体験や感覚麻痺症状を減らせるよう個人を支援する
- 個人がコントロールを取り戻せるような安全で治療的な環境を提供する。
- 心的外傷となる出来事を体験した人は，多くの場合，個人と同様の感情／症状をもつことを伝える。
- 不安がかなり強い間は，個人のそばにいて支える。このほかの情報については〈不安〉の項を参照する（▶ p.466）。
- 制限を設ける，感情の表出を促す，余ったエネルギーを身体活動や運動（例：散歩，ジョギング）に向けることによって，衝動的な行動表出を抑えられるよう支援する。このほかの情報については〈自己損傷リスク状態〉の項を参照する（▶ p.667）]。
- 不安を軽減するための方法を提供する（例：漸進的リラクセーション，深呼吸）。

■ 支援者や資源を明確にし，それらとつながることができるよう個人を支援する
- 個人が自分の長所と資源を特定できるように手助けする。
- 使えるサポート体制を探し出す。
- 個人が自分のニーズに合った支援や資源とつながりをもてるよう手助けする。
- 個人が以前行っていた活動を再開し，運動や自然の中での散歩，趣味など新たな活動を見つけ出せるよう支援する。

---

* 訳注：米国では上級看護師として，クリニカルナーススペシャリスト（CNS, clinical nurse specialist），ナースプラクティショナー（NP, nurse practitioner），助産師（CNM, certified nurse-midwife），麻酔看護師（CRNA, certified registered nurse-anesthetist）などがあることから，本書ではこれらを上級看護師と表す。

** 訳注：PA（physician assistant）。医師の監督のもと，診断・治療を含む医療行為を行う医療専門職。世界7か国（米国，英国，カナダ，オーストラリア，台湾，オランダ，南アフリカ）で導入されている。

心的外傷後シンドローム　　643

- 家族／重要他者を支援する
  - 個人に何が起こったのかを彼らが理解できるようにする。
  - 個人が表出するさまざまな反応を詳細に彼らに説明する。
  - 彼らにも自らの感情を表出するように推奨する。
  - 必要に応じて，カウンセリングの時間を設けたり適切な地域資源とのつながりを提供したりする。
- 各個人の心的外傷となる体験やニーズに適した看護ケアを提供する
- 個人が継続的に心的外傷に対処し，その体験を新たな自己概念に取り込めるよう，継続治療を提供したり手配したりする

心的外傷後シンドロームリスク状態

Risk for Post-Trauma Syndrome

NANDA-Ⅰ定義 NANDA-Ⅰ Definition

忘れられないほど衝撃的で圧倒的な出来事に対して，不適応反応が続きやすく，健康を損なうおそれのある状態

危険因子 Risk Factors

〈心的外傷後シンドローム〉の「関連因子」を参照(▶ p.640)

目標 Goals

個人は，心的外傷となる出来事のあとでも適切に機能し続け，専門的な援助を得ようとしていると話す。以下の指標によって証明される：

- スペシャリストの診察が必要な徴候や症状を特定する。
- 心的外傷となる出来事に関する感情を表出する。

看護介入 Interventions

〈心的外傷後シンドローム〉の項を参照(▶ p.642)

Ⅰ

10

コーピングーストレス耐性パターン

645

レイプ–心的外傷シンドローム
(性的暴行外傷シンドローム)*

Rape-Trauma Syndrome (Sexual Assault Trauma Syndrome)

定義 Definition

被害者の意思や同意を無視した，強制的で暴力的な性行為に対する持続的な不適応反応(NANDA-I)

被害者が，自分の意思に反し同意なく，強制的に暴力的な(腟または肛門への)性的暴行を加えられた状態。このような攻撃や暴行の未遂から生じた心的外傷シンドロームには，被害者とその家族のライフスタイルが崩壊する急性期と，ライフスタイルを再構築する長期的な過程がある(Burgess, 1995)**。

診断指標 Defining Characteristics

- 性的な暴行を受けたと報告する，またはその証拠を示す。
- 被害者が小児の場合，親にも同様の反応がみられることがある。

■ 急性期反応

❶ 身体的反応

- 身体的外傷(挫傷，触痛)
  - 消化器系の過敏症状(悪心・嘔吐，食思不振，下痢)
  - 泌尿生殖器系の不快症状(疼痛，瘙痒感，腟分泌物)
  - 骨格筋緊張(痙攣，疼痛，頭痛，睡眠障害)

❷ 心理的反応

- あからさまな反応
  - 号泣，すすり泣く
  - 過剰な警戒心*
  - 復讐心
  - 不安定さ，怒り
  - 人間関係の変化*
  - 混乱*，矛盾，無秩序*
- あいまいな応答
  - 仮面様顔貌

---

* この診断は改訂も更新もされていないため，NANDA-I から退けられたことがあった。筆者はこの診断を改訂・更新してきたことから，臨床で役立たせるため，ここに掲載する。

** 実用的であり問題を明確にすることから，NANDA-I 定義だけでなく本定義も追加する。

- 冷静沈着，無感覚
- ショック*，無感覚，混乱*，あるいは不信感
- 注意散漫で意思決定が困難
- 情動的反応
  - 自己非難
  - 恐怖*：1人になることや加害者が戻ってくることへの恐怖（被害者が小児の場合，罰や反動，遺棄，拒絶などを恐れる）
  - 否認，ショック，屈辱感，気恥ずかしさ*
  - 復讐願望：怒り*
  - 罪悪感，羞恥心
  - 消耗性疲労

❸性的反応
- 男性不信（被害者が女性の場合）
- 性行動の変化，性的機能障害*

■ **長期反応**(Varcarolis, Carlson, & Shoemaker, 2006)

問題が解消されなければ，急性期の反応が続くことがある。さらに，暴行されて2週間以上も経ってから以下のような反応が生じることもある。

❶心理的反応
- 支援的でない親やパートナー，親族，友人との関係性の変化（例：被害者のせいにする，「立ち直るのに時間がかかりすぎ」）
- 侵入性の思考（加害者への怒り，心的外傷となる出来事のフラッシュバック，夢，不眠）
- 運動活動の増加（動き回る，旅行する，ほかの場所にいる）
- 情緒的不安定さの増強（強度の不安，気分変動，泣きやまない，抑うつ状態）
- 以下の恐怖や恐怖症：屋内または屋外，レイプされた場所，1人になること，人混み，パートナーやパートナー候補との性的経験

CARPENITO MEMO

米国司法省の全国犯罪被害調査（NCVS）によれば，国内で毎年平均293,066人のレイプ／性的暴行の被害者（12歳以上）が存在する（U.S. Department of Justice, 2014）。

レイプという語には，暴力ではなく痴情としてみられてきた歴史があり。性的暴行とは，（アルコール，薬物によって，または抵抗できないようにすることによって）同意しない，またはできない相手に性行為をすることと定義される。性的暴行という語句は挑発されていないのに起こった暴力のことを指し，加害者を犯罪者とし，被害者を「犯罪の犠牲者」として定義している。レイプ／性的暴行は州によって定義が異なる。筆者はレイプ体験を打ち明けてくれた数多くの少女や

女性とやりとりをしてきた。その中にはレイプが初体験であった人もいる。彼女たちの話には2つのテーマがある。①暴行を受けた自分にも非があったのではないかという罪悪感，②母親の反応に対する深い失望感である。

　身内や不倫相手がかかわっている場合，多くの母親はその出来事を娘のせいにし，時には娘の言うことを信じようとしない。また，娘がそそのかしたのではないかと，それとなく口にする母親もいる。おそらく，母親は現実を直視できないために，当初はそうした反応しかできなかったのだろう。筆者はこのような女性たちと許すことについて話し合った。許すこととは，苦痛から解放しようとすることであって，起こったことを受けとめるという意味では決してない。それは自分自身への贈り物なのである。

　少女や女性たちは，以下のようなことがなかったら，レイプは起こらなかったはずだという話をしていた。

- ミニスカートを履いていた。
- 飲み過ぎていた。
- 暗い夜道を歩いて帰った。
- キスや抱擁をした。
- 相手と2人きりになるような場所へ行った。

　筆者はそれぞれの少女や女性に次のような話をしている。

　「自分がレイプを受けたのではなく，シャベルで頭部を強打されたと想像してみなさい。その場合，どんな服装をしていたのか，何をしていたのか，何を言ったのかが問題になるでしょうか？　レイプは性行為ではなく，シャベルで強打されたことと同じ暴力行為です」

　筆者はこのような女性たちが自己非難で頭がいっぱいになったときは，シャベルを思い浮かべるよう提言している。

NOC 看護成果

〈虐待からの防護〉〈虐待からの回復〉〈コーピング〉

目標 Goals

　個人や親，配偶者または重要他者は，機能レベルを以前の状態に回復する。小児は暴行と治療に関する感情を表出する。以下の指標に基づく：

❶短期目標

- 感じていることを共有する。
- 治療処置とその根拠を述べる。
- 性的暴行対策チーム（Sexual Assault Response Team：SART）がかかわる。

❷長期目標

- よく眠れると話す。
- 以前の食事パターンに戻ったと話す。

- 身体的反応がほとんどない，またはまったくないと話す。
- 落ち着き，安堵していることを示す。

看護介入 Interventions

■ **被害者に「何かお手伝いしましょうか」と尋ねる**
- 性的暴行が疑われる場合，施設のプロトコールを利用する〔例：性的暴行看護師検査官(Sexual Assault Nursing Examiners；SANE)，性的暴行対策チーム(SART)，レイプを阻止する女性の会(Women against Rape；WAR)〕*。

■ **被害者が主な(心理的，医学的，法的)問題を明確にし，援助の必要性を認識できるよう支援する**
- 虐待を受けやすい高齢者をアセスメントする。
- 研究者が無作為抽出の国内サンプルで60歳以上の5,777人からのデータを分析した。家族からの虐待の1年間の発生率は，精神的虐待が4.6%，身体的虐待1.6%，性的虐待0.6%，潜在的なネグレクトが5.1%，経済的虐待が5.2%であった。60歳未満の人については7%弱の人に性的虐待が報告されている(Acierno et al., 2010)。

■ **被害者がこれから経験することを説明する**
- 事情聴取
- 検査，証拠収集
- 性感染症，妊娠の予防
- 警察の捜査

■ **証拠書類を作成し医学-法的手続きを遂行する**(Ledray, 2001)
- 施設のプロトコールに従う。

■ **性感染症の危険性について説明する**(Centers for Disease Control and Prevention, 2008；Ledray, 2001)
- 性感染症(検体，血液検査)：淋菌感染症，ヒト免疫不全ウイルス(HIV)感染症，トリコモナス症，梅毒，A/B/C型肝炎，クラミジア感染症
- クラミジア，HIV，トリコモナス症および淋菌感染症の予防法についてプ

---

* 訳注：わが国にはSANEといった性犯罪被害者への医療的対応を専門にしている看護職や医師はいない。産婦人科医会が「産婦人科医における性犯罪被害者対応マニュアル」とともに「性犯罪被害者診療チェックリスト」を作成している。2013年12月時点で，地方公共団体にワンストップ支援センターを設置していたのはわずか4か所であった(性犯罪被害者支援に関する調査研究報告書，内閣府男女共同参画局，2014.6)が，行政が関与する「性犯罪・性暴力被害者のためのワンストップ支援センター」は2017年10月現在で病院拠点型，相談センター拠点型，相談センターまたは拠点病院を中心とした連携型，それらのいずれにも該当しないものの4形態で41支援センターが設置されている。内閣府男女共同参画局資料参照。

レイプ–心的外傷シンドローム(性的暴行外傷シンドローム)

ロトコールを調べる，または医師，上級看護師，医師助手(PA)に相談する。

- 必要であれば，破傷風と A/B 型肝炎の予防接種を行う。
- 被害者が女性の場合，妊娠の可能性がないか確認し，可能性があれば，緊急避妊薬(ECP)について説明する。

■ 身体上の徴候／症状を軽減したり取り除く

❶泌尿生殖器系の不快症状

- 疼痛
  - 疼痛の性質と持続時間をアセスメントする。
  - 水分摂取量と尿量を測定する。
  - 血尿や外生殖器からの出血の有無を調べる。
  - 疼痛についての被害者の説明を注意深く聴く。
  - 医師の指示に従い鎮痛薬を投与する。
- 分泌物
  - 分泌物の量，色調，においをアセスメントする。
  - 初回の検査終了後に，被害者に洗浄と更衣の時間を与える。
- 瘙痒感
  - 冷水浴を勧める。
  - 合成洗剤の石けんを使用しない。
  - 不快感の起こる部位に触れない。

❷骨格筋の緊張

- 頭痛
  - 被害者に急激な体位変換をさせない。
  - 落ち着いて被害者に接する。
  - (禁忌でなければ)ベッドの頭部を少し高くする。
  - 以前に効果があった疼痛を緩和する方法について話し合う。
- 消耗性疲労
  - 睡眠パターンが変調しているようであれば，現在の睡眠パターンをアセスメントする〔〈睡眠パターン混乱〉の項を参照(▶ p.384)〕。
  - 睡眠障害を悪化させる因子について話し合う。可能であれば，それらを取り除いてみる。
  - 1 日の間に何度も休息時間を与える。
  - 眠っている間は起こさないようにする。
  - ストレスを引き起こす状況を避ける。
- 全身性打撲および浮腫
  - 身体を締め付けるような服は避ける。
  - 患部にはそっと触れる。
  - 浮腫がみられる場合は患部を挙上する。

- 浮腫がある部位に，最初の 24 時間は冷湿布をし，その後 24 時間，温湿布をする。
- 不快感を言葉で表現するように促す。
- 打撲，裂傷，浮腫，擦過傷などすべて記録する。

■ 被害者と家族に健康教育を開始する

- 被害者が退院する前に，次回の診察の予約を取り，地元の危機カウンセリングセンターの名称と電話番号を書いたカードを渡す。
- 家庭訪問または電話相談を計画する。
- 適切であれば，法律相談またはパストラルカウンセリングを手配する。
- 心理療法士，メンタルヘルスクリニック，市民活動，アドボカシー関連サービスの地域団体を紹介し，利用するように勧める。

レイプ-心的外傷シンドローム(性的暴行外傷シンドローム)　651

移転ストレス（シンドローム）

Relocation Stress [Syndrome]

NANDA-Ⅰ定義 NANDA-Ⅰ Definition

ある環境から別の環境，移動した後に生じる，生理的な混乱や心理社会的な混乱

CARPENITO MEMO

移転ストレスについて記された文献には，入院（入所，入学）ストレス（admission stress），移転後危機（post-relocation crisis），移転危機（relocation crisis），移転ショック（relocation shock），移転トラウマ（relocation trauma），移動ストレス（transfer stress），移動トラウマ（transfer trauma），転居シンドローム（translocation syndrome），移住ショック（transplantation shock）などの用語も使われている。

診断指標 Defining Characteristics*

- 必須データ（80〜100%）
  - 移転に対して以下の反応を示す。
    - 孤独感
    - 懸念
    - 抑うつ状態
    - 不安
    - 怒り
    - 混乱の増大（高齢者）
- 副次的データ（50〜79%）
  - それ以前の食習慣の変化
  - それ以前の睡眠パターンの変化
  - ニーズを言葉にすることが多くなる。
  - 依存性を示す。
  - 不安定な状況を示す。
  - 信頼感の欠如を示す。
  - 過覚醒的警戒状態
  - 体重の変化

---

* Harkulich, J. & Brugler, C. (1988). Nursing Diagnosis-translocation syndrome: Expert validation. 研究費の一部は Peg Schlitz Fund から提供された。Development of the nursing diagnosis of translocation syndrome with critical care patients（未発表修士論文）。Kent State University, Kent, OH.

- 余暇活動の減少
- 消化器系障害
- 過剰な安心感を必要とする。
- 不穏状態
- 引きこもり
- アレルギー症状
- 異動後の職員を好ましくない形で異動前の職員と比較する。
- 悲しいという感情
- セルフケア活動の減少
- 移転を心配している／移転にとまどっていると言葉にする。
- 新しい生活状況の不安定さを言葉にする。

関連因子 Related Factors

■ 病態生理因子
- 病棟の移動(例：ICU，転床，生活状況)に適応する能力の減退に関連し，以下に続発するもの：
  - 健康状態の低下*
  - 身体的困難
  - 心理社会的な健康障害
  - 移転前に比較したストレスの増加／知覚

■ 状況因子(個人・環境)
- 差し迫った引越しの準備をほとんど，または全くしていないことに関連するもの
- 不十分な財源，抵当物受戻権喪失に関連するもの
- 過度の変化に関連し，以下に続発するもの：
  - 介護施設への入所
- 以下の因子に関連するもの：
  - 社会や家族とのつながりの喪失
  - 遺棄

■ 発達因子
❶ 学童期および思春期
- 移動に伴う喪失に関連し，以下に続発するもの：
  - 拒絶される恐怖，仲間集団の喪失，または学校関係の問題
  - 新しい思春期の仲間集団や学校のなかでの安心感の低下
❷ 高齢者
- 家族の近くで援助を受ける必要性に関連するもの
- 介護施設への入所に関連するもの

移転ストレス(シンドローム)　653

CARPENITO MEMO

NANDA-Ⅰは〈移転ストレスシンドローム〉をシンドローム（型看護診断）として採択している。シンドローム（型看護診断）は，診断指標が問題焦点型またはリスク型看護診断の一群であるため，〈移転ストレスシンドローム〉はシンドローム（型看護診断）の基準を満たしていない。「移転ストレス」に関係する診断指標は，〈移転ストレスシンドローム〉ではなく，その手がかりは観察や報告が可能で「移転ストレス」と一致する。筆者は，この診断名から「シンドローム」を削除することを提案する。

移転は関係者全員に混乱を招く。それは，ある病棟からほかの病棟へ転床する場合や，ある施設からほかの施設へ転院する場合にも伴って起こる可能性がある。また，長期ケア施設や新居へ自らの意思によるか，または強制されて移転し，そこで生涯過ごす場合も関係がある。米国では，2009年以降440万世帯が抵当物受戻権を失っている。2013年では，その率が18%まで下がっている。

2015年12月，930万件の不動産物件すなわち全世帯の19%で「市場価格が帳簿価格を大きく下回った」と報告された。これは，借用者が実際の家の価値よりも最低25%増しで住宅ローンを請け負ったことを意味する（Christie, 2014）。米国内外におけるこのような抵当物受戻権喪失の急増により，個人や家族（の権利）は著しく損なわれた。移転は，関係するすべての年齢集団を不安にさせる。生理的および心理的な混乱が機能を損なわせているとき，〈移転ストレス（シンドローム）〉は適切な看護診断である。

移転によるストレスに対する最善の看護介入は，〈移転ストレス（シンドローム）リスク状態〉を診断として使用しながら，予防手段を講じることである。

NOC 看護成果

〈不安の自己コントロール〉〈コーピング〉〈孤独感〉〈心理社会的適応：生活の変化〉〈クオリティ・オブ・ライフ〉

目標 Goals

個人／家族は，混乱状態を最小限にして新しい環境に順応していることを報告する。以下の指標によって証明される：

- 新しい環境に関する意思決定活動を一緒に行う。
- 新しい環境への移転に関心を示す。
- 移転の肯定的な面を1つ言葉で表す。
- 新しい環境で新たな絆を築く。
- 新しい環境で活動するようになる。

NIC 看護介入

〈不安軽減〉〈コーピング強化〉〈カウンセリング〉〈家族関与促進〉〈サポートシステム強化〉〈予期ガイダンス〉〈家族統合性促進〉〈移動〉〈移転ストレス軽減〉

看護介入 Interventions

■ **家族 1 人ひとりに引越しについての気持ちを共有するように勧める**

- 1 人ひとりにプライバシーを提供する。
- 思っていることを互いに共有するよう家族に勧める。
- 家族 1 人ひとりに及ぼす引越しの影響の可能性とその影響の相違を話し合う。
- 引越しによって子どもの振る舞いに潜在的な変化がもたらされることを親に情報提供する。たとえば，退行，引きこもり，行為化，摂食行動の変化（母乳栄養法／人工栄養法）など。
- 子どもの病歴／歯科受診歴について該当する記録をすべて入手するよう親に指示する（例：予防接種，感染症，歯科治療）。
- これまでの環境から離れるときには，何らかの儀式をさせる。多くの家族構成員が区切りをつけることができるよう，思い出を語ることを勧める。

■ **引越しした子どもを援助する技法を親に指導する**

- 親は子どもが楽観的にはなれないことを受けとめつつ，自らは引越し前から後まで前向きな態度を保つ。
- 以前の環境にいる友人／家族と連絡を取り合う方法について，さまざまな選択肢を子どもと一緒に探し出す。子どもにとってかつていた地域の友人との関係は，特に引越し後も「仲間であることを再確認し安心」するうえで，重要である。
- 新しい環境においても規則正しい日課を続ける。できるだけ早く日課を確立する。
- 思春期の青年にとって仲間を失うことは非常につらいということを受けとめる。
- 子どもが以前所属していた組織（例：ボーイ／ガールスカウト，スポーツクラブ）に加入させる。
- 子どもが新しい環境と以前の環境との類似点に目を向けられるよう援助する（例：ボーイ／ガールスカウト，スポーツ，教会のグループ）。
- 知らないことに対する恐怖を軽減するため，授業中や昼食時に学校を訪問する計画を立てる。
- 家具の配置や部屋の装飾などの選択肢をいくつか子どもに与える。
- 思春期の子どもの場合，新しい学校の教師やカウンセラーに最近その学校へ転校してきた生徒を紹介してもらう。

- 引越しによる喪失を子どもが嘆き悲しむことができるようにする。

■ 引越しした思春期の子どもにカウンセリングをする場合，以下の領域をアセスメントする

- 引越しに関する感じ方
- 引越しに伴うストレス要因
- 通常のコーピングスキルと現在のコーピングスキル
- 支援（家族，仲間，地域）

■ 健康教育を開始し，必要に応じて専門機関を紹介する

- 引越しの前・最中・後のいずれかの時期に，家族にカウンセリングが必要になる可能性があることを知らせて注意させる。
- たとえば地域の教会，子ども会，片親の会，高齢者グループ，ウェルカム・ワゴン（訳注：新しく引っ越してきた世帯に地域の情報を提供したり特産物などを贈って歓迎する組織），新しい隣人グループなどの地域の組織の連絡先が書かれたものを提供する。
- 家族に適切な地域サービスについて教える。
- 新しく入ってくる生徒のための学習計画について養護教諭に相談する。

■ 高齢者への看護介入

■ 長期療養施設に移転後，その施設に溶け込めるようにする

- できるだけ多くの選択肢を提示する。
- 慣れ親しんだ物を家から持ってくるよう勧める。
- 新しい施設でほかの人との交流をはかるよう働きかける。
- 以前の人間関係が保持できるよう援助する。

移転ストレス（シンドローム）リスク状態

Risk for Relocation Stress [Syndrome]

NANDA-Ⅰ定義　NANDA-Ⅰ Definition

　ある環境から別の環境への移動後に，生理的な混乱や心理社会的な混乱が起こりやすく，健康を損なうおそれのある状態

危険因子　Risk Factors

〈移転ストレス（シンドローム）〉の「関連因子」を参照（▶ p.653）

NOC 看護成果
〈不安自己コントロール〉〈コーピング〉〈孤独感〉〈心理社会的適応：生活の変化〉
〈クオリティ・オブ・ライフ〉〈恐怖自己コントロール〉

目標　Goals

　個人／家族は，混乱状態を最小限にして新しい環境に順応していると報告する。以下の指標によって証明される：
- 新しい環境に関する意思決定活動を一緒に行う。
- 新しい環境への移転（移動）に関心を示す。
- 移転の肯定的な面を１つ言葉で表す。
- 新しい環境で新たな絆を築く。
- 新しい環境で活動するようになる。

NIC 看護介入
〈不安軽減〉〈コーピング強化〉〈カウンセリング〉〈家族関与促進〉〈サポートシステム強化〉〈予期ガイダンス〉〈家族統合性促進〉〈移動〉〈移転ストレス軽減〉

看護介入　Interventions

■ 移転の理由を明らかにする（Whittenhall, 2008）
- 自らの意思による移転：通常は親／養育者の移転に関連する。通常は前向きであるが，新しい仕事は以前に比べて好ましいものではないかもしれない。このような移転は思春期の子どもにとって３種類ある移転の中では最もストレスが少ない。
- 強制的な移転：立ち退き，避難，季節労働，近親者を含む大家族でともに住むために戻ることによる場合である。このような状況は家族単位に多大

なストレスを与え，ほぼ必ず否定的である。

- 法的移転：法律によって執行され義務的なものである。たとえば，目撃者保護，里子，州の管財人，また最も頻度が高いのは離婚に伴う子どもの親権などによる移転である。
- 北イリノイ大学(Northern Illinois University)のウェブサイトにある「思春期の生徒が移転に対処できるよう援助する(Helping an Adolescent Student Cope with Moving)」を参考にできるよう紹介する。

■ 学校が始まる前に学校の教員を訪問するよう親／養育者に助言する

- 必要に応じて，この移転が計画されているものだったのか，強制的なのか，法律に基づくものなのかを教師と共有する。
- 転入生を歓迎するプログラムはあるのか？
- 転入生と親しい友人になる役割を担うのに適切な生徒はいるかどうか尋ねる。
- 転入生が興味をもつかもしれないクラブ活動や組織などについて尋ねる。
- 転入生のほか，生徒たちがそれぞれ自己紹介することを提案する。

■ 家族1人ひとりに引越しについての気持ちを共有するように勧める

- 1人ひとりにプライバシーを提供する。
- 思っていることを互いに共有するよう家族に勧める。
- 家族1人ひとりに及ぼす引越しの影響の可能性とその影響の相違を話し合う。
- 移転によって子どもの振る舞いに潜在的な変化がもたらされることを親に情報提供する。たとえば，退行，引きこもり，行為化，摂食行動の変化(母乳栄養法／人工栄養法)など。
- 子どもの病歴／歯科受診歴について該当する記録をすべて入手するよう親に指示する(例：予防接種，感染症，歯科治療)。
- これまでの環境から離れるときには，何らかの儀式をさせる。多くの家族構成員が区切りをつけることができるよう，思い出を語ることを勧める。

■ 引越しに伴って子どもを援助する技法を親に指導する

- 親は子どもが楽観的にはなれないことを受けとめつつ，自らは引越し前から後まで前向きな態度を保つ。
- 以前の環境にいる友人／家族と連絡を取り合う方法について，さまざまな選択肢を子どもと一緒に探し出す。子どもにとってかつていた地域の友人との関係は，特に引越し後も「仲間であることを再確認し安心」するうえで，重要である。
- 新しい環境においても規則正しい日課を続ける。できるだけ早く日課を確立する。
- 思春期の青年にとって仲間を失うことは非常につらいということを受けとめる。

- 子どもが以前所属していた組織（例：ボーイ／ガールスカウト，スポーツ）に加入させる。
- 子どもが新しい環境と以前の環境との類似点に目を向けられるよう援助する（例：ボーイ／ガールスカウト，スポーツクラブ，教会のグループ）。
- 知らないことに対する恐怖感を軽減するため，授業中や昼食時に学校を訪問する計画を立てる。
- 家具の配置や部屋の装飾などの選択肢をいくつか子どもに与える。
- 思春期の子どもの場合，新しい学校の教師やカウンセラーに最近その学校へ転校してきた生徒を紹介してもらう。
- 引越しによる喪失を子どもが嘆き悲しむことができるようにする。

■ **学校での経験について日常的に話し合うことを親／養育者に助言する**
- 「学校はどう？」という質問は避ける。
- 代わりに以下のように尋ねる：
  - 昼食は誰と一緒にとったの？　休憩時間には何をしたの？
  - 新しい学校のどういうところが好き？
  - 好きでないところはどこ？

■ **移転した思春期の子どもにカウンセリングをする場合，以下の領域をアセスメントする**
- 移転に関する感じ方
- 移転に伴うストレス要因
- 通常のコーピングスキルと現在のコーピングスキル
- 支援（家族，仲間，地域）

■ **健康教育を開始し，必要に応じて専門機関を紹介する**
- 移転の前・最中・後のいずれかの時期に，家族にカウンセリングが必要になる可能性があることを知らせて注意させる。
- たとえば地域の教会，子ども会，片親の会，高齢者グループ，ウェルカム・ワゴン（訳注：新しく引っ越してきた世帯に地域の情報を提供したり特産物などを贈って歓迎する組織），新しい隣人グループなどの地域の組織の連絡先が書かれたものを提供する。
- 家族に適切な地域サービスについて教える。
- 新しく入ってくる生徒のための学習計画について養護教諭に相談する。

■ **長期療養施設に移転後，その施設に溶け込めるようにする。**
- できるだけ多くの選択肢を提示する。
- 慣れ親しんだ物を家から持ってくるよう勧める。
- 環境の物理的な配置に順応させる。
- 新しく入ってきた人をスタッフや入所者に紹介する。
- 新しい施設でほかの人との交流を図るよう働きかける。
- 以前の人間関係が保持できるよう援助する。

移転ストレス（シンドローム）リスク状態

- 喫煙の規則を明確に説明したり，喫煙可能な場所に案内したりする。
- 親友との関係を築いたり維持したりするよう働きかける。
- 長期療養介護施設の多くの入所者が2度目の移転をする場合，最初はスタッフの配置や照明を増やす一方で，日課を立て直す。
- 介護施設の入所者が以前住んでいた地域の人と会えるように援助する。
- ボランティアやスタッフが新たに入所する人と頻繁に連絡をとるよう調整する。また，新しい入所者をうまく移転できた入所者に会わせて，人脈作りを始められるようにする。

レジリエンス障害

Impaired Individual Resilience

NANDA-Ⅰ定義 NANDA-Ⅰ Definition

　困難な状況や危機に対して，肯定的反応パターンを維持する能力が低下した状態

診断指標 Defining Characteristics*

- 学業への関心の低下
- 職業への関心の低下
- 抑うつ状態，罪悪感，羞恥心
- 孤立
- 自尊感情低下
- 認識している健康状態の低下
- 苦悩が再び強くなる。
- 社会的孤立
- 不適応なコーピングスキルの使用（例：薬物の使用，暴力）

関連因子 Related Factors*

- 不適応の機会を増やす属性
- 薬物の使用
- 一貫性のない子育て（しつけ）
- 知的能力が低い。
- 母親の学歴が低い。
- 大家族
- 少数民族
- 親の精神疾患
- 衝動コントロールが不十分
- 経済的困窮，暴力の体験
- 心理的障害
- 危険状態の否定的影響を増悪する指標を含む脆弱性因子

Ⅰ

10

コーピング-ストレス耐性パターン

CARPENITO MEMO

〈レジリエンス障害〉は看護診断を表してはいない。診断指標はレジリエンス（回復力）を定義しているものではなく，むしろコーピング上の多様な問題や精神障害を示している。関連因子のほとんどは，偏見や軽蔑に関連するものであり，介入によって変えることができないものである。関連因子の1つである「衝動コントロールが不十分」は多動性障害と一部の精神障害の徴候／症状である。レジリエンスは子どもに教え育むことができる強みである。レジリエンスのある個人や家族は，逆境や危機的状況に対処できる。彼らは問題を解決し，自分たちの役割を状況に適応させる。たとえば，ある5人家族は母親が化学療法を受けなければならなくなったとき，それまで母親が担ってきた責任を分担する計画を一緒に立てた。

個人や家族のレジリエンスが不十分であれば，非効果的コーピングのリスク状態に陥る。目標や看護介入については，〈非効果的コーピング〉〈家族コーピング無力化〉の項を参照する（▶ p.612，604）。

レジリエンス障害リスク状態

Risk for Impaired Resilience

NANDA-Ⅰ定義 NANDA-Ⅰ Definition

困難な状況や危機に対して，肯定的反応パターンを維持する能力が低下しやすく，健康を損なうおそれのある状態

危険因子 Risk Factors*

- 存在している危機の慢性化
- さまざまな困難な状況の併存
- さらなる新しい危機の存在（例：計画外妊娠，配偶者の死，失業，病気，住む家がなくなる，家族構成員の死）

CARPENITO MEMO

〈レジリエンス障害リスク状態〉は反応や応答ではなく，コーピング問題の原因である。レジリエンス（回復力）は子どもに教え育むことができる強みである。レジリエンスのある個人や家族は，逆境や危機的状況に対処できる。彼らは問題を解決し，自分たちの役割を状況に適応させる。たとえば，ある5人家族は母親が化学療法を受けなければならなくなったとき，それまで母親が担ってきた責任を分担する計画を一緒に立てた。

個人や家族が慢性的に複数の逆境や新たな危機的状況に立たされている場合には，〈非効果的コーピング〉を参照する（▶p.609）。また家族や重要他者，友人などの喪失を伴う状況での目標や看護介入については〈悲嘆〉の項を参照する（▶p.549）。

Ⅰ

10

コーピング-ストレス耐性パターン

663

自己損傷リスク状態*

Risk for Self-Harm

定義 Definition

個人が自分自身を直接傷つける危険性がある状態。これには「自己虐待」「自己傷害」「自殺」のいずれか1つ，または複数を含む可能性がある。

診断指標 Defining Characteristics

■ **必須データ（必ず存在する。1つ以上）**

- 自分を傷つけたいという欲求や傷つけようという意図を表出する。
- 死にたいまたは自殺したいという欲求を表出する。
- 以前に自傷を企てたことがある。

■ **副次的データ（おそらく存在する）**

- 以下のことを訴える，または観察される。

  - 抑うつ状態
  - 感情的苦痛
  - 無力感
  - 興奮
  - 物質乱用
  - 自己概念が不十分
  - 敵意
  - サポート体制がない。
  - 絶望感
  - 衝動コントロールが不十分
  - 幻覚／妄想

関連因子 Related Factors

〈自己損傷リスク状態〉はさまざまな健康問題や状況，葛藤への反応として起こる。いくつかの原因を以下に列挙する。

■ **病態生理因子**

- 無力感や孤独感，絶望に関連し，以下に続発するもの：

  - 障害
  - 終末期の疾患
  - 精神疾患
    - 統合失調症
    - パーソナリティ障害
    - 双極性障害
  - 慢性疾患
  - 慢性疼痛

---

* この看護診断は現在 NANDA-I のリストには含まれていないが，明瞭で有用性があることから筆者が追加した。

- 化学物質依存
- 物質乱用
- ヒト免疫不全ウイルス(HIV)陽性の診断を初めて受けた直後
- 精神機能障害(器質性または外傷性)
- 青年期の適応障害
- 心的外傷後シンドローム
- 身体表現性障害

■ 治療関連因子
- (内科的, 外科的, 心理的)治療の結果に満足できないことに関連するもの
- 以下への長期依存に関連するもの：
  - 透析
  - インスリン注射
  - 化学療法／放射線療法
  - 人工呼吸器

■ 状況因子(個人・環境)
- 以下に関連するもの：
  - 監禁
  - 親同士／夫婦間の葛藤
  - 抑うつ状態
  - 家族内での物質乱用
  - 無効なコーピングスキル
  - 児童虐待
- 現実の喪失または認識された喪失に関連し, 以下に続発するもの：
  - 収入源／仕事
  - 重要他者の死
  - 社会的地位／名声
  - 誰かが家庭からいなくなること
  - 別離／離婚
  - 見捨てられることへの脅威
  - 自然災害
- (身体または自尊感情に関する)現実の, または知覚した損傷に対して報復したいという願望に関連するもの

■ 発達因子
- 疼痛への無関心に関連し, 自閉症に続発するもの

❶思春期
- 見捨てられたという感情に関連するもの
- 仲間からの圧力に関連するもの
- 親から子どもへの非現実的な期待に関連するもの
- 抑うつ状態に関連するもの
- 移転に関連するもの
- 重大な喪失に関連するもの

❷高齢者
- 多数の喪失に関連し, 以下に続発するもの：
  - 引退
  - 社会的孤立
  - 重大な喪失
  - 病気

自己損傷リスク状態　　665

CARPENITO MEMO

2013年，入手可能な最新のデータによると，494,169人が自己損傷による傷害で病院を訪れている。これは報告されている自殺による死亡の1件に対して，およそ12人が（必ずしも命を絶つことを意図してはいないが）自傷していることを示唆している。

〈自己損傷リスク状態〉は自己虐待，自己傷害，および／または自殺を含む広範な診断である。いずれも初期段階では同じような現れ方だが，その意図により区別できる。自己傷害（自傷）と自己虐待はストレスを一時的に軽減しようとする病的な試みであるが，自殺はストレスから永久に解放されるために死のうとすることである（Carscadden, 1992）。

〈自己損傷リスク状態〉は，また，鑑別診断に必要なデータが不十分なときの初期診断として使える。臨床の現場では，せん妄や認知症の個人もいる。このような個人は自分を傷つける（例：フォーリーカテーテルやIVラインの自己抜去）リスクがある。〈自己損傷リスク状態〉は臨床で有効な診断となるであろう。

〈自殺リスク状態〉は筆者が20年以上にわたって取り組んできた看護診断である。〈自殺リスク状態〉は2006年にNANDAのリストに加えられたが，それ以前は，〈対自己暴力リスク状態〉の下位診断にあった。暴力という用語は，素早く非常に激しい力，または粗暴な，もしくは他者に傷害を加える物理的な力と定義される。周知のとおり，自殺は暴力的でもあれば，非暴力的でもある（例：バルビツール酸系の過量服薬）。この診断の文脈で暴力という用語を使用しても，残念ながら自殺のリスクがある個人を発見することはできない。というのも，その個人は暴力を起こすはずがないと認識しているからである。

〈自殺リスク状態〉は自殺のリスクが高く，保護が必要な個人を明確に示している。この診断の介入は，リスクを確認すること，個人と取り決めをすること，そして保護することである。抑うつや絶望感が潜在している個人への介入は，そのほかの適切な看護診断（例：〈非効果的コーピング〉〈絶望感〉）を用いて行うべきである。

NOC 看護成果

〈攻撃性の自己コントロール〉〈衝動的行動の自己コントロール〉

目標 Goals

個人は，害にならない別の方法を選択する。以下の指標によって証明される：

- 自己損傷を考えていることを認識する。
- 自己損傷を起こした場合，その行為を認識する。
- 個人的なきっかけを特定できる。
- 不快な感情を特定し，それに耐えるようになる。

NIC 看護介入

〈共在〉〈怒りコントロール援助〉〈環境管理：暴力予防〉〈行動変容〉〈安心感強化〉
〈治療グループ（セラピーグループ）〉〈コーピング強化〉〈衝動コントロール訓練〉
〈危機介入〉

看護介入 Interventions

■ **看護職と個人の信頼関係を築く**
- 偏った判断のない言動により，個人を価値ある人間として受容していることを示す。
- 思いやりや関心をもって質問する。
- 考えていることや感じていることを表出するよう促す。
- 積極的に傾聴する。また，沈黙している場合には，ただそばにいることで支える。
- 個人が過敏になっていることに気づく。
- その「個人」ではなく「行動」で分類する。
- 看護職自身が誠実に意思の疎通を図る。
- 個人が希望や別の選択を認識できるよう援助する。
- 必要な処置や介入の理由を説明する。
- 治療関係が続いている間はずっと個人の尊厳を守る。

■ **これまでの思考／感情のパターンを見直すよう支援する**
（*Carscadden, 1993）
- 思考−感情−行動の概念を明確にできるよう支援する。
- 自己損傷で得られるものと失うものを判断できるよう手助けする。
- 否定的な意味合いの言葉を別の言葉に変える（例：「失敗」ではなく「後退」）。
- 実行できそうな代替手段を探索するのを支援する。

■ **新しい行動への進展を促す**
- すでに身につけているコーピングスキルが適切であるか否か確認する。
- 記録をするよう勧める。きっかけ，考えたこと，感じたこと，うまくいった方法やうまくいかなかった方法について記録する。
- きっかけを突き止め，自己損傷が切迫している程度を判断する方法として，個人が身体意識を身につけられるよう援助する。

■ **自己損傷ができないような環境を推奨する**
- 自己損傷の試みを防いだり，介入したりするための方針／方法に従う。

■ **別の方法の活用を促す**
- 常に別の方法（選択肢）があることを強調する。
- 自己損傷は選択肢の1つであるが，抑制できないものではないことを強調する。「自分を傷つけたいという衝動に抗っていたときのことを，私に話

自己損傷リスク状態　　667

していただけますか?」

- 積もり積もった緊張状態や目的のない過活動状態を身体活動によって緩和する(例:速歩,ダンス療法,エアロビクス)。
- 許容範囲で身体的なはけ口を提供する(例:わめく,枕を叩きつける,新聞紙を破る,粘土や子ども用工作粘土を使う,速歩)。
- 身体への負担が少なくてすむ方法を提供する(例:リラクセーション用音楽,心地よい音楽,温水浴,気分転換活動)。

❶過剰な刺激を減らす

- 静かで穏やかな雰囲気を提供する。
- 厳格で一貫した制限を設け,その範囲内で個人ができる限り多くコントロール/選択できるようにする。
- 個人がコントロールを取り戻せるよう援助するために,できる限り早期に初期段階で介入し,悪化を防ぎ,抑制具を最低限にして治療を行う。
- コミュニケーションを簡潔にする。興奮している個人には複雑なコミュニケーションを処理できない。
- 刺激を少なくするために,個人が避難できる場所を提供する(例:タイムアウト用の部屋,静かな部屋,催幻覚薬を使用中の個人には薄暗くて静かな部屋に存在が邪魔にならない観察者がいることが必要である)。
- 環境内から潜在的に危険な物を取り除く(個人が危機的な段階にある場合)。

❷必要に応じて,現在自己損傷がどの程度差し迫っているかを判断する

- 初期段階(思考段階)
  - これは「古い記憶」であり,新しい思考や信念パターンに置き換えられることを個人に気づかせる。
  - 煩わしくなく,穏やかな代替手段を教える。
- 上昇段階(感情段階)
  - 自傷行為以外の選択肢があることに気づかせる。
  - 個人が責任をもてるよう援助するために,できるだけたくさんのことをコントロールさせる。
  - 「コントロールできていますか?」「私はどういうふうにお役に立てるでしょうか?」「お手伝いしましょうか?」
  - この段階ではそれまで以上に集中して介入を行う。
- 危機的段階(行動段階)
  - 個人が別の選択肢を選び,自分自身を傷つけていない場合には,肯定的なフィードバックを与える。
  - 個人が傷つけるような物を所持していれば,それを下に置くように求める。
  - 常に別の選択肢があることを強調し続ける。

- できるだけ早く個人が責任を取り戻せるようにする。「いま，コントロールできていますか？」「安心できていますか？」
- 懲罰的でなく，偏見のない態度で現実的な問題に応対する。
- 危機後の段階
  - 自分自身を傷つけなかった場合，肯定的なフィードバックを与える。
  - 危機的段階より前の気分転換の方法で問題解決をするよう支援する。
  - 自己損傷以外の選択肢を選ばなかった場合，損傷／危害の程度をアセスメントする。
  - 自己損傷の行為にはできるだけ目を向けず，前の段階に焦点を合わせる（例：「何がきっかけだったか，思い出せますか？」「どのようなことが頭に浮かびましたか？」「代わりにどのようなことができたと思いますか？」）。
  - できるだけ早く個人を通常の活動／日課に戻す。

- **必要なとき／必要な場所で，地域のサポート体制とつながりをもてるように準備する**
  - 家族を指導する。
    - 適切な介入で支援する方法
    - 自己損傷行為とその結果に対処する方法
  - 24 時間体制の緊急時直通電話の番号を教える。
  - 以下を紹介する：
    - 個人セラピスト
    - 家族カウンセリング
    - ピアサポートグループ
    - 余暇／職業カウンセリング
    - 社会復帰訓練所

自己損傷リスク状態　　669

自己傷害（自傷）

Self-Mutilation

NANDA-Ⅰ定義 NANDA-Ⅰ Definition

緊張を和らげるために致命傷にならないように意図的に自分を傷つけ，組織にダメージを与えている状態

診断指標 Defining Characteristics*

- 自分に危害を加えたいという欲求や加えようという意図を表出する*。
- 以下を含む自分に危害を加えようとした既往歴：
  - 身体を切りつける。
  - 自分で負った熱傷
  - 身体を引っかく。
  - 切断
  - 傷をいじる。
  - 有害物質の吸入
  - すりむく。
  - 身体開口部への物の挿入
  - 叩く。
  - 身体の一部を締め付ける。
  - 有害物質の摂取
  - 噛む。

関連因子 Related Factors

〈自己損傷リスク状態〉の項を参照（▶ p.664）

CARPENITO MEMO

〈自己損傷リスク状態〉の項を参照（▶ p.666）

目標 Goals

〈自己損傷リスク状態〉の項を参照（▶ p.666）

看護介入 Interventions

〈自己損傷リスク状態〉の項を参照（▶ p.667）

---

* この診断指標は，明瞭で有用性があることから筆者が追加した。

自己傷害リスク状態

Risk for Self-Mutilation

NANDA-Ⅰ定義 NANDA-Ⅰ Definition

　緊張を和らげるために致命傷にならないように意図的に自分を傷つけやすく，組織にダメージを与えるおそれのある状態

関連因子 Related Factors (Varcarolis, 2011)

■ **病態生理因子**
- 生化学的／神経生理学的な不均衡に関連し，以下に続発するもの：
  - 双極性障害
  - 自閉症
  - 精神病性状態
  - 発達遅滞（知的障害）

■ **個人的因子**
- 以下に関連するもの：
  - 自傷行為の既往
  - 他者の注意を引きたいという欲求が強い。
  - 過去に身体的あるいは情緒的，または性的な虐待を受けたことがある。
  - 無効なコーピングスキル
  - 摂食障害
  - 緊張を言葉で表現することができない。
  - 衝動的行動
  - 抑うつ感，拒絶，自己嫌悪，分離不安，罪悪感，離人症

■ **発達因子**

❶児童／青年
- 情緒障害のある児または被虐待児に関連するもの

CARPENITO MEMO

　自傷する個人は，これまでの人生で精神的に傷ついたことがあり，そのために他者との関係性の中で傷つきやすい(Tofthagen, Talseth, & Fagerstrom, 2014)。

Ⅰ

10

コーピング-ストレス耐性パターン

NOC 看護成果

〈衝動の自己コントロール〉〈自傷行為の自制〉

目標 Goals

個人は，自己損傷の思いが生じたときに連絡がとれる人を複数名特定する。以下の指標によって証明される：

❶長期的(Varcarolis, 2011)

- (特定の日までに)自傷行為の頻度と重症度が下がっていることを示す。
- 治療計画にかかわる。
- (特定の日までに)緊張が高まり衝動に駆られたときに実行する代わりに，新たなコーピングスキルを2つ示す。

❷短期的

- 外的制約に対処する。
- (特定の日までに)ストレスと緊張に関連した感情を行為化以外の形で表す。
- (特定の日までに)現状の要求を満たせる別の方法について話し合う。

NIC 看護介入

〈積極的傾聴〉〈コーピング強化〉〈衝動コントロール訓練〉〈行動管理：自己損傷〉
〈希望注入〉〈契約〉〈サーベイランス：安全性〉

看護介入 Interventions (Varcarolis, 2011)

■ **人間は思いやりのある態度に接すれば自分の行動を変えることができるという確信を伝える**

- 危害を与える可能性のあるすべてのものを特定し，取り除くため，組織的手続きを開始する(例：人物調査，所持品の調査)。所持品を制限する。
- その個人について知るようにする(例：関心事，目標)。
- 自己傷害の行為歴をアセスメントする(Varcarolis, 2011)：
  - 自己傷害の行為の種類(例：自分の身体を切りつける，自分で熱傷を負う，自分を叩く，首を絞める，毛髪を引っ張る，慢性の傷の悪化，身体の中に物を挿入する)
  - その行為を起こす頻度
  - 自己傷害の行為に先行する誘因(例：1人でいる，拒絶，医師あるいは看護職との会話，夜，人目につかない状況)。引き金となるものが明確でない場合もある。

■ **自己傷害をする前の感情とその意味を探る(例：他者を自分の思いどおりに操りたい気持ち，注意を引きたい気持ち，生きていることを実感する手段,**

罪悪感や自己嫌悪の表出)

■ 自傷行為が発生した場合
- 感情を交えずに自己傷害の発生に対応する：個人は回復できるという信念をもち続ける。
- 自己傷害の代わりの行為を一緒に探す。
- 自己傷害の引き金となる活動を避ける。
- 自己傷害を起こす前の感情について話し合う。
- 行動制限を明確に設定する。

■ 自殺の危険性がひどくなったり高まっている徴候に細心の注意を払う
- 〈自殺リスク状態〉の項を参照（▶ p.675）

■ 必要に応じて，専門機関に紹介する
- 地域の資源（セラピスト，サポートグループ）と連絡をとる。

自己傷害リスク状態　　673

自殺リスク状態

Risk for Suicide

NANDA-Ⅰ定義 NANDA-Ⅰ Definition

自分自身に生命を脅かすけがを負わせやすい状態

危険因子 Risk Factors

- 自殺行動(例：観念形成，話題，計画，使用可能な手段)(Varcarolis, 2011)
- 自殺する危険性の高い個人
- 不十分なサポート体制*
- 自殺の家族歴*
- 絶望感／無力感*
- 自殺未遂歴*
- アルコールや薬物の乱用*
- 法的または規律上の問題*
- 悲嘆／死別(人，仕事，自宅の喪失)
- 自殺の手がかり(Varcarolis, 2011)
- あからさまな行為(「私がいなくなっても誰も寂しく思わないはずだ」「死んだほうがまし」「私には生きる意味が何もない」)
- 隠れた行為(遺言書を作る，貴重品を分け与える，惨めな恋愛を書き綴る，生命保険に入る)

CARPENITO MEMO

　2013年に45〜64歳の自殺率が最高になった(19.1：人口10万人あたり19.1人)。その次に高いのが85歳以上である(18.6)。若年者集団は中高年集団よりも自殺率が一貫して低かった。15〜24歳の思春期から青年前期の自殺率は10.9であった。2013年の自殺による死亡者の内訳は，男性77.9%，女性22.1%であった。がんや心疾患に次いで，自殺はほかの死因よりも多くの人の人生を失う原因となっており，損失生存年数が多い(American Foundation for Suicide Prevention, 2015)。

NOC 看護成果

〈衝動的行動の自己コントロール〉〈自殺企図の自制〉

目標 Goals

　個人は，自殺念慮が生じたときに連絡がとれる人を複数名特定する。以下の指標によって証明される：

❶長期的（Varcarolis, 2011）

- 生きたいという思いを述べる。
- 退院前に，自殺念慮が生じたときに連絡がとれる人を2名特定する。
- 個人の状況にとって受けとめられる別の手段を，少なくとも1つあげる。
- 将来の現実的な目標を，少なくとも1つ特定する。

❷短期的

- 入院中は安全でいる。
- 自殺の可能性がある場合は友人または家族と一緒にいる（同じ地域にいる場合）。
- 危機について相談にのってもらえるカウンセラーとの次回の予約を守る（地域にいれば）。
- 家族の危機カウンセリングを一緒に受ける。
- 地域の自助グループとつながりをもつ。

NIC 看護介入

〈積極的傾聴〉〈コーピング強化〉〈自殺予防〉〈衝動コントロール訓練〉〈行動管理：自己損傷〉〈希望注入〉〈患者契約〉〈サーベイランス：安全性〉

看護介入 Interventions

■ 個人がいまの自殺行為の危険性を低減できるように支援する

- 現在の危険度をアセスメントする。
- 表10を参照
  - 高レベル
  - 中レベル
  - 低レベル
- 長期的な危険度をアセスメントする。
  - ライフスタイル
  - 計画の致死性
  - 通常のコーピング機制
  - 活用できるサポート

■ 危険度に基づいて安全な環境を提供する。個人が〈自己損傷リスク状態〉にあることを，文書および口頭でスタッフ全員に伝える

- 危険度の高い個人にただちに対処するためには，自殺予防対策を開始する。

自殺リスク状態　　675

表10 自殺の危険度のアセスメント（Halter, 2014；Hockenberry & Wilson, 2015；Varcarolis, 2011）

行動，症状	危険度		
	低レベル	中レベル	高レベル
不安	軽度，中程度	高度またはパニック状態	
抑うつ状態	軽度	中程度	重度，または幸せそうな状態や穏和な状態に突如変わる
孤立／引きこもり	いくぶん孤立感はあるが，引きこもりはない	いくぶん絶望感と引きこもりがある	絶望感，引きこもり，自己卑下，孤立
日常生活機能	効果的 学業成績は優秀* 親しい友人がいる 自殺未遂の既往なし 安定した仕事	気分にむらがある 友人が数人いる 自殺念慮の既往あり	抑うつ状態 成績不振* 親しい友人はほとんど，あるいは全くいない 自殺未遂の既往あり 不安定な職歴，または少ない職歴
ライフスタイル	安定	ほどほどに安定	不安定
アルコール／薬物の使用	過度の使用はまれ	しばしば過剰使用	持続的な乱用
自殺未遂の既往	全くない，またはあっても低い致死率（少量の錠剤）	1回あるいはそれ以上（錠剤またはリストカット）	1回あるいはそれ以上（錠剤1瓶分，銃，首つり）
関連する出来事	なし，または口論	懲罰行為* 成績／業績不振* 仕事上の問題 家族の病気	関係の破綻 愛する人の死 仕事の喪失 妊娠*
行為の目的	なし，または不明確	羞恥心や罪悪感から解放されるため 他者を罰するため 注意を引くため	死にたいという願望 故人と一緒になるための逃避 消耗性疾患
家族の反応と構造	支持的 親のいる家庭 良好なコーピングとメンタルヘルス 自殺歴なし	さまざまな反応 離婚／別離 通常は対処も理解もしている	怒り，非支持的 まとまりがない 柔軟性に欠ける／虐待的 家族に自殺歴あり
自殺の計画（方法，場所，時刻） 自殺未遂の致死性	計画なし	しばしば考える，ときどき計画を考える リストカット アスピリンとアセトアミノフェンを除く処方箋なしで購入できる薬の過剰服薬	具体的に計画する 拳銃 首つり 飛び降り 一酸化炭素中毒 抗うつ薬，バルビツール酸系薬物，アスピリン，アセトアミノフェンの過剰服薬

* 小児と思春期の若者にのみ適用する

- 常に個人を観察する。たとえプライバシーが侵害されるとしても，個人から絶対目を離さない。
- 危険度の高い個人との距離は腕の長さが最も適している。
- 危険性のある個人には，自殺（の徴候）の観察を開始する。
- 機嫌や行動，発言を 15 分間，視覚でチェックする（Varcarolis, 2011）。
- ガラス製品，爪やすり，はさみ，除光液，鏡，針，カミソリ，ジュースの缶，ポリ袋，ライター，電気機器，ベルト，ハンガー，ナイフ，ピンセット，アルコール，銃などを持ち込ませない。
- 通常は病棟内か病室など厳重に監視できる場所で，食事を提供する：
  - 食物および水分の適切な摂取量を確保する。
  - 紙製／プラスチック製の皿や食器具を使う。
  - すべての食器をのせて返却していることを確認する。
- 経口薬の服用の際には，すべての薬を飲み込んでいることを確認する。
- 施設の方針に従って個人の検査をするスタッフを任命する。担当スタッフの交代者を用意する。
- 医師から特に指示がない限り，個人の行動範囲を病棟内に限定する。病棟から出るときは，スタッフが同伴する。
- 面会者に持ち込みが制限されているものについて説明する（例：食物をポリ袋に入れて個人に渡さないよう徹底する）。
- 危険度によって，スタッフのいるところでは制限されているものの使用を許可することもある。
- 自殺の危険性が非常に高い場合は，施設から出ないよう病衣を着用させる。危険性が低くなれば，私服の着用を許可する。
- 施設の方針に沿って，病室内を定期的に調べる。
- 必要であれば，隔離や抑制具を用いる。
- 個人が施設から出ていき自殺をする危険がある場合は，警察に通報する。
- 個人の行動や，すべての看護アセスメントと介入を正確に，詳細に記録する。

- **以下を強調する**
  - 危機は一時的にすぎないものであること
  - 耐え難い苦痛は存続する可能性があること
  - 援助を受けられること
  - あなたは 1 人ではないこと（Varcarolis, 2011）
- **悲しい気持ちや抑うつ状態から，気分が高揚し幸せそうな，穏和な状態への突然の変化がないかを観察する**
- **個人がサポート体制を確認して連絡をとることができるよう援助する**
  - 家族と重要他者に知らせる。
  - サポートを得る。

自殺リスク状態　　677

- 行動は今後は繰り返されないという間違った保証をしない。
- 社会活動を増やすことを推奨する。

健康教育を開始し，必要に応じて専門機関を紹介する

- 個人が生活上のストレスに対処できるようになるように指導する(リラクセーション，問題解決能力，建設的に気持ちを表現する方法)。
- ピア療法やグループセラピーを紹介する。
- 特に小児や思春期の子どもがかかわっている場合は家族療法を紹介する。
- 制限を設定する方法を家族に教える。
- 建設的に気持ちを表現する方法を家族に教える。
- 危険度が高まっていることを認識する方法について重要他者に指導する：行動の変化，言語的または非言語的コミュニケーション，引きこもり，抑うつ状態の徴候など。
- 24 時間体制の緊急時直通電話の番号を教える。
- 適応があれば職業訓練所に紹介する。
- 適応があれば社会復帰訓練所などの機関を紹介する。
- 精神科の経過観察を受けられる機関を紹介する。
- 余暇活動を増やすため高齢者センターなどの施設を紹介する。
- 自殺をしてしまったあとは，家族が治療介入を受けられる機関を紹介する。

小児への看護介入

- 自殺の危険な徴候をすべて深刻に受けとめる。慎重に傾聴する。
- 子どもが死が最終的な状態であることを理解しているかどうかを判断する(例：「死ぬとはどういうことですか？」)。
- 「いままでに道路で死んでいる動物を見たことがありますか？　その動物は起き上がったり走ったりできますか？」
- 「安全でいる」ための行動の取り決めを親や友人，学校職員，本人と交わす。
- 自殺したい気持ちとその理由を探る。
- 最も適切な治療環境について精神科医に相談する。
- 抑うつの症状や自殺行動の徴候を教えるため学校教育プログラムに参加させる。
- 思春期の子どもと一緒に以下について検討する(Hockenberry & Wilson, 2015)：
  - 家族の問題
  - 精神状態
  - サポート体制の強さ
  - 友情や恋愛関係の破綻
  - 自殺未遂の深刻度

- 学業などの失敗の存在（例：試験，進路）
- 最近の，あるいは近づきつつある変化（転校，転居）
- 性的指向
- 問題や喪失に対して共感していることを伝える。
- 仮面うつ状態の徴候に気をつける（例：倦怠感，不穏状態，神経過敏，集中困難，身体のことに気をとられる，特に成人に過度に依存する，または成人から距離をとる）。

自殺リスク状態　　679

ストレス過剰負荷

Stress Overload

NANDA-Ⅰ定義 NANDA-Ⅰ Definition

行動を必要とする要求の量と種類が過度にある状態

診断指標 Defining Characteristics

- 過度の状況的ストレスがあると訴える(例:ストレスレベルが10段階の7以上)*。
- ストレスによる悪影響を訴える(例:身体症状,精神的苦痛,具合が悪い感じ,あるいは具合が悪くなりそうな感じ)*。

■ 生理的指標
- 頭痛
- 睡眠障害
- 消耗性疲労
- 消化不良
- 不穏状態

■ 情動的指標
- 号泣
- ぴりぴりした状態
- 神経質
- 打ちのめされた状態
- プレッシャー感*
- 怒りの増大*
- いら立ち感の高まり*
- 動揺しやすい。
- 気分が悪い。
- 緊張感*

■ 認知的指標
- 記憶喪失
- 忘れっぽい(健忘)
- 意思決定障害*
- 常に心配している。
- ユーモアの欠如
- 考えがまとまらない。

■ 行動指標
- 孤立
- 親密性の欠如
- 喫煙のしすぎ
- 機能障害*
- 不寛容
- 強迫的な食行動
- 腹を立てている。

関連因子 Related Factors

〈ストレス過剰負荷〉の関連因子は複数の共存するストレス要因を表すものであり,それらは病態生理因子,治療関連因子,状況因子(個人・環境),発達因子のいずれかの場合もあれば,すべての場合もある。個人が減らしたり取り除

いたりできる因子もあるが，慢性的な因子もあり，それについてはストレス要因に対処するための新たな方略を必要とする場合もある。

■ 病態生理因子

● 以下の状況に対するコーピングに関連するもの：

- 急性疾患(心筋梗塞，股関節骨折)
- 慢性疾患*(関節炎，抑うつ，慢性閉塞性肺疾患)
- 末期疾患*
- 初めて診断されたとき(がん，陰部ヘルペス，HIV，多発性硬化症，糖尿病)
- 外見が損なわれるような病態

■ 状況因子(個人・環境)

● 現実的または予期される重要他者の喪失に関連し，以下に続発するもの：

- 死，死の間際
- 離婚
- 引越し
- 兵役

● 以下の状況に対するコーピングに関連するもの：

- 死の間際
- 暴行
- 戦争

● 社会経済的状況における現実の変化または知覚される変化に関連し，以下に続発するもの：

- 失業
- 病気
- 新しい仕事
- 抵当物受戻権喪失
- 昇進
- 自己破産

● 以下の状況に対するコーピングに関連するもの：

- 家庭内暴力*
- 人間関係の問題
- 新たな家族の誕生
- 高齢の身内の機能状態の低下
- 物質乱用

■ 発達因子

● 以下の状況に対するコーピングに関連するもの：

- 退職
- 住む所がなくなること
- 財源の変更
- 機能喪失

CARPENITO MEMO

〈ストレス過剰負荷〉は，さまざまなストレス要因による影響を受けて圧倒されている個人を表している。ストレス過剰負荷が軽減されないと，個人の状態は悪化し，傷害や疾病の危険が生じる可能性がある。

「Health People 2020」はストレスとストレスマネジメントを左右する目標を以下のように掲げている(US Department of Health and Human Service, 2015)：

ストレス過剰負荷　　681

- すべての人々の健康に関連する生活の質(QOL)とウェルビーイングが向上する。
- 予防および適切で質の高いメンタルヘルスサービスを利用することによってメンタルヘルスが向上する。
- 喫煙と副流煙への曝露に関連する疾病・機能障害・死亡が減る。
- すべての個人，特に子どもの健康，安全，生活の質(QOL)を守るために物質乱用が減る。
- 日常の身体活動をとおして健康，体力，生活の質(QOL)が向上する。
- 女性や乳児，小児，そして家族の健康とウェルビーイングが向上する。

NOC 看護成果
〈ウェルビーイング〉〈健康信念〉〈不安のレベル〉〈コーピング〉〈知識：健康増進〉
〈知識：保健医療の資源〉

目標 Goals

個人は，ストレス要因を減らしたり処理したりするために2つの行動を変える意向を言葉にする。以下の指標によって証明される：
- 対処できるストレス要因とそうでないストレス要因を特定する。
- ストレスマネジメントを高めるために変容できる行動を1つ特定する。
- ストレスマネジメントが成功するために，減らしたりなくしたりする行動を1つ特定する。

NIC 看護介入
〈不安軽減〉〈行動変容〉〈運動促進〉

看護介入 Interventions

●臨床上の留意点

「Peaceful Parent Institute(2015)」のサイトに，慢性的なストレス過剰負荷の影響が示されている。

比較的のんびりとした，情緒的に安全な環境で育った個人は，概して自分のストレスレベルが高すぎることを認識することができ，継続的にこのような不快な状況で生活することに耐えられないため，結果的に先回りしてセルフケアのニーズを満たす傾向にある。

しかし，情緒的に抑圧され，苦労が多く，雑然とした環境で育つと，その個人の身体はストレスや不安がいつも最高潮の状態でありアドレナリンが急激に分泌されることに慣れてしまう。最終的に，そのような子どもの生理学的な休息の状態には，明らかな脅威ではなくても，増大したストレスと低い(または高い)多少なりとも不安な状態が残ることになる。

その結果，程度の差はあれ，常に危険と隣り合わせの人生を送ることになる。そのような生活が子どもの頃には普通のことであったため，成人したときに，一般的にもっとリラックスした状態で生活する必要があることや，それが当然であることを認識するのが難しくなる。

■ **焦点アセスメントを参照し，個人が自分の考えや感情，行動，生理的反応を認識できるよう支援する**

根拠：自己認識が自分の経験を再構成したり，解釈し直したりするうえで役立つ（Edelman, Kudzma, & Mandle, 2014）。

■ **ストレス循環を断ち切る方法と，心拍数や呼吸数，強い怒りの感情を軽減する方法を教える**（Edelman et al., 2014）

- 何か楽しいことを考えることによって意図的に気を紛らわせる。
- 気晴らしになる活動をする。
- ちょっとしたリラクセーション技法を指導する（Edelman et al., 2014）。
  - 4秒かけて鼻から息を吸って，4秒かけて口から息を吐く。
  - 笑顔が出るようなもの（例：子どもやペット）のことを考えながら，この調整された呼吸法を繰り返す。
- 録音テープや印刷物などのリラクセーション技法を学ぶための資料やヨガを紹介する。

根拠：圧倒的で多様なストレス要因に直面していても，どのストレス要因を軽減したり取り除いたりすることができるのかを判別するために支援することができる（Edelman & Mandle, 2010）。

■ **翌週までに変えることができそうな行動を1つか2つあげるよう求める**

- 食事（毎日野菜料理を1品目は摂る）
- 運動（毎日1区画か2区画を歩く）

根拠：すでに耐えがたい状況にある個人の場合，ライフスタイルの小さな変容であっても成功するよい機会となり，自信を深めることにつながる（*Bodenheimer, MacGregor, & Sharifi, 2005）。

■ **睡眠障害がある場合は〈不眠〉の項を参照する**（▶ p.390）

■ **スピリチュアルニーズが十分満たされていないと認められる場合は〈スピリチュアルペイン〉の項を参照する**（▶ p.695）

- どのような活動によって平穏や喜び，幸福を感じることができるかを尋ねる。そのような活動を毎週1つ日課に組み入れるよう求める。

根拠：耐えがたい状況にある個人はたいていこのような活動をすることを否定する。気晴らしはストレス循環を断ち切ることができる（Edelman & Mandle, 2014）。

- 自分に何が重要か，また自分の生活に変容が必要かどうかを尋ねる。

根拠：価値観の明確化は，耐え難い状況にある個人に何が意義があり価値があるものかを特定させ，自分の実際の生活習慣の中に存在しているかどうか

ストレス過剰負荷　683

を確認させるのに役立つ(Edelman & Mandle, 2014)。

- **もっとバランスのとれた，健康を増進するライフスタイルを実現するため，現実的な目標を設定するのを支援する**
  - 何が最も重要ですか？
  - 生活の中で最も変更したいことは何ですか？
  - 最初のステップは何ですか？
  - いつから始めますか？

  根拠：現実的な目標を設定することで自信と成功(率)を高める
  (*Bodenheimer et al., 2005)。

- **健康教育を開始し，必要に応じて専門機関を紹介する**
  - 薬物乱用やアルコールを乱用している個人の場合，薬物やアルコール乱用(治療のため)の専門機関を紹介する。
  - 重度の抑うつ状態や不安状態にある個人の場合，専門のカウンセリングを紹介する。
  - 家族の機能が損なわれている場合，家族カウンセリングを紹介する。

11

価値−信念パターン

Value-Belief Pattern

道徳的苦悩

Moral Distress

定義 Definition

選択した倫理的・道徳的決定あるいは倫理的・道徳的行動を実行できないことへの反応が起きている状態(NANDA-I)

道徳的な意思決定をしたにもかかわらず，道徳的な行動を完遂できないために，心理的不安定や身体的不快感，不安，苦悩をきたす状態[*]

診断指標 Defining Characteristics [*]

道徳的選択に従う難しさに対する苦悩(例：無力感，罪悪感，欲求不満，不安，自信喪失，恐怖)を表す。

関連因子 Related Factors

〈道徳的苦悩〉を用いて看護職の反応を説明する場合，以下に示すように，関連因子は有用ではない。このような診断は文書化されていないが，看護職，病棟，および／または施設による措置が必要な対応である。

以下にあげる関連因子は，〈道徳的苦悩〉を引き起こすさまざまな状況を表している。

■状況因子(個人・環境)

❶終末期の決断[*]
- 末期の個人に無駄であると思われる治療法(例：輸血，化学療法，臓器移植，機械的人工換気)を提供することに関連するもの
- 事前指示書と相反する考えに関連するもの
- 余命をわずかに延ばすためだけの救命行為への関与に関連するもの

❷治療の意思決定
- 医療チームが適切と考える治療を個人／家族が拒否することに関連するもの
- 家族が終末期の個人の人工呼吸器治療を中止する決断ができないことに関連するもの
- 個人にとって最善の利益にならないにもかかわらず延命処置を継続したい家族の意向に関連するもの

---

[*] この定義は，明瞭で有用性があることから筆者が追加した。

- 個人の苦痛を増幅させる処置の実施に関連するもの
- 個人の苦痛を緩和しないケアの提供に関連するもの
- 質の悪い医療行為を暴露したい思いと，医師への信頼性を維持したい思いとの葛藤に関連するもの

❸専門職としての葛藤
- ケアの資源（例：時間，スタッフ）の不足に関連するもの
- 意思決定のプロセスに関与できないことに関連するもの
- 関係性を築くことやケアリングよりも，技術の熟練や課題達成を重視することに関連するもの

❹文化的葛藤
- 女性の家族が自身で決定すべきことを，男性の家族が決めることに関連するもの
- 医療システムに対する文化的葛藤に関連するもの

CARPENITO MEMO

2006年に承認された〈道徳的苦悩〉は，すべての臨床場面で適用される。この診断の裏付けとなる文献は，基本的には看護における道徳的苦悩に焦点を当てていた。

筆者は，個人や家族に道徳的苦悩が生じたら，この領域における専門職（例：カウンセラー，セラピスト）を紹介することを提案したい。〈スピリチュアルペイン〉も参照（▶ p.693）。看護職は，倫理原則と相反する臨床的判断を行おうと苦闘する際に，道徳的苦悩が生じる可能性を予測しておくべきである（Zuzelo, 2007）。

筆者は〈道徳的苦悩〉を看護実践基準の1つとして提示する予定である。この基準を用いると，個々の看護職，病棟，看護部の介入により生じる道徳的苦悩の予防に取り組むことができる。ここでは，個々の看護職，病棟，看護部，そして施設などで起こる道徳的苦悩に対処するための方略を紹介する。

筆者は本書で開発した〈道徳的苦悩リスク状態〉についても提示している。

〈道徳的苦悩〉は，個人，集団，施設が看護職の道徳的苦悩を予防するための事前策として用いることができる診断である。〈道徳的苦悩リスク状態〉は，NANDA-Iにまだ含まれていない。

ほとんどの米国人が，死そのものよりもどのように死んでいくかをおそれている（*Beckstrand, Callister, & Kirchhoff, 2006）。看護職の倫理基準について，調査対象となった米国人の86％が「非常に高い」あるいは「高い」と回答しており，ほかの専門職のトップに位置していた（Gallup poll, 2009）。

NOC 看護成果
該当せず

道徳的苦悩　**687**

目標 Goals

　看護職は，道徳的苦悩に取り組むための方略を述べるようになる。以下の指標よって証明される：

- 道徳的苦悩の原因を明らかにする。
- 苦悩を同僚と共有する。
- 個人／家族の意思決定能力を向上させるための方略を2つ明らかにする。
- 医師と状況について話し合いを進めるための方略を2つ明らかにする。

NIC 看護介入
該当せず

看護介入 Interventions

■ 道徳的苦悩の原因を明らかにする（*AACN, 2004）

- 職員配置，人数
- 看護職，医師の能力
- 看護職–医師間のコミュニケーション
- 無駄なケア
- 不必要な疼痛と苦痛
- 終末期の葛藤
- 欺瞞／不完全な情報
- 不十分な症状管理
- 互いに敬意を払わない対話
- 職場の暴力

■ 正当化を避ける
■ 直接の関係者の問題解決能力では対処できない事柄や，扱いきれない問題について共有して話し合えるようにするために，指揮命令系統を利用する（LaSala & Bjarnason, 2010）
■ 道徳的に問題のある臨床状況が施設の中でどのように管理されているか調査する。倫理委員会が存在する場合，任務と手順を決定する
■ 個人と，もし可能なら家族とも対話を開始する

- 状況をどのように認識しているか調べる（例：「あなたは○○についてどう考えますか？」）。
- 質問をする（例：「この状況の中でどのような選択肢があると思いますか？」）。現状についての感情を引き出す。家族は個人が末期状態であることを知っているのか？　個人の状態は好転しているのか？
- 医師に連絡を取り，誤った情報を明らかにする。その場にとどまって情報の共有を進める。
- 医師への質問を紙に書いて渡すように個人／家族に勧める。
- 医師の回診に立ち合い，個人／家族が確実に状況を理解できるようにする。
- ごまかしやそれを支持するような行為は避ける。

- 個人／家族のエンド・オブ・ライフにおける決断を少しずつ確認する
- 選択肢を説明する（例：「あなたやあなたの愛する人が亡くなるとき，どのような介入を望みますか？」）
  - 薬物投与，酸素吸入
  - 除細動
  - 心肺蘇生
  - 挿管と人工呼吸器の使用
- 個人／家族に，上記のものはすべて選ぶことも，一部を選ぶことも，またはどれも選ばないこともできることを伝える。
- 延命処置と救命処置の違いを明らかにする。
- 施設の方針に従って，話し合いの内容と決定事項を記録する。

■ 必要であれば，「ノーコード（訳注：緊急蘇生をしない通知）」状態について説明し，侵襲性の高い無益なケアの代わりに緩和ケア（例：疼痛管理，症状管理，侵襲性／疼痛が軽度か皆無の処置）に焦点を当てた説明を行う

■ 可能であれば，個人を集中治療室から転室させる

■ 道徳的苦悩が生じる状況について，病棟の同僚と話し合う

■ 病棟師長からの情報提供と支援を求める

■ 同僚にコーチとして協力してもらう，あるいは同僚のためのコーチとしてかかわってもらう
  - 苦悩に陥ったときに行動を起こしてくれる同僚を探し，助言を求める。

■ リスクの低い道徳的に問題のある臨床状況に対処するアプローチから取り組む。行動する前にリスクをアセスメントし，現実的に対処する

■ 関係する医師あるいは病棟師長と率直なコミュニケーションをとる。自分が気にかけていることについて投げかけ，会話の口火を切る
  - 例：「私は○○が不満です」「家族は○○について質問しています／疑問をいだいています／感じています」「X氏は○○について質問しています／疑問をいだいています／感じています」

■ ほかの専門職者（病院付牧師，ソーシャルワーカー，倫理委員会のメンバーなど）と意見交換する

■ 状況が落ち着いているときに，エンド・オブ・ライフに関する意思決定について個人と家族全員が対話するように提案する。個人に決定事項を記した文書を作成するように指示し，家族にその文書について知らせる

道徳的苦悩リスク状態

Risk for Moral Distress

定義 Definition*

　道徳的な意思決定をしたにもかかわらず，道徳的な行動を完遂できないために，心理的不安定や身体的不快感，不安，苦悩をきたすリスクのある状態

危険因子 Risk Factors

〈道徳的苦悩〉の「関連因子」の項を参照（▶ p.686）

NOC 看護成果
該当せず

CARPENITO MEMO

〈道徳的苦悩〉の項を参照（▶ p.687）

目標 Goals

　看護職は，道徳的苦悩を防ぐための方略について述べる。以下の指標によって証明される：
- 道徳的苦悩が生じるリスクのある状況を明らかにする。
- 苦悩を同僚と共有する。
- 個人／家族の意思決定能力を向上させるための方略を 2 つ明らかにする。
- 医師とのコミュニケーションパターンを向上させるための方略を 2 つ明らかにする。
- 施設における道徳的苦悩の予防・軽減のためのプログラムの作成にかかわる。

NIC 看護介入
該当せず

看護介入 Interventions

　以下の看護介入は，施設や看護部を対象としたものである。

---

* この定義は，明瞭で有用性があることから筆者が追加した。

- 道徳的勇気を育むような公正な文化を創り出す（ANA, 2010 a, b）
  - 組織改善へのコミットメント
  - レジリエンス（回復力）
  - 質の高い個人の目標達成基準と高い成果や状況認識力を得られる業務，ビジョン，価値観
  - リスクのある行動を明らかにすることで，健全な行動に対するインセンティブを与える。
  - 医療チームのパフォーマンスを脅かす行動の問題に取り組む。
  - 組織の価値観に沿った選択をする。
- 道徳的な行動や活動について検討する
  - 道徳的苦悩について自己教育を行う。
  - 道徳的苦悩に関する自分の経験を共有する。同僚の体験談に耳を傾ける。
  - 道徳的な行動をテーマにした本を読む。Gordon 著 "Life Support: Three Nurses on the Front Lines" と Kritek 著 "Reflections on Healing: A Central Construct" を参考にする。
- 道徳的に問題になる臨床場面を，施設ではどのように管理しているのか調査する。倫理委員会が存在するなら，その任務，手続き，利便性を判定する
- 内科／外科ケア，集中ケア（ICU），緩和／ホスピスケアの違いを明らかにする
- 対立が生じる前に，個人／家族の代弁者となり，担当医と意見交換する
  - 状況や予後について医師がどのように解釈しているか確認する。
  - 状況に対する個人／家族の認識を導き出す。
  - 個人／家族がどのような期待をもっているか確認する。
  - 個人／家族の期待が現実的なものかどうかを検討する。
  - 個人／家族が状況をどのように理解しているかについて，自分が観察して得た情報を，関係する保健医療職者（例：病棟師長，同僚の看護職，医師）に提供する。
  - 個人を急性期ケアから緩和ケアへ移行させるための対策を練る。
- 必要であれば，「ノーコード（訳注：緊急蘇生をしない通知）」状態について説明し，侵襲性の高い無益なケアの代わりに緩和ケア（例：疼痛管理，症状管理，侵襲性／疼痛が軽度か皆無の処置）に焦点を当てた説明を行う
  - コード（DNR など）が決定されていないのであれば，個人に，亡くなるときに何をしてほしいか，あるいは身近な人が亡くなるときに何をしてあげたいかを尋ねておく。
  - 必要であれば緩和ケアまたはホスピスのサービスが受けられるように手配する。
  - 可能であれば，個人を集中治療室から転室させる。

道徳的苦悩リスク状態

- 実現可能であれば，個人を病院から退院させる計画を立てる。マサチューセッツ州のスプリングフィールドにある Baystate Medical Center の"Going Home Initiative"を参考にする (Lusardi et al., 2011)。

■ 状況が落ち着いているときに，エンド・オブ・ライフに関する意思決定について個人と家族全員が対話するように提案する。個人に決定事項を記した文書を作成するように指示し，家族にその文書について知らせる

■ 健康増進法とストレス軽減法(例：禁煙，体重管理，運動習慣，楽しいレジャー)を自身のライフスタイルに取り入れる

スピリチュアルペイン

Spiritual Distress

NANDA-Ⅰ定義 NANDA-Ⅰ Definition

自己，他者，世界，または超越的存在とのつながりを介して，人生の意味を経験する能力の障害に関連して，苦しんでいる状態

診断指標 Defining Characteristics

- 人生の意味，死，苦悩に対して疑問をいだく。
- 人生に意味と目的を感じないと訴える。
- 人生に対する熱意，喜びの感情，心の平穏，あるいは愛が欠如している。
- 落胆や絶望を表す。
- 空虚感を感じる。
- スピリチュアルあるいは宗教コミュニティからの疎外感を感じる。
- 自己，他者，神／創造主と和解する必要性を表す。
- スピリチュアルな事柄に突然興味を示す(スピリチュアル系の本や宗教書を読む，スピリチュアル番組や宗教番組を見る)。
- スピリチュアルな活動に突然の変化(拒否，無視，疑念，熱心な献身)が現れる。
- 家族，愛する人，仲間，医療提供者がスピリチュアルな信念や実践に反対していると訴える。
- 宗教やスピリチュアルな信仰体系の信頼性に疑問をもつ。
- スピリチュアルな信念や宗教活動の妨げとなっているものを取り除くよう支援を要請する。

関連因子 Related Factors

■病態生理因子

- スピリチュアルな健康が脅かされること，あるいはスピリチュアルなつながりが断ち切られることに関連し，以下に続発するもの：
  - 入院
  - 疼痛
  - 終末期疾患
  - 身体の一部または機能の喪失
  - 外傷
  - 衰弱性疾患
  - 流産，死産

Ⅰ

11

価値-信念パターン

- **治療関連因子**
  - (特定の)治療法と宗教的信条との葛藤に関連するもの:
    - 人工妊娠中絶
    - 隔離
    - 手術
    - 輸血
    - 薬物療法
    - 食事制限
    - 医学的処置
    - 透析
- **状況因子(個人・環境)**
  - 重要他者の死または病気[*]に関連するもの
  - 祈りや瞑想, ほかの儀式のようなスピリチュアリティや信仰を表現することに対する困惑に関連するもの
  - 宗教の教えを実践するうえでの妨げとなることに関連するもの:
    - 集中治療による制約
    - プライバシーの欠如
    - 床上または病室内だけに行動が制限されること
    - 特別な食材／食事, または儀式用の物品の入手不能
  - 家族や仲間, 医療提供者に反対されるスピリチュアルなあるいは宗教的な信念に関連するもの
  - 離婚, 愛する人との離別, そのほかの認知される喪失に関連するもの

CARPENITO MEMO

　ウェルネスは, 個人のすべての資源(社会的, 心理的, 文化的, 環境的, スピリチュアル, 生理的)を含む個人的成長の潜在能力に対する反応を示している。看護職は個人を全人的にケアすると明言しているが, いくつかの研究調査では, 一般的に個人や家族, コミュニティのスピリチュアルな側面に対処することは避けていると報告されている([*]Kendrick & Robinson, 2000；Puchalski & Ferrell, 2010；Swift, Calcutawalla, & Elliott, 2007)。

　個人／家族が好ましいスピリチュアリティを獲得できるようにするためには, 看護職自身が自分のスピリチュアリティを認識しておかなければならない。看護職は, スピリチュアルな問題をアセスメントする前に, 自己評価する必要があり, スピリチュアリティの健康的側面のアセスメントは, 看護の文脈で行われるべきである。看護職は, スピリチュアルな援助のための資源を提供することや中立な立場で傾聴すること, スピリチュアルなニーズを満たす機会を提供することによって, スピリチュアルな懸念や苦しみをもつ人々を支援することができる([*]O'Brien, 2010；[*]Wright, 2004)。

　スピリチュアリティと宗教性は, 2つの異なった概念である。Burkhart と Solari-Twadell([*]2001)はスピリチュアリティを「意味や自己を, 他者・芸術・音楽・文学・自然・あるいは自己を超越した力を経験し統合する能力」と定義している。また, 宗教性を「信仰集団の中の特定の宗派の信条や教えを守る能力」と定義している([*]Burkhart & Solari-Twadell, 2001)。人間の全体像を構成する要素と

して，スピリチュアルな側面は常に存在するが，宗教的な伝統や慣習の文脈の中においては存在する場合もあれば，存在しない場合もある。

〈信仰心障害〉は2004年にNANDAで承認された。この看護診断は，個人が宗教の教えを実践するうえで障壁があり，看護職がそれを少なくしたり，取り除いたりできるように援助ができる場合には〈スピリチュアルペイン〉として使用することができる。この場合には，〈信仰心障害〉の使用が適切である。

NOC 看護成果

〈希望〉〈スピリチュアルウェルビーイング〉

目標 Goals

個人は，闘病中であっても，人生の意味と目的を見出すことができる。以下の指標によって証明される：

● 個人は，信仰やスピリチュアリティに関する感情を表出する。
● 個人は，自身のスピリチュアルな信条のありようを病気に関連づけて説明する。
● 個人は，宗教的もしくはスピリチュアルな実践のなかに意味と安らぎを見出す。

NIC 看護介入

〈スピリチュアル成長促進〉〈希望注入〉〈積極的傾聴〉〈共在〉〈情動支援〉〈スピリチュアルサポート〉

看護介入 Interventions

■ 信頼関係を築けるような環境を整える（Puchalski & Ferrell, 2010）
  ● 医学的な事実だけでなく，個人の話にも耳を傾ける。
  ● 話の内容，感情，話し方，スピリチュアルな意味を傾聴する。
  ● 必要であれば，スピリチュアリティによって得られる心身の安らぎに関する話題をもち出し，スピリチュアリティについて話し合えるようにする。
  ● 常に傍らに寄り添う。
■ 宗教的またはスピリチュアルな信条と治療法との間で葛藤する
■ 原因と誘因の有無をアセスメントする
  ● スピリチュアルな制限に対する理解不足または情報不足
  ● 養生法に対する理解不足または情報不足
  ● 表出された激しい葛藤
■ 可能であれば，原因と誘因を減らすか，または取り除く
  ❶症状と死ぬかもしれないという状況への恐怖心や無力感
  ● 個人／家族に病気の意味を見出すことの重要性について伝える。

スピリチュアルペイン　　695

- 不安を軽減し，希望とコントロール感覚を取り戻すために，祈り，イメージ法，瞑想を行うよう提案する。

❷ 病気／苦痛／差し迫った死などの危機的状況において，その状況を解釈したり，心の安らぎを与えたりするはずのスピリチュアルな信条が機能していない状態

- 過去の信念や，スピリチュアルな経験について尋ねることで，個人がこの人生の出来事をより広い視野でとらえられるよう援助する。
- いつもの，あるいは新たなスピリチュアルの指導者に連絡をとるように提案する。
- できるのであれば，個人とともに祈り，瞑想し，スピリチュアル系の本や宗教書を読むことを提案する。あるいは，適切な場合には，医療ケアチームのほかのスタッフに代わりに行ってもらう。
- スピリチュアルな問題に対する祈りや読書・瞑想を行うための，静寂で邪魔をされない時間を提供する。
- 子どもの治療に関する親の葛藤に対して援助する。
- 救急処置や緊急手術のための，治療を行うべきかどうか十分に検討できない。
- 個人／家族の代弁者となり，擁護する。

■ いま直面している病気や苦痛，死に対処することで自身の信仰の本質について感じる疑念

- 個人が自信喪失や罪悪感，そのほかの否定的な感情を表出するときには，寄り添い，進んで話を聴く。
- 疑念や絶望感をいだいたときに，沈黙やタッチあるいは両方とも，看護職がそばにいて支援していることを伝える方法として役に立つ可能性がある。
- いつもの，あるいは新たなスピリチュアル指導者に連絡をとるように提案する。

■ 病気・苦痛・死を与える，あるいはもたらす原因になっている神／創造主／スピリチュアルな信条への怒り

- 神／創造主への怒りは病気・苦痛・死に対する一般的な反応であることを，個人に理解できるように話す。
- 怒りの感情を認め，話し合えるように援助する。
- 個人に問題を解決させることで，怒りを表出して軽減する方法を見出せるようにする。
- いつものスピリチュアル指導者に連絡をとるように提案する。個人がその指導者に感情を吐露できないのであれば，別の心の支えとなる人に連絡をとるよう勧める（例：パストラルケア，病院付牧師）。

- ■ 宗教上の制約に関する情報不足
  - 重篤な病気や入院中の個人に適応される禁止事項と特例として許可されることについて，スピリチュアル指導者に説明してもらう。
  - 宗教上およびスピリチュアリティ上の禁止事項や特例として許可されることについて記載された資料を提供する。
  - 個人にスピリチュアル指導者および／またはそのスピリチュアルグループ（宗教団体）の中の別のメンバーから情報を得たり，禁止事項について話し合うように促す。
  - 話し合った内容を記録用紙にまとめる。
- ■ 表出された激しい葛藤
  - 個人と医師／上級看護師*にほかの代替療法について考慮するよう勧める。個人の意思決定が看護職自身の価値観と対立する場合でも，それを支持する。
- ■ 子どもの治療に関する親の葛藤
  - 上記で示したような葛藤から，親が子どもの治療を拒否した場合は，以下の介入を行う。
  - 親が治療を拒否し続ける場合には，医師または病院長は治療に同意を得るために一時的な保護者を任命するよう裁判所の命令を求めることができる。
  - 親を支援するためにスピリチュアリティの指導者を呼ぶ（可能であれば，子どもにも同様の対応を行う）。
  - 否定的な感情の表出をするように促す。
  - ❶ 傾聴のスキル（Puchalski & Ferrell, 2010）
  - 信頼を築けるような環境を整える。
  - 医学的な事実だけでなく，個人の話に耳を傾ける。
  - 話の内容，感情，話し方，スピリチュアルな意味を傾聴する。
  - 常に傍らに寄り添う。
  - 多様なスピリチュアルの信念や実践を受けとめることを伝える。
  - 批判をしない中立の立場でいることを伝える。
  - スピリチュアルなニーズが重要であることを認知する。
  - 医療チームがスピリチュアルなニーズを満たすための援助を進んで行うと伝える。
  - 健康に支障がなければ，宗教上の禁止事項を守った食事を続ける。

---

* 　訳注：米国では上級看護師として，クリニカルナーススペシャリスト（CNS，clinical nurse specialist），ナースプラクティショナー（NP，nurse practitioner），助産師（CNM，certified nurse-midwife），麻酔看護師（CRNA，certified registered nurse-anesthetist）などがあることから，本書ではこれらを上級看護師と表す。

- 健康に支障がなければ，スピリチュアルな慣習を続けるよう勧める。
- ほかの人たちと一緒に祈ったり同じ宗教を信じる人，あるいは医療チームの中で宗教活動を快く思っている人とともに聖典を読む機会を設ける。

■小児への看護介入
- 子どもに就寝前や食前の祈りをするように促す。
- 子どもの宗教上の信条が一致する場合には，以下の介入を行う：
  - 宗教について扱った絵本や物品を共有する。
  - 適切な本や物品(例：メダル，彫像)については家族に相談する。
  - 病気になったのは，悪いことをした罰だと子どもが感じていないかを検討する(Hockenberry & Wilson, 2015)。
  - 病気になったことで信念(例：祈り，願い事)が変わってしまっていないか話し合う。
  - スピリチュアルな教えの理解に対して葛藤をいだく可能性のある思春期の子どもを支える。

信仰心障害

Impaired Religiosity

NANDA-Ⅰ定義 NANDA-Ⅰ Definition

　宗教的信念を頼りに活動したり，特定の信仰の伝統儀式に参加したりする能力に障害のある状態

診断指標 Defining Characteristics

- 個人は，以下のような定められた宗教の教えを守ることが困難なために苦痛を経験する。
  - 宗教儀式
  - 食事制限
  - 規定された衣服
  - 祈り
  - 礼拝への呼びかけ
  - 祝(祭)日の行事
  - 宗教集団から離れたこと*
  - 宗教上の信条や宗教的なソーシャル・ネットワークに関する精神的苦痛
  - 以前の信念パターンや慣習に従う必要性
  - 宗教的信念パターンや宗教的慣習を疑問視する*。

関連因子 Related Factors

■ 病態生理因子

- 体調不良／病気*に関連するもの
- 苦悩に関連するもの
- 疼痛*に関連するもの

■ 状況因子(個人・環境)

- 個人的危機*に関連し，活動に続発するもの
- 死の恐怖*に関連するもの
- 宗教の教えの実践に対する困惑に関連するもの
- 宗教の教えを実践するうえでの障壁に関連するもの
  - 集中治療による制約
  - 床上または病室内だけに行動が制限される。
  - プライバシーの欠如
  - 特別な食材／食事の入手不能

Ⅰ

11

価値─信念パターン

- 入院
- 信者に苦悩をもたらす宗教団体内の危機に関連するもの

CARPENITO MEMO
〈スピリチュアルペイン〉の項を参照（▶ p.694）

NOC 看護成果
〈スピリチュアルウェルビーイング〉

目標 Goals

　個人は，信仰と慣習を行ったり，強化したりする能力に満足感を表すようになる。以下の指標によって証明される：
- 健康に支障のない宗教的慣習を続ける。
- 罪悪感や不安が軽減したと述べる。

NIC 看護介入
〈スピリチュアルサポート〉

看護介入 Interventions

- 個人が宗教的，またはスピリチュアルな慣習や教えに従いたいと思っているか検討する。もしそうであれば，その機会を提供する
- 個人の宗教的，またはスピリチュアルな信条や慣習の重要性を理解し，受けとめることを伝える
- 原因と誘因の有無をアセスメントする
  - 病院や高齢者施設の環境
  - 疾病過程や治療計画に伴う制限（例：牽引のためにひざまずいて祈ることができない，治療食のために宗教で決められたいつもの食事が摂れない）
  - 宗教の教えを実践したいと伝えることで医師や看護職に負担を強いたり，反感を買うのではないかというおそれ
  - 宗教的な信仰や慣習に対する困惑（青年期によくみられる）
  - 宗教的に重要な物品や書物，環境から分断されていること
  - 宗教的な場所までの移動手段やサービスの欠如
  - 緊急事態や多忙により宗教指導者に会えない。

■ 原因や誘因を少なくするか，取り除く

❶病院や高齢者施設の環境による制限に対して

- 必要に応じて，1人で静かに過ごせる場所を提供し，日々の祈りやスピリチュアル指導者との面会，宗教書の読書，瞑想を行えるようにする。
  - カーテンを引き，ドアを閉める。
  - テレビやラジオを消す。
  - 可能であれば，受付に電話の取り次ぎを控えるよう依頼する。
  - 宗教的な介入をカーデックスに記録し，ケア計画に取り入れる。
- 要請がある場合，宗教指導者に連絡をとり，宗教的な慣習を確認し，宗教行事や礼拝を行う。
  - 個人の状態について宗教的指導者と話す。
  - ローマカトリック教会やギリシア正教会，米国聖公会の司祭は「神父（Father）」，そのほかのキリスト教の聖職者は「牧師（Pastor）」，ユダヤ教の指導者は「ラビ（Rabbi）」という敬称で呼ぶようにする。
- 可能ならば面会中は邪魔にならないようにする。
- 清潔な白い布で覆ったテーブルやスタンドを準備する。
- 施設内では礼拝の場や物品が利用できることを知らせる。

❷負担をかけることへのおそれや困惑に対して

- 多様な宗教的な信条や慣習を受けとめることを伝える。
- 批判的ではなく中立的な態度を示し，相手に対して敬意を払う。
- 宗教的なニーズの重要性を認める。
- 医療チームが宗教的なニーズを満たすための援助を進んで行うと伝える。
- 守秘義務を遵守し，プライバシーを保護する。

❸疾病過程と治療計画に伴う制限

- 宗教の教えについて，健康に支障のないものであれば実践するように勧める。
  - 身体的な制限のある個人の祈りや宗教行事を援助する（例：ロザリオをかざすのを手伝う，ひざまずく姿勢を介助する）。
  - 個人的な清めの慣習を介助する（清潔介助を行う）。
  - ひげに宗教的な意味がある場合には，剃らないようにする。
  - 可能なときはいつでも，宗教服や宝石類を身につけられるようにする。
  - 切断した四肢や臓器の埋葬は特別な手配を行う。
  - 家族やスピリチュアル指導者が，宗教の教えに則った身体的ケアができるようにする。
  - 必要に応じて，そのほかの重要な宗教儀式（例：割礼）の手配をする。
- 宗教上の食事制約があるかどうか確認する。健康に支障がなければ食事制限を続ける。
  - 栄養士に相談する。

信仰心障害　　701

- 可能ならば，短期間の断食を許可する。
- 必要に応じて治療食を変更する。
- 可能であれば，家族や友人に特別食を持ってきてもらう。
- 宗教団体のメンバーに，在宅の個人に食事を届けてもらう。
- 食事の配膳方法や時間などには，できるだけ柔軟性をもたせる。

信仰心障害リスク状態

Risk for Impaired Religiosity

NANDA-Ⅰ定義 NANDA-Ⅰ Definition

宗教的信念を頼りにしたり特定の信仰の伝統儀式に参加したりする能力が低下しやすく，健康を損なうおそれのある状態

危険因子 Risk Factors

〈信仰心障害〉の「関連因子」の項を参照（▶ p.699）

NOC 看護成果
〈スピリチュアルウェルビーイング〉

目標 Goals

個人は，宗教活動によって満足感が持続していることを述べる。以下の指標によって証明される：
- 宗教の教えを実践し続ける。
- アセスメントのあと，心の安らぎが強まったと述べる。

NIC 看護介入
〈霊的支援〉

看護介入 Interventions

〈信仰心障害〉の項を参照（▶ p.700）

スピリチュアルペインリスク状態

Risk for Spiritual Distress

NANDA-Ⅰ定義 NANDA-Ⅰ Definition

人生の意味や目的を，自己・文学・自然・自分自身よりも大きな力とのつながりの中で経験し統合する能力を損ないやすく，健康を損なうおそれのある状態

危険因子 Risk Factors

〈スピリチュアルペイン〉の「関連因子」の項を参照（▶ p.693）

CARPENITO MEMO

〈スピリチュアルペイン〉の項を参照（▶ p.694）

NOC 看護成果
〈スピリチュアルペイン〉の項を参照（▶ p.695）

目標 Goals

個人は，闘病中にも人生の意味と目的を見出すことができる。以下の指標によって証明される：
- スピリチュアルな教え（宗教の教え）を実践する。
- 信条によって心の安らぎを得ていると述べる。

NIC 看護介入
〈スピリチュアルペイン〉の項を参照（▶ p.695）

看護介入 Interventions

〈スピリチュアルペイン〉の項を参照（▶ p.695）

第 II 部

ヘルスプロモーション型
看護診断

第Ⅱ部では，個人あるいは集団におけるヘルスプロモーション型看護診断を紹介する。

ヘルスプロモーション型看護診断とは「ウェルビーイングの向上，および人間としての健康の可能性の実現に向けた動機や欲求に関する臨床判断」である（Herdman & Kamituru, 2014）。有効なヘルスプロモーション型看護診断は2つの必要条件をもっている。それらは，① 個人は，特定の領域において，より健康でいたいという欲求がある，② 個人は，現在，特定の領域において，効果的かつ適切な機能的役割を果たしている，である。

ヘルスプロモーション型看護診断は，1つの部分から成り立っており，関連因子を伴わない。個人や集団において設定された目標は，健康を強化する方向に彼らの行動を導いてくれる。

この型の看護診断の臨床における有効性は，いまだ意見がまとまっていない部分がある。第Ⅱ部で取り上げるいくつかの看護診断には，不健康なライフスタイルを示しているものもある。たとえば，〈ストレス過剰負荷〉〈坐位中心ライフスタイル〉〈リスク傾斜健康行動〉などである。筆者は，これらの診断のうち〈ペアレンティング促進準備状態〉〈地域社会コーピング促進準備状態〉などのいくつかの診断は強化が可能であり，臨床的にも有効であると考える。一方で，〈パワー促進準備状態〉や〈排尿促進準備状態〉などの診断については，臨床における有用性に疑問が残る。それらを踏まえ，それぞれの診断に **CARPENITO MEMO** を設けて，臨床における有用性について解説を加える。

臨床的に，個人の"強み"を表しているデータについては，看護職は知っておくことが大切である。個人／家族／地域の強みは，健康や人間関係に対応する際に重要となる。これらの強みを知っておくことは，看護職がほかの健康パターンの問題を軽減したり予防したりする介入を選択するうえで役に立つ。看護職が強みを示したい場合は，アセスメント用紙やケアプランに個人の強みとして記録に残せばよい。個人が，機能をハイレベルな状態に高めるための支援を求める場合は，「（特定の）促進準備状態」とすることで，学校，地域センター，高齢者施設などの状況において有効である。これらのヘルスプロモーション型看護診断を用いることに関心のある看護職は，筆者やNANDA-I組織と取り組みを共有することを推奨する。

1．ヘルスプロモーションのアセスメント

（Carpenito-Moyet, 2007；Edelman, Kudzma, & Mandle, 2014；*Gordon, 2002）

■主観的データ

❶健康知覚-健康管理パターン

個人にいつも行っている項目にチェック（✓）をつけるように説明する。毎日行っている項目にはチェックを2つ（✓✓）つけてもらう（*Breslow & Hron, 2004）。

- 1日3回の食事を決まった時間に摂る。間食なし
- 毎日，朝食を摂る。
- 適度な運動を週に2, 3日する。
- 睡眠時間は7〜8時間。それより多くも少なくもない。
- 喫煙はしない。
- 適正範囲の体重
- 飲酒はしない。あるいは適量の飲酒
- 健康全般についての個人・家族の認識
  - どのような習慣で健康を維持しているか。
  - 健康的なライフスタイルを維持・改善するために，個人や家族はどのような情報源を利用しているか。
  - どうすればより健康になれるか。

❷栄養−代謝パターン

- 個人のBMI
- 1日の典型的な水分摂取量
- 補助食品(ビタミン類，間食の種類)
- 全粒パン，栄養強化パン，シリアル，米，パスタの1日摂取量
- 果物や果物ジュースを1日3回(各1人前)摂る。
- 生野菜は制限なし。炭水化物の多い野菜は，調理をして毎日5〜8皿(1日1人前)摂る。
- 脱脂もしくは低脂肪乳製品
- 脂肪や皮を取り除いた肉類
- 揚げ物やスナックは摂らない。
- 砂糖を含む飲み物の制限(2杯以下)もしくは摂らない(例：ソーダ，アイスティー，ジュース)。
- ストレス，緊張感，感情の浮き沈みと食習慣との関連

❸排泄パターン

- 排便パターン
  - 排便頻度(2〜3日ごと)，性状(軟便，硬便)
- 排尿パターン
  - 性状(褐色，黄色，淡黄色)

❹活動−運動パターン

- 運動パターン(種類や頻度)
- 余暇活動(頻度)
- エネルギーレベル(高い，中程度，適度，低い)
- 運動をするときの障壁の有無
- 遊びとして，していること(5つ)
- 気分がよくなるためにしていること

❺睡眠-休息パターン

- 睡眠は満たされて，休めているか。
- 一晩の平均睡眠時間
- リラックスできる時間帯（どの程度あるか，どのくらいの時間か）

❻認知-知覚パターン

- 以下のことに満足しているか：
  - 意思決定
  - 記憶
  - 学習能力
- 学歴について簡潔に説明してもらう。

❼自己知覚パターン

- 以下のことについてどのように思うか：
  - あなた自身
  - あなたの身体。変化について
- 怒り，悲しみ，幸福感，愛あるいはセクシュアリティについて表現するときの困難さ
- 自分の長所，または個人的特徴
- 自分の短所，または否定的側面
- 現在の生活において，最も意味のある活動は何か。
- あと何年，生きたいと思っているか。そして，いつかは死を迎えるということをどのように思っているか。
- 自分の将来をどのように思い描いているか。
- 将来，成し遂げたいことは何か。それを達成するために，いま変えなくてはいけないことがあるか。
- 生活における，最も重要な出来事，危機，転機あるいは変化（肯定的，否定的）をあげる。
  - それらがあなたにどのような影響を与えているか，時間をかけて考えてみる。特に重要だと感じている項目の1～2つに「＊」を付ける。

❽役割-関係パターン

- 仕事に満足しているか。変化が必要か。
- 役割責任に満足しているか。
- 家族やパートナーとの関係性
- 友人関係（親密か，親密ではないか）
- 生活において最も重要な人物，重要な理由

❾セクシュアリティ-生殖パターン

- 自分にとっての性生活の重要性
- 現在，性的関係をもっているか。
- 現在の性的関係で変えたいと思っていることは何か。

❿コーピング–ストレス耐性パターン

- 生活において，常にストレスとなっていること。どうすればストレスを軽減することができるか。
- ストレスの高い状況ではどのように対処しているか（怒る，引き下がる，ほかにぶつける，調子が悪くなる，飲酒，食べる）。
- どのような状況で，落ち着きリラックスすることができるか。
- どのような状況で，不安になり，動揺するか。気分をよくするためにできることは何か。

⓫価値–信念パターン

- 生活のなかで最も価値をおいていることをあげる（10個）。
- 自分の信仰の深さやスピリチュアル的人間ということをどのように説明するか。
- 自分の信仰は助けとなっているか。

ヘルスプロモーション型看護診断

Ⅱ

健康管理促進準備状態

Readiness for Enhanced Health Management

NANDA-Ⅰ定義 NANDA-Ⅰ Definition

病気や後遺症の治療計画を調整して日々の生活に取り入れるパターンが，さらなる強化の可能な状態

診断指標 Defining Characteristics*

- 目標達成に向けた日常生活の選択の強化を望む。
- 病気の管理の強化を望む。
- 指示された治療計画の管理の強化を望む。
- 危険因子の管理の強化を望む。
- 症状の管理の強化を望む。
- 予防接種／ワクチン接種実施の強化を望む。
- 病気の管理に意欲を示す（例：治療と予防による効果）。
- 目標達成に向けた日常生活の選択は適切である（例：治療と予防）。
- 指示された治療計画で少しでも困難な点があれば表出する。
- 危険因子を減らす方法を説明する。
- 予期せぬ病気の進行がない。

CARPENITO MEMO

〈健康管理促進準備状態〉を活用すると，疾患管理に効果的で強化が可能な特定の領域において，個人のライフスタイルの変化に焦点を当てることができる。

NOC 看護成果

〈積極的なアドヒアランス行動〉〈健康信念〉〈健康増進行動〉〈ウェルビーイング〉

目標 Goals

個人は，疾患の状態を管理しながら（特定する）（例：栄養管理，意思決定），より高い健康状態になりたいという望みを表出する。以下の指標によって証明される：

- 疾患／症状管理を強化するために，（特定の）2つの新しい方法を明らかにする。

> **NIC** 看護介入
> 〈健康教育〉〈リスク確認〉〈価値分類〉〈行動変容〉〈コーピング強化〉〈知識：健康資源〉

看護介入 Interventions

　以下に示す看護介入は，ライフスタイルの変更や選択に焦点を当てた健康増進に適切なヘルスプロモーション／ウェルネス型看護診断である。たとえば〈栄養促進準備状態〉〈ペアレンティング促進準備状態〉〈睡眠促進準備状態〉〈母乳栄養促進準備状態〉〈家族コーピング促進準備状態〉〈家族機能促進準備状態〉がある。これらウェルネスやヘルスプロモーション領域については，第Ⅰ部の看護診断のヘルスプロモーションに向けた看護介入に関する項目で述べている。たとえば〈坐位中心ライフスタイル〉〈非効果的健康管理〉〈栄養摂取消費バランス異常〉がある。〈コーピング促進準備状態〉や〈意思決定促進準備状態〉といったウェルネス型看護診断のいくつかの介入は，第Ⅰ部の個人を対象とした看護診断の項目で述べられている。たとえば〈意思決定葛藤〉では，すでに意思決定している個人にとっても，より適切な意思決定を行うための看護介入が含まれている。

■ **協働的話し合いを行う**
　● 「あなたはどうすれば健康になれますか？」と質問をする。個人の選択する方向性に注目する。

　| 根拠 |：動機づけ面接（motivational interviewing）では，個人の現在の行動と将来の健康目標との矛盾を明らかにする。不健康なライフスタイルと体重減少，禁煙，運動，栄養を摂取などの健康に必要な行動を明らかにし，一方的な話しかけではなく，相互的な対話を行う。

■ **アセスメントする**
　● 第1次言語：読み書きの能力
　● 第2次言語としての英語
　● 第1次言語としての英語：読み書きの能力

■ **個人の意欲に応じた機能的健康パターンのいずれか，もしくはすべてをアセスメントする**

■ **個人や集団のデータを更新する**
　● 個人／集団は，健康状態を良好または最良と報告しているか？
　● 個人は特定のパターンで健康レベルを最大限にするための学習をしたいと望んでいるか？

　| 根拠 |：個人は，何を食べようか，運動をしたほうがよいかなど，日常でさまざまな選択をし，決定をしている（*Bodenheimer, MacGregor, & Sharifi, 2005）。

健康管理促進準備状態　　**711**

- 健康に着目した個人の選択に焦点を当てる
- 個人に一度に1つの健康行動を選択するよう促す(例:運動,炭水化物の摂取量を減らす,水分摂取量を増やす)

  根拠:一度に複数の行動変容に取り組むと時間を浪費して行動変容の意欲を失うことがある([*]Bodenheimer et al., 2005)。
- 個人に実践可能な3つの新しい行動を決意させる
  - 1食も抜かずに3食を摂るようにする。
  - 砂糖を含む飲み物を減らすか飲まない(例:ソーダ,ジュース)。
  - 少なくとも3皿分の野菜を食べる(例:ニンジンスティック)。
  - 階段を使う,駐車は目的地から遠い場所に停める,友人と散歩をするなどいま以上に動くようにする。
- 健康的な食べ方の指針として〈過体重リスク状態〉の項を参照する(▶ p.97)
- 特定のテーマに焦点をおいた教育的資源(冊子やオンライン)を参照する(例:一般的なデータベースや糖尿病に関するウェブサイト)
- 対策や目標にした行動変容について話し合う。個人に現実的な目標と時間枠を具体的に記載してもらう。「運動量を増やす」や「食べる量を減らす」といった文言は避ける。以下に例を示す
  - 目標:1日当たりの炭水化物の摂取量を減らす。
  - 指標:1日のクッキーの摂取量を5個から2個に減らす。
  - パスタを複合穀粒に変える。
  - ジャガイモの摂取量を50%減らし,その代わりに根菜類を摂取する。
- 個人に指示された間隔(毎月,4〜6か月おき,毎年)で医療者と連絡がとれるか尋ねる。Eメールや電話でプログラムについて話し合う
- 個人にこのプログラムはほかの機能的健康パターンにも繰り返し活用できることを助言する

母乳栄養促進準備状態

Readiness for Enhanced Breastfeeding

NANDA-Ⅰ定義 NANDA-Ⅰ Definition

乳児や幼い子どもに，母乳を乳房から直接与えるパターンにおいて，さらなる強化の可能な状態

診断指標 Defining Characteristics*

- 母親が子どもの栄養ニーズのために，母乳を与える能力の向上を望む。
- 母親が完全母乳による育児の能力の向上を望む。

NOC 看護成果
〈知識：母乳栄養〉

目標 Goals

母親は，授乳する自信と満足の向上を報告する。以下の指標によって証明される：

- 授乳を向上させるために，(特定の)2つの新しい方法を明らかにする。

NIC 看護介入
〈母乳栄養支援〉〈母乳栄養カウンセリング〉

看護介入 Interventions

- 授乳に関する資料と情報は，ウェブサイトを参照する。
- 授乳を向上するために〈非効果的母乳栄養〉の項を参照する（▶ p.123）。

ヘルスプロモーション型看護診断

Ⅱ

713

体液量平衡促進準備状態

Readiness for Enhanced Fluid Balance

NANDA-I 定義 NANDA-I Definition

体液量と体液の化学組成の平衡パターンにおいて，さらなる強化の可能な状態

診断指標 Defining Characteristics

体液平衡の向上を望む。

CARPENITO MEMO

個人が，体液量と体液の化学組成との間に，身体的な需要を満たすのに十分な平衡状態を維持できている状態であれば，どのようにすればこれらを強化できるのか。〈体液量不足リスク状態〉の診断のもと，個人への教育に焦点を当てるほうがより有用ではないだろうか。

NOC 看護成果
〈体液バランス〉〈体液の状態〉〈電解質のバランス〉

目標 Goals

個人は，体液バランスに関する満足度が高まっていることを報告することができる。以下の指標によって証明される：
- 体液バランスを向上させるための，（特定の）2つの新しい方法を明らかにする。

NIC 看護介入
〈体液／電解質管理〉

看護介入 Interventions

- 〈体液量不足〉の項を参照（▶ p.134）

714

栄養促進準備状態

Readiness for Enhanced Nutrition

NANDA-Ⅰ定義 NANDA-Ⅰ Definition

栄養摂取パターンにおいて，さらなる強化の可能な状態

診断指標 Defining Characteristics*

栄養摂取の強化を望む。

NOC 看護成果
〈栄養状態〉〈栄養指導〉

目標 Goals

個人／集団は，バランスのとれた栄養摂取の増加を報告する。以下の指標によって証明される：
- 栄養状態を強化するための(特定の)2つの新しい方法を明らかにする。

NIC 看護介入
〈栄養管理〉〈栄養モニタリング〉

看護介入 Interventions

- 栄養のある食べ物や飲み物など，健康的な食事を促進するための介入については，〈栄養摂取消費バランス異常：必要量以下〉の項を参照する（▶p.166）。
- 栄養に関する資料と情報は，ウェブサイトを参照する。

ヘルスプロモーション型看護診断

Ⅱ

排尿促進準備状態

Readiness for Enhanced Urinary Elimination

NANDA-Ⅰ定義 NANDA-Ⅰ Definition

排泄ニーズを満たす排尿機能のパターンが，さらなる強化の可能な状態

診断指標 Defining Characteristics*

排尿の向上を望む。

NOC 看護成果
〈体液バランス〉〈体液の状態〉〈電解質のバランス〉

目標 Goals

個人は，排尿のバランスがよくなったと報告する。以下の指標によって証明される：

- 排尿するために，(特定の)2つの新しい方法を明らかにする。

NIC 看護介入
〈指導：水分／電解質バランス〉

看護介入 Interventions

- 水分バランスに関する資料と情報は，ウェブサイトを参照する。

乳児行動統合促進準備状態

Readiness for Enhanced Organized Infant Behavior

NANDA-Ⅰ定義 NANDA-Ⅰ Definition

乳児の生理システムや行動システムの機能(すなわち,自律神経,運動機能,構造化,自主規制,注意・相互作用)の調整パターンにおいて,さらなる強化の可能な状態

診断指標 Defining Characteristics (*Blackburn & Vandenberg, 1993)

- 不十分な運動機能
- 環境のなかでの不十分な抑制
- 侵襲的治療
- 口腔損傷
- 疼痛
- 親が環境条件の向上を望む。
- 未熟性
- 治療

CARPENITO MEMO

〈乳児行動統合促進準備状態〉は,落ち着いて予測的自発的に,運動的に,および状態を手がかりにして,環境に応答している幼児を表現している。介入の焦点は,安定した発達を促進することであり,また,乳児にストレスとなる過剰な環境的刺激を取り除くことである。これはウェルネス型の診断であるため,関連因子は必要としない。看護職は,「自発的に,運動的に,状態的システムとして環境刺激に制御する能力をもっていることにより証明された〈乳児行動統合促進準備状態〉」として診断を記述することができる。しかし,「組織化されない幼児行動のリスク状態」とするほうがより適切な場合もある。

NOC 看護成果

〈子どもの発達:年齢を言える〉〈睡眠〉〈安楽のレベル〉

目標 Goals

乳児は,年齢にふさわしい成長と発達を続け,過剰な環境刺激を経験しない。親は,安定性の促進を制御する。以下の指標によって証明される:

- 乳児の発達的ニーズについて述べる。
- 疲労やストレスの初期の徴候について述べる。
- 以下が示される。
  - 優しくスムーズなタッチ
  - 耳に心地よい声の調子

ヘルスプロモーション型看護診断

Ⅱ

- 相互に見つめる。
- リズミカルな動き
- あらゆる乳児の声についての知識
- スムーズな行動についての認識

NIC 看護介入

〈発達ケア〉〈乳児ケア〉〈睡眠強化〉〈環境管理：安楽〉〈親教育：乳児アタッチメント促進〉〈介護者支援〉〈鎮静法〉

看護介入 Interventions

- **過度の環境的ストレスが乳児に与える影響について，親に説明する**
- **乳児にとってのストレスの徴候に関するリストを提供する**
  - 徴候のリストについては〈乳児行動統合障害〉の項を参照（▶ p.288）
- **乳児にストレスの徴候がみられたときは刺激を取り除くことを親に説明する**
  根拠：未熟な乳児は，まだ十分に発達していない身体システムをもって子宮外の環境に適応しなければならない（*Vandenberg, 1990）。このような乳児は一度に1つだけの活動に耐えることができる（*Blackburn, 1993）。
- **発達上の介入の例**
  - 乳児が危険な場合にのみ手を差し出す（可能であれば，危険なときと危険ではないときの例を示す）。
  - 1つの刺激から始める（タッチ，声かけ）。
  - 短い時間による介入を提供する。
  - 乳児の反応に沿って介入を増やす。
  - 回数の少ない長時間の介入ではなく，頻回な短い介入を提供する。
  - 刺激を提供する（視覚，聴覚，耳の前庭，触覚，嗅覚，味覚）。
  - 覚醒の時間をチェックする。
  - 睡眠に必要な事柄をアセスメントする。

  根拠：刺激は，タイプ，量，強さ，タイミングをゆっくりと進めることが大切であることを親は知る必要がある。乳児からの行動的手掛かりは，これらの決定を導くものとなる（*Becker, 1997）。
- **発達を促す介入のモデルについて説明し，親の介入を観察する**
  ❶視覚
  - アイコンタクト
  - 対面する経験
  - 対照的（補色，反対色）や幾何学的模様（例：黒と白の紙モビール）。生後4週までは，デザート用の大きさの紙皿4枚でできた簡単なモビールを乳児の目から25〜32cmほど離した場所に吊るす。模様は，縞模様やチェッカーボードのようなマス目，あるいは黒の点や簡単な牛の目模様など。

❷聴覚
- 調子の高い発声を用いる。
- クラシック音楽をソフトに奏でる。
- さまざまな声の抑揚を用いる。
- 大声で話すことは避ける。
- 単調な話しかけのパターンは避ける。

❸耳の前庭機能（動き）
- 椅子で乳児を揺らす。
- ゆりかごなどで揺らす。
- 軟らかい玩具を乳児の周りに近づける。
- 乳児の体位を変えるときはゆっくりと動かす。
- 頭部を支える。

❹触覚
- 最初はしっかり優しくタッチする。
- 暖かい部屋で早期母子接触を図る。
- いろいろな織地を提供する（例：羊皮，ベルベット，サテン）。
- 反応が無秩序のときは刺激を避ける。

❺嗅覚
- かすかな香りがついた衣服を着用する。

❻味覚
- 栄養のないものを吸わせる（例：おしゃぶり，指）。

根拠：個別の発達のためのケアは，体重，睡眠，活動機能，痛みへの耐性，および感情に関する発達的アウトカムを良好なものにする。親は，乳児の求めていることを理解するようにし，それは愛着を高め，おそれを低減させる（Als et al., 2003）。

■ケア提供においては調整と安定性を促進する（Blackburn & Vandenberg, 1993; Merenstein & Gardner, 1998）

❶歩行
- 部屋にゆっくり入る。
- 明かりを点け，カーテンをゆっくり開ける。
- 乳児が眠っているときは歩かないようにする。

❷体位変換
- 部屋を暖かく保つ。
- 優しく体位を変える。動かすときは手足を支える。
- 乳児が興奮しているときは行わない。

❸授乳
- 目を覚ましているときに授乳する。
- 乳児を近くに抱き，必要に応じてブランケットでくるむ。

乳児行動統合促進準備状態

❹沐浴

- ストレスがかからないように腹部をタオルで覆う。
- 湯に浸かっていない部位は覆う。
- ゆっくり休息をとりながら行う。
- おしゃぶりや指しゃぶりを可能にする。
- 不必要な雑音は避ける。
- 柔らかいスムーズな声で話す。

■乳児を外に連れ出すときは，環境的刺激を取り除く必要があることを説明する

- 光から目を守る。
- 乳児の手が口に届くように，身体を布でくるむ。
- 騒音から守る。

■相互作用のパターンについて親をアセスメントする。乳児の反応を指摘する

■健康教育を開始し，必要に応じて専門機関を紹介する

- 発達上の介入は成長とともに変化することを説明する。
- 家庭で受けられる援助に関する情報を親に提供する（例：地域資源）。
- 早産の新生児に関する資料と情報は，ウェブサイトを参照する。

セルフケア促進準備状態

Readiness for Enhanced Self-Care

NANDA-Ⅰ定義 NANDA-Ⅰ Definition

健康関連の目標を達成するために，自分のために行う活動パターンにおいて，さらなる強化の可能な状態

診断指標 Defining Characteristics*

- 生活の維持に，自主性を高めたいと述べる。
- 自立した健康の強化を望む。
- 自立した生活の強化を望む。
- 自立した個人の成長の強化を望む。
- 自立した安寧の強化を望む。
- セルフケア方策の知識の強化を望む。
- セルフケアの向上を望む。

CARPENITO MEMO

〈セルフケア促進準備状態〉は，セルフケア活動の一層の改善を焦点とする。セルフケア活動を改善する看護介入については各種〈セルフケア不足〉の項を参照する。

ヘルスプロモーション型看護診断

Ⅱ

721

睡眠促進準備状態

Readiness for Enhanced Sleep

NANDA-Ⅰ定義 NANDA-Ⅰ Definition

休息や望ましいライフスタイルの維持をもたらす，自然で周期的な相対的意識の停止パターンが，さらなる強化の可能な状態

診断指標 Defining Characteristics*

睡眠の向上を望む。

目標 Goals

個人は，満足できる睡眠パターンを報告するようになる。以下の指標によって証明される：

- 睡眠の質を高めるために，（特定の）2つの新しい方法を明らかにする。

看護介入 Interventions

- 睡眠の質を高める方法については，〈睡眠パターン混乱〉の項を参照する（▶ p.384）。

安楽促進準備状態

Readiness for Enhanced Comfort

NANDA-Ⅰ定義 NANDA-Ⅰ Definition

　身体的，心理スピリチュアル的，環境的，文化的，また社会的な側面における安心，緩和，および超越のパターンにおいて，さらなる強化の可能な状態

診断指標 Defining Characteristics*

- さらなる安楽を望む。
- さらなる充実感を望む。
- さらなるリラクセーションを望む。
- 不満のさらなる解消を望む。

CARPENITO MEMO

　〈安楽促進準備状態〉は非常に一般的であるため，具体的な介入法を示していない。この診断は，身体的，心理的，スピリチュアル的，環境的，社会的側面を包含している。臨床では〈スピリチュアルウエルビーイング促進準備状態〉のような特定の領域に焦点を当てるほうが有効である。

ヘルスプロモーション型看護診断

Ⅱ

解放的意思決定促進準備状態

Readiness for Enhanced Emancipated Decision Making

NANDA-Ⅰ定義 NANDA-Ⅰ Definition

医療上の決定を下すプロセスにおいて，個人的知識や社会規範に対する考慮を組み入れ，さらなる強化の可能な状態

診断指標 Defining Characteristics*

- 現在のライフスタイルに最適の医療オプションを選ぶ能力の向上を望む。
- 選んだ医療オプションを実行する能力の向上を望む。
- 選択できる医療オプションを理解する能力の向上を望む。
- 遠慮なく自分の意見を述べる能力の向上を望む。
- 人前で医療オプションを述べる心地よさの向上を望む。
- 意思決定への自信の向上を望む。
- 医療オプションについてオープンに話し合う自信の向上を望む。
- 意思決定の向上を望む。
- 医療オプションについて話し合うプライバシーの強化を望む。

NOC 看護成果
〈意思決定〉〈情報処理〉

目標 Goals

個人／集団は，意思決定に対する満足感が高まったと報告する。以下の指標によって証明される：

- 意思決定能力を高めるために，(特定の)2つの新しい方法を明らかにする。

NIC 看護介入
〈意思決定支援〉〈共同目標設定〉

看護介入 Interventions

- 〈意思決定葛藤〉の項を参照(▶ p.445)

意思決定促進準備状態

Readiness for Enhanced Decision Making

NANDA-Ⅰ定義 NANDA-Ⅰ Definition

長短期の健康関連目標を達成するための，行動方針を選ぶパターンにおいて，さらなる強化の可能な状態

診断指標 Defining Characteristics*

- 社会文化的目標と決断の一致の強化を望む。
- 社会文化的価値観と決断の一致の強化を望む。
- 目標に合う決断の強化を望む。
- 価値観に合う決断の強化を望む。
- 意思決定の向上を望む。
- 決断の損益分析の強化を望む。
- 意思決定のためにさらなる選択肢の理解を望む。
- 選択肢の意味のさらなる理解を望む。
- 決断に向けて信頼できる根拠のさらなる活用を望む。

NOC 看護成果
〈意思決定〉〈情報処理〉

目標 Goals

個人／集団は，意思決定に対する満足感が高まったと報告する。以下の指標によって証明される：

- 意思決定能力を高めるために，（特定の）2つの新しい方法を明らかにする。

NIC 看護介入
〈意思決定支援〉〈共同目標設定〉

看護介入 Interventions

- 〈意思決定葛藤〉の項を参照（▶ p.445）
- 意思決定に関する資料と情報は，ウェブサイトを参照する。

知識獲得促進準備状態（特定の）

Readiness for Enhanced Knowledge (Specify)

NANDA-Ⅰ定義 NANDA-Ⅰ Definition

特定のテーマについての認知情報のパターン，あるいはその獲得パターンにおいて，さらなる強化の可能な状態

診断指標 Defining Characteristics*

学習の強化を望む。

CARPENITO MEMO

〈知識獲得促進準備状態〉は大きすぎる診断である。看護診断（問題焦点型，リスク型，ウェルネス型）はいずれも知識を強化しようとするものである。知識を強化する具体的な領域が明確になった時点で，たとえば〈栄養促進準備状態〉〈悲嘆〉〈非効果的健康管理〉などの看護診断を参照する。〈知識獲得促進準備状態〉は，必要な知識の根拠などが欠如しているため，あまり使われない看護診断である。

希望促進準備状態

Readiness for Enhanced Hope

NANDA-Ⅰ定義 NANDA-Ⅰ Definition

自分のためにエネルギーを結集するのに必要な期待と願望のパターンにおいて，さらなる強化の可能な状態

診断指標 Defining Characteristics*

- 期待と目標のさらなる一致を望む。
- 達成可能な目標を設定する能力の向上を望む。
- 目標達成のための問題解決の強化を望む。
- 可能性をもっと信じることを望む。
- スピリチュアリティの強化を望む。
- 人生の意味の強化を望む。
- 他者とのさらなるつながりを望む。
- さらなる希望を望む。

NOC 看護成果
〈絶望感〉の項を参照（▶ p.484）

目標 Goals

個人は，希望が強くなったことを報告する。以下の指標によって証明される：

- さらなる希望のために，（特定の）2つの新しい方法を明らかにする。

NIC 看護介入
〈絶望感〉の項を参照（▶ p.484）

看護介入 Interventions

- 希望を促進する介入については〈絶望感〉の項を参照する（▶ p.484）。
- 睡眠の質を高める方法については，〈睡眠パターン混乱〉の項を参照する（▶ p.384）。

ヘルスプロモーション型看護診断

Ⅱ

パワー促進準備状態

Readiness for Enhanced Power

NANDA-Ⅰ定義 NANDA-Ⅰ Definition

安寧のために，意識的に変化に参加するパターンにおいて，さらなる強化の可能な状態

診断指標 Defining Characteristics*

- 起こりうる変化に向けた意識の強化を望む。
- 変化のために行う選択肢の特定の強化を望む。
- 変化へのさらなる関与を望む。
- 変化に参加するための知識の強化を望む。
- 日常生活のための選択へのさらなる参加を望む。
- さらなるパワーを望む。

NOC 看護成果
〈健康信念：コントロールの認知〉〈ヘルスケアの意思決定への参加〉

目標 Goals

個人／集団は，パワーが強化されたことを報告する。以下の指標によって証明される：

- さらなるパワーの増強ために，(特定の)2つの新しい方法を明らかにする。

NIC 看護介入
〈意思決定支援〉〈自己責任促進〉〈教育：個別〉

看護介入 Interventions

- パワーを強化させる方法については，〈無力感〉の項を参照する（▶ p.494）。

自己概念促進準備状態

Readiness for Enhanced Self-Concept

NANDA-Ⅰ定義 NANDA-Ⅰ Definition

自分自身についての感じ方や考え方のパターンにおいて，さらなる強化の可能な状態

診断指標 Defining Characteristics*

- 限界を認める。
- 長所を認める。
- 行動が言語表現に一致している。
- 能力に対する自信を表す。
- 役割遂行の向上を望む。
- 自己概念の向上を望む。
- ボディイメージに対する満足感を表す。
- 自己同一性に対する満足感を表す。
- 自己価値に対する満足感を表す。
- 自分についての考えに対する満足感を表す。

NOC 看護成果
〈クオリティ・オブ・ライフ〉〈自尊感情〉〈コーピング〉

目標 Goals

個人は，自己概念が向上したことを報告する（特定の状況）。以下の指標によって証明される：

- 自己概念の向上のために，（特定の）2つの新しい方法を明らかにする。

NIC 看護介入
〈希望注入〉〈価値明確化〉〈コーピング強化〉

看護介入 Interventions

- 自己概念を促進するための看護介入は，〈自己概念混乱〉の項を参照する（▶ p.500）。

コミュニケーション促進準備状態

Readiness for Enhanced Communication

NANDA-Ⅰ定義 NANDA-Ⅰ Definition

情報や考えを他者と交換するパターンにおいて，さらなる強化の可能な状態

診断指標 Defining Characteristics*

- 言葉を話せる，および／または書ける。
- 感情を表す。
- 他者と考えを共有する能力に満足感を表す。
- 他者と情報を共有する能力に満足感を表す。
- コミュニケーションを強化したいという意欲を示す。
- 単語を形成する。
- 句を形成する。
- 文を形成する。
- 非言語的サインを適切に解釈する。
- 非言語的サインを適切に使用する。

CARPENITO MEMO

〈コミュニケーション促進準備状態〉は，適切なコミュニケーションスキルをもつ個人を対象にした診断である。コミュニケーションスキルを強化するための看護介入は，〈コミュニケーション障害〉〈言語的コミュニケーション障害〉の項を参照する（▶p.531，534）。

家族機能促進準備状態

Readiness for Enhanced Family Processes

NANDA-Ⅰ定義 NANDA-Ⅰ Definition

家族構成員の安寧を支えるための家族機能のパターンにおいて，さらなる強化の可能な状態

診断指標 Defining Characteristics*

- 自主性と団結とのバランスの向上を望む。
- コミュニケーションパターンの向上を望む。
- 日常生活活動を支えるために家族のエネルギーレベルの向上を望む。
- 変化に対する家族の適応の向上を望む。
- 家族動態の強化を望む。
- 家族レジリエンスの強化を望む。
- 家族構成員のさらなる成長を望む。
- 地域社会との相互依存性の強化を望む。
- 家族構成員間の境界の維持の強化を望む。
- 家族構成員に対するさらなる敬意を望む。
- 家族構成員のさらなる安全を望む。

NOC 看護成果
〈家族環境：内部〉

目標 Goals

家族は，家族力動の強化と成長促進に意欲を示す。

NIC 看護介入
〈家族関与促進〉〈家族統合性促進〉

看護介入 Interventions

- **家族のヘルスプロモーションに影響を及ぼす要素について話し合う**
  （Kaakinen et al., 2015）

  根拠：これらの要素は互いに影響し合い，家族へのヘルスプロモーションの介入を成功させるために取り組む必要がある。家族の文化や宗教，あるいはスピリチュアリティに相反するヘルスプロモーションの提案は拒否される

ヘルスプロモーション型看護診断

Ⅱ

(Kaakinen, 2015)。

- 家族の文化
- ライフスタイルのパターン／役割モデル
- 家族の栄養状態
- 宗教／スピリチュアリティ
- 家族の機能
- (言語的，非言語的)コミュニケーションパターンや家族の相互作用について検証するよう勧める(Kaakinen, 2010)。
  - それらは効果的か？
  - 感情の共有と意思決定に家族全員がかかわっているか？
  - 家族の相互作用は効果的で強化されているか？
  - 親の役割モデルは家族において良好に機能しているか？

|根拠|：効果的で積極的な相互作用は，ライフスタイルを改善し，家族の変化／ストレス要因への適応力を高める。これらは，凝集性と，健全なライフスタイルを促進する(Kaakinen, 2010)。

- 家族は，より高いレベルの健康に達する能力と健康に関する情報提供を受けたうえで意思決定をする権利をもつことを伝える。
- 家族に，成長と変化を目指す領域を開く。家族全員がかかわれるようにする(例：栄養状態の改善，運動，家族の食事，グループリラクセーション活動，家族の時間など)。

|根拠|：協働は，家族のエンパワーメントを促進してより健康的な選択を可能にする。

- 改善を目指す領域を1つ決め，家族のセルフケアについての契約書を作成する(Bomar, 2005；Kaakinen et al., 2010)。
- 目標と，開始時期と頻度の時間枠を設定する。
- 計画を立案する。
- 責任を割り当てる。
- アウトカムを評価する。
- 修正するか，再交渉するか，終結する。

|根拠|：セルフケアについての契約書にはすべての家族構成員の話し合いの内容や関与について記載されている。

- 家族に自力で資源(例：地域資源，ウェブサイト)を求めるよう指示する。

|根拠|：家族が発達上の問題やヘルスプロモーションに関する情報を求め，エンパワーにつながる(Kaakinen et al., 2010)。

- 家族機能の強化，家族の統合性促進，相互支援，ポジティブな機能についての看護介入は，〈家族機能破綻〉の項を参照する(▶ p.539)。

ペアレンティング促進準備状態

Readiness for Enhanced Parenting

NANDA-Ⅰ定義 NANDA-Ⅰ Definition

子どもや扶養家族の成長発達を育むために，環境を提供するパターンにおいて，さらなる強化の可能な状態

診断指標 Defining Characteristics*

- 子どもが家庭環境の向上を望む。
- ペアレンティングの向上を望む。
- 親が子どもの精神的サポートの向上を望む。
- 親がほかの扶養家族の精神的サポートの向上を望む。

CARPENITO MEMO

効果的に家族を支援するための方法については，〈家族機能破綻〉の「看護介入」を参照する（▶ p.539）。

ヘルスプロモーション型看護診断

Ⅱ

733

パートナーシップ促進準備状態

Readiness for Enhanced Relationship

NANDA-Ⅰ定義 NANDA-Ⅰ Definition

互いのニーズを支え合うための相補的なパートナーシップのパターンにおいて，さらなる強化の可能な状態

診断指標 Defining Characteristics*

- パートナー間の自律性の強化を望む。
- パートナー間のさらなる協力を望む。
- パートナー間のコミュニケーションの強化を望む。
- パートナーと情緒的ニーズを満たし合ううえでの向上を望む。
- パートナー間の相互の敬意の強化を望む。
- パートナーとの相補的関係にさらなる満足感を望む。
- パートナーと情緒的ニーズを満たし合ううえでのさらなる満足感を望む。
- パートナーとの考えの共有にさらなる満足感を望む。
- パートナーと身体的ニーズを満たし合ううえでのさらなる満足感を望む。
- パートナーに不足している機能(例：身体的，社会的，心理的)のさらなる理解を望む。

目標 Goals

個人は，パートナーシップに対する満足感が高まったことを報告する。以下の指標によって証明される：

- パートナーシップを強化するために，(特定の)2つの新しい方法を明らかにする。

看護介入 Interventions

- **個人に以下を指導する**(*Murray, Zentner, & Yakimo, 2009)
  - 感じていることを毎日話す。
  - パートナーの感情を聴く。
  - 「もし，……ならどうだろう」という会話をしてみる。

  根拠：ささいな問題が重大な問題へとエスカレートしないように，日頃から感情を共有しておく。

- **家族の責任，計画，家事，役割を変更する**

  根拠：混乱状態の中では，いずれの家族構成員も自身に割り当てられた家事

を引き受けるべきである。

■ パートナーと個々の問題を話し合い，解決策を確認したり，意見を求めたりする

根拠：この方法によりパートナーとの意見交換の場が生まれる。

■ 必要なときに役立つサポート体制を構築する。サポートを必要としているほかの家族や個人に，サポートを提供する

■ 強いストレスや危機に曝されたときには，罪悪感，怒り，無力感を共有する。情緒的なサポートが必要なとき，パートナーが誰に支援を求めるか把握しておく

根拠：状況に対してどのように感じているか話し合うことで，ストレスの原因がパートナーではなく，その状況にあることがはっきりする。

■ パートナーや家族として，ともに活動に従事する

● 楽しい活動は家族の絆を深め，孤立した態度はおそれと怒りを増強する可能性がある。

■ 必要であれば，〈悲嘆〉〈介護者役割緊張〉の項を参照（▶ p.549，594）

ヘルスプロモーション型看護診断

II

パートナーシップ促進準備状態　　735

出産育児行動促進準備状態

Readiness for Enhanced Childbearing Process

NANDA-Ⅰ定義 NANDA-Ⅰ Definition

安寧のための，健康的な妊娠，出産，新生児ケアの準備と維持のパターンにおいて，さらなる強化の可能な状態

診断指標 Defining Characteristics*

❶妊娠中
- 出産育児行動の知識の強化を望む。
- 妊娠中の不快症状の管理の強化を望む。
- 妊娠週数に応じたライフスタイル(例：栄養摂取，排泄，睡眠，身体活動，運動，個人衛生)の強化を望む。
- 新生児のためのさらなる準備を望む。

❷分娩中
- 分娩時期に応じたライフスタイル(例：食事，排泄，睡眠，身体活動，運動，個人衛生)の強化を望む。
- 分娩中，さらなる積極性を望む。

❸産褥期
- 愛着行動の強化を望む。
- 乳児ケアの技術の向上を望む。
- 乳児に対する授乳方法の向上を望む。
- 乳房ケアの向上を望む。
- 乳児のために環境の安全性の向上を望む。
- 産後日数に応じたライフスタイル(例：食事，排泄，睡眠，身体活動，運動，個人衛生)の強化を望む。
- サポート体制の活用の向上を望む。

CARPENITO MEMO

〈出産育児行動促進準備状態〉は，健康な妊娠・出産および出産後のプロセス，良好な関係性(母親・父親・同胞)，および最良の新生児ケアを含む包括的なケアを示している。このケアは，本書の範囲を超えていることから，この看護診断における介入については，母子の健康に関する成書を参照のこと。

コーピング促進準備状態

Readiness for Enhanced Coping

NANDA-Ⅰ定義 NANDA-Ⅰ Definition

要求にうまく対応するための認知面および行動面の努力パターンにおいて，さらなる強化の可能な状態

診断指標 Defining Characteristics*

- 知識を得る力
- 起こりうる環境変化への関心
- ストレス管理方略の知識の強化を望む。
- ストレッサー（ストレス要因）の管理の強化を望む。
- ソーシャルサポートの向上を望む。
- 情動中心型の方略の活用の向上を望む。
- 問題中心型の方略の活用の向上を望む。
- スピリチュアル資源(リソース)の活用の向上を望む。

NOC 看護成果

〈家族のコーピング〉〈家族の環境：内部〉〈家族のノーマライゼーション〉〈ペアレンティング〉

目標 Goals

個人は，ストレスへのコーピングについて満足感が高まったことを報告する。以下の指標によって証明される：

- ストレスに対するコーピングを高めるために，（特定の)2つの新しい方法を明らかにする。

NIC 看護介入

〈家族関与促進〉〈コーピング強化〉〈家族統合性促進〉〈家族療法〉〈カウンセリング〉〈紹介〉

看護介入 Interventions

- 不安により個人の効果的なコーピングが低減している場合は，以下を指導する
  - 腹式呼吸

ヘルスプロモーション型看護診断

Ⅱ

737

- 心が落ち着く情景を思い浮かべながら行う腹式呼吸(例:海,森,山)
- 足に温かい砂が触れている感覚,顔に太陽光が当たっている感覚,あるいは水の音をイメージする。

根拠:リラクセーションに関する技法は,再度行う際にも見直しのよい機会となる。

■再構成(リフレイミング)について説明する(Halter, 2014;Varcarolis, 2011)

- 状況について再度アセスメントを行う。以下のことを自己に問いかける:
  - その状況からどのようなプラスのことを導けるか?
  - 自分は何を学んだか?
  - 次回はどのような違ったことができるか?
  - 上司,パートナー,親しい友人の言動は,どのような理由からなのか?
  - ストレスを感じていたり,問題をかかえていたりするか?

根拠:再構成(リフレイミング)によって個人は,態度や選択肢の選択について分析したり熟慮したりする機会が得られる。

■生活をするなかでのストレス低減方法について確認する(Halter, 2014;Varcarolis, 2011)

- 運動は定期的に,週に3回以上行う。
- カフェインの摂取量を減らす。
- 満足感をいだくことのできる意味ある仕事を行う。
- 自分の生活を縛るような仕事はしない。
- 自分の自由を守る。
- 友人を選ぶ(優しい人々と付き合う)。
- 自分が選んだ人を大切にしてともに生きる。
- 自分に合うように時間を調整する。
- 自分の人生の目標をもつ。

根拠:生活におけるストレスは,他人に自分の生き方を決められた際に大きくなる。

- ストレスを低減する技法に関する資源と情報は,ウェブサイトを参照する。

地域社会コーピング促進準備状態

Readiness for Enhanced Community Coping

定義 Definition

地域社会が適応と問題解決に使う活動パターンが，地域社会の需要や必要性を満たし，さらなる強化の可能な状態*

診断指標 Defining Characteristics*

- 利用できる地域レクリエーション・プログラムの向上を望む。
- 利用できる地域リラクセーション・プログラムの向上を望む。
- 地域住民間のコミュニケーションの強化を望む。
- 集団とより大きな地域とのコミュニケーションの強化を望む。
- 予測可能なストレッサー（ストレス要因）に向けた地域計画の強化を望む。
- ストレッサー（ストレス要因）の管理に向けた地域資源（リソース）の強化を望む。
- ストレス管理に向けた地域社会の責任の強化を望む。
- 特定した課題に向けた問題解決の強化を望む。

CARPENITO MEMO

〈地域社会コーピング促進準備状態〉は，もうすでに効果的なコーピングパターンとなっているが，さらに改善したいと望んでいる地域を表す場合に用いることができる。より高いレベルの機能状態に至るためには，食，住まい，安全，清潔な環境，および支持的なネットワークに対する基本的なニーズに優先的に焦点が置かれるべきである。これらのニーズが満たされた場合，ウェルネスや自己実現など，より高次の機能にプログラムの焦点を置くことが可能となる。

地域のプログラムは，地域アセスメントに基づき，また地域の要請に応じて立案される。それらは，最良の栄養状態，体重コントロール，定期的な運動プログラム，建設的なストレス管理，ソーシャルサポート，および役割責任に関連したヘルスプロモーションを高めることに焦点を置くとともに，退職や親になること，または妊娠といったライフイベントに対するコーピングを準備することに焦点を置いたものとなる。

ヘルスプロモーション型看護診断

II

---

* この定義は，筆者により開発され，NANDA-I にも採択された。

NOC 看護成果

〈地域社会の能力〉〈地域社会の健康状況〉〈地域社会のリスクコントロール〉

目標 Goals

地域社会（地域を特定する）は，健康改善のためのプログラムを提供する（焦点を特定する。例：栄養など）。以下の指標によって証明される：

● ヘルスプロモーションに関する（特定の）ニーズ（例：日常的な高脂肪食を減らす，果物や野菜を増やす）を明らかにする。
● 必要な（特定の）資源につなげる（例：地域のスペシャリスト，栄養士，大学生）。
● 需要のアセスメントに基づいて（特定の）プログラム（健康フェア，学校のカフェテリア，ちらし）を作成する。
● 健康施策に基づいた実践について知る（例：米国糖尿病協会による健康な食に関する方針）。

NIC 看護介入

〈プログラム開発〉〈リスク確認〉〈地域保健開発〉〈環境リスク防御〉

看護介入 Interventions

■ **発達課題に対して前向きなコーピングにより住民を支援するために，フォーカスグループを編成し，プログラムについて話し合う**

● 多様な集団を含め，年齢に基づいてフォーカスグループを編成する。
根拠：フォーカスグループによるアセスメントは，効果的であるとともに，経費が安く抑えられる（Allender, Rector, & Warner, 2014）。

■ **特定の住民を対象にしたプログラムを作成する**

❶青年（13〜18歳）
● キャリア（職業）計画　　　　　● ストレス管理
❷若い成人（18〜35歳）
● キャリア（職業）選択　　　　　● 生活のバランスを保つ。
● 建設的な人間関係　　　　　　● 親になること
❸中年（35〜65歳）
● 子どもの巣立ち　　　　　　　● 親の高齢化
● 相互的な人間関係　　　　　　● 質の高い余暇
❹高齢者（65歳以上）
● 退職　　　　　　　　　　　　● 予期される喪失
● 生活のバランスを保つ。　　　● 老化の現実と通念

❺すべての年齢層

- 市民のための計画
- すべての地域メンバーのニーズに対応
- 危機介入
- 悲嘆
- 地域を巻き込む。

根拠：ライフイベントは，発達課題(若い成人，中年，高齢者)として予測される。地域のプログラムは，個人がライフイベントにうまく対応することを支援するために計画される(Clemen-Stone, Eigasti, & McGuire, 2001；Nies, McEwen, 2014)。

■ 高いレベルのウェルネスを促進するプログラムについて話し合う

- 最適な栄養
- 体重コントロール
- 運動プログラム
- 社会化プログラム
- 効果的な問題解決
- 外傷の予防
- 環境の質

■ 対象のヘルスプロモーションのニーズを明らかにする

- 地域のアセスメントを分析する。
- ニーズの優先度を決定する：
  - フォーカスグループの反応を構造化する。
  - 成功の予想を立てる。
  - 費用対効果(例：資源の活用可能性)
  - 政策の策定の可能性

■ ヘルスプロモーションのプログラムを選択する

- 対象とする住民を明確にする(例：全住民，高齢者，青年)。
- 計画と実践のタイムテーブルを詳細に描く。

■ 地域グループと会合をもち(健康センター，宗教集団，行政機関)，フォーカスグループの調査結果について検討し，共同プログラムの立案について話し合う

根拠：地域の構築は，新たなあるいは既存のリーダーシップを発展させ，地域機関の力および機関間の協働力を高める(Nies & McEwen, 2014)。

■ プログラムを立案する

- プログラムの目標の詳細と評価の枠組みを明確にする。
  - 内容
  - 必要な時間
  - 対象となる集団の指導方法
  - 指導のための補助教材(例：大きな文字の資料)
- 必要な資源と供給源を準備する。
  - 空間
  - 移動手段

地域社会コーピング促進準備状態　741

- 最適な曜日   ・視聴覚機材
- 最適な月日   ・財源(予算，寄付)
- プログラムを公表する。
  - メディア(例：新聞，TV，ラジオ)
  - ポスター(食品マーケット，駅)
  - ちらし(学校から家庭に配布)
  - 口伝(宗教団体，地域クラブ，学校)
  - 講演(地域クラブ，学校)

根拠：プログラムの成功に向けて，コミュニティヘルスにかかわる看護職は，地域の擁護者また連携係として，明確になった地域のニーズに適合する分野のほかの専門職や機関と協働する(Edleman & Mandle, 2010)。

■ **プログラムを実施し，望ましい結果に達成したかをアセスメントする**
- 参加者数
- 否定的なフィードバック
- 達成された目標
- 予算に対する実際の支出
- 統計(例：自転車事故)
- 参加者による評価
- 適切な計画
- 将来の計画のための修正
- 責任の分担

根拠：アセスメントは，プログラムが達成目標に対して，効果的，一部効果的，非効果的だったかどうかを明らかにする(Edleman & Mandle, 2010)。

■ **プログラムの強みと限界を明らかにし，新しいアプローチを計画する**

根拠：コミュニティヘルスのプロモーションプログラムは，地域的経済的サポートを続けるために，その効果が示されなければならない。

スピリチュアルウエルビーイング促進準備状態

Readiness for Enhanced Spiritual Well-Being

NANDA-Ⅰ定義 NANDA-Ⅰ Definition

　人生の意味と目的を，自己，他者，芸術・音楽・文学・自然，自分自身よりも大きな力とのつながりのなかで経験し統合するパターンにおいて，さらなる強化の可能な状態

診断指標 Defining Characteristics*

❶自己とのつながり
- 受け入れの強化を望む。
- コーピングの向上を望む。
- さらなる勇気を望む。
- さらなる希望を望む。
- さらなる喜びを望む。
- さらなる愛情を望む。
- 人生の意味の強化を望む。
- 瞑想訓練の強化を望む。
- 人生におけるさらなる目的を望む。
- 人生哲学にさらなる満足感を望む。
- さらなる自分への許しを望む。
- さらなる静穏（例：安らぎ）を望む。
- さらに身を委ねることを望む。

❷他者とのつながり
- 他者からのさらなる許しを望む。
- 重要他者とのさらなる意思疎通を望む。
- スピリチュアル指導者とのさらなる意思疎通を望む。
- さらなる他者への奉仕を望む。

❸芸術，音楽，文学，自然とのつながり
- 創造力の向上を望む（例：著述，詩作，音楽）。
- さらなるスピリチュアル文学の読書を望む。
- 屋外で過ごす時間をさらに望む。

❹自分よりも大きな力とのつながり
- さらなる神秘体験を望む。
- 宗教的活動へのさらなる参加を望む。

ヘルスプロモーション型看護診断

Ⅱ

- さらなる信心深さを望む。
- さらなる崇敬の念を望む。

NOC 看護成果

〈希望〉〈スピリチュアルウェルビーイング〉

目標 Goals

個人は，スピリチュアル的調和と全体性が高められたことを表現する。以下の指標によって証明される：

- 以前からの関係をより充実して維持している。
- 健康に有害にはならないスピリチュアル的実践を継続している。

NIC 看護介入

〈スピリチュアリティ成長促進〉〈スピリチュアルサポート〉〈希望注入〉

看護介入 Interventions

- スピリチュアル的健康に関する資源と情報は，ウェブサイトを参照する。

家族コーピング促進準備状態

Readiness for Enhanced Family Coping

NANDA-Ⅰ定義 NANDA-Ⅰ Definition

個人の健康問題に深くかかわっているプライマリパーソン（家族構成員，重要他者，親しい友人）の適応課題を管理するパターンにおいてさらなる強化の可能な状態

診断指標 Defining Characteristics[*]

- 増大する危機の影響を認めることを望む。
- 安寧を最適化する経験の選択を望む。
- 同じような状況を経験した他者とのさらなるつながりを望む。
- ライフスタイルのさらなる豊かさを望む。
- ヘルスプロモーションの強化を望む。

関連因子 Related Factors

〈家族機能破綻〉の項を参照（▶ p.537）

CARPENITO MEMO

〈家族コーピング促進準備状態〉は，〈家族機能破綻〉に含まれる要素を表している。〈家族コーピング促進準備状態〉と〈家族機能破綻〉の区別が，臨床研究によって明らかになるまでは，〈家族機能破綻〉を用いるのがよいであろう。

ヘルスプロモーション型看護診断

Ⅱ

レジリエンス促進準備状態

Readiness for Enhanced Resilience

NANDA-Ⅰ定義 NANDA-Ⅰ Definition

　困難な状況や危機に対する肯定的反応パターンにおいて，さらなる強化の可能な状態

診断指標 Defining Characteristics*

- 前向きな態度の向上を望む。
- 危機に曝される。
- 利用できる資源(リソース)の向上を望む。
- コミュニケーションスキルの向上を望む。
- 環境の安全性の向上を望む。
- 目標設定の向上を望む。
- 活動へのさらなる参加を望む。
- 自分の行動への責任の強化を望む。
- 目標に向けたさらなる進展を望む。
- 他者との関係性の強化を望む。
- レジリエンスの強化を望む。
- 自尊感情の向上を望む。
- コントロール感覚の強化を望む。
- サポート体制の向上を望む。
- コンフリクトマネジメントの活用の強化を望む。
- コーピングスキルの活用の向上を望む。
- 資源(リソース)の活用の向上を望む。
- コンフリクトマネジメントを効果的に使う。
- 個人のコーピングスキルを強化する。
- サポート体制を認識する。
- 他者との良好な人間関係を増やす。
- さまざまな活動に参加する。
- 目標に向けた進展がみられる。
- 危機の存在を認める。
- 安全な環境を維持する。
- 目標を設定する。
- 行動の責任をとる。

- 効果的なコミュニケーションスキルを使う。
- コントロール感覚が強化されたと言葉で表す。
- 自己コントロールができていないと言葉で表す。

関連因子 Related Factors

- 不適応の機会の増加を示す人口統計
- 薬物使用
- 性別
- 調和のとれていないペアレンティング
- 低い知性
- 母親の低教育水準
- 大規模家族
- 社会的マイノリティ
- 親の精神疾患
- 衝動の不十分なコントロール
- 貧困
- 心理的障害
- 状態（病状）
- 暴力
- リスク状況を悪化させる指標を含む脆弱性因子

CARPENITO MEMO

〈レジリエンス促進準備状態〉は，レジリエンス（回復力）に焦点を当てている。レジリエンスは，苦境を頑張り抜いて乗り越えることができる強みである。危機的状況や問題に直面すると，レジリエンスをもつ人々は，問題を解決したり効果的に適応をするなど，建設的に対応する。レジリエンスは看護診断ではない。それは重要なため，子どもたちがさまざまな困難があるライフイベントに対処していくにあたって，彼らに教育をしていくべきである。

診断指標は，コーピングの強化や効果的なコーピングの説明である。これに対して関連因子は，非効果的なコーピングの誘因である。

筆者は以下のように提言する：

- 前述の関連因子に関連した〈非効果的コーピング〉や〈家族コーピング無力化〉を用いて，効果的なコーピングを妨げるものを防ぐ。
- もし，〈非効果的コーピング〉の診断指標が存在している場合は，前述の関連因子に関連した〈非効果的コーピング〉を使用する〔特定の診断指標については〈非効果的コーピング〉の項を参照する（▶ p.609）〕。
- 小児と成人におけるレジリエンスの促進状態に関する看護介入を参照する。

レジリエンス促進準備状態

信仰心促進準備状態

Readiness for Enhanced Religiosity

NANDA-Ⅰ定義 NANDA-Ⅰ Definition

　宗教的信念を頼りにしたり特定の信仰の伝統的儀式に参加したりするパターンにおいて，さらなる強化の可能な状態

診断指標 Defining Characteristics*

- 過去に用いた信念パターンの強化を望む。
- 宗教指導者とのさらなるつながりを望む。
- さらなる許しを望む。
- 宗教体験へのさらなる参加を望む。
- 宗教儀式へのさらなる参加を望む(例：宗教儀式，儀礼，衣服，祈り，礼拝，祝日行事)。
- 過去に用いた宗教的慣習の強化を望む。
- 宗教の選択肢の強化を望む。
- 宗教的資料の活用の向上を望む。

第Ⅲ部

共同問題[*]

　第Ⅲ部では具体的な共同問題を示す[**]。これらの共同問題は，多くの臨床設定において発生頻度が高いことから選択されてきた。包括的な共同問題の１つである「心臓／血管／呼吸機能障害の合併症リスク状態（RC：心臓／血管／呼吸機能障害）」とは，看護ケア上すべての個人に行われる一般的な観察事項として表されている。個人が特定の合併症に対してより一層多くのリスクをかかえているなら，共同問題が特定されるだろう〔例：「深部静脈血栓症の合併症リスク状態（RC：深部静脈血栓症）」〕。カルペニート（1999）は共同問題を以下のように定義している。

　看護職がその発症または症状の変化を検出するためにモニタリング（継続観察）している生理学的合併症のこと。その事象の合併症を最小限とするために，看護職は医師が処方する医学的介入または看護職が指示する看護介入の両者を用いて共同問題に対処する。

---

[*]　本セクションの内容の中には以下に準拠しているものもある。
　　Carpenito, L.J. (2016). Nursing Diagnoses：Application to clinical Practice (15th ed.). Philadelphia：Wolters Kluwer, and Carpenito, L.J. (2014). Nursing Care Plans：Transitional patient & Family Centered Care (6th ed.). Philadelphia：Wolters Kluwer Health.
[**]　共同問題は，本書の第８版（原書第12版）以前の版では「潜在的合併症（PC）：（特定の疾患名）」として表記されていた。第９版（原書第13版）以降の版では「合併症リスク状態（RC）：（特定の疾患名）」が使用されている。

鍵となる概念

- すべての生理学的合併症が共同問題となるわけではない。いくつかは看護診断としてあげられているものもある。たとえば〈感染リスク状態〉や〈褥瘡リスク状態〉は看護職が予防手段を定めることができる看護診断である。
- 看護職はたとえば痙攣発作，出血，肝機能不全または関節炎といったものを予防することはできないが，看護職によるモニタリング（継続観察）は病気の発症や生理学的合併症の悪化を早期に検出することができる点においては重要である。また看護職は予防手段を決めることができるので，生理学的合併症の発症または悪化に対応するプロトコールなど，看護職による介入および医療提供者による介入の両方を提供することができる。
- 医師，医師助手（PA*），ならびに上級看護師**は，共同問題を看護知識，慎重な姿勢・判断なくしては取り扱うことはできない。
- 優先順位の高い看護診断や共同問題は，そのほかの診断よりも優先されるものである。たとえば，誰かが呼吸困難の状態であれば，看護職は〈不安〉と「RC：低酸素血症」に取り組むことになるであろう。
- 生理学的に安定している個人については看護診断を優先する。
- すべての個人は優先すべき診断をもっており，その中に看護診断も含まれている。看護診断と共同問題の優先順位は，その個人の現在の生理学的安定性の脆弱性によるであろう。

共同問題に関する情報は，以下に示す見出し項目で示されている：
- 「定義」
- **CARPENITO MEMO**：臨床の現場での利用を明確にするための問題についての議論
- 「重要な検査／診断アセスメント基準」：検査結果はモニタリングにおいて有用である。

具体的な共同問題については，以下の情報を示している：
- 「定義」
- 「ハイリスク群」
- 「共同アウトカム」：生理学的不安定さのモニタリング，安定性の維持もし

---

* 訳注：PA（physician assistant）。医師の監督のもと，診断・治療を含む医療行為を行う医療専門職。世界7か国（米国，英国，カナダ，オーストラリア，台湾，オランダ，南アフリカ）で導入されている。

** 訳注：米国では上級看護師として，クリニカルナーススペシャリスト（CNS，clinical nurse specialist），ナースプラクティショナー（NP，nurse practitioner），助産師（CNM，certified nurse-midwife），麻酔看護師（CRNA，certified registered nurse-anesthetist）などがあることから，本書ではこれらを上級看護師と表す。

くは安定性を取り戻すために介入（看護と医学両方）を提供するための看護
職が負う責任を具体的に示す。生理学的安定性の指標が個人の状態を評価
するために加えられている。

- ●「介入と論理的根拠」：一般的な介入とその論理的根拠を示す。看護職に以
下の項目について具体的に指示をする。
  - ●発症および状態変化について早期のモニタリングをする。
  - ●適応があれば医師，医師助手（PA），または上級看護師から指示された
    介入を開始する。
  - ●適応があれば看護職により指示された介入を開始する。
  - ●これらの介入の効果を評価する。

　第Ⅲ部で取り扱われている共同問題の多くには，予測可能な看護診断が存在
することも留意しておきたい。たとえば，糖尿病の個人は共同問題「RC：低血
糖／高血糖」に基づいてケアを受けるだろう。その場合，看護診断「（特定の病
状の）知識不足に関連した〈非効果的健康維持〉」に関連するケアも受ける可能性
がある。また，腎結石の個人は共同問題「RC：腎結石」に基づいてケアを受け
るだろう。その場合は「再発の予防，食事制限そして水分摂取の必要性につい
ての知識不足に関連した〈非効果的健康管理〉」に関連するケアも同時に受ける
であろう。

特記事項

■ 臨床上の留意点

　「臨床上の留意点」は「介入と論理的根拠」の項にみられる。これは，重篤な事
象または生理学的状態の変化がみられるので，迅速な行動をとることを学生や
看護職にアドバイスするものである。たとえば〔緊急対応チーム（RRT*）に異
常を早期に知らせて迅速適切な応答（介入）をする〕がその一例である。

■ 論理的根拠

　論理的根拠を 根拠 として記載する。その徴候や症状はなぜ現れているのか，
また望ましい反応を達成するために，なぜその介入が推奨されているのか，に
ついて説明している。

CARPENITO MEMO

　この項目では，読者にほかのオプションについての検討や，ある事象の重篤度
を強調するための追加の情報を示している。

---

*　訳注：RRT（Rapid Response Team）。必要とされるあらゆる場所に出向く集中治療専門の
　チーム。米国や英国などで発展している。

心臓／血管／呼吸機能障害の合併症リスク状態

Risk for Complications of Cardiac/Vascular/Respiratory Dysfunction

定義 Definition

心臓／血管にさまざまな機能障害を起こしている個人，またはその危険性が高い個人

CARPENITO MEMO

　この一般的な共同問題を用いることにより，心臓血管系に数種類の問題を起こす危険性のある個人を表現することができる。たとえば，クリティカルケア病棟に入院している個人は心臓血管系の機能障害を起こしやすい脆弱な状態にある。「RC：心臓／血管機能障害」を使うとアセスメントの焦点化による所見に基づき，心臓血管系の状態を直接観察し，さまざまな問題をチェックすることができる。このような個人に対する看護介入は，機能異常の検出に焦点を当て，適切な応答や介入を提供することができる。

　特定の心血管合併症をもつ個人には，看護職は問題に対する具体的な看護介入とともに問題のリストに適用できる共同問題を加える。たとえば，心筋梗塞後の標準的なケアには共同問題「RC：心臓／血管機能障害」が含まれ，心血管の状態を継続観察するよう指示されるだろう。この個人が後に律動異常を起こした場合には，看護職は特定の看護管理情報とともに問題のリストに「RC：不整脈」を加えるだろう（例：『心筋梗塞に関連した「RC：不整脈」』）。危険因子または病因が初期の医学診断に直接関連しないとしても，看護職はもしわかっている場合にはそれらを加えるべきである（例：『持続性心筋梗塞をもつ個人の糖尿病に関連した「RC：低血糖／高血糖」』）。

重要な検査／診断アセスメント基準 Significant Laboratory/Diagnostic Assessment Criteria

- **心臓血管疾患のリスク状態のスクリーニング**（Labs on Line, 2014）
  - 血清脂質（LDL-C，HDL-C，総コレステロール，トリグリセリド）
  - hs-CRP（高感度 eRP）：疾患の中でもアテローム性動脈硬化に関連する炎症のマーカーである C 反応性蛋白質を低濃度で検出できる。
  - Lp(a)：アテローム性動脈硬化を起こすリスクを高める LDL-C に変更が加わったもの*であるリポ蛋白(a)のレベルの上昇を同定するために使わ

---

* LDL のアポ蛋白 B-100 にアポ(a)が S-S 結合した脂質で，現在動脈硬化の独立した危険因子と考えられている。

れる追加脂質テスト

■ **心臓のバイオマーカー** (Labs on Line, 2014)

- トロポニン：心臓に損傷を受けた数時間以内に上昇しはじめ，2週間後まで高値が続く。
- CK-MB：心筋細胞に損傷がある場合上昇する。
- 脳性ナトリウム利尿ペプチド(BNP)*または NT-ProBNP**：心不全に対する自然な反応として身体から放出される。BNP 値の上昇は心臓発作の診断にはならないが，ACS(急性冠症候群)の個人において心臓合併症のリスクが高まっていることを示す。
- 心臓酵素と蛋白質：現在心臓の損傷の評価における CK，LDH，SGOT および／または SGPT の総値は相対的に低い。トロポニンならびにアイソエンザイムまたは電気泳動のバンドは通常使用されるものである。心臓組織の損傷で上昇する(例：心筋梗塞)。
- クレアチンキナーゼ(CK)
- クレアチンホスホキナーゼ，アイソエンザイム(例：CK-MB，CK-BB，CK-MM)
- クレアチンキナーゼアイソフォーム(例：CK-MB，CK-MM サブフォーム)
- 乳酸デヒドロゲナーゼ(LDH)，アイソエンザイム
- ミオグロビン(トロポニン)
- BNP(心臓の障害に対する末梢の反応として放出されるホルモン)(例：心不全)
- C 反応性蛋白質(CRP)，P セレクチン(炎症と壊死のマーカー)
- 血清カリウム：利尿薬による治療，非経口的補液(経静脈的輸液)により変動する。
- 血清カルシウム，マグネシウム，リン酸塩
- 白血球数：炎症により増加する。
- 赤血球沈降速度(ERS：血沈)：炎症，組織損傷により血沈速度が上昇する。
- 動脈血液ガス(ABG)値：動脈血酸素飽和度(Sao_2)の低下は低酸素血症を示す。pH の上昇はアルカローシス，pH の低下はアシドーシスを示す。
- 凝固検査：抗凝固療法および／または血栓溶解療法または凝固障害により上昇する。
- ヘモグロビン／ヘマトクリット値：多血症で上昇，貧血で低下
- 心電計(ストレス負荷ありまたはなし)
- ドップラー超音波流量計

---

* 訳注：B 型ナトリウム利尿ペプチドともいう。
** 訳注：N 末端プロ脳性ナトリウム利尿ペプチド，BNP 前駆体 N 端フラグメントといい，脳性ナトリウム利尿ペプチド前駆体(BNP 前駆体，pro-BNP)から脳性ナトリウム利尿ペプチド(BNP)が分離された N 末端(アミノ基)を含む残基である。

心臓／血管／呼吸機能障害の合併症リスク状態

- 心カテーテル法
- 脈管内超音波検査(IVU)
- 電気生理学的検査
- コンピュータ連動断層撮影(CT), 超高速CT
- 磁気共鳴画像法
- 加算平均心電図(SAECG)
- 心超音波検査(ストレス負荷ありまたはなし)
- 心音図検査
- 運動負荷心電図(ECG)
- 灌流撮像法
- 梗塞画像法(心筋梗塞の遅延造影MRI検査など)
- 血管心臓造影法
- ホルター心電図検査
- 植込み型ループ式心電図検査
- 深部静脈血栓症(DVT)診断精密検査:
  - D-ダイマー:血液中の物質であり深部静脈血栓症(DVT)または肺塞栓症(PE)の個人においてしばしば増加する。
  - 圧迫超音波検査:圧迫超音波検査は音波を使用して脚内部の構造を描写することにより画像を得る。
  - 静脈造影法(造影剤を用いる)
  - 磁気共鳴画像法(MRI)

共同アウトカム Collaborative Outcomes

　個人は, (a)循環器系機能障害と(b)呼吸不全の初期徴候や症状についてモニタリング(継続観察)を受け, 必要であれば, 生理学的安定性を取り戻すための共同介入を受ける。

■ 生理学的安定性の指標
- 落ち着いている, 覚醒状態, 見当識正常(a, b)
- 呼吸数16〜20回/分, リラックスしておりリズムが整っている(b)
- 肺全葉において呼吸音を聞くことができ, 異常呼吸音(ラ音)または喘鳴なし(b)
- 心拍数60〜100回/分(a, b)
- 血圧>90/60 mmHg, <140/90 mmHg(a, b)
- 毛細血管再充満時間<3秒:皮膚常温, 適度な乾燥状態(a, b)
- 末梢動脈の脈拍:すべてを触知, 心拍数に等しい(a)
- 体温36.9〜37.2℃ (a, b)
- 酸素飽和度>90〜100%
- 動脈血二酸化炭素分圧($Paco_2$) 35〜45 mmHg

- 動脈血酸素分圧（PaO$_2$）80～100 mmHg
- 尿量＞0.5 mL/kg/時

介入と論理的根拠 Interventions With Rationale

■ **院内感染性肺炎のリスク状態にある個人を厳密にモニタリングする**
- 高齢および非常に低年齢の個人
- 肺の問題や心疾患，神経障害，免疫低下状態（AIDS，がん）などの慢性的な病態または重篤な病態の個人
- 80歳を超える脾臓摘出術後，腹部大動脈瘤修復後，またはたとえば肋骨骨折などの咳嗽を障害するような因子をもつ個人
- 人工呼吸器を装着し，長期にわたり腹臥位で集中治療室（ICU）にいる個人
- 鎮静下にある個人

■ **心臓血管の状態をモニタリングする**
- 橈骨動脈波（脈拍数とリズム）
- 心尖拍動（心尖部の脈）（拍動数とリズム）
- 血圧
- 皮膚（色調，温度，湿潤）と体温
- 酸素飽和度

根拠：心臓血管機能を調節している生理学的メカニズムは身体機能におけるどのような変化にも非常に敏感であり，心臓血管の状態における変化を重要な臨床指標にしている。
  a．脈拍のモニタリングにより不整脈，血液量の変化や循環障害などを検出するデータを得る。
  b．心尖拍動のモニタリングは個人の末梢脈が不規則，微弱，または非常に速い場合に指示される。
  c．血圧は血液が動脈血管壁に及ぼす圧力を表す。高血圧（収縮期血圧＞140 mmHg 拡張期血圧＞85 mmHg）は末梢抵抗，心拍出量，血液量または血液の粘度の上昇を示す。低血圧は，血液または体液の大量喪失，心拍出量の減少，またはある種の薬効の結果として起こる。
  d．皮膚のアセスメントは，循環，体温，脱水状態の評価をするための情報を示す。
  e．パルスオキシメトリは，酸素飽和度の持続的モニタリングのための非侵襲的方法（指先にプローブセンサーを付けることによる）である。

■ **低酸素血症の徴候と症状をモニタリングする**
- 正常または軽度の血圧低下を伴う脈拍数の上昇，脈圧の低下，平均動脈圧（MAP）の低下
- 尿量＜0.5 mL/kg/時
- 不穏状態，興奮状態，精神機能の低下

心臓／血管／呼吸機能障害の合併症リスク状態

- 呼吸数の増加，口渇
- 末梢動脈の脈拍の微弱・減少
- 皮膚の冷感，蒼白さ，湿潤，チアノーゼ
- 動脈血酸素飽和度と混合静脈血酸素飽和度（SaO_2，SvO_2）の低下，肺動脈圧の低下
- ヘモグロビン／ヘマトクリット値の低下，心拍出量減少／心係数低下

根拠：循環血液量減少に対する代償反応は，心拍数と呼吸数を増加させ酸素供給量を増加すること，そして末梢循環を低下することを目的とする（末梢動脈の脈拍の微弱・減少と皮膚の冷感などが出現する）。脳への酸素の供給が減少すると精神機能に変調を来す。腎臓への循環が低下することにより尿量は減少する。重度の出血の場合はヘモグロビン値とヘマトクリット値が低下する。

■ 尿量の減少（<0.5 mL/時）をモニタリングする：皮膚の冷感，蒼白さ，またはチアノーゼ

根拠：循環酸素量減少に対する代償反応は，心拍数と呼吸数を増加させ血中酸素量を増加すること，そして腎臓と四肢への循環を減少させることを目的とする（脈拍数の減少と皮膚の変化で特徴づけられる）。

■ 適用される場合，必要なら経鼻カニューレにより低流量（2 L/分）で酸素吸入を行い，90～92％の間で酸素飽和度を維持する

根拠：酸素療法により循環酸素濃度が上昇する。酸素マスクよりカニューレを使用するほうが個人の窒息に対する恐怖の軽減に役立つ場合がある。

■ 心不全の徴候と症状をモニタリングする

根拠：心不全は血液循環の自己調節の乱調に非常に大きな役割を果たしている。心不全の末期には1つ以上の臓器の体液過負荷となる。収縮期および拡張期両方の心室機能における変化は心不全とともに生じる（Lloyd-Jones et al., 2010）。

a．循環過負荷は非常によくみられ，一般的に心不全発症の初期にみられる徴候である。

b．循環性ショックは多臓器不全を引き起こす傾向がある。これは全体的な酸素運搬不足によるものである。

■ 体重を毎日測定する

- 毎日同じ時刻に同じ重さの着衣で同じ体重計を用いて体重を測定することで，正確な測定結果を確保する。

根拠：日々の体重，摂取量と排出量を厳密に測定することは治療効果を決定するのに重要であり，また体内貯留の早期検出にも不可欠である。

CARPENITO MEMO

心不全が起こった場合，「RC：心不全」の新しい共同問題を加える。

■ 急性肺水腫の徴候と症状をモニタリングする

❶呼吸困難，チアノーゼ
- 頻呼吸，努力呼吸
- 呼吸副雑音，水泡音
- 長引く咳嗽またはピンク色の泡沫状喀痰を伴う咳嗽
- ABGs(動脈血血液ガス分析)の異常
- パルスオキシメータによる酸素飽和度の低下
- 心拍出量の減少／心係数の低下
- 肺動脈圧の上昇
- 頻脈
- 異常心音(S3)

❷頸静脈怒張(JVD)
- 長引く咳嗽
- 泡沫状喀痰を伴う咳嗽
- チアノーゼ
- 発汗

[根拠]：心拍出量の低下や肺動脈圧の上昇を伴い左心室のポンプ機能が障害されると肺水腫を生じる。低酸素(症)は毛細血管のうっ血を生じ，肺組織に水分が入り，徴候や症状を引き起こす(血液がうっ滞し静脈圧と肺胞毛細血管圧が上昇し，血管外に水分が過剰に漏出することにより交換に影響を及ぼす。この状態が肺水腫と考えられている)。利尿薬は尿排泄をとおして過剰な水分とナトリウムを体外に排出させるのに役立つ。心臓の負荷を緩和させるのにも役立つ(AHA, 2010)。

a．心拍出量の減少により組織の代謝必要量を満たすために必要な酸素を含んだ血液が不足する。循環血液量の減少／心拍出量の減少により腎臓の血液量(灌流)が低下し，四肢の循環低下の代償反応によって組織灌流が低下し，脈拍数と呼吸数の増加を引き起こし得る。脳の灌流低下によって酸素の供給が減ると精神機能の変調が起こる場合がある。垂れ下がった領域(たとえば下肢)における血管収縮と静脈のうっ血により皮膚と脈拍に変化が生じる。

b．循環過負荷は肺血管床の減少から生じる可能性がある。低酸素(症)状態は毛細血管の透過性を高め，今度は水分を肺組織内に入れ，肺水腫の徴候と症状を生み出す。

■ パルスオキシメータを用いてモニタリングする
- 急性肺水腫の徴候や症状をモニタリングする：
  - 呼吸補助筋の使用を伴う重度の呼吸困難
  - 頻拍
  - 呼吸副雑音

心臓／血管／呼吸機能障害の合併症リスク状態

根拠：パルスオキシメータは正確に非侵襲的に酸素濃度をモニタリングすることができる。

■ 静脈内(IV)輸液を慎重に行う

● 指示された注入速度と経口(PO)摂取が2～2.5 L/日の場合には医師／上級看護師に相談する。毎時注入量を計算する場合には追加される IV 注入液（例：抗菌薬）のすべてが確実に含まれていることを確認する。経口で液体を摂取する際にも観察されなければならない。指示があれば摂取制限される可能性がある。

根拠：IV 輸液を注意深く調節できない場合は循環過負荷を引き起こす可能性がある。

■ 活動前後(例：食事)に休息を取るといった方法で個人の体力を温存できるよう援助する

根拠：十分適切な休息は酸素消費量を減少させ低酸素(症)のリスクを軽減させる。

■ 腎機能障害の徴候をモニタリングする

● 介入については「腎機能障害／腎不全の合併症リスク状態」の項を参照する（▶ p.795）。

根拠：低酸素血症は腎機能を障害し，尿量の減少が最初の徴候でありうる。

不整脈の合併症リスク状態

Risk for Complications of Arrhythmias

定義 Definition

心拍数の異常またはリズム(調律)の異常，あるいは両者の組み合わさった異常を引き起こす心臓の刺激伝導系の異常のある個人，またはその危険性が高い個人

ハイリスク群 High-Risk Populations

- タイプ A 冠動脈疾患(CAD)：
  - 狭心症
  - 心筋梗塞〔急性冠症候群(ACS)〕
  - うっ血性心不全
  - 重症低血糖(Chow et al., 2014)
  - 偶発性低体温
    - 軽度の低体温，頻脈を引き起こす。
    - 中程度の低体温，心房細動，接合部徐脈を引き起こす。
    - 著しい程度の低体温，徐脈，心室性不整脈(心室細動を含む)，不全収縮(Zafren & Mechem, 2014)を引き起こす。
  - 敗血症
  - 頭蓋内圧(ICP)の上昇
  - 電解質平衡異常(カルシウム，カリウム，マグネシウム，リン)
  - 粥状動脈硬化性心疾患
- 薬物の副作用(例：アミノフィリン，ドパミン，興奮薬，ジゴキシン，β遮断薬，カルシウム拮抗薬，ドブタミン，リドカイン，プロカインアミド，キニジン，利尿薬，Ic 群抗不整脈薬，フェニトイン，三環系抗うつ薬といったような抗痙攣薬，神経因性疼痛を治療するための薬剤および免疫調節薬(Heist & Ruskin, 2010)
  - COPD(慢性閉塞性肺疾患)
  - 全身麻酔適用の手術後
  - 心筋症，弁膜性心疾患
  - 外傷
  - 貧血
  - 睡眠時無呼吸
  - 心臓外科手術後
  - 低酸素(症)

共同問題

Ⅲ

共同アウトカム **Collaborative Outcomes**

　個人は，不整脈や心拍出量減少の初期徴候や症状についてのモニタリング（継続観察）を受け，必要であれば，生理学的安定性を取り戻すための共同介入を受ける。

■生理学的安定性の指標

❶洞調律（洞房結節から伝達される正常心リズム）

　「心拍出量減少の合併症リスク状態」の「生理学的安定性の指標」の項も参照のこと（▶ p.769）

介入と論理的根拠 **Interventions With Rationale**

■不整脈の徴候や症状をモニタリングする*

- 正常範囲を逸脱している心拍数，リズム
- 動悸，胸痛，失神，疲労
- 動脈血酸素飽和度（Sao_2）の低下
- 低血圧
- 意識レベルの変化

根拠：虚血組織は電気的に不安定で不整脈を引き起こす。先天的な心臓の状況，線維症または伝導系の組織の傷跡，炎症性疾患，心臓手術，感染，がん，電解質平衡異常，薬剤もまた伝導系における変動を引き起こし得る。

■心電図パターンと変化をモニタリングする*

- ACS（急性冠症候群）（ST上昇，Q波の延長，T波の転化）

根拠：上記の心電図の変化は即時には現れないかもしれない。臨床的には最初の心電図の変化は，通常STの上昇，すなわちそれは電極の直下にある組織の心筋の傷害を示す。梗塞の心電図の変化はSTの上昇（傷害を示す），Q波の延長（壊死を示す），T波の転化（虚血と梗塞の進展を示す）を含む。これらの虚血の徴候はかかわる心筋層の上に重なる心電図リードに単発でみられ，また限局された虚血の存在を示すことにつながる。それらが心電図リードの多くにみられる場合，より広範な虚血が疑われる（Grossman & Porth, 2014）。

●臨床上の留意点

- 最初の心電図が正常であるか決定的でない場合，個人が症状を示しているならさらに記録を得なければならない。これらは症状のない状態で得られた記録と比較されるべきである。安静時の標準的な心電図は冠動脈血栓症や心筋梗塞の動的性質を適切に反映しているとはいえない。不安定相にお

---

*　医師，医師助手（PA）または上級看護師に，STの上昇およびそのほかの深刻な心電図の変化を知らせること。

ける全虚血の発現の 2/3 は臨床では無症状であってそれゆえ通常の心電図によって検出されない。したがってオンラインで継続的にコンピュータ援用での 12 リード(誘導心電図)ST セグメントのモニタリングをすることも診断手段として価値がある。

- これは ST 上昇型 ACS(急性冠症候群)(STE-ACS)と名付けられ, 一般的に急性冠動脈完全閉塞を反映する。これらの多数の個人は究極的には ST 上昇型心筋梗塞(STEMI)を引き起こすだろう。治療目的は, 主要な血管形成または線維素溶解療法による迅速かつ完全で継続可能な再灌流を達成することである。

- 洞房結節性不整脈(洞頻拍, 洞徐脈, 洞ブロック, 洞停止*, 洞活動の停止**, 洞不全症候群)

根拠:洞房結節機能における変化は心拍数の異常またはリズム(調律)の異常を引き起こす(Grossman & Porth, 2014)。

- 心房性不整脈〔(洞結節からの興奮により早期に興奮する)心房期外収縮(PAC), 心房性頻拍, 心房粗動, 心房細動, 発作性上室性頻拍〕

根拠:PAC や頻拍はストレス, カフェイン, アルコール, タバコ, 心虚血, ジギタリス毒性, 低カリウム血症, 低マグネシウム血症や低酸素血症によって引き起こされる。心房粗動は健康な人に生じることはまれであり, 通常は小児や成人で複雑な先天性心疾患の手術を受けたことのある個人にみられるものである(Grossman & Porth, 2014)。

- 接合部不整脈(徐脈, 非発作性接合部頻拍)
- 心室性不整脈(心房期外収縮, 心室頻拍, 心室粗動, 心室細動)

根拠:心室性不整脈は心房性不整脈より重篤だと考えられる。それは心臓の拍動が障害され心拍出量の減少を引き起こすからである(Grossman & Porth, 2014)。

- 房室の伝導障害(第 1 度房室ブロック, 第 2 度房室ブロック, 第 3 度房室ブロック)

根拠:心臓ブロックはインパルスの異常な伝導により引き起こされる。正常, 生理学的(迷走神経の緊張), または病理学的なものである可能性がある。原因は瘢痕組織, ある種の薬物, 電解質平衡異常, 急性心筋梗塞, 炎症性疾患または心臓手術でありうる(Grossman & Porth, 2014)。

---

* 訳注:洞調律が自然に止まり正確な洞性周期ではない周期の休止期がある期間が続くこと。

** 訳注:洞活動の停止, 異所性の心房性, 房室結節や心室の自動能で, 心室は拍動し続けうる。

不整脈の合併症リスク状態　　761

■不整脈の型にあわせて適切なプロトコールを開始する

● 酸素療法の管理

根拠：酸素を補うことにより循環酸素濃度を上昇させ，心臓の負荷を減少させることができる。

● 必要時にはパルスオキシメータを用いて動脈血酸素飽和度（SaO_2）の測定と動脈血血液ガス分析（ABG）を実施し観察する。

● 血清電解質の濃度をモニタリングする（例：ナトリウム，カリウム，カルシウム，マグネシウム）。

根拠：電解質の高濃度または低濃度は律動異常を悪化させる可能性がある。

出血の合併症リスク状態

Risk for Complications of Bleeding

定義 Definition

血液量が減少している個人，または減少する危険性が高い個人

ハイリスク群 High-Risk Populations

- 手術中の状態
- 手術後の状態
- 治療や検査によるいずれかの動脈へのカニューレ挿入後，特に大腿動脈穿刺によるカニューレ挿入した個人には，後腹膜出血の危険性がある。
- アナフィラキシーショック
- 外傷
- 出血性疾患や出血による機能障害の病歴
- アスピリンや NSAIDs（非ステロイド性抗炎症薬）の OTC 医薬品（市販薬）を含む抗凝固薬の使用
- 慢性的なステロイドの使用
- 肝機能障害を伴う個人のアセトアミノフェンの使用
- 貧血
- 肝疾患
- 播種性血管内凝固（DIC）
- 食道静脈瘤破裂
- 解離性動脈瘤
- 妊娠中の外傷
- 妊娠合併症（前置胎盤，奇胎妊娠，常位胎盤早期剥離）
- 血栓溶解療法

共同アウトカム Collaborative Outcomes

個人は，出血の初期徴候や症状についてモニタリング（継続観察）を受け，必要であれば，生理学的安定性を取り戻すための共同介入を受ける。

■生理学的安定性の指標

- 意識清明，見当識正常，不穏なし
- 尿量＞0.5 mL/kg/時
- 好中球 60～70%
- 赤血球

763

- 男性：$450\sim590\times10^4/\mu L$
- 女性：$420\sim540\times10^4/\mu L$
- 血小板 $150\sim400\times10^3/\mu L$
- 点状出血なし，紫斑なし
- 歯肉出血なし，鼻出血なし
- 通常月経
- 頭痛なし
- 視界明瞭
- 正常な筋肉の協調，顔面の対称性および筋力
- 脾臓の肥大なし
- 危険因子の低減を認める。
- 感染の初期徴候・症状に関連すること
  - 酸素飽和度＞95％
  - 洞調律
  - 胸部痛なし
  - 生命にかかわる律動異常なし
  - 皮膚は常温，適度の乾燥状態，通常の皮膚の色調（人種に適切な色調）
  - 脈拍：リズム正常，脈拍数 60〜100 回/分
  - 呼吸数 16〜20 回/分
  - 血圧＞90/60 mmHg，＜140/90 mmHg，MAP（平均動脈圧）＞70 mmHg，または中心静脈圧（CVP）＞11 cmH_2O
  - 尿量＞0.5 mL/kg/時
  - 血清 pH7.35〜7.45
  - 血清 $Paco_2$（二酸化炭素分圧）35〜45 mmHg
  - 肺疾患の病歴がない個人の Spo_2（経皮的動脈血酸素飽和度：パルスオキシメータを使用して測定）目標値＞95％
  - 呼吸音：新たな異常呼吸音（ラ音）の徴候なし
  - 頸静脈怒張（JVD）なし

介入と論理的根拠 Interventions and Rationales

■ 体液の状態をモニタリングし，以下をアセスメントする

- 摂取量（非経口的および経口的）
- 排泄量とそのほかの喪失量（尿，ドレナージ，嘔吐）：経鼻胃管（NG チューブ）
- 尿量を毎時モニタリングする。

根拠：血液量の減少は腎臓への血液循環量を減らし，糸球体濾過率（GFR）を低下させる。その結果，尿量減少を引き起こす。腎臓への血液量が通常の20〜25％より少なくなると虚血損傷が生じる（Grossman & Porth, 2014）。尿

量の減少は出血／循環血液量減少の初期徴候である。

■ 現場での出血の徴候や症状をモニタリングする

- 外皮系：
  - 点状出血
  - 斑状出血
  - 血腫
  - 静脈穿刺部からの毛細管出血
  - 上腕／脚のチアノーゼ斑
- 手術創部からの出血の増加
- 眼と耳：
  - 視力障害
  - 眼窩周囲浮腫
  - 結膜下出血
  - 耳痛
- 鼻，口および咽喉：
  - 点状出血
  - 鼻血
  - 圧痛または歯肉出血
- 心肺系：
  - 水泡音（ラ音）と喘鳴
  - 喘音と呼吸困難
  - 頻呼吸とチアノーゼ
  - 喀血
- 消化管（GI）系：
  - 疼痛
  - 血液の混じった便／吐瀉物
  - 直腸周辺部位での出血
  - 便潜血
  - 黒色便
- 泌尿生殖器系：
  - 過多月経
  - 尿量減少
- 筋骨格系：
  - 関節痛
- 中枢神経系：
  - 精神状態の変化
  - めまい
  - 発作
  - 不穏状態

■ ショックの徴候と症状をモニタリングする

- 正常または軽度の血圧低下を伴う脈拍数の増加，脈圧の低下：平均動脈圧（MAP）の低下
- 尿量＜0.5 mL/kg/時
- 不穏状態，興奮状態，精神機能（知的活動性）の低下
- 呼吸数の増加，口渇
- 末梢脈拍の微弱・減少
- 皮膚の冷感，蒼白さ，湿潤，またはチアノーゼ
- 酸素飽和度（SaO_2，SvO_2）の低下：肺動脈圧の低下，右心房圧の低下，楔入

出血の合併症リスク状態

圧の低下，心拍出量の減少／心係数の低下

- ヘモグロビン／ヘマトクリット値の低下
- 中心静脈圧の低下
- 毛細血管再充満時間＞3秒（組織灌流の不具合）

根拠：循環血液量の減少に対する代償反応は，心拍数と呼吸数を増加させ酸素供給量を増加すること，そして末梢循環を低下させることを目的とする（末梢動脈の脈拍の微弱・減少と皮膚の冷感などが出現する）。脳に供給される酸素が減少すると精神機能に変調を来す。腎臓への循環が低下することにより尿量は減少する。重度の出血の場合はヘモグロビン値およびヘマトクリット値が低下する（Grossman & Porth, 2014）。

■ ショックを起こした場合，禁忌（例：頭部外傷）でない限り，個人を仰臥位にする

根拠：この体位は，血液を心臓へ戻す力（前負荷）を増大させる。

- IVラインを挿入する：輸血や大量の輸液が予想される場合は，太いカテーテルを使用する。ショックに対しては，適切なプロトコールを開始する（例：血管収縮薬の投与）。

根拠：末梢抵抗を高めて血圧を上昇させることがプロトコールの目的である。

- 出血の徴候を示しているアセスメントデータとともに医師や上級看護師に連絡する。尿量＞0.5 mL/kg/時を維持するのに十分な速度で体液の喪失を補充する（例：生理食塩水，乳酸リンゲル液）。

根拠：この処置は，腎組織循環を最大限に増加促進する。

■ 手術部位を観察し，出血や裂開，内臓突出の有無をチェックする

根拠：注意深くモニタリングすることが，合併症の早期発見につながる。

■ 咳嗽，くしゃみ，嘔吐の際には，手術創に枕を当てて支えるよう指導する

根拠：押さえると圧が創周囲に均等にかかるので，縫合線上に加わる力を軽減させることができる。

■ 抗凝固療法ないしは血栓溶解療法を行っている場合，以下をモニタリングする

- 挫傷，鼻出血
- 歯肉出血
- 血尿
- 激しい頭痛
- 赤色または黒色便

根拠：抗凝固療法による抗凝固薬の作用で凝固時間が延長すると，身体のいずれの部位においても突発性出血を起こす可能性がある。血尿はよくみられる徴候である。

■ IVアクセス装置（例：IVライン，IVアクセス装置の長期間留置）からの出血の徴候をモニタリングする

- 刺入部の血腫
- 刺入部の出血

根拠：出血は刺入の数時間後（血圧が正常に戻り，刺入部に新たに形成された血餅に加わる圧力が高まった後）に起こる可能性がある。また，感染による血管のびらんに続発する出血もしばらく時間が経過したあとに生じる可能性がある。

■ 個人の動作と活動を最小限に制限する

根拠：これは組織が必要とする酸素量を減少させるのに役立つ。

■ 不安を軽減することができるように安心感の提供，簡単な説明，精神的支援を提供する

根拠：強い不安により代謝に必要な酸素消費量が増加する。

■ 適応があれば酸素投与を行う

根拠：血液量が減少すると循環酸素濃度は低下する。

出血の合併症リスク状態　　767

心拍出量減少の合併症リスク状態

Risk for Complications of Decreased Cardiac Output

定義 Definition

　心臓が拍出する血液量が不十分なため，組織や器官が必要とするだけの血液供給量が不足しているか，またはその危険性が高い個人の状態

　心拍出量減少は心臓血管ケアに特に焦点を当てた個人や環境でのみ起こる現象ではない。心臓血管集中治療室において一般的であるだけではなく，回復室や心原性疾患でない個人の治療を行う他領域集中治療室でもよくみられる。著しい心拍出量減少は生命を脅かす状況であり，初期の介入のためのリスク型看護診断を開発する必要性が示されている（Pereira de Melo et al., 2011）。

ハイリスク群 High-Risk Populations

- 急性冠症候群
- うっ血性心不全
- 心原性ショック
- 高血圧
- 心弁膜症
- 心筋症
- 心タンポナーデ
- 低体温症
- アナフィラキシー
- 拡張型心筋症
- 連鎖球菌中毒性ショック症候群
- 重篤な下痢
- 全身性炎症反応症候群（SIRS）
- 大動脈の縮窄
- 慢性閉塞性肺疾患（COPD）
- 褐色細胞腫
- 慢性腎不全
- 成人呼吸窮迫症候群（ARDS）
- 低血圧／血液量減少（例：術後や重度の出血や熱傷による）
- 徐脈
- 頻拍（頻脈）

共同アウトカム　Collaborative Outcomes

　個人は，心拍出量の低下の初期徴候や症状についてモニタリング（継続観察）を受け，必要であれば，生理学的安定性を取り戻すための，共同介入を受ける。

- ■生理学的安定性の指標
  - ●意識清明，見当識正常，不穏なし
  - ●酸素飽和度＞95％
  - ●洞調律
  - ●胸部痛なし
  - ●生命にかかわる律動異常なし
  - ●皮膚は常温，適度の乾燥状態
  - ●通常の皮膚の色調（人種に適切な色調）
  - ●脈拍：リズム正常，脈拍数 60〜100 回/分
  - ●呼吸数 16〜20 回/分
  - ●血圧＞90/60 mmHg，＜140/90 mmHg，MAP（平均動脈圧）＞70 mmHg，または中心静脈圧（CVP）＞11 cmH$_2$O
  - ●尿量＞0.5 mL/kg/時

介入と論理的根拠　Interventions and Rationales

- ■心拍出量減少／心係数低下の徴候と症状をモニタリングする
  - ●脈拍数の増加，減少および／またはリズム不整
  - ●呼吸数増加
  - ●血圧低下，血圧上昇
  - ●異常心音
  - ●異常呼吸音（水泡音，ラ音）
  - ●尿量減少（＜0.5 mL/kg/時）
  - ●精神機能の変化
  - ●皮膚の冷感，湿潤，チアノーゼ，斑点形成
  - ●毛細血管再充満時間の遅延
  - ●頸静脈怒張
  - ●微弱な末梢動脈の脈拍
  - ●肺動脈圧の異常
  - ●腎動脈圧の異常
  - ●混合静脈血酸素飽和度（Sv$_{O_2}$）の低下
  - ●心電図の変化
  - ●律動異常
  - ●動脈血酸素飽和度（Sa$_{O_2}$）低下

心拍出量減少の合併症リスク状態　769

● 中心静脈血酸素飽和度（Scvo₂）低下

根拠：心拍出量／心係数が低下することにより，組織の代謝に必要な消費量を満たすために必要な酸素を含んだ血液が不足する。循環血液量の減少により腎臓の灌流が低下する。それに伴い，四肢の循環低下の代償反応により組織循環が低下し，脈拍数と呼吸数の増加が引き起こされる（Grossman & Porth, 2014）。脳の灌流低下が精神機能の変調を起こすことがある。下肢などにおける血管収縮と静脈うっ血により，皮膚と脈拍に変化が生じる。

■ 尿量を綿密に毎時間ごとにモニタリングする

根拠：血液量の減少は腎臓への血液循環量を減らし，糸球体濾過率（GFR）を低下させる。その結果，尿量減少を引き起こす。腎臓への血液量が通常の20〜25％より少なくなると虚血損傷が生じる（Grossman & Porth, 2014）。尿量の減少は出血／循環血液量減少の初期徴候である。

■ 心室機能に影響を及ぼす問題の根本的な病因に応じて，適切なプロトコールや作業規程を開始する

根拠：看護管理は病因によって異なってくる（例：循環血液量減少の場合は前負荷を増加する援助手段，心室収縮機能障害の場合は前負荷を低下する援助手段）。

■ 心室機能障害がない限り，下肢を心臓の高さより高く挙上させる

根拠：この体位は前負荷を増大させ心拍出量を増加させるのに役立つ。

■ 活動前後（例：食事，入浴）に休息をとるような方法により個人の体力を温存できるよう援助する

根拠：十分適切な休息をとると酸素消費量が減少し低酸素（症）のリスクが低下する。

■ 循環血液量減少，敗血症，不整脈などによって心拍出量が減少している場合

● それぞれの「共同問題」の項を参照のこと（▶ p.784, 787, 759）。

コンパートメント症候群の合併症リスク状態

Risk for Complications of Compartment Syndrome

定義 Definition

　通常，前腕や下肢において筋膜などで区切られた限られた区画で組織圧が上昇し，循環障害や機能不全につながる状態にある個人

　腹部コンパートメント症候群（ACS）は外科的緊急性がある。コンパートメント症候群は内圧が 12 mmHg 以上の状態が続く，または 12 mmHg 以上に達している状況が反復されていれば腹部にも起こりうる（腹腔内圧上昇：IAH）（Stracciolini & Hammerberg, 2014）。

ハイリスク群 High-Risk Populations

　コンパートメント内圧上昇の前提条件には，体液増量に対する代償のため組織容量を十分に拡張できない筋膜構造がある。

■ 内的要因
- 骨折
- 筋骨格の手術
- 損傷（挫滅，電気的，血管性）
- アレルギー反応（蛇，昆虫の咬傷）
- 重度の浮腫
- 熱傷
- 血管閉塞
- 筋肉内出血
- 極めて激しい運動，特に変わった運動（加圧状況下での伸展）
- 蛋白同化ステロイド（筋肉増強剤）

■ 外的要因
- IV 輸液の溢出
- 診断や治療のための血管へのカニューレ挿入：
  - ギプス
  - 止血帯の長時間の使用
  - きつい包帯類
  - 筋膜に無理な緊張がかかる創閉鎖
  - 手術中の体位
  - 長時間四肢を横たえること
- 薬物乱用（動脈注入：Stracciolini & Hammerberg, 2014）

共同アウトカム　Collaborative Outcomes

　個人は，コンパートメント症候群の初期徴候や症状についてモニタリング（継続観察）を受け，必要であれば，生理学的安定性を取り戻すための共同介入を受ける。

■生理学的安定性の指標

- 末梢（足）脈拍2+，同一
- 毛細血管再充満時間＜3秒
- 四肢の皮膚温が体温程度の温かさになる。
- 感覚異常（麻痺・しびれ感）や刺痛（チクチクする）の愁訴はない。
- 腫脹が最小限度にとどまる。
- 足趾または手指を動かすことができる。

介入と論理的根拠　Interventions and Rationales

■個人／家族に特定の質問や検査の理由を説明する

　根拠：外傷をもつ個人の神経血管性機能における変化を診断するのは難しい。したがって，かかわる人との協働が有用となるだろう。

■コンパートメント症候群の特有の徴候をアセスメントする（Shadgan et al., 2010；Stracciolini & Hammerberg, 2014）

- 刺痛または激痛—しびれの愁訴

　根拠：概して感覚の低下は運動能力の低下より先に起こり，コンパートメントに含まれている末梢に現れる。

- 傷に比例しない疼痛，薬物により緩和されない疼痛
- 影響を受けているコンパートメントでの筋肉の他動的な伸展時または指趾の過伸展に伴う疼痛（初期所見）

　根拠：筋肉の他動的な伸展は筋コンパートメントを減少させるので疼痛が増強する。影響を受けているコンパートメントでの筋肉の他動的な伸展に対する疼痛は，腹部コンパートメント症候群（ACS）において注意すべき初期徴候であると広く述べられている（Stracciolini & Hammerberg, 2014）。

- 上腕または脚に新たに起こり持続する深部痛
- 四肢における電気様疼痛

　根拠：疼痛と感覚異常〔刺痛（チクチク）〕は神経の圧迫を示し，筋コンパートメント内圧の上昇を示す。

- 四肢の挙上で増強する。

　根拠：これはコンパートメント内圧を高める。

- 関与しているコンパートメントまたは四肢は緊張しており，触診では温もりを感じる。
- 皮膚はこわばり光沢をおびている。

- 後期の徴候／症状：
  - 末梢での脈拍の減弱または消失
  - 皮膚が蒼白く冷感がある。
  - 蒼白い，グレーまたは白色化した皮膚色

  根拠：動脈閉塞がこれらの後期の徴候を生み出す。
  - 毛細血管再充満時間の遅延（＞3秒）

  根拠：毛細血管再充満時間の遅延，皮膚に蒼白さ，斑状，またはチアノーゼが現れていることは毛細血管血流が妨げられていることを示す。
  - 患側の四肢を動かすときに脱力症状
  - 関節または手指／足趾を動かすことができない状態の進行
  - 脈拍なし

  根拠：動脈血循環の減少により脈拍が消失する。

■ **コンパートメント症候群の検査所見を検討する**
  - 白血球数と赤血球沈降速度値の上昇

  根拠：これらの上昇は重度の炎症反応の結果である。
  - 血清 pH の低下

  根拠：これはアシドーシスによる組織の損傷を反映している。
  - 体温の上昇

  根拠：組織が壊死していることによる。
  - 血清カリウムの上昇

  根拠：細胞の損傷によりカリウムが放出される。

■ **最初の 24 時間は少なくとも 1 時間ごとに神経血管機能をアセスメントする**

  根拠：診断の遅れは個人にとっての予後不良となる最も重要な要因である。

■ **いつもと異なる感覚，新たな感覚，異常な感覚，が出現した場合には報告するよう指導する（例：刺痛やしびれ，足趾や手指の運動障害など）**

  根拠：損傷の早期発見は組織の壊死や恒久的損傷を防ぐことができる。

■ **個人の意識がない場合や強い鎮静薬を投与されている場合，また苦痛を訴えることや感覚を伝えることができない場合には，集中的なアセスメントが必要である**

  根拠：恒久的な神経損傷は神経圧迫後 12〜24 時間で起こりうる。

■ **疼痛を管理するための投薬に効果がみられない場合（例：「鎮痛薬がもはや効かない」と報告する場合），コンパートメント症候群を考慮する**

  根拠：オピオイドは神経血管性疼痛には非効果的である（Pasero & McCaffery, 2011）。

■ **コンパートメント症候群の徴候が出現した場合**
  - 過度の四肢の挙上とアイスバッグの使用を中止する。
  - 四肢を心臓の高さより低い位置に保つ。

  根拠：これはコンパートメント内の血流を改善する。

コンパートメント症候群の合併症リスク状態

● 拘束性の高いドレッシングやスプリントを緩める。

根拠：挙上や外部の装具が循環を妨げる。

■ プロトコールに従って鼻から酸素を吸入する

根拠：機能を損なっている組織の酸素化が改善される。

根拠：即時の医師による診察により具体的にどの介入が必要かを決定する〔例：コンパートメント内圧の測定，緊急手術（筋膜切開術），ギプス，スプリントの除去〕。コンパートメント圧の測定は携帯型圧力計（マノメータ，例：ストライカーデバイス），単針圧力計システム（simple needle manometer system）またはウィック（wick）カテーテルまたはスリットカテーテル手法で測定される。

● 臨床上の留意点

医師，医師助手（PA）または上級看護師に，個人からアセスメントされた神経血管の変化について，評価を行う必要性があることを即座に報告する（Stracciolini & Hammerberg, 2014）。

■ プロトコールに従ってコンパートメント内圧をモニタリングし記録する。内圧の上昇を迅速に報告する

根拠：「通常の組織コンパートメントの内圧は 0〜8 mmHg の範囲である。腹部コンパートメント症候群（ACS）関連の臨床所見は一般的に組織圧の程度に影響を受ける。コンパートメント内の組織圧は身体組織の血圧に達する程度に関連がある。毛細血管の血流は組織圧が平均動脈圧 25〜30 mmHg の範囲に上昇する場合に障害される」（Stracciolini & Hammerberg, 2014）

● 臨床上の留意点

外傷ケアにかかわる多くの外科医は腹部コンパートメント症候群（ACS）の存在を確定するために体循環圧とコンパートメント内圧との間の差異に基づく閾値を利用する。多くの関係者はこのアプローチに同意見であり，拡張期圧とコンパートメント内圧の差（デルタ圧）が 30 mmHg 以下の場合には腹部コンパートメント症候群（ACS）を診断する閾値として利用されることが示唆される。デルタ圧は拡張期圧からコンパートメント内圧を差し引いて示される。多くの臨床医は 30 mmHg デルタ圧を利用して筋膜切開術が必要かどうかを決定するが，差異 20 mmHg を利用する人もいる（Stracciolini & Hammerberg, 2014）。

■ 少なくとも 0.5 mL/kg の割合で注意深く水分補給を維持する

根拠：筋壊死または横紋筋融解症は腎臓にミオグロビンが蓄積されることにつながり，それにより横紋筋融解症の個人の 50% 弱もの人が急性腎不全を引き起こす（Mabvuure, Malahias, Hindocha, Khan, & Juma, 2012）。

■ 心臓血管と腎臓の状態を継続観察する：脈拍数，呼吸数，血圧，および尿量

根拠：体液 8 L が四肢に滲出し循環血液量の減少を引き起こし，腎機能が低下し，ショックを引き起こす可能性がある。

深部静脈血栓症の合併症リスク状態

Risk for Complications of Deep Vein Thrombosis

定義 Definition

うっ血，血管壁損傷，凝固異常により静脈的に血栓が形成されている個人および／または血栓，空気ないし脂質塞栓により肺動脈に1か所以上の閉塞を生じているか，または生じる危険性の高い個人

ハイリスク群 High-Risk Populations（Barbar et al., 2010 ; Lip & Hull, 2014）

- 進行性がん（3）
- 深部静脈血栓症（DVT）または肺血栓塞栓症（PE）の既往（3）
- 72時間を超える体動制限（3）
- 既知の血栓形成の病態（3）〔例：多血（赤血球増加）症，血液疾患〕
- 白色人種における第Ⅷ因子の高値（Payne, Miller, Hooper, Lally, & Austin, 2014）
- 黒色人種における第Ⅷ因子およびフォン・ヴィレブランド因子（第Ⅷ R因子）の高値（Payne, et al., 2014）
- 最近受けた外傷／手術（2）
- 高齢（70歳以上）（1）
- BMI＞30（1）
- 急性の冠動脈の虚血性発作（1）
- 急性の感染および／またはリウマチ（1）
- 継続中のホルモン療法（1）
- 心臓／呼吸器不全（1）
- 年齢（40歳以降はリスクが上昇する）
- 骨折（特に股関節，骨盤，下肢）
- 静脈の化学的刺激
- 手術過程（術前，術中，さらには術後を合わせた全過程）において全身麻酔と30分を超える不動状態を伴う主要な手術，特に腹部，骨盤，下肢に関係する手術
- 整形外科（股関節／膝関節），泌尿器科，婦人科の手術
- 静脈不全の既往
- 拡張蛇行静脈（静脈瘤）
- 炎症性腸疾患
- 妊娠

共同問題

Ⅲ

- 弁機能不全
- 全身性エリテマトーデス
- 中心静脈カテーテル留置
- ネフローゼ症候群

　これらの危険因子は深部静脈血栓に関する Padua リスク予測アセスメントにて提示されている。Padua スコアは上記リスク項目 4 点以上でハイリスク個人となる（Barbar et al., 2010）。

■空気塞栓症
- 中心静脈への挿入または除去，中心静脈ラインのシースのチューブ交換，操作，または分離

■脂肪塞栓症（Eriksson, Schultz, Cohle & Post, 2011）
- 骨折：単純骨折は開放骨折より塞栓を生じやすい。長骨，骨盤，および肋骨の骨折はより多くの塞栓を引き起こし，胸骨や鎖骨の骨折は塞栓を起こしにくい。複雑骨折は塞栓を生じやすい。
- 整形外科の手術：一般的には，長骨，人工股関節全置換術，または人工膝関節置換術の骨髄内釘固定
- 著しい軟部組織損傷
- 心肺蘇生法（CPR）は死の原因となるかどうかにかかわらず乳頭状線維弾性腫（PFE）の高発生と関連がある（Eriksson, 2011）。
- 重度の熱傷
- 骨髄生検

　非外傷性の環境がときに脂肪塞栓を引き起こす。これらは以下に関連した状態を含む：
- 脂肪吸引術
- 脂肪肝
- 長期のステロイド療法
- 急性膵炎
- 骨髄炎
- 骨梗塞を引き起こす状態，特に鎌状赤血球症

CARPENITO MEMO

　90％を超える肺塞栓症（PE）の事例では血栓は脚の深部静脈から生じている。深部静脈血栓症（DVT）は肉体的に苦痛を生じるものではあるが，静脈炎後症候群などの長期にわたる合併症や近位静脈血栓をもつ多くの個人においてみられる脚の慢性潰瘍になりうる回避可能な状況である。PE はいまだに病院での死亡原因のうちの最もよくみられる予防可能な原因である（Lip & Hull, 2014）。

　脂肪塞栓症候群（FES）の発生は 1〜29％の範囲にある。脂肪塞栓は長骨の骨折を経験しているすべての個人に起こるが，全身性機能不全になる個人は少な

く，特に皮膚，脳および肺の機能不全の三主徴が FES として知られている（Eriksson, 2011）。

共同アウトカム Collaborative Outcomes

個人は，(a)深部静脈血栓症と(b)肺塞栓症の初期徴候や症状についてモニタリング(継続観察)を受け，必要であれば，生理学的安定性を取り戻すための共同介入を受ける。

■生理学的安定性の指標

- 下肢痛なし(a)
- 下肢浮腫なし(a)
- 皮膚温や皮膚の色調に変化なし(a，b)
- 急性の呼吸困難，不穏状態，精神機能の低下，不安なし(b)
- 突発的な胸部の激痛なし(b)
- 脈拍：整リズム，脈拍数 60〜100 回/分(b)
- 呼吸数 16〜20 回/分(b)
- 血圧＞90/60 mmHg，＜140/90 mmHg，MAP(平均動脈圧)＞70 mmHg，または中心静脈圧(CVP)＞11 cmH$_2$O
- 呼吸音：新たな異常呼吸音(ラ音)の徴候なし(b)
- 頸静脈怒張(JVD)なし(b)

介入とその根拠 Interventions and Rationales

■プロトコールごとに予防と施設内防御のためのスクリーニングをする

- ハイリスクの個人の低用量ヘパリン／抗凝固療法に関しては医師または上級看護師に相談をする。

  根拠：ヘパリン療法は血小板の接着性を低下させ，塞栓症のリスクを下げる。血栓がある場合，治療目標は血栓が凝血塊となるのを防ぎ新たな血栓を予防することである。

■静脈血栓症の状態をモニタリングする

- 末梢脈拍が減少または消失する。

  根拠：循環が不十分なことにより疼痛や末梢脈拍の減少が引き起こされる。

- 異常な熱感，発赤や冷感，チアノーゼ：下肢の腫脹の増大

  根拠：異常な熱感や発赤は炎症を示す。冷感とチアノーゼは血管閉塞の徴候である。

- 下肢の疼痛の増強

  根拠：下肢の疼痛は組織の低酸素(症)から起こる。

- 頻脈および／または意識を失いそうになる。
- 呼吸困難を伴う突発的な胸部激痛

深部静脈血栓症の合併症リスク状態　777

根拠：これらの所見は血栓が肺へ移動していることを示している場合がある〔肺塞栓症（PE）〕。

●臨床上の留意点

個人に付き添い緊急対応チーム（RRT）に連絡する。

■ **処方があれば段階的圧迫機能をもつ弾性ストッキング（GCS）の使用を継続する**

根拠：これらの弾性ストッキングは穏やかに圧を加え血液灌流を促進させ，血栓を予防するのに役立つ。これらは手術や抗凝固療法の開始前に使用すべきである（Lip & Hull, 2014）。

■ **すべての個人は入院の際に静脈血栓塞栓症（VTE）のリスクのアセスメントを受けるべきである**（Institute for Clinical System Improvement [ICSI], 2008; Partnership for Patient Care, 2007）

根拠：抗凝固療法を受けるという決定は個別に考慮されるべきであり，またVTE予防の利点は出血のリスクに対して慎重に比較検討されるべきである。

■ **抗凝固療法に対する禁忌についてアセスメントする**（Lip & Hull, 2014）

  ● 絶対禁忌
    • 出血，重度の出血素因（出血傾向）
    • 血小板値$<5.0×10^4/\mu$L
    • 最近行われた，計画されている，または緊急の手術／処置
    • 大外傷
    • 頭蓋内出血の既往

  ● 相対禁忌
    • 多数の消化管毛細血管拡張症による再発性出血
    • 頭蓋内腫瘍または脊椎腫瘍
    • 血小板値$<15.0×10^4/\mu$L
    • 重度の高血圧を伴う大きな腹部大動脈瘤，安定している解離性大動脈瘤

  ● さらに高齢な個人において追加された相対的な禁忌（例：>65歳）
    • 複数回の転倒の既往や出血のリスクを高める1つ以上の因子の存在を含む。

  根拠：このような個人は出血のハイリスクまたは出血が起こる破滅的結果のハイリスク状態にある。結果的に，この集団における抗凝固療法の選択決定を下す際には深部静脈血栓症予防の利点が出血リスクに対して慎重に比較検討できるように一層注意を払うべきである（Lip & Hull, 2014）。

■ **肺塞栓の徴候と症状をモニタリングする**（Grossman & Porth, 2014）

  ● 突発的な胸部の激痛
  ● 呼吸困難，不穏状態，チアノーゼ，精神機能（知的活動性）の低下，または不安
  ● 酸素飽和度の低下

- 頻脈
- 頻呼吸（Shaughnessy, 2007）
- 頸静脈怒張
- 低血圧
- 実質の疾患なしの急激な右室肥大（胸部 X 線）
- 錯乱状態
- 心律動異常（致命的になりうる）
- 微熱
- 血液混じりの喀痰を伴う咳嗽
- 胸膜摩擦音または新たな雑音（Shaughnessy, 2007）
- 水泡音（ラ音）

根拠：肺動脈の閉塞が遠位肺への血液循環を妨げると低酸素（症）の状態を起こす。

■ **もしこれらの発現があれば迅速にショックのプロトコールを開始する**
- IV ラインを挿入する（治療，輸液管理）
- プロトコールに従って輸液療法を行う。
- 膀胱内留置カテーテル（フォーリーカテーテル）の挿入（排尿量から体液量をモニタリングする）
- 心電図と侵襲的血流測定のモニタリングを開始する（律動異常の検出と治療指針とする）。
- 病棟のプロトコールを開始する。
- さらなる介入については「循環血液量減少の合併症リスク状態」の項を参照（▶ p.785）
- 血管造影および／または肺血流スキャン（シンチグラフィー）のための準備をする（診断の確定と無気肺の程度の検出のため）。

根拠：重症広範型肺塞栓症による死亡は通常出現から最初の 2 時間で起こると言われているため，迅速な介入が極めて重要となる。

■ **酸素療法を開始する。酸素飽和度をモニタリングする**

根拠：この療法は循環酸素濃度を急速に高めるため

■ **血栓予防の対策手段を提供する**
- 尿比重，摂取量／排泄量，体重，血清重量オスモル濃度を基に，水分補給状態を評価する。適切な水分補給を確保するための措置を講じる。

根拠：血液の粘性と凝固性が高まり心拍出量が減少することは血栓形成の誘因となることがある。

- 個人に下肢の等張性収縮運動を指導する。1 時間ごとに膝と足首を屈曲させる。

根拠：この運動によって静脈還流が促進される。

- できるだけ早期に少なくとも 5 分間の歩行を開始する。下肢を下げて椅子

深部静脈血栓症の合併症リスク状態 **779**

に長時間座位をとり続けないようにする。

根拠：歩行により下肢の筋肉を収縮させると静脈ポンプが刺激され，うっ血が軽減される（ICSI, 2008；Lip & Hull, 2014）。

● 患側の下肢を心臓より高い位置に挙上する。

根拠：この体位は静脈還流を促進し，間質性の腫脹の軽減に役立つ可能性がある。

● 禁煙する。

根拠：ニコチンは血管痙攣を引き起こす可能性があるため

CARPENITO MEMO

2002 年に National Quality Forum が要報告重大事象 Serious Reportable Event（SREs）を作成・承認し，2006 年に改訂した。SREs として認められたものは 28 事象あり，また「絶対に起こしてはならない事象」とも呼ばれている。「リストにあげられている事象はおおむね予防可能であり，重大な過誤であって公共の保健医療職者の懸念事象であり，注意深い調査を保証し公共の報告を義務とすることを目標とするべきである」（National Quality Forum, 2006）。28 事象のうちの 1 つには，施設内でケアを受けている最中に起こる血管内空気塞栓に結びついた死または重篤な障害がある。

■ **空気塞栓症の予防のために**（Weinhouse, 2016）

● 個人に起こりうることやなぜ特定の指示に従うことが重要かを説明する。

根拠：中心静脈ライン除去中の体位は，空気塞栓を防ぐためにも重要な介入となる。

● 手指衛生を実行し，清潔な手袋を装着する。ドレッシング材を注意深く取り除き，手袋とともに廃棄する。手指衛生の実行と滅菌処理された手袋の装着を繰り返す。

● 発赤，腫脹，または排膿といった合併症の根拠となるカテーテル挿入部位についてのアセスメントを行う。これらの徴候がみられた際には，医師に報告すること。医師から培養の指示があるかもしれない。施設方針に従い，当該部位を清潔にし，できればクロルヘキシジンを用いると望ましい。

● 誤ってカテーテルを切断する事態にもなりかねないため，IV アクセス装置の近くではさみを使ってはいけない。

● カテーテルの安全装置を除去する。

● 中心静脈カテーテルの挿入やチュービングを交換する前に個人を仰臥位またはトレンデレンブルグ体位とし，ヴァルサルヴァ手技を行うことを説明する。深呼吸し強制呼気をするよう指示し，排便するかのように下方への圧をかける。個人にその内容を示す。個人が強制呼気をする際にカテーテルを取り除く。

- 個人が処置に協力できない場合，呼吸サイクルの一部で陽圧をかけるようにする(Luettel, 2011；*Lynn-McHale Wiegand, & Carlson, 2005)。
  - 自発呼吸：呼気
  - 人工呼吸器：吸気

根拠：これらが胸郭内圧を高め，カテーテルに空気が侵入するのを防ぐ。

■中心静脈カテーテル抜去のプロトコールに従う

- カテーテルを取り除いた後，個人に普通に呼吸するよう伝える。出血が止まるまで滅菌ガーゼで圧迫する(O'Dowd & Kelle, 2015)。
- 遅延空気塞栓を防ぐために挿入部位に滅菌した閉鎖性ドレッシングを当てる。
- カテーテルの長さと傷の有無をアセスメントし，滑らかさの情報を目視する。手袋を外し手指衛生を行う(O'Dowd & Kelle, 2015)。
- カテーテルを取り除いてから30分間は仰臥位のままでいるよう指導する(O'Dowd & Kelle, 2015)。
- 中心静脈カテーテル除去の日時を記載し，カテーテルの長さと欠損の有無，部位のアセスメント，個人の応答，看護介入に言及する(O'Dowd & Kelle, 2015)。
- 中心静脈カテーテルを取り除く際に抵抗が感じられる場合は，それより強く引っ張らない(O'Dowd & Kelle, 2015)。
- 吸入しているときに取り除いてはならない。空気閉塞性でないドレッシング材はいかなるものも適用してはならない。これは遅延空気塞栓のリスクを高めることになるからである(O'Dowd & Kelle, 2015)。

根拠：これらは挿入部位での空気侵入を防ぎ感染を防ぐのに役立つ。

■ドレッシング材やIVチューブ交換の際や，IV接合部が事故で外れてしまった際には，空気塞栓の徴候と症状の観察を行う

- 挿入部での吸引音
- 喘鳴
- 呼吸困難
- 胸骨下胸部痛
- 頻呼吸
- 不安

根拠：空気塞栓症はIVチューブ交換の際，偶発的に管が外れることで起こりうる。また，カテーテル挿入時，除去時，分離(例：鎖骨下ライン分が外れている間，深呼吸により200 mL もの空気を吸い込むことができる)の間に起こることがある。肺動脈系に空気が流入することで血液の流れを遮ることになり，結果的に影響が及ぼされた肺の領域の気管支収縮を引き起こすことになる。ルアーによる固定などを利用すると偶発的な分離を防ぐのに役立つ。

深部静脈血栓症の合併症リスク状態　　781

- ■ **空気塞栓が疑われる場合，緊急対応チーム（RRT）または 119 番通報するように。個人をそのままにしておかないようにする**
  - 100％の酸素を投与する。

  [根拠]：これにより窒素の拡散が促され，約80％のケースにおいては空気による塞栓を圧縮する。

  - 仰臥位にするか，またはトレンデレンブルグ体位をとらせて左側を向かせる。

  [根拠]：この体位は肺の弁から空気を逃がす。

  - 指示がある際には呼吸停止または心停止におけるプロトコールを開始する。

- ■ **脂肪塞栓症の合併症リスク状態**

CARPENITO MEMO

　脂肪塞栓は長骨の骨折のあるすべての個人に起こるが，ごく限られた個人は脂肪塞栓症候群として知られる皮膚，脳，肺の機能不全の全身性機能不全の症状を示す。脂肪塞栓症候群（FES）は典型的には受傷後 24〜72 時間に現れる。12 時間以内の早期や 2 週間も経過した頃にみられることはほとんどない。罹患した個人は典型的な三主徴候，低酸素血症，神経異常，点状出血発疹を示す（Weinhouse, 2016）。

---

❶脂肪塞栓の徴候と症状をモニタリングする

[根拠]：脂肪塞栓症候群（FES）が典型的に出現するのは，誘因となる受傷の 24〜72 時間後である。12 時間以内の早期や 2 週間も経過した頃にみられることはめったにない。個人は典型的な三主徴候，低酸素血症，神経異常，そして点状出血発疹を呈する。

- 低酸素血症，呼吸困難，頻呼吸が最も頻繁にみられる初期の所見である。急性肺傷害（ALI）または急性呼吸窮迫症候群（ARDS）といった症候群と区別しがたい症候群が発現する。長骨の骨折による脂肪塞栓症候群（FES）の個人のうちおよそ 1/2 は，重篤な低酸素血症を発現し人工呼吸器が必要である。

- 胸部の漠然とした疼痛を伴う，または伴わない息切れ。重篤度に従って，息切れや低酸素血症を増やす頻呼吸を伴う呼吸不全へと進展する。

- 熱：38.3℃ を超えることが多く，過度の頻脈

- 点状出血発疹：体幹，上腕，頸部，頬の粘膜，結膜の発疹は前面上部に主に広がる。通常一過性のものであり 24 時間を超えると消失する。

- 中枢神経系の症状，軽度の頭痛から重大な大脳の機能不全〔不穏，見当識障害，錯乱，痙攣発作，昏迷または昏睡まで多岐にわたる〕

- 腎：乏尿，血尿，無尿

- 30 回/分を超える頻呼吸

- 突発的な胸部痛の発生または呼吸困難
- 不穏，不安
- 錯乱状態

根拠：尿量減少(乏尿)を伴う嗜眠はほとんどが確定診断となる。脂肪塞栓症候群(FES)をもつ多くの個人に神経異常がみられる。それらは意識障害にいたる錯乱状態を来した場合において，典型的には呼吸困難の発現のあとに起こる(Weinhouse, 2016)。

- 39.4℃を超える体温
- 140回/分を超える脈拍の増加
- 点状出血発疹(術後12〜96時間)

根拠：これらの変化は低酸素血症の結果である。脂肪酸を攻撃する赤血球と血小板は微小凝集塊を形成し，脳のような重要な器官への循環を障害する。脂肪小滴が肺血管系を通過することにより，肺のコンプライアンス(伸展しやすさの指標)や換気血流比を低下させ，体温を上昇させる化学反応が引き起こされる。発疹は毛細血管の脆弱性から生じる。よくみられる部位は結膜，腋窩，胸部および頸部である(Weinhouse, 2016)。

- 受傷後の最初の3日間は骨折した四肢の動きを制限し最小限にする。

根拠：不動化により組織のさらなる外傷を最小限とし，移動による塞栓症のリスクを軽減させる(Weinhouse, 2016)。

- 適切な水分補給を促す。

根拠：炎症を起こす刺激性の脂肪酸を希釈することが，望ましい水分補給である(Weinhouse, 2016)。

- 水分摂取量／排泄量，尿の色，尿比重をモニタリングする。

根拠：これらのデータは水分補給状態を反映する。

循環血液量減少の合併症リスク状態

Risk for Complications of Hypovolemia

定義 Definition

　体液量減少に続発して細胞への酸素供給が不足し，老廃物を排出できない個人やその危険性が高い個人（例：出血，血漿喪失，嘔吐や下痢の長期化による）

　循環血液量減少ショックは，急な体液喪失を表し，不十分な循環血液量およびそれに続く不十分な灌流により最終的に多臓器不全に陥る。内科的もしくは外科的状況において急激に血液を喪失することにより最も頻繁に起こる。必要であれば「出血の合併症リスク状態」を参照する（▶ p.763）。

ハイリスク群 High-Risk Populations （Grossman & Porth, 2014）

- 手術中の状態
- 手術後の状態
- 治療や検査によるいずれかの動脈へのカニューレ挿入後，特に大腿動脈穿刺しによるカニューレ挿入した個人には，後腹膜出血の危険性がある。
- アナフィラキシーショック
- 外傷
- 出血〔例：外部（裂傷，銃創），内部（消化管，手術部位）〕
- 糖尿病性ケトアシドーシス（DKA），または高浸透圧性高血糖状態（HHS）
- 過度の消化管体液喪失（嘔吐，下痢）
- 過度の腎性喪失（利尿薬療法，高血糖に関連した浸透圧利尿）
- 過度の皮膚からの喪失（熱傷，暑熱環境への曝露，熱傷による皮膚の喪失，創傷）
- 乳児，小児，高齢者
- 急性膵炎
- 重度の熱傷
- 播種性血管内凝固（DIC）
- 尿崩症
- 腹水
- 腹膜炎
- 腸閉塞
- SIRS／敗血症
- 低ナトリウム血症

共同アウトカム Collaborative Outcomes

　個人は，循環血液量減少の初期徴候や症状についてモニタリング（継続観察）を受け，必要であれば，生理学的安定性を取り戻すための共同介入を受ける。

■ 生理学的安定性の指標

「心拍出量減少の合併症リスク状態」の項を参照（▶ p.769）

介入と論理的根拠 Interventions and Rationales

■ 必要に応じて体液の状態を毎時間モニタリングし，アセスメントする
　● 摂取量（非経口的および経口的）
　● 排泄量とそのほかによる喪失量（尿，ドレナージ，嘔吐），経鼻胃管（NGチューブ）

　根拠：血液量の減少は腎臓への血液循環量を減らし，糸球体濾過率（GFR）を低下させる。その結果，尿量減少を引き起こす。腎臓への血液量が通常の20〜25%より少なくなると虚血損傷が生じる（Grossman & Porth, 2014）。尿量の減少は出血／循環血液量減少の初期徴候である。

■ 手術部位をモニタリングし，出血や創裂開，内臓突出の有無を確認する
　根拠：注意深いモニタリングは，合併症を早期に発見することにつながる。

■ 咳嗽，くしゃみ，嘔吐の際には，手術創に枕を当てて支えるよう指導する
　根拠：押さえると，圧が創周囲に均等にかかるので，縫合線上にかかる力を軽減させることができる。

■ ショックの徴候と症状をモニタリングする
　● 正常または軽度の血圧低下を伴う脈拍数の増加，脈圧の低下，平均動脈圧の低下
　● 尿量<0.5 mL/kg/時（初期徴候）
　● 不穏状態，興奮状態，精神機能の低下
　● 呼吸数の増加，口渇
　● 末梢動脈の脈拍の微弱・減少
　● 皮膚の冷感，蒼白さ，湿潤，またはチアノーゼ
　● 酸素飽和度（SaO_2，SvO_2）の低下，肺動脈圧の低下，右心房圧の低下，楔入圧／閉塞圧の低下
　● ヘモグロビン／ヘマトクリット値の低下，心拍出量の減少／心係数の低下
　● 中心静脈圧の低下

　根拠：循環血液量減少に対する代償反応は，心拍数と呼吸数を増加することによって酸素供給量を増加すること，そして末梢循環を低下させることを目的とする（末梢の脈拍の微弱・減少と皮膚の冷感などが出現する）。脳への酸素供給量が減少すると，精神機能に変調を来す。腎臓への循環が低下することにより尿量は減少する。重度の出血の場合はヘモグロビン値およびヘマト

循環血液量減少の合併症リスク状態　　785

クリット値が低下する(Grossman & Porth, 2014)。

- ■ ショックを起こした場合，禁忌(例：頭部外傷)でない限り，個人を仰臥位にする

  根拠：この体位は，血液を心臓へ戻す力(前負荷)を増大させる。

- ■ プロトコールに従って IV ラインを挿入する。輸血や大量の輸液が予想される場合は，太いカテーテルを使用する

  - ● ショックに対して適切なプロトコールを開始する(例：血管収縮薬の投与，酸素療法)。

  根拠：末梢抵抗を高めて血圧を上昇させることがプロトコールの目的である。

- ■ 医師や医師助手(PA)，上級看護師と協力して，尿量>0.5 mL/kg/時を維持するのに十分な速度で体液の喪失を補充する(例：生理食塩水，乳酸リンゲル液)

  根拠：この処置は，腎組織循環を最大限に増加促進する。

- ■ 個人の動作と活動を制限する

  根拠：組織が必要とする酸素量を減少させるのに役立つ。

- ■ 不安を軽減することができるように安心感，簡単な説明，精神的支援を提供する

  根拠：強い不安により代謝に必要な酸素消費量が増加する。

全身性炎症反応症候群(SIRS)／敗血症の合併症リスク状態

Risk for Complications of Systemic Inflammatory Response Syndrome (SIRS)/Sepsis

CARPENITO MEMO

「すべてのショック症候群における初期治療は，個人がショックを起こす危険性があるかもしれない，という早期の認識である」。アレルギー反応はアナフィラキシーショックに進行する可能性がある。侵襲的ラインは感染源になりうる。

SIRS は敗血症症候群と言い換えることもできる。敗血症は SIRS を起こし得る一因である。SIRS は全身性炎症，臓器機能不全，また臓器不全に関連する生命を脅かす状態である。

定義 Definition

■SIRS の合併症リスク状態の定義

病原性細菌，ウイルス，菌類またはその毒素の存在に応答して起こる全身性炎症，臓器機能不全，臓器不全に関連する生命を脅かす状態にあるかその危険性の高い個人

微生物は血流中に存在する可能性もあるが存在していない可能性もある。SIRS は敗血症症候群と言い換えることもできる。敗血症は SIRS を起こし得る一因である。

■敗血症性ショックの合併症リスク状態の定義

循環量の喪失(循環血液量減少)や(細菌，ウイルスまたはその毒素などの)感染媒介体によって引き起こされる灌流障害，さらには組織灌流を減弱させ細胞の機能不全につながる状態にあるかその危険性の高い個人

ハイリスク群 High-Risk Populations

❶以下の状態にある個人
- 細菌感染(尿路，呼吸器，創傷)
- ウイルス感染
- 手術の合併症(消化管，胸部)
- 薬剤の大量投与
  - 熱傷，複数の外傷
  - 免疫抑制薬，AIDS
- 侵襲的なライン(尿路，動脈，気管内，または中心静脈カテーテル)
- 圧迫による潰瘍
  - 非常に回復が遅い創傷

共同問題

III

787

- 免疫減弱状態(移植，がん，化学療法，AIDS，肝硬変，膵炎)
- 糖尿病
- 極端な年齢(1歳未満および65歳以上の高齢)

共同アウトカム Collaborative Outcomes

　個人は，敗血症性ショックの初期徴候や症状についてモニタリング(継続観察)を受け，必要であれば，生理学的安定性を取り戻すための共同介入を受ける。

■生理学的安定性の指標

- 体温：36.7～37.5℃
- 脈拍：60～100回/分
- 毛細血管再充満時間：＜2秒
- 尿排泄量：＞0.5 mL/kg/時
- 尿比重：1.005～1.030
- 白血球：4.0～12.0×10^3/μL
- 未熟好中球：10%未満(バンドの形成)
- 活性化プロテインC(APC)：65～135 IU/dL
- 血小板数：150～400×10^3/μL
- プロトロンビン時間：11.0～13.5秒
- プロトロンビン時間国際標準比(INR)：1.5～2.5
- 部分トロンボプラスチン時間(PTT)：30～45秒
- 血清カリウム：3.5～5.0 mEq/L
- 血清ナトリウム：135～145 mEq/L
- 血糖(空腹時)：＜100 mg/dL
- 血清ラクトース値：1.0～2.5 mmol/L

介入と論理的根拠 Interventions and Rationales

■敗血症性ショックとSIRSをモニタリングする(Halloran, 2009)

- 尿量＜0.5 mL/kg/時

根拠：ナトリウムが細胞へと移動すると，水分を細胞内に流入させるので尿排出量が減少する。腎臓への循環量が減少すると嫌気性代謝から生じる毒素を解毒する能力が低下する。

- 体温が38℃より高いか36℃未満
- 心拍数が90回/分

根拠：心拍数が多いと脳，心臓および腎臓に循環する血液が減少する。

- 圧受容器の刺激，およびカテコールアミンの放出により，心拍数／心拍出量が増加し，さらには血管収縮を促進する。

●高カリウム血症

根拠：カリウムはナトリウムと一緒に細胞に移動し，神経，心臓血管，筋細胞機能を阻害する。

●血圧低下

根拠：細胞への水分流入は循環血液量減少を引き起こす。

●20回/分を超える呼吸

根拠：嫌気性代謝は酸素循環を減少させる。身体は呼吸数を増加させ酸素を増やそうとする。

●高血糖

根拠：肝臓と腎臓は，アドレナリン，ノルアドレナリン，コルチゾール，グルカゴンの放出に応じてグルコースを産生する。嫌気性代謝はインスリンの効果を減少させる。インスリン耐性は多臓器不全，院内感染，腎障害の一因となる(Grossman & Porth, 2014)。

●$12.0×10^3/\mu L$ より多いか，または $4.0×10^3/\mu L$ 未満の白血球，または10%の未熟好中球の存在

根拠：白血球数の増加は感染の進行を示している。

■ 抗菌薬を投与する前に血液培養を確実に行う

●感染の疑いがもたれる部位すべてについて培養を行う(例：尿，喀痰，侵襲的ライン)

根拠：「思わしくない成果は，不適当または不適切な抗菌薬による治療によるところが関係している(すなわち，病原体が in vitro において耐性を示すということが，あとからわかるような抗菌薬による治療)。それらはわずかな遅れであったとしても，抗菌薬による治療を開始するのが遅れたことにも関係がある(例：1時間)」(Schmidt & Mandel, 2012)

●抗菌薬による治療後の血液培養は不適切である。抗菌薬による治療の適切な開始時期が死亡率に最も関係する予測因子であることが，敗血症性ショックの研究により示されている(Schmidt & Mandel, 2012)。

■ 体液の状態をアセスメントする

●中心静脈圧をモニタリングし，水分補給のプロトコールに従う。水分補給を伴う早期目標指向型治療(EGDT)は心拍出量を増加させ，組織灌流や酸素の運搬を改善し，また死亡率と罹患率を改善する。

根拠：敗血症は血管拡張と毛細血管の漏出を引き起こし，その結果循環血液量減少に至る。

■ 血圧をモニタリングする

●平均動脈圧＞65 mmHg を維持するため，水分補給を行い昇圧薬(特にノルアドレナリン)を投与する。

根拠：早期目標指向療法(EDGT)において，平均動脈圧＞65 mmHg を維持することで組織灌流とアウトカムを向上させる(Neviere, 2015)。

全身性炎症反応症候群(SIRS)／敗血症の合併症リスク状態

- 組織灌流を示す適切な根拠についてアセスメントする：心拍，呼吸，尿排泄量，精神機能，$ScvO_2$/SvO_2

  根拠：注意深くモニタリングすることにより早期の変化を検出し即時に介入ができる。

- 皮膚統合性をアセスメントし損傷と低体温症からの防御をする

  根拠：皮膚への灌流が減少すると蒼白，冷感，損傷を生じやすい。組織はより損傷を受けやすく低体温症になりやすい。

- 血清血糖値をモニタリングする
  - 血糖コントロールを厳密にするために（<150 mg/dL），プロトコールによりインスリン（IV）を使用する。

  根拠：厳密な血糖コントロールは個人のアウトカムを改善する（Picard et al., 2006）。

- 血栓塞栓症を予防するための方策を実施する

  根拠：血管内壁の受傷は第XII因子を活性化し，凝固因子を刺激する。敗血症においては，血液凝固過程には血栓と塞栓があり，微小血管を閉塞させる。活性化プロテインC（APC）は敗血症においては減少し，その結果，血液凝固と線維素溶解の亢進となる[*]（Halloran, 2009）。

- 高齢者の精神機能における変化をモニタリングする：虚弱，不定愁訴，平熱あるいは低体温，食欲不振

---

[*] 敗血症では凝固の活性化と同時に（線溶）線維素溶解の亢進もみられるが，（線溶）線維素溶解亢進は凝固の活性化の程度に及ばないので，「相対的線維素溶解（線溶）抑制状態」が生じている。

急性尿閉の合併症リスク状態

Risk for Complications of Acute Urinary Retention

定義 Definition

急性の膀胱内への尿の異常な貯留状態，またはその危険性が高く異常な一時的な状況（例：手術後の状態），または外科手術（例：前立腺切除）で回復できる状態，あるいは薬物療法が原因で排尿することができない個人

ハイリスク群 High-Risk Populations （Barrisford & Steele 2014; Selius & Subedi, 2008）

急性尿閉はほとんどの場合，下部尿路の閉塞に続発するが，外傷，薬剤，神経学的疾患，感染症，ときに心理的問題に関連する場合もある。

- 手術後の状態（例：会陰領域，下腹部の手術）
- 産後の状態
- 良性腫瘍（例：子宮筋腫）
- 骨盤・尿道・腟の悪性腫瘍
- 産後の外陰部浮腫
- 不安
- 前立腺肥大，前立腺炎，前立腺癌
- 薬剤の副作用（例：アトロピン，抗うつ薬，抗ヒスタミン薬）
- 動脈造影後の状態
- 膀胱出口の閉塞（感染，腫瘍，結石／石，便秘，尿道狭窄，肛門周囲の膿瘍）
  - 排尿筋の収縮障害（脊髄損傷，進行性神経疾患，糖尿病性神経障害，脳血管障害）
  - 膀胱の悪性腫瘍，そのほかの脊髄圧迫を引き起こす腫瘍
  - そのほかの感染症：陰部ヘルペス，水痘-帯状疱疹，感染性異物

共同アウトカム Collaborative Outcomes

個人は，急性尿閉の初期徴候や症状についてモニタリング（継続観察）を受け，指示された場合，生理学的安定性を取り戻すための共同介入を受ける。

- 生理学的安定性の指標
  - 尿量＞1,500 mL／日
  - 膀胱充満感を言葉で表現できる。
  - 下腹部圧迫感を訴えない。

介入と論理的根拠 Interventions and Rationales

■ 尿閉の早期発見のために手術後の個人を観察する

根拠：手術中の排尿筋の外傷や骨盤神経の損傷により，膀胱機能が障害される可能性がある。不安と痛みは膀胱括約筋の痙攣を引き起こす可能性がある。また膀胱頸部の浮腫は尿閉を引き起こす場合がある。鎮静薬と麻薬は中枢神経系および平滑筋の機能に影響する（Grossman & Porth, 2014；Urinary Retention, 2012）。

■ 膀胱拡張の徴候がないか恥骨上部の触診や打診を行い，尿閉の有無をモニタリングする

● 膀胱の不快感あるいは排尿困難があれば報告するよう指導する。

根拠：これらの問題は尿閉の初期徴候である可能性がある。

■ 外科手術後または膀胱の不快感の訴えのあとに，8〜10 時間以内に排尿がなかった場合は，以下のステップを実行する

● 差し込み便器を温める。

● 可能であれば，ベッドから出てトイレまで行くよう促す。

● 可能であれば，立位で排尿するよう指示する。立位保持ができないときは，ベッドサイドに座ってもらう。

● 個人が排尿を試みるときに，トイレの水を流す。

● 会陰に温水をかける。

根拠：これらの対策は，尿道括約筋の緊張を緩和し，排尿を促進するのに役立つ。

■ 手術後の初回排尿後もモニタリングを続け，約 1 時間後に再び排尿を促す

根拠：初回排尿だけでは通常，十分に膀胱が空にならない。

■ 10 時間経過しても排尿できない場合，医師，医師助手（PA），または上級看護師の指示どおり，ストレートカテーテル法のプロトコールに従う

● 膀胱内の尿量からカテーテル法が必要か判断するために，膀胱スキャンを検討する。

根拠：ストレートカテーテル法は病原体による上行性尿路感染のリスクが少ないため，カテーテル留置よりも望ましい。膀胱スキャンは感染のリスクがない。

■ 排尿量が少ない場合は，ストレートカテーテル法を使用する。排尿後の残尿が＞200 mL の場合，カテーテルを留置する

● 医師，医師助手（PA），または上級看護師に知らせる。

腎機能障害／腎不全の合併症リスク状態

Risk for Complications of Renal Insufficiency ／ Failure

定義 Definition

　腎不全は，腎臓の機能不良の初期徴候で，腎動脈疾患による腎血流量の減少が考えられる。腎臓に血液を供給する動脈が狭窄された状態を腎動脈狭窄と呼び，正常な腎機能が障害される可能性がある。腎不全の個人のなかには，何の症状もないか軽度の症状しかみられない個人もいる。一方で，危険な高血圧や腎機能低下をきたしたり，透析が必要になる個人もいる（Kovesdy, Kopple, & Kalantar-Zadeh, 2015）。

腎機能障害のステージ Stages of Renal Failure（Kovesdy et al., 2015）

■ステージ1：GFR90以上
　腎機能は正常である。尿の異常所見，腎臓の構造的異常，遺伝形質のいずれかを認める場合は，腎疾患に注意する。経過観察と血圧コントロールを行う。

■ステージ2：GFR60〜89
　軽度の腎機能低下がみられる。およびほかの所見（ステージ1と同様）を認める場合は，腎疾患に注意する。経過観察，血圧と危険因子のコントロールを行う。

■ステージ3A：GFR45〜59
　中程度の腎機能低下を認める。経過観察，血圧および危険因子のコントロールを行う。

■ステージ3B：GFR30〜44
　中程度の腎機能低下を認める。経過観察，血圧および危険因子のコントロールを行う。

■ステージ4：GFR15〜29
　重度の腎機能低下を認める。ステージ5に備えた治療計画を立案する。

■ステージ5：GFR15未満または透析
　非常に重篤，または末期の腎不全（末期腎不全と呼ばれることもある）

ハイリスク群 High-Risk Populations（Grossman & Porth, 2014；Kovesdy et al., 2015）

- ●ハイリスク者
  - ・高齢者
  - ・手術後
  - ・重度外傷
  - ・慢性腎疾患を基礎疾患にもつ。

- 以下に伴う虚血による腎尿細管壊死症
  - 利尿薬の過度の使用
  - 血漿交換
  - 熱傷
  - 腎内血栓症
  - 横紋筋融解症
  - 腎感染症
  - 腎動脈狭窄／血栓症
  - 腹膜炎
  - 敗血症
  - 循環血液量減少症
  - 低血圧
  - うっ血性心不全
  - 心筋梗塞
  - 動脈瘤
  - 動脈瘤修復
- 腎毒性物質による尿細管壊死症
- 非ステロイド性抗炎症薬(NSAIDs)
  - 痛風(高尿酸血症)
  - 高カルシウム血症
  - 路上で手に入る特定のドラッグ(例：フェンサイクリジン合成麻薬：PCP)
  - グラム陰性菌による感染症
  - 放射線造影剤
  - アミノグリコシド系抗菌薬
  - 抗がん薬
  - メタノール，四塩化炭素
  - 蛇毒，毒キノコ
  - フェナセチン系解熱鎮痛薬
  - 重金属
  - 殺虫剤，殺菌剤
  - 糖尿病
  - 悪性高血圧
  - 溶血(例：輸血の反応)

共同アウトカム Collaborative Outcomes

　個人は，慢性的な損傷の予防，または最小限に抑える目的で，腎不全の初期徴候や症状についてモニタリング(継続観察)を受ける。指示された場合，生理学的安定性の回復および／または維持のために以下の共同介入を受ける。

■ 生理学的安定性の指標
- 血圧：収縮期 120 mmHg 未満，拡張期 80 mmHg 未満
- 尿比重：1.005～1.030
- 尿量：>0.5 mL/kg/時
- 尿中ナトリウム：40～220 mEq/L/日(食事摂取量や薬物により異なる)
- 尿素窒素：10～20 mg/dL

- 血清カリウム：3.8〜5.0 mEq/L
- 血清ナトリウム：135〜145 mEq/L
- 血清リン：2.5〜4.5 mg/dL
- 血清クレアチニンクリアランス：100〜150 mL/分（年齢，性別，人種によって異なる）
- GFR が 90 mL/分/1.73 m^2 以上で腎不全なし，あるいはステージ 1

介入と論理的根拠 Interventions With Rationale

■ 腎不全の初期徴候および症状の有無をモニタリングする

- 尿比重と尿中ナトリウム濃度の上昇が持続する。
- 不十分な尿量（＜30 mL/時）と血圧の上昇が持続する。
- 尿素窒素，血清クレアチニン，カリウム，リンの増加と重炭酸塩（CO_2）の減少。クレアチニンクリアランスの低下
- 腎性浮腫（眼窩，足底，前脛骨，仙骨）
- 夜間頻尿
- 無気力
- 瘙痒感
- 悪心／嘔吐

根拠：低体温と低血圧は，末梢血管収縮を起こし，糸球体血流量を増加させるレニン-アンジオテンシン系を活性化する。最終的に，ナトリウムと水の再吸収が促進され，尿量が減少する。また，尿素窒素も再吸収される。この適応メカニズムが不十分だと，虚血による急性腎障害を来す。尿量は少なく保たれ，血圧は上昇する（Fazia, Lin, & Staros, 2012）。尿中の尿素とクレアチニンの排泄量が減少すると，尿素窒素およびクレアチニン値が上昇する。腎性浮腫は，体液量の増加，静水圧の上昇，ナトリウムと水分の貯留，および／または血漿蛋白質の減少による膠質浸透圧の低下が原因で生じる（Grossman & Porth, 2014）。

■ 医師，上級看護師，医師助手（PA）に，腎不全の悪化を示す体調の変化，または検査結果を報告する

■ 体重測定は少なくとも 1 日 1 回は行い，必要に応じて回数を増やす

- 正確な値を測定するために，毎日決まった時間に同じ体重計で，同じ重さの衣服を着て測る。

根拠：毎日の体重測定と水分出納量の記録は，体重バランスの評価や，推奨される水分摂取量を算出するうえで役立つ。

- 水分出納量は正確に記録する。個人の通常の水分バランスを明らかにし，毎日の体重減少量または体重増加量と比較する（1 kg の体重増加は 1 L の過剰な摂取と相関する）。
- 可能であれば，経口薬は食事時に飲んでもらうようにする。食間に薬を服

腎機能障害／腎不全の合併症リスク状態　　795

用する必要がある場合には，必要最小量の水分を与える。

根拠：この方法により，不必要な水分摂取を抑えられる。

● 水分出納の管理目標について説明する。

根拠：個人と家族が管理目標を理解することで，協力を得られやすくなる。

● 毎日の水分摂取量を調整する。ただし，摂取量は排出量よりも300～500 mL/日ほど多くする。

根拠：体液過剰を防ぐために，腎代替療法を慎重に実施することが必要である。

● 昼と夜の水分摂取量をほぼ同じにする。8時間ごとに摂取量と排泄量を調節する。個人の水分摂取量が著しく不均衡な場合には，1時間ごとに調整する必要がある。

根拠：大きな変動なしに，一定の水分バランスを維持することが不可欠である。水分摂取が不十分で毒素が体内に蓄積されると，悪心や感覚の変化などの合併症を引き起こす可能性がある。

● 感情を表出するよう促す。肯定的なフィードバックをする。

根拠：水分や食事の制限は，かなりのフラストレーションとなる可能性がある。情緒的支援は，不安を軽減するのに役立ち，治療計画の遵守を改善する可能性がある。

● 水分摂取と食事療法の計画について栄養士に相談する。

根拠：水分管理においては，スペシャリストから注意事項について説明を受ける必要がある。非液体食品の水分含有量，飲み物の適切な量と種類，飲み物の好み，およびナトリウム含量などが含まれる。

■ 腎不全の場合

■ 血尿と蛋白尿の有無をモニタリングする（The Renal Association, 2013）

■ 肉眼的（macroscopic）血尿にて，急性腎病変が疑われる場合には，通常，ただちに泌尿器科または腎臓内科に紹介する

■ 肉眼的に観察できない（顕微鏡的：microscopic）血尿で蛋白尿を伴わず，GFR＞60 mL/分/1.73 m^2 の場合には，以下の介入を行う

● 年齢が40歳以上の場合は，泌尿器科に紹介する（推奨年齢は地域によって異なる場合がある）。

● 年齢が40歳未満または40歳以上で泌尿器科の検査で異常が認められなかった場合は，腎臓内科に紹介する。

■ 顕微鏡的血尿で，尿蛋白／クレアチニン比が＞50 mg/mmol の場合は，下記の介入を行う

● 泌尿器科検査で異常が認められなかった場合は，腎臓内科に紹介する。

● 腎臓内科に紹介する。

● 臨床上の留意点

通常，GFRは，血清クレアチニン値や年齢，性別，人種に影響される。ア

フリカ系カリブ黒人の場合，推定された GFR は，いずれの血清クレアチニン値よりも 21％高かった。白人と黒人の eGFR の正常範囲は多くの研究によって示されている(The Renal Association, 2013)。

■ **腎不全の悪化を示す徴候と症状の有無をモニタリングする**
- GFR が 90 mL/分/1.73 m^2 以上
- 尿比重と尿中ナトリウム濃度の上昇が持続する。
- 不十分な尿量(＜30 mL/時)と血圧の上昇が持続する。
- 尿素窒素，血清クレアチニン，カリウム，リンの増加と重炭酸塩(CO_2)の減少。クレアチニンクリアランスの低下
- 就下性浮腫*(眼窩周囲，足底，前脛骨，仙骨)
- 夜間頻尿
- 無気力
- 瘙痒感
- 悪心／嘔吐

[根拠]：低体温と低血圧は，末梢血管収縮を起こし，GFR を減少させるレニン-アンジオテンシン系を活性化する。最終的に，ナトリウムと水の再吸収が促進され，尿量が減少する。また，尿素窒素も再吸収される。この適応メカニズムが不十分だと，虚血による急性腎障害を来す。尿量は少なく保たれ，血圧は上昇する(Fazio et al., 2012)。尿中の尿素とクレアチニンの排泄量が減少すると，尿素窒素およびクレアチニン値が上昇する。就下性浮腫は，血漿静水圧の上昇，ナトリウムと水分の貯留および／または血漿蛋白質の減少による膠質浸透圧の低下が原因で生じる(Grossman & Porth, 2014)。

■ **医師，医師助手(PA)，上級看護師に腎障害／腎不全の悪化を示す体調の変化または検査結果を報告する**

■ **少なくとも 1 日 1 回は体重測定を行う**
- 正確な値を測定するために，毎日決まった時間に同じ体重計で，同じ重さの衣服を着て測る。

■ **可能な限り，持続的な静脈内輸液は行わないようにする**
- 使用する注射薬を最小量の輸液製剤にすべて希釈することは，輸液管理において安全な方法である。誤って大量の輸液製剤が注入されるのを防ぐため，小さめの輸液バッグとコントローラーや輸液ポンプを使用する。

[根拠]：輸液過剰を防ぐには，非常に正確な液体注入が必要である。

■ **代謝性アシドーシスの徴候と症状の有無をモニタリングする**
- 速くて浅い呼吸
- 頭痛
- 悪心と嘔吐

---
* 訳注：細胞外液量の増加で，手足などの下になった部分に限局した浮腫

腎機能障害／腎不全の合併症リスク状態

- 血漿 pH の低値
- 行動の変化，眠気，倦怠感

根拠：代謝性アシドーシスは，腎臓の水素イオン，リン酸塩，硫酸塩，ケトン体を排出する機能が障害されることで生じる。重炭酸塩の喪失は，腎再吸収の減少に起因する。高カリウム血症，高リン酸血症，重炭酸塩レベルの減少は代謝性アシドーシスを悪化させる。過度のケトン体は頭痛，悪心・嘔吐，腹痛の原因となる。CO_2 の排泄を増加させてアシドーシスを減少させるために，呼吸数と呼吸の深さが増す。アシドーシスは中枢神経系に影響を及ぼし，水素およびカリウムの細胞交換のため，神経・筋過敏症を増加させる可能性がある。

■**アシドーシスが補正された場合，低カルシウム血症，低カリウム血症，アルカローシスの徴候および症状の有無をアセスメントする**

根拠：アシドーシスの急速な補正は，カルシウムとカリウムの急速な排泄を引き起こし，リバウンドでアルカローシスをもたらす可能性がある。

■**水分過剰に伴う高ナトリウム血症の徴候と症状の有無をモニタリングする**
- 極端な喉の渇き
- 興奮やけいれんなど中枢神経系へのさまざまな影響

根拠：高ナトリウム血症は，ナトリウムの過剰摂取あるいはアルドステロンの分泌過剰によるものである。細胞内の水分が細胞外に移動し，細胞内の脱水や中枢神経症状を引き起こす。口渇は，体内のナトリウム濃度を下げようとする代償反応である。

■**指示されたナトリウム制限を維持する**

根拠：中枢神経症状の悪化を最小限に抑えるために，高ナトリウム血症はゆっくりと補正しなければならない。

■**電解質の不均衡をモニタリングする**
- カリウム
- カルシウム
- リン
- ナトリウム
- マグネシウム

■**消化管の出血をモニタリングする**
- 具体的な介入については「出血の合併症リスク状態」の項を参照する（▶p.764 頁）。

根拠：血小板凝集や毛細血管の脆弱性により，窒素性廃棄物の血清レベルが高くなると，出血が悪化する可能性がある。胃潰瘍がある場合，急な消化管出血があるかもしれないので，透析中はヘパリンを投与する。

■**貧血の症状をモニタリングする**
- 呼吸困難
- 倦怠感
- 頻脈，動悸

- 冷え性
- 爪床と粘膜の蒼白化
- ヘモグロビン値とヘマトクリット値の低下
- 挫傷しやすい

根拠：慢性腎不全では，腎臓からのエリスロポエチンの分泌が減り，赤血球の産生が低下する。また，尿毒素が蓄積されていくことで，生存時間が短くなる。

■ 個人に，軟らかい歯ブラシを使うことや強く鼻をかまないこと，便秘をしないよう気をつけること，人とぶつかり合うスポーツをしないことを指導する

根拠：外傷を防ぐことで出血や感染のリスクが減る。

■ 出血をコントロールするための圧迫法を実際にやって見せる

根拠：出血部位に直接手を当て一定の力で抑えると，過剰な出血を予防することができる。

■ 低アルブミン血症の症状をモニタリングする（Deegens & Wetzels, 2011）
- 血清アルブミン値＜3.5 g/dL，蛋白尿（＞150 mg/日）
- 足底，顔面，仙骨における浮腫の形成
- 循環血液量減少症〔非常に低い（＜1 g/dL）血清アルブミン値〕
- 進行性疾患ではヘマトクリット値とヘモグロビン値の低下
- 脂質異常症

根拠：糸球体静電障壁の変化あるいは腹膜透析のためにアルブミンが尿中に漏出すると肝臓は血漿蛋白の産生を増加させることによって反応する。損失が大きければ肝臓は補うことができず，低アルブミン血症を来す。

■ 循環血液量過多症をモニタリングする
- 以下の項目の評価を毎日行う。
  - 体重
  - 水分出納量記録
  - 副雑音（ラ音）
  - 浮腫部位の周囲
  - 検査データ：ヘマトクリット値，血清ナトリウム，特定の血清アルブミン中の血漿蛋白

根拠：GFR が低下し，正常なネフロンの数が減少し続けると，腎臓の尿濃縮能とナトリウム・水分の排泄能が障害され，循環血液量過多症を来す。

■ うっ血性心不全と心拍出量減少の徴候と症状の有無をモニタリングする
- 「心拍出量減少の合併症リスク状態」の項を参照（▶ p.769）

腎機能障害／腎不全の合併症リスク状態　799

消化管出血の合併症リスク状態

Risk for Complications of GI Bleeding

定義 Definition

消化管出血を経験している，またはその危険性が高い個人

CARPENITO MEMO

下部消化管出血(LGIB)に用いられる非外科的画像診断は，大腸内視鏡検査，放射性核種スキャンと血管造影法である。大腸内視鏡検査のほか，施設によっては，食道胃十二指腸内視鏡検査(EGD：esophagogastroduodenoscopy)，カプセル内視鏡検査(WCE)，プッシュ式小腸内視鏡検査，ダブルバルーン内視鏡検査といった内視鏡検査が行われる。出血の程度，循環動態の状況，初期の画像診断で局所の出血部位の特定ができない場合など，状況によってさまざまな検査方法が用いられる。

ハイリスク群 High-Risk Populations

- 上部消化管出血(Rockey, 2015)
  - 多様な原因
    - 高齢者
    - アスピリンや非ステロイド性抗炎症薬(NSAIDs)を日常的に服用している。
    - 抗血栓薬とプロトンポンプ阻害薬を併用した治療
    - 選択的セロトニン再取り込み阻害薬(SSRI)
    - 人工呼吸の長期化(＞48 時間)
    - 最近のストレス(例：外傷，敗血症)
    - 血小板数減少
    - 血液凝固障害
    - ショック，低血圧
    - 大きな手術(＞3 時間)
    - 頭部外傷
    - 重度の血管疾患
    - 消化管障害，肝障害，胆汁の腸肝循環システムの障害
    - 5 単位またはそれ以上の輸血
    - 熱傷(体表面積＞35％)
    - 胆道出血，または胆管からの出血

- 膵管からの出血
- 重度の上腸間膜動脈症候群
- 食道に原因がある場合
  - 食道静脈瘤
  - 食道炎
  - 食道がん
  - 食道潰瘍
  - マロリー・ワイス症候群による裂傷
- 胃に原因がある場合
  - 胃潰瘍
  - 胃がん
  - 胃炎
  - 胃静脈瘤
  - 胃前庭部毛細血管拡張症
  - デュラフォイ潰瘍
- 十二指腸に原因がある場合
  - 十二指腸潰瘍
  - 血管異形成
  - 抗血栓療法

■成人の下部消化管出血発生率(Strate, 2015)
- 憩室疾患(60%)
  - 小腸憩室症／憩室炎
  - 大腸憩室症／憩室炎
- 炎症性腸疾患(13%)
  - 小腸，大腸，または両方のクローン病
  - 潰瘍性大腸炎
  - 非感染性胃腸炎　および大腸炎
- 良性直腸肛門疾患(11%)
  - 痔疾
  - 裂肛
  - 肛門の瘻孔
- 悪性腫瘍(9%)
  - 小腸の悪性腫瘍
  - 結腸，直腸，肛門の悪性腫瘍
- 血液凝固障害(4%)
- 動静脈奇形(3%)

共同問題

III

共同アウトカム Collaborative Outcomes

　個人は，消化管出血の初期徴候や症状についてモニタリング(継続観察)を受け，指示された場合，生理学的安定性を取り戻すための共同介入を受ける。

■生理学的安定性の指標
- 便潜血がみられない。
- 穏やかで，落ち着いている。見当識あり。

消化管出血の合併症リスク状態　　801

- 循環動態の安定（血圧，脈拍，尿量）

介入と論理的根拠 Interventions and Rationales

■ **血液量減少の指標として心拍数と血圧をモニタリングする**（Strate, 2015）
- 軽症から中等度の血液量減少：安静時の頻拍
- 少なくとも 15％の血液量減少：起立性低血圧（ファウラー位から，起立する際，20 mmHg 以上の収縮期血圧の低下，かつ／または心拍数が 20 回/分以上増加する）
- 少なくとも 40％の血液量損失：仰臥位での低血圧状態

根拠：早期発見のためには，脈や血圧のわずかな変化も重要な変化である可能性があることに留意する。

■ **出血の程度に応じて，2〜8 時間おきにヘモグロビン値を測定する**
- 消化管出血前の基準値を確認しておく。

根拠：慢性的な貧血状態にある個人は基準値が低い場合がある（Strate, 2015）。

■ **急性上部消化管出血の徴候と症状をモニタリングする**

- 吐血（血を吐く）
- メレナ（黒色便）
- 消化不良
- 上腹部痛
- 胸やけ

- 腹痛の放散痛
- 体重減少
- 意識消失発作，失神

根拠：上部消化管出血の量と持続期間によって症状が異なる。早期発見によって迅速に介入し，合併症を最小限に抑えることが可能になる。

■ **下部消化管出血をモニタリングする**
- 赤茶色の排便
- 鮮やかな赤色の血液
- 直腸内部の凝固した血液

根拠：下部消化管出血は，便に血液が付着している程度の軽度の血便から，ショックを引き起こすような大量出血まで，多様な症状があり，消化管出血のすべてのケースのうち，最大 24％を占める。死亡率もかなり高い（10〜20％）。下部消化管出血は，特に高齢者では入院治療を要する消化器疾患である。憩室炎のケースが最大 50％，虚血性大腸炎と肛門直腸病変が次いで多い（Strate, 2015）。

■ **胃内容物に含まれる潜血と腸蠕動をモニタリングする**

根拠：出血量が 100 mL 程度までは，便の色が正常に見える場合がある。便潜血の検査を行い，正確な判断を行う。
- 胃管から吸引した内容物の潜血検査と pH の検査を行う。

根拠：潜血検査の感度は，酸性の環境では低下する（Gastroccult 法は最も正確な検査法である）。

● 便潜血を検査する。

根拠：Gastroccult 法は，便潜血の検査には適さない。

● 臨床上の留意点

多量の下部消化管出血は，生命に危険が及ぶ状態である。この状態は，赤茶色あるいは直腸からの出血で鮮やかな赤色の血便であっても，重度の上部消化管出血を起こし，同様の所見を示す場合もある。出血のレベルに関係なく，重症の上部・下部消化管出血の管理で最も重要な点の1つは，循環動態を改善させることである（Strate, 2015）。

■ 施設のプロトコールに従い，出血した血液量を補う〔例：静脈点滴ルートを大径の留置針により2本確保し，等張晶質液（訳注：電解質のみからなる水和溶液）の投与を行う〕

根拠：起立性低血圧（例：>10 mmHg の血圧低下）は，通常 1,000 mL 以上の失血を示す（Grossman & Porth, 2014）。

■ 医師／医師助手（PA）／上級看護師の指示と手順により，輸血を準備する

根拠：目標は，血液量を増加させて失血性ショックを治療もしくは予防することである。

■ ヘモグロビン値，赤血球数，血小板数，プロトロンビン時間，活性化部分トロンボプラスチン時間（APTT），血液型，血液交差試験，尿素窒素値をモニタリングする

根拠：これらの値から治療の効果を確認する。

● 人工呼吸器によるストレス性の潰瘍の予防プロトコールを開始する（例：プロトンポンプ阻害薬の経口薬・静注または H_2 受容体拮抗薬の静注）（Weinhouse, 2016）。

根拠：研究報告によると，消化管出血患者の 46.7％に人工呼吸が行われている（Chu et al., 2010, p.34）。重症患者は，胃の保護粘膜層の防御機能低下，ガストリンの刺激による胃酸分泌亢進，ショック，感染，外傷などに伴う，循環血液量の減少を経験している（Weinhouse, 2016）。

● 臨床上の留意点

48 時間以上の機械的換気を要する急性の呼吸器系の異常は，ICU において臨床的に重要な消化管出血における独立した危険因子のうちの1つである。

■ ストレス性の潰瘍や消化管の蠕動運動低下など，人工呼吸器装着による，合併症の発生をモニタリングする

根拠：呼気終末陽圧呼吸（PEEP）による人工呼吸の場合，気道内圧が上昇する。その場合は，消化管の血液灌流量が低下する（Weinhouse, 2016）。

● 下痢
● 腸蠕動音の減少
● 胃内容物の増加
● 便秘

消化管出血の合併症リスク状態　803

● イレウス

　循環血液量の減少がある場合「循環血液量減少の合併症リスク状態」の項の情報と介入を参照する（▶ p.785）。

麻痺性イレウスの合併症リスク状態

Risk for Complications of Paralytic Ileus

定義 Definition

神経原性または機能性のイレウス（腸閉塞）を発症している，またはその危険性が高い個人

ハイリスク群 High-Risk Populations

- 腸内感染を引き起こす細菌やウイルス（胃腸炎）
- 腸間膜血管への血栓または塞栓
- 全身麻酔を用いた手術，その後の可動性の制限，ならびに腹部の軽度の手術
- 手術後の状態（腸，後腹膜，または脊髄手術）
- 腎臓病または肺疾患
- 特定の薬物，特に麻薬の使用
- 腸への血液供給の減少（腸間膜虚血）
- ショック後の状態
- 低体温
- 虫垂炎などの腹部内の感染症
- 化学物質，電解質，ミネラル不均衡（例：低カリウム血症）
- 外傷後（例：脊髄損傷）
- 尿毒症
- 脊髄病変
- 腸閉塞の機械的原因は以下の要因を含む（Bordeianou & Yeh, 2015）：
  - 手術後に形成される癒着または瘢痕組織
  - 腸を塞ぐ異物
  - 胆石（まれな）
  - ヘルニア
  - 嵌入した便
  - 腸重積（腸の1つの分節が別の分節に入れ子式にはまり込む）
  - 腸を塞ぐ腫瘍
  - 腸捻転（ねじれた腸）

共同アウトカム Collaborative Outcomes

　個人は，麻痺性イレウスの早期徴候および症状についてモニタリング（継続観察）され，指示された場合，生理学的安定性を取り戻すための共同介入を受ける。

■生理学的安定性の指標
- 腸蠕動音が出現する。
- 悪心・嘔吐がない。
- 腹部膨満がない。
- 腸の機能的変化がない。
- 排ガスが確認できる。

介入と理論的根拠 Interventions and Rationales

■大腸および小腸の特定の機能をアセスメントするために，腹部の4境界域（四分円）の各部位を聴診する
- 右上腹部には，肝臓の下縁，胆囊，大腸の一部，小腸のいくつかのループが含まれている。
- 右下腹部には，虫垂，大腸と小腸の間の接続部，腸のループが含まれている。
- 左上腹部には，脾臓の下縁，膵臓の一部，胃および十二指腸の一部が含まれている。
- 左下腹部は，腸のループおよび下行結腸が含まれている。

根拠：聴診器の構造を知ることは，腸蠕動音の性質を決定するのに役立つ。大腸（結腸）機能は，各四分円の外側（遠位）側面で聴診することができる。小腸機能は，各四分円の内側で聴診することができる。

■手術後の個人において，腸機能をモニタリングする
- 小腸内の腸蠕動音は手術の24〜48時間以内に戻らなければならない。
- 大腸内の腸蠕動音は手術の3〜5日以内に戻らなければならない。
- 手術後第2日または第3日までに排ガスおよび排便が回復する。

根拠：正常な腸機能の回復は，近位または右結腸で始まり，遠位または左結腸へと進む。通常小腸は数時間以内に機能を回復するが，結腸が機能を回復するには3〜5日かかることがある。機械的イレウスと麻痺性イレウスを区別するために腸蠕動音を聴診する必要がある。腸蠕動音の継続的な欠如は麻痺性イレウスを示唆し，過活動性腸蠕動音は機械的イレウスを示し得る（McCutcheon, 2013）。

■麻痺性イレウスの徴候と症状をモニタリングする（McCutcheon, 2013）
- 軽度の腹痛および鼓腸
- 悪心・嘔吐，食欲不振

- 膨張した鼓音のある腹部
- 便秘，重症の便秘
- ガスや便の通過時の腸蠕動音の消失あるいは減弱

根拠：腹腔内の手術中の操作と，麻酔薬による腸蠕動に対する抑圧効果が，腸の運動性を低下させる。手術後の生理学的術後イレウスは良性で，自己限定的な経過を呈する。しかし，イレウスが長期化すると不快感が増す。そしてほかの潜在的な合併症〔例：腸閉塞症(訳注：閉鎖または狭窄などによる)，腹腔内膿瘍〕とは区別されなければならない(McCutcheon, 2013)。

■ 麻痺性イレウスと機械的イレウスを区別する
●臨床上の留意点

ほとんどすべての個人は，手術後初期の腸閉塞は，悪心・嘔吐，腹部の痛み，鼓脹があっても，早期に腸機能と経口摂取が復帰する。その一方で，イレウスでは，一般的に腸機能が回復しない(Bordeianou & Yeh, 2015)。

- 腹部膨満，嘔吐，便秘：生じる可能性あり
- 腸蠕動音：
  - 麻痺性イレウス：通常微弱または欠如
  - 機械的イレウス：高音，欠如する可能性あり
- 痛み：
  - 麻痺性イレウス：軽度かつびまん性
  - 機械的イレウス：中等度から重度，疝痛性
- 発熱，頻脈：
  - 麻痺性イレウス：なし
  - 機械的イレウス：疑うべきである

根拠：局所化した圧痛，発熱，頻脈，および腹膜の徴候は，腸虚血または穿孔を示唆しており，外科的介入の必要性を示している。

●臨床上の留意点

医師／上級看護師に，麻痺性イレウスの新たな発症または徴候および症状の増加を知らせる。閉塞が腸への血液供給を妨げると，感染を引き起こし，死に至ることがある(壊疽)。閉塞の期間が長くなればなるほど，組織の壊死のリスクは高くなる。ヘルニア，脊椎炎，および腸重積症は，より高い壊疽リスクを有する(Bordeianou & Yeh, 2015)。

■ 機械的イレウスが疑われる場合，コントラストを有するわかりやすい腹部X線またはCTが指示される

根拠：小腸閉塞はより近位の小腸が拡張し，より遠位の小腸が拡張しない場合，X線で診断することができる。胃も拡張することがある。しかし，小腸閉塞やほかの診断の疑いが残っている場合は，腹部CTを勧める(Bordeianou & Yeh, 2015)。

麻痺性イレウスの合併症リスク状態

■腸蠕動音が出現するまで水分を制限する。指示されたら少量の清澄水分から開始する

- 水分および食事の再開に対する個人の反応をモニタリングする。また，嘔吐あるいは排便については，性質と量と記録する。

根拠：腸蠕動音が再開するまで個人が液体を摂ることは許されない。

第Ⅳ部

診断クラスター
看護診断と共同問題を伴う医学的問題

第Ⅳ部では，看護診断および共同問題に関連した医学的状態あるいは臨床的状況の例を示す。ここで紹介するのは，医学的問題，外科的手技，産科婦人科的問題，新生児の問題，小児期／思春期の問題，精神科的問題，および検査と治療におけるそれぞれの例（一部）である。

RC（Risk for Complications. 合併症リスク状態）は共同問題であって，看護診断ではない。以下，RC と略記。

1 医学的問題

循環器／血液系／末梢血管障害

Cardiovascular / Hematologic / Peripheral Vascular Disorders

循環器疾患　Cardiac Conditions

狭心症　*Angina Pectoris*

■ 共同問題　Collaborative Problems

〈心不全〉に関連する

- RC：急性の冠状動脈症候群
- RC：不整脈

■ 看護診断　Nursing Diagnoses*

- 虚血に続発する胸痛に関連した〈不安〉
- 現在の状態および不明確な将来に関連した〈恐怖〉
- 治療および環境に関連した〈睡眠パターン混乱〉
- 安静，ライフスタイルの変化，および薬物投与に関連した〈便秘リスク状態〉
- 狭心発作の再発のおそれに続発する体力の減退に関連した〈活動耐性低下〉
- 役割責任を引き受けられないことに関連した〈家族機能破綻〉
- 病状，家庭での活動，食事，薬物についての知識不足に関連した〈非効果的健康管理〉

上記は，医学的問題の診断クラスターに関する情報の一例である。

---

* このリストには，医学診断と関連のある看護診断が含まれている。

2 外科的手技

一般的な手術　*General Surgery*

手術前　Preoperative Period

■看護診断　Nursing Diagnoses

- コントロールの欠如，予期できない結果，手術前の準備（手術の許諾，診断検査，留置カテーテル，食事と水分摂取制限，薬の投与，皮膚の準備，家族の待合所など），および術後の処置〔移動（回復室，集中治療室），鎮痛薬，咳嗽／体位変換／下肢の運動，チューブ／ドレーンの留置，絶飲食（NPO）／食事制限，ベッド上安静〕に関連した〈不安〉

手術後　Postoperative Period

■共同問題　Collaborative Problems

- RC：尿閉
- RC：出血
- RC：循環血液量減少症／ショック
- RC：肺炎
- RC：腹膜炎
- RC：血栓性静脈炎
- RC：麻痺性イレウス
- RC：内臓摘出／破裂

■看護診断　Nursing Diagnoses

- 細菌侵入に関連した〈感染リスク状態〉
- 麻酔後の状態，術後の不動，および疼痛に関連した〈非効果的呼吸機能リスク状態〉
- 切開，腹部膨満，および不動に関連した〈急性疼痛〉
- 麻酔，不動，および鎮痛薬の影響に続発する腸蠕動の低下に関連した〈便秘リスク状態〉
- 創傷治癒に必要な蛋白質／ビタミンの必要性が増加する一方で，疼痛・悪心・嘔吐および食事制限に続発する摂取量の減少に関連した〈栄養摂取消費バランス異常：必要量以下〉
- 在宅ケア，創傷ケア，合併症の徴候と症状，活動制限，フォローアップケアなどについての知識不足に関連した〈非効果的健康管理〉

上記は，外科的手技の診断クラスターに関する情報の一例である。

3 産科婦人科的問題

妊娠期（一般的） Prenatal Period (General)

■看護診断 Nursing Diagnoses

- エストロゲン値の上昇，血糖値の低下，あるいは胃の運動性低下，および子宮の肥大に伴う噴門括約筋にかかる圧迫に関連した〈悪心〉
- 胃の運動性低下および子宮による下部腸管への圧迫に関連した〈便秘リスク状態〉
- 消耗性疲労および子宮の肥大に伴う横隔膜への圧迫と血液循環量の増加に続発する呼吸困難に関連した〈活動耐性低下〉
- 末梢静脈うっ血に続発する失神／低血圧に関連した〈身体損傷リスク状態〉
- 妊娠が身体に与える影響（循環器系，外皮系，消化器系，泌尿器系，呼吸器系，筋骨格系），心理社会的側面，セクシュアリティ／性的機能，家族（配偶者，子ども），胎児の成長と発達，必要な栄養，喫煙の影響，過度なアルコール摂取，薬物依存，過度なカフェイン摂取，過度な体重増加，合併症の徴候と症状（腟出血，痙攣，妊娠糖尿病，過度な浮腫，子癇前症），出産準備（産前クラス，資料）などに関する知識不足に関連した〈非効果的健康管理〉

誘発流産（人工妊娠中絶） *Induced Abortion*

治療前 Preprocedure Period

■看護診断 Nursing Diagnosis

- 重要な意思決定，処置，および治療後のケアに関連した〈不安〉

治療後 Postprocedure Period

■共同問題 Collaborative Problems

- RC：出血
- RC：感染

■看護診断 Nursing Diagnoses

- 社会的，倫理的，宗教的，および家族の反対についての解決できない情緒反応（罪悪感）に関連した〈非効果的コーピング〉
- 治療が人間関係に与える影響〔意思決定に対する意見の相違，これまでの葛藤（個人的，夫婦間），あるいは思春期のアイデンティティの問題〕に関連した〈家族機能破綻〉
- セルフケア（衛生，乳房ケア），栄養的ニーズ，不正出血，痙攣，合併症の

徴候と症状，性的活動の再開，避妊，性教育，安楽の方法，期待されている情動反応，受診予約の継続，地域資源などに関する知識不足に関連した〈非効果的健康管理リスク状態〉

上記は，産科婦人科的問題の診断クラスターに関する情報の一例である。

4 新生児の問題

正常新生児　*Neonate, Normal*

■ **共同問題　Collaborative Problems**
- RC：低体温
- RC：低血糖
- RC：高ビリルビン血症
- RC：徐脈

■ **看護診断　Nursing Diagnoses**
- 新生児の脆弱性，正常細菌叢の欠如，環境内危険因子，および開放創（臍帯，包皮切開）に関連した〈感染リスク状態〉
- 口腔咽頭部分泌物に関連した〈非効果的気道浄化〉
- 院内感染への易感染性および皮膚の正常細菌叢の欠如に関連した〈皮膚統合性障害リスク状態〉
- 新生児が子宮外環境に出たことによる〈非効果的体温調節機能〉
- （特定の領域の）知識不足に関連した〈非効果的健康管理〉

上記は，新生児の問題の診断クラスターに関する情報の一例である。

5 小児期／思春期の問題

成長・発達における慢性疾患に関連した問題／ニーズ〔恒久的な障害，多重のハンディキャップ，発達障害（精神的／身体的），生命を脅かす病気〕
Related to Chronic Illness〔Permanent Disability, Multiple Handicaps / Developmental Disability (Mental / Physical), Life-Threatening Illness〕

■看護診断　Nursing Diagnoses

- 状態に続発すると予想される喪失に関連した〈慢性悲哀〉（親の）
  - 糖尿病
  - 神経性食思不振症（精神的障害）
  - 脊椎損傷
  - 頭部外傷
  - 腫瘍性疾患
  - 骨折
  - うっ血性心不全
  - 肺炎
- 状況的に求められる適応〔時間，活力（精神的，身体的），経済的，身体的ケア〕に関連した〈家族機能障害〉
- 不十分な資源，家庭管理，あるいは不適切な養育者に関連した〈家事家政障害〉
- 頻回な入院に続発する別離に関連した〈親役割葛藤〉
- 障害に伴う社会性の減少および養育者として求められることに関連した〈孤独感リスク状態〉（子ども／家族）
- 不十分な資源あるいはコーピングのメカニズムに続発する虐待，拒絶，過保護に関連した〈ペアレンティング障害リスク状態〉
- 疾患，医療介入，および別離に関連した〈意思決定葛藤〉
- 疾患に伴う制限あるいは入院に関連した（特定の領域の）〈セルフケア不足〉
- 発達課題を達成することができないことに関連した〈成長発達遅延〉（不十分な能力を特定する）
- 疾患や障害，あるいは治療による制限に続発する複数の継続的なケアニーズに関連した〈介護者役割緊張〉
- 子どもの場合には，〈非効果的健康管理〉は適用されない。

　上記は，小児期／思春期の問題の診断クラスターに関する情報の一例である。

6 精神科的問題

アルコール依存症　*Alcoholism*

■ 共同問題　Collaborative Problems
- RC：振戦妄想
- RC：自律神経系亢進
- RC：痙攣
- RC：アルコール性幻覚
- RC：高血圧症
- RC：低血糖

■ 看護診断　Nursing Diagnoses
- 食思不振に関連した〈栄養摂取消費バランス異常〉
- 嘔吐と下痢に続発する水分喪失に関連した〈体液量不足リスク状態〉
- 見当識障害，振戦，および判断力の障害に関連した〈身体損傷リスク状態〉
- 衝動的な行動を伴う引きこもり，見当識障害，振戦，および判断力の障害に関連した〈対他者暴力リスク状態〉
- 見当識障害，振戦，および悪夢に関連した〈睡眠パターン混乱〉
- コントロールの喪失，記憶の喪失，および引きこもりに対するおそれに関連した〈不安〉
- 薬物／アルコールを使わずにストレスを管理することができないことに関連した〈非効果的コーピング〉
- アルコールに起因する問題行動（情動的未熟さ，興奮，強い不安，衝動的行動，あるいは攻撃的な反応）に関連した〈社会的相互作用障害〉
- 自己概念の変化，および物質乱用に続発する勃起障害／性的衝動の喪失に関連した〈非効果的セクシュアリティパターン〉
- 夫婦関係の破綻，および不調和な状況に関連した〈家族コーピング妥協化〉
- アルコール依存症の家族が家族機能，およびほかの家族に与える破壊的な影響に関連した〈家族コーピング無力化〉
- 病状，可能な治療，危険性の高い状況，および地域資源に関する知識不足に関連した〈非効果的家族健康管理〉

　上記は，精神科的問題の診断クラスターに関する情報の一例である。

7 検査と治療

血管形成術（経皮的，経血管的，冠状動脈，末梢血管）
Angioplasty (Percutaneous, Transluminal, Coronary, Peripheral)

手術前　Preprocedure Period

■看護診断　Nursing Diagnoses
- 健康状態，血管形成術，処置，結果，および心臓手術の必要性の可能性に関連した（個人，家族の）〈不安〉〈恐怖〉

治療後　Postprocedure Period

■共同問題　Collaborative Problems
- RC：不整脈
- RC：急性冠状動脈閉塞（凝血，痙攣，虚脱）
- RC：心筋梗塞
- RC：動脈解離／破裂
- RC：血管形成部の出血／血腫
- RC：末梢の感覚異常
- RC：動脈血栓症
- RC：塞栓（末梢血管）

■看護診断　Nursing Diagnoses
- ベッド上安静の指示，および侵襲野の運動の制限に関連した〈身体可動性障害〉
- 刺入部のケア，退院後の活動，食事，薬物，合併症の徴候と症状，運動，および継続ケアに関する知識不足に関連した〈非効果的健康管理〉

上記は，検査と治療の診断クラスターに関する情報の一例である。

付録

Appendix

付録 A　個人／家族がより健康的なアウトカムに向けて関与していくための方略

Appendix A

1. リテラシーのタイプ

　「機能的なリテラシーがない」とは，最低限の読み書きの能力のある個人が，通常の多くの仕事の場面で必要とされる日常を管理するためのヘルスリテラシーの能力をもっていないことをいう。

　ヘルスリテラシーとは，下記のために必要な基本的な健康に関する情報やサービスを入手し，整理し，理解する能力をいう。

- 健康に関して適切に意思決定をする(*Ratzan, 2001)。
- 治療や投薬の指示に従う(*White & Dillow, 2005)。
- 同意書に署名する。
- 診療予約をとる。

CARPENITO MEMO

　非識字の個人(読み書きができない個人)は機能的なリテラシーをもつ個人より容易に特定しやすい。たとえ，わかりやすい言葉などで言い換えられていたとしても，読んで理解しているとみなしてはならない。

根拠：The National Assessment of Adult Literacy(NAAL)(*2003, 全米成人リテラシー調査)は，米国で英語を話す成人の 10 人のうち 9 人がヘルスリテラシーをもっていない，と報告している(Kutner, Greenberg, Finy, & Paulson, 2006)。2 つの公立病院におけるヘルスリテラシーに関する大規模調査(*Williams et al., 1995)により以下が見出された：

- 英語を話す個人の半分は基本的な健康教育資料を理解できなかった。
- 日常的な同意書を 60％が理解できなかった。
- 診療予約カードを 26％が理解できなかった。
- 服薬に関する指示を 42％が理解できていなかった。

■リテラシーの低さの注意点に関するアセスメント
- 予約していたことを頻繁に忘れることがある。
- 登録書類に不備がある。
- 服薬に関してコンプライアンスがない。
- 処方された薬の名前を言ったり，目的を説明したり，1 回量を述べることができない。

- ラベルを読むことではなく外見から錠剤を認識している。
- 首尾一貫して連続した経過を示すことができない。
- 質問することがほとんどない。
- 検査または紹介に関して実行しない。

■ 理解を向上させるための方略

根拠：人間は臨床家が説明していることの半分以下しか覚えていなかったり理解できていなかったりすることが，調査により示されている（Williams et al., 1995；Roter, Rune, & Comings, 1998）。一般的な読解力を問うテストは，臨床場面における理解力を保証するわけではない（Weiss, 2007）。

- 看護職の時間は限られており，理解を促すためには，以下を有効活用することが必要：
  - 接するたびに何かを伝える。
  - リラックスした状態で顔を合わせる。
  - アイコンタクトを用いる。
  - 短い文章に分割して，ゆっくり話す。
  - 内容を限定する：2〜3の話題に焦点を当てる。
  - 平易な言葉を用いる。
  - 個人／家族を含めてディスカッションする。
  - 図表を利用する。
  - 何のために何を行うのか，個人／家族に説明する。
  - 説明した内容について話すよう求める。その際には彼ら自身の言葉を用いて話をさせる。

CARPENITO MEMO

保健医療職者は，個人または家族が知る必要があると考えるものに関しては沈黙を保っておかなくてはならない。目標は，個人がどの情報を知りたいかを見出すことである。そうでなければ最良の教育的技術であっても「無視されてしまう」。「20ポンド（約0.9kg）体重を減らし，ジムに通い，降圧薬を毎日服薬することを指示したとしても，その個人が，慢性疾患をもっていることや，病気の特性，あるいは管理をする必要性を理解していなければ，たいていは望ましい結果にはつながらないであろう」（Hibbard & Greene, 2013）。

2. Teach-Back法

（DeWalt, Callahan, Hawk et al., 2010）

- この方法は以下を含む：
  - 医療提供者であるあなたが情報を明確に説明したことを確認する方法：個人や家族へのテストやクイズではない。

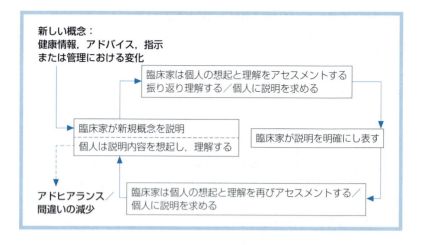

- 個人／家族に自分自身の言葉で説明することを求める：何について知っておく必要があるのか，または実施する必要があるのか。
- 理解度を確認する方法，必要であれば再度説明したり確認を行う。

■ Teach-Back 法の活用
- 説明
  - 1つの概念を説明する(例：服薬，病状，いつかかりつけ医に電話するか)。
  - 1つの手法を示す(例：ドレッシング材の交換，人工呼吸器の使用)。
- アセスメント
  - 私は○○のことを明確に説明したということを確実にしたいので，○○について話してくれませんか？
  - 私があなたにお話ししたことを語ってください。
  - ○○の方法を見せてください。
  - 「理解していますか？」という質問は避ける。
- 明確にする
  - 活動について理解しているか，または活動を遂行することができるか，ということについて個人が満足していない場合にはさらに説明を加える。
  - 個人が情報について活かすことができない場合，同じ説明を繰り返してはいけない。言い換える。

Carpenito Memo
あなたが個人／家族を試していると思われないように注意しなければならな

い。この指導方法は，自分の助けになり，また教育的ニーズを診断するためであることを個人／家族が理解できるように支えることが重要である。

- Teach-Back 法の質問例：
  - かかりつけ医にはいつ電話しますか？
  - 切開創の治癒状態はどのようにわかりますか？
  - どのような食物を避けますか？
  - どれくらいの頻度で自分の血糖値を測定しますか？
  - 低血糖のときは，どのように対応しますか？
  - 体重増加についてどのようにかかりつけ医に報告しますか？
  - あなたの人工呼吸器はどのタイプですか？
  - あなたは実行するように言われたことでわからないことがありますか？
  - かかりつけ医のオフィスには何を持って行きますか？
  - 何か質問はありますか？

CARPENITO MEMO

　各場面や機会を用いて，治療，薬剤，病状および／または制限について説明する。「知る必要があること」と「実行しなければならないこと」に焦点を当てる。

- たとえば，あなたがドレッシング材を交換するとき
  - 個人／家族にドレッシング材の取り換えについて説明したり質問したりする。
  - 創傷の治癒の状態，および感染の徴候について伝える。

CARPENITO MEMO

　個人／家族が説明されたことを理解していない場合，理解を促進するために，Teach-Back 法を繰り返す必要がある。Teach-Back 法はヘルスアウトカムを高める可能性がある。というのは Teach-Back 法が正しく行われれば，知る必要がある情報に焦点を当てることができるからである。個人が圧倒されていないときは，成功の可能性が高まる。

3. より健康的な選択をするための個人／家族への援助

　あなたが，個人／家族の言う，もっと運動をする，よりよい食事をする，禁煙するといったことに焦点を当てているとしても「どうすればより健康になれるか？」と尋ねることで，個人／家族が行動できるよう促す。

　根拠：行動化は，健康管理とヘルスケアの管理の役割を担う個人の能力や意向とつながっている(Hibbard & Cunningham, 2008)。

付録 A　　823

● 食事を変えることに関心がある場合：

  ● 通常朝食は何を摂りますか？

    ・何も食べないなら：なぜ？（選択肢を考える），急いでいる場合，何であれば食べることができますか？（答えを待つ），もし返答がないならシリアルやグラノーラバーを提案する。

    ・健康的な食事でない場合は，朝食の一部をどのように変えられるかを尋ねる，たとえばベーコン／ソーセージは週末の楽しみにとっておく，トーストは2枚ではなく1枚にする，またはジュースをやめてデザートに果物を食べる，など。

  根拠：朝食がまず身体の代謝を高め，日が経つにつれて過剰な食事を減らすことができる。

  ● 昨夜の夕食は何を食べましたか？

    ・10ピースの手羽先フライとLサイズの炭酸飲料

    ・手羽先フライを10ピース食べるより1つか2つの鶏肉を食べるほうがよいと思いませんか？　鶏肉は手羽よりも低脂肪で肉の部分が多い。

    ・MyPlate*の絵を示し，自分のプレートの各部分に何を追加することができるか尋ねてみる。

  根拠：食物分類のそれぞれから食品を選ぶ。選んだ食品を尋ねることによって，個人／家族にでんぷんを含む食品〔例：とうもろこしや豆（野菜ではない）〕はどれか，何が蛋白源となるか，また野菜としての豆はどれか（例：ソラマメではない豆類）などを教えるのに役立つ。

    ・この料理にはどのような野菜を加えることができますか？（ニンジン，えんどう豆，サラダ）

CARPENITO MEMO

簡単に手に入れやすく読むことができるような教育的資料を活用する（例：MyPlateなど）。

  ● 健康的な食事をどの程度摂ることができますか？

    ・食品がよくないのではなく，量がよくないことを強調する。より健康的な食品／飲料があるでしょうか？　それらはどのようなものでしょうか？（例：ローストチキン）

    ・1日のうち何を飲んでいますか？　炭酸飲料や砂糖を含有する飲料の

---

*　訳注：お皿の上にどのように食品群を配分すると適切なバランスの食事になるかをわかりやすくしたもの。皿の半分に野菜と果物を配分し，あとの半分に穀類と蛋白質を配分する方法（米国農務省）

代わりに水やダイエット飲料を飲むことができますか？ 「身体は飲んだ水分を処理するためにカロリーを燃焼させなければならない。そのため，摂取した水分のカロリーがなければ摂取した食物からのカロリーを燃焼させる」

- 外食の場合に提供される食物が多すぎると思うことはありませんか？ もしそうなら，食事を始める前に持ち帰りのための箱（テイクアウト用）をもらうようにしてはどうでしょう？ デザートをシェアするのはどうですか？

● よりよく食べるために変えられる３つのこととは何ですか？

根拠 ：個人ができそうだ，と思えるようにする。

● より多くの運動をすることに関心がある場合。いっそう多く動くことに焦点を置く。

根拠 ：「運動」という言葉は，ジムなどに行って30分から１時間のセッションを受けるイメージをもつことが多い。

- 職場や学校への移動はどのようにしていますか？
  - 車を運転している場合，駐車する場所をビルやお店などからより遠い場所にする。
  - 電車やバスに乗っている場合，通常の駅や停留所から１つか２つ手前で降りるようにする。
  - 階段を使うようにする。もし階段を昇るのに困難があるようなら，降りるときにだけ使うようにする。
  - 犬と散歩をする。
  - 誰かと一緒に歩くようにして，参加の機会を多くつくる。

● 禁煙に関心がある場合：

  ● 期日を設定する。

  ● 現実的に考える，逆戻りは生じる。

  ● 個人への情報をプリントアウトして準備する。
  - ヘルスリテラシーが低い場合には禁煙を始めるときに適切な資料を手渡す。
  - 多くの個人にはやめるための５段階を示す。①やめる計画を立てる，②忙しくする，③喫煙の引き金を避ける，④ポジティブな状態を保つ，⑤助けを求める。

根拠 ：『「介護者が個人／家族に必要だと考える」ものを教えるための方略ではなく，個人／家族が自分たちの望むレベルで参加できるよう支援する方略が必要である』（Frosch & Elwyn, 2014）。

● より健康的な選択をするために，どのような選択肢があるかが示されない場合，以下のような１つまたは２つに焦点を当てるようにする：

付録A　825

- 減量が必要な場合：
  - 日中下肢がむくんでいませんか，また起床時に通常に戻っていますか？：「あなたの体重が下肢の血管を圧迫して，体液が身体の末梢からもとに戻すのを妨げています。ある時点になると腫脹が消退しなくなり，半永続的になってしまいます。過体重の人の足を見てみましょう。多くの人は靴をスリッパのように履いています」
  - 20ポンド(約9kg)の体重を減量すれば，いまできないことができるようになるでしょうか？：「5ポンド(約2.3kg)の砂糖を持ち上げてみてください。重いのであれば，あなたの関節や心臓がこの負荷がかからなければどうなるか想像してみてください。2ポンド(約0.9kg)の砂糖2袋を想像してください。最終目的としては3ポンド(約1.4kg)に注目してください」
- 喫煙している場合：
  - 毎月喫煙によってどれだけの費用がかかっていますか？
  - 呼吸器感染，慢性肺疾患がある場合，喫煙はそれらを悪化させ続けることに気づけるようにする。呼吸困難を経験したことがないか尋ねる。それがいかに恐怖だったかを優しく思い出させる。喫煙の継続は呼吸困難を進行させることにつながる。完全な治癒をもたらす治療はまだない。
  - 歩行時に脚の痙攣はないか？　もしあるなら，喫煙は歩行時の血流を減少させるような血管の変化をもたらすことを説明する。結果的に疼痛によって全く歩くことができなくなるかもしれない。
  - 喫煙は循環を妨げ，受傷後や手術後の回復がよくない。喫煙者は治癒することのない潰瘍を脚にもつこともある。
- 処方のとおりに服薬できないという報告があればその理由を探る。「処方確認とアドヒアランスの障壁」の項を参照のこと(▶ p.827)。「私は薬を必要としているとは思わない」ということが理由であれば，「糖尿病，心疾患，脳卒中，腎不全の方をどなたか知っていますか？」と尋ね，もし知り合いがいると答えたら「その人について話してください」と依頼する。
- 治療計画に従うことができなかったことが，日常生活や死について意に満たない影響を及ぼしているかどうか，関連づけができるようにする。
- 防ぐことのできたアウトカムについて考えているか？

根拠：「糖尿病(または心臓疾患や脳卒中や腎不全)の家系なのです」と言う個人もいる。その場合は，それらの病気になるのを防ぐ，または機会を減らせることに焦点を当てて話をしてみる。

- 個人情報(紙媒体・電子媒体)：
  - その人の治療における個別の目標を設定する。
  - アドヒアランスと解決策のための障壁を明確にする。

根拠：「個人が行動化し，一歩一歩着実に個人の作業レベルに合わせた適切な目標で開始することにより，小さな成功体験をもち，効果的な自己管理のための自信と技術を着実に築き上げることができるようになる」(Hibbard & Greene, 2013)。

根拠：自分の気がかりな点について話すことにより安全性を高めることができる個人の可能性は，専門職との相互作用と関係性の質に大きくかかわる(Entwistle et al., 2010)。

- コンプライアンスにかかわる問題を正直に話して理由を共有することについて以下のように賞賛する(Sofaer & Schumann, 2013, p. 19)：

  - 「Motrin を飲むと胃が痛くなるので飲むのをやめたと話してくれて嬉しいです。そう言ってくれたので，あなたの手がまだ痛む理由がわかりました。快適になるにはほかに何ができるか話し合ってみましょう」
  - 「血圧のお薬を飲むのをやめてしまったということを話してくれてよかったです。それによって今日の頭痛の理由や血圧が高い理由が説明できます。このお薬であなたがどのように感じているか話し合いましょう」

根拠：個人／家族は「否定的な決定から一貫して保護され，安全が保たれているなかで指導されている場合にのみ，自分の医療にかかわる決定やその行為に関するいっそう多くの責任を負うことに成功する」(Sofaer & Schumann, 2013, p. 19)。

- コンプライアンスに及ぼす影響を決定するためにセルフモニタリングは有用であることを示す。
  - 毎日の記録
  - 図表
  - 経過や徴候，臨床的数値(例：血圧)，または食事の摂取量などの記録

根拠：個人／家族は意思決定に加わることによって，治療計画を立て，治療／計画に確実に進める責任を担う(Sofaer & Schumann 2013)。

● 臨床上の注意点

自らが関与することについて備えている個人の多くは，危機が差し迫った状況での関与になると思っている。もし，自分たちが探るような質問をしたり，同意をしなかったり，ほかの選択肢を提案したり，セカンドオピニオンを求めたり，保険会社の方針に疑問をいだいたり，また満足していない様子を示したりすると，保健医療職者は否定的な反応を見せるであろうと思っている(Frosch, May, Rendle, Tietbohl, & Elwyn, 2012；Sofaer & Schumann, 2013)。

付録A　827

4. 処方確認とアドヒアランスの障壁

(Carpenito, 2014)

　服薬過誤の46％は，病棟／病院への入院，転棟または退院時などのケアの移行時に生じている。60％ほどの個人は，入院時に揃えられた薬歴に少なくとも１つの計算違いなどがあることを経験している。「最もよく起こっている過誤(46.4％)は通常使用している薬剤の看過である。不一致の多く(61.4％)は，重大な危害はないであろうと判断されていた。しかしながら，そのうちの38.6％が中程度から重度の困難や臨床的悪化を引き起こすという潜在的可能性があった(Cornish et al., 2005, p. 424)。

　保健医療施設への入所時の処方確認は，しばしば以下のようである：

- 薬の名前〔処方薬，市販薬(OTC薬)〕
- 処方された用量
- 頻度(1日1回，1日2回，1日3回，頓服)

　処方された薬剤であっても，処方確認のプロセスを経ていないこともある。最近，胸痛のある高齢者を家族がERに連れて行った。印字された薬剤のリストがER看護師に渡された。だが，それらの薬について話し合いがもたれることはなかった。

　不幸なことに，その個人が日常的に服用していた降圧薬の2種類のうちの1種類が電子媒体記録には入力されていなかった。入院時に血圧が上昇しその状態が続いたことで，別の降圧薬が処方された。2日後，結果が良好であったために薬がさらに追加された。

　追加された薬は入院する前から服用していた薬であった。すなわち，新たな薬剤が追加されたわけではない。自分の家で自分の食事を摂り自分のベッドでぐっすり眠ることができたはずであったのだが，その個人は医療費を費やしながら無用な3日間を病院で過ごしたのである。

　Joint Commission(米国の医療施設認定合同機構)によれば，処方確認は個人が服用するすべての薬剤に対して，処方を比較検討するプロセスである。この確認は看過，重複，用量過誤，薬剤の相互作用などの薬剤過誤を避けるために行われる。新規の薬剤が処方されたときや既存の処方に上書きされるような場合になされるべきものである。ケアの移行には，環境設定，サービス，医師またはケアのレベルにおける変化が含まれる。処方確認のプロセスは以下の5段階が含まれている：① 現在の薬剤のリストを作る，② 処方される薬剤のリストを作る，③ 2つのリストに書かれている薬剤を比較する，④ 比較に基づいて臨床判断を下す，⑤ 適切な介護者から個人に新しいリストを伝える。

　処方薬のリストを入手するのにきわめて重要であるのは，補足的なアセスメントのための質問であり，それは「服薬していると報告されている処方薬リストに対する」処方確認を決定する要因である。

報告されている各薬剤について，個人／家族に以下の質問をしてみる（DeWalt et al., 2010）：

- あなたはそれらの薬を何のために服用しているのですか？
- 処方されたとおりに服用していますか？（1日1回や1日2回など具体的に）
- 薬の飲み忘れはありますか？　薬が足りなくなったことはありますか？
- 「鎮痛目的に頓服」という処方薬は，どれくらいの頻度で服用していますか？
- これらの薬の服用をやめたことはありますか？
- 自分の処方にどれくらいの費用がかかっていますか？
- 自分ではないほかの誰かの薬を飲んでいますか？

■個人／家族が自宅で正確に服薬するための準備
- 飲むべきではない市販薬（OTC薬）について説明する。
- 抗菌薬のような治療薬はすべて飲み切る。
- かかりつけ医に認められない薬は服用しない。
- かかりつけ医の次回診察時にすべての薬を持って行けるかについて尋ねる（例：処方薬，市販薬，ビタミン剤，ハーブ薬）。
- 指示があれば：
  - 各薬剤の使用理由，服薬の時間，食事ありか絶食での服薬かなどについて表にまとめる。
  - 薬の表や写真つきの薬剤カードを作る。
  - 印刷可能な薬剤カードを利用する。
  - 個人／家族が，1日2回や1日3回という枠を設けた1週間の薬箱に薬を詰める。
  - 剤形がこれまでと異なっているようであれば薬局で確認するように注意する。
- 看護職として忘れてはならないこと：
  - 個人に接する際には毎回何かを指導するような習慣を作る。
  - それを心がければ心がけるほどよい結果が得られる。
  - よい結果が得られれば得られるほど，さらにケアを受ける個人にとってよい状況になるであろう。

付録A　　829

付録B　院内で起こりうる状態を予防するための ハイリスクアセスメントツール

Appendix B

　ここでは，Centers of Medicare and Medicaid Services が特定している8つの予防の重要性について述べる。

　以下に予防の必要な8つの状態を示す：

- 褥瘡ステージⅢおよびⅣ
- 転倒・転落および外傷
- 肥満の手術，整形外科的手術，バイパス手術および術後の手術部感染
- 血管カテーテルに伴う感染
- カテーテルに伴う尿路感染
- 不適合血液の管理
- 空気塞栓症
- 手術後の残存異物

ガイドラインの根拠に基づき，以下に関するアセスメントがなされる：

- 転倒・転落，感染，退院遅延の予防を表す看護診断
- 空気塞栓症・深部静脈血栓症・敗血症のハイリスク状態を示す共同問題
- 臨床診断や状況に伴うことが予測される病状・術後ケア・治療計画
- ケアプランに組み込まれる転倒・転落，感染，褥瘡に関する標準的リスクアセスメントツール。これらのツールの詳細は以下を参照。

　1つもしくはそれ以上のこれらの状況を特定するためのアセスメントツールについては，下記を参照。

- 感染リスク状態
- 手術後回復遅延リスク状態
- 深部静脈血栓症の合併症リスク状態
- 敗血症の合併症リスク状態

1. 転倒・転落，感染および褥瘡の標準化されたリスクアセスメントツール

■転倒・転落のハイリスク

❶転倒・転落のリスクアセスメント

　以下の危険因子についてアセスメントする。「転倒・転落のハイリスク（数値）」のように（　）内に転倒・転落アセスメントの数値を記録する。もしくは，「不安定性・起立性低血圧やIV装置に関連する転倒・転落のハイリスク」のように危険因子を記載する。

　機関のアセスメントツールを用いて，すべての個人を対象に，転倒・転落の

危険因子についてアセスメントを行う。アセスメントツールの一例を以下に示す：

❷スコア値

- 転倒・転落の既往
  なし（スコア 0）
  あり（スコア 25）
- 複数の医学診断名
  なし（スコア 0）
  あり（スコア 15）
- 移動の介助・補助
  床上安静／看護職介助（スコア 0）
  松葉杖／杖／歩行器（スコア 15）
  自助具（スコア 30）
- IV または IV アクセス
  なし（スコア 0）
  あり（スコア 20）
- 歩行
  通常／床上安静／不動（スコア 0）
  衰えている（スコア 10）
  歩行障害（スコア 20）
- 精神状態
  自分の限界を理解している（スコア 0）
  過大評価，あるいは限界を忘れている（スコア 15）　　合計スコア_____点

❸モースフォールスコア*（MFS）によるリスクレベル

- リスクなし
  0～24　基本的な看護ケア
- 低～中程度のリスク
  25～45　標準的な転倒・転落予防介入の実行
- ハイリスク
  46 以上　ハイリスクの転倒・転落予防介入の実行

❹Timed Up and Go（TUG）（Podsiadlo & Richardson, 1991）

1 人で歩行できるが虚弱であったり疲労を感じたり，あるいは歩行に介助を要する場合は，TUG 能力をアセスメントする：

①いつもの履き物を履き，いつもの自助具を使う。
②椅子の背もたれにもたれて座り，肘掛けに腕を置く。
③椅子から立ち上がり，3 m 歩く。

---

* モースフォールスコア（*Morse, 1997）。許可を得て使用。

④椅子まで歩いて戻り，再び座る。

⑤椅子から立ち上がるときから椅子に戻って座るところまでの時間を計測する。

計測するときはまず1回施行し，必要なら3回実施する。所要時間は実際に実施した3回の平均値を求める。

- 結果の判定
  - ＜10秒　自由に動くことができる
  - 10〜19秒　ほとんど独立
  - 20〜29秒　動きにむらがある
  - ＞29秒　動きに障害がある

2. 手術部の感染の危険因子

手術部の感染の危険性は微生物の量や毒性，またそれに対する個人の抵抗力により影響される(Pear, 2007)。

以下の危険因子についてアセスメントをする。「手術部の感染のハイリスク(1〜10)」のように( )内に手術部感染の危険因子の数値を記載する。もしくは，「肥満，糖尿病，喫煙に関する手術部感染のハイリスク」のように，危険因子を記載する。

- 微生物の感染定着(1)
- 手術部以外の感染の既往(2)
- 術前に汚染された傷や不潔な傷(1)
- グルココルチコイド(2)
- 喫煙(3)
- 栄養不良(4)
- 肥満(5)
- 周手術期高血糖(6)
- 糖尿病(7)
- 免疫反応の変調(8)
- 慢性的なアルコール飲用／急性アルコール中毒(9)

1. 最も健康な集団の30％において手術前に黄色ブドウ球菌の外鼻孔定着，特にメチシリン耐性黄色ブドウ球菌(MRSA)のある場合は手術部感染のハイリスクになりやすい(Price et al., 2008)。

2. しばしば抗炎症薬として使用される全身へのグルココルチコイドは，創傷の回復過程を妨害することがよく知られている。それは，全身性の抗炎症反応，細胞性の創傷反応の抑制，肉芽細胞の増殖，およびコラーゲン合成などによる。全身性ステロイドは不十分な肉芽組織と創傷の収縮の低減を伴って回復過程の遅延を引き起こす(Franz et al., 2007)。

3. 喫煙は組織の微環境に一時的な影響を及ぼし，炎症性細胞機能や回復細

胞機能の影響を延長させ，回復過程の遅延と合併症の発症につながる。手術前は禁煙を4週間続ける。それにより，組織の酸素化と代謝が回復する(Sørensen, 2012)。

4．栄養不良の個人は感染に対する十分な免疫反応がみられず，また，栄養的蓄えがないために，回復過程の遅延につながることがわかっている(Spear, 2008)。

5．肥満者は脂肪組織へ血液供給が不十分であり，創傷の回復が遅れる。また，脂肪組織によって抗生物質が十分に吸収されない。食物の過剰摂取にもかかわらず，多くの肥満者は蛋白質摂取が不十分で，回復過程が遅延する(Cheadle, 2006)。

6．周手術期に急性の高血糖状態にある場合は，術後の感染の危険性が高い。それは，2つの理由によるものであり，1つは，血液循環の減少，組織還流量の低下，および細胞レベルの機能損傷である。Akbariら(1998)の研究によれば，糖尿病でない健康な個人に糖負荷をかけると，糖尿病の個人と同様に，ミクロ循環およびマクロ循環における内皮依存性の血管拡張がみられている。2つ目の理由は，細胞における免疫反応の低減である。化学走性や貪食作用の低下であり単球／マクロファージなどの多形核細胞の死などがみられるように急性の高血糖状態で生じる。

7．糖尿病に伴う術後経過の不良は，慢性的は高血糖により起因する合併症に関連するとされている。それには，アテローム性血管障害や神経障害などが含まれる(Geerlings et al., 1999)。

8．疾患や薬剤または年齢による免疫系の抑制は創傷の治癒を遅らせる(Cheadle, 2006)。

9．慢性的なアルコール摂取は，創傷の治癒過程を妨害し，感染の危険性を高める。急性のアルコール摂取における外傷は，受傷後の感染率が高い。それは，好中球の漸増と貪食細胞機能の低下によるものである(Guo & DiPietro, 2010)。

褥瘡リスクのためのブレーデンスケール

患者名＿＿＿＿＿＿＿＿＿＿　　評価者名＿＿＿＿＿＿＿＿＿＿　　評価日＿＿＿＿＿＿＿＿＿＿

感覚・知覚：圧迫に関連する不快に対して適切に反応することができる能力

1. 全く知覚なし
疼痛を伴う刺激に対する反応（うめく，身を引く，またはぎゅっとつかむ）なし。これは意識レベルの低下や鎮静によるためか，または身体のほとんど全面にわたる痛覚の障害のためである。

2. 重度障害あり
疼痛を伴う刺激にのみ反応する。不快はうめくことや落ち着きなく動くことでしか伝えられないか，または身体の 1/2 を超える範囲にわたって疼痛や不快に対する知覚障害が存在する。

湿潤：皮膚が湿気に曝されている程度

1. 常に湿潤
皮膚は汗や尿などによりほとんど常時湿っている。個人を移動したり体位変換したりするたびに湿気が認められる。

2. しばしば湿潤
皮膚は常にではないがしばしば湿っている。各シフトで少なくとも 1 回はリネン交換がされなければならない。

活動性：身体活動の程度

1. 臥床
ベッドに寝たきりの状態である。

2. 坐位可能
歩行能力は非常に限定されているか全く歩行できない。自分自身の体重を支えられない，および／または椅子か車椅子に座る場合は介助を要する。

可動性：姿勢を変えたり調整したりする能力

1. 全くの不動
介助なしでは身体または四肢の位置を変えることができない。

2. 非常に限定的に体動
ときどき身体または四肢を動かすが，頻繁に自力で動かしたり有意義な変化を起こしたりすることはできない。

栄養状態：通常の食物摂取パターン

1. 不良
完食がみられない。食事の 1/3 以上を食べることはまれである。蛋白質の摂取は，1 日 2 皿分以下の肉類または乳製品の摂取である。水分摂取が不足している。液体栄養補助食品を摂取しないかまたは絶食である。透明の流動食を摂取，または末梢静脈栄養を 5 日以上続けている。

2. やや不良
食事を完食することはあまりなく，食事の 1/2 程度しか食べない。蛋白質の摂取は，1 日 3 皿分の肉類または乳製品の摂取である。ときどき栄養補助食品を摂取することもある。流動食や経管栄養を 1 日必要摂取量より少ない量で受けている。

摩擦とずれ

1. 問題あり
体動には中等度から最大限の介助を必要とする。シーツでこすれることなく身体を動かすことは不可能である。ベッドや椅子の上でずり落ちることは頻繁にあり，全面介助で元の位置に戻すことが必要となる。痙攣・拘縮・振戦は持続的な摩擦を引き起こすことが多い。

2. 潜在的に問題あり
弱々しく動く，または最小限度の介助が必要である。体動時には，シーツや椅子・抑制帯・そのほかの自助具などで皮膚が擦れる可能性がある。多くの時間は，椅子やベッドで比較的よい体位を保っているが，ときどきずり落ちることもある。

スコアリング：ブレーデンスケールは褥瘡の発生リスク（6つ）を 1～3 点または 4 点で評価し，合計得点が 6～23 点の範囲で判定するスケールである。ブレーデンスケールの得点が低いと，褥瘡の発生リスクが高まる。たとえば 19 点以上の得点であれば，褥瘡の発生リスクが低く，処置の必要性はない。このアセスメントは，治療の経過を評価するために活用できる。

合計スコア得点：＿＿＿＿＿＿＿

3. **軽度障害あり**
呼びかけに反応するが，不快や体位変換のニーズを伝えることがいつもできるとは限らない。または，疼痛や不快に対する知覚障害が四肢のうちの一肢あるいは二肢にみられる。

4. **障害なし**
呼びかけに反応する。疼痛や不快に対する知覚障害はない。

3. **ときどき湿潤**
皮膚はときどき湿っているが，定期的なリネン交換に加えて1日1回程度，さらにリネン交換が必要とされる。

4. **めったに湿潤なし**
皮膚は通常乾燥している。定期的なリネン交換だけでよい。

3. **ときどき歩行可能**
介助の有無にかかわらず，1日のうちときどき歩行するが，非常に短い距離に限定される。各シフトでほとんど多くの時間をベッドか椅子で過ごす。

4. **頻繁に歩行可能**
歩行時間中に1日のうち少なくとも2回は室外を歩行する。また，少なくとも2時間に1回は室内を歩行する。

3. **やや限定的に体動**
わずかではあるが頻繁に自力で身体または四肢を動かす。

4. **自由に体動**
介助なしで頻繁にかつ適切な動きをする。

3. **良好**
食事の半分以上は摂取する。蛋白質（肉類・乳製品）を1日4皿分摂取する。ときどき食事を拒むこともあるが，栄養補助食品は通常摂取する。または，栄養ニーズに合った経管栄養や高カロリー輸液（TPN）を受けている。

4. **非常に良好**
食事をほとんど摂取する。食事を拒むことはない。通常肉類・乳製品を1日4皿分以上摂取する。ときどき間食する。栄養補助食品は必要ない。

3. **問題なし**
ベッドでも椅子でも自立して動く。筋力が十分あるので，動く際に完全に持ち上げることができる。ベッドでも椅子でもよい姿勢を維持している。

©Copyright Barbara Braden and Nancy Bergstrom, 1988 All rights reserved
著作権は Barbara Braden と Nancy Bergstrom にあり無断複写・複製・転載を禁じる(1988)。

訳注：11点以下が褥瘡の発生リスク点数
在宅では17点を基準に褥瘡予防の看護計画の立案・実施・評価をする必要がある。

文献

Bibliography

CARPENITO MEMO

古典的な文献はアスタリスク（*）をつけて示した。
下記「参考文献」に掲載している文献は本書のあらゆる箇所で参照している。

参考文献

American Nurses Association. (2012). *ANA social policy statement.* Washington, DC: Author.

American Psychiatric Association. (2014). *DSMV: Diagnostic and statistical manual of mental disorders* (4th ed., text revision). Washington, DC: Author.

Alfaro-Lefevre, R. (2014). *Applying nursing process: The foundation for clinical reasoning* (8th ed.). Philadelphia: Wolters Kluwer.

Andrews, M., & Boyle, J. (2012). *Transcultural concepts in nursing* (8th ed.). Philadelphia: Lippincott Williams & Wilkins.

Arcangelo, V. P., & Peterson, A. (2016). *Pharmacotherapeutics for advanced practice* (4th ed.). Philadelphia: Wolters Kluwer.

Barnsteiner, J., Disch, J., & Walton, M. K. (2014). *Person and family-centered care.* Indianapolis, IN: Sigma Theta Tau International.

Boyd, M. A. (2012). *Psychiatric nursing: Contemporary practice* (5th ed.). Philadelphia: Lippincott Williams & Wilkins.

Carpenito, L. J. (1986). *Nursing diagnosis: Application to clinical practice.* Philadelphia: Lippincott Williams & Wilkins.

Carpenito, L. J. (1989). *Nursing diagnosis: Application to clinical practice* (3rd ed.). Philadelphia: Lippincott Williams & Wilkins.

Carpenito, L. J. (1995). *Nurse practitioner and physician discipline specific expertise in primary care.* Unpublished manuscript.

Carpenito, L. J. (1999). *Nursing diagnosis: Application to clinical practice* (5th ed.). Philadelphia: Lippincott Williams & Wilkins.

Carpenito-Moyet, L. J. (2007). *Understanding the nursing process: Concept mapping and care planning for students.* Philadelphia: Lippincott Williams & Wilkins.

Carpenito-Moyet, L. J. (2010). Teaching nursing diagnosis to increase

837

utilization after graduation. *International Journal of Nursing Terminologies and Classifications*, 21(10), 124–133.

Carpenito-Moyet, L. J. (2014). *Nursing care plans/Transitional patient & family centered care* (6th ed.). Philadelphia: Wolters Kluwer.

Carpenito-Moyet, L. J. (2016). *Handbook of nursing diagnoses* (15th ed.). Philadelphia: Wolters Kluwer.

Centers for Disease Control and Prevention (CDC). (2015a). *Vaccines & immunizations.* Retrieved from www.cdc.gov/vaccines/

CDC. (2015b). *Sexually transmitted diseases* (STDS). Retrieved from www.cdc.gov/std/

*Clemen-Stone, E., Eigasti, D. G., & McGuire, S. L. (2001). *Comprehensive family and community health nursing* (6th ed.). St. Louis, MO: Mosby-Year Book.

Coulter, A. (2012). Patient engagement. What works? *Ambulatory Care Manage*, 35(2), 80–89.

*Cunningham, R. S., & Huhmann, M. B. (2011). Nutritional disturbances. In C. H. Yarbro, D. Wujcik, & B. H. Gobel (Eds.), *Cancer nursing: Principles and practice* (7th ed.). Boston: Jones and Bartlett.

DeWalt, D. A., Callahan, L., Hawk, V. H,. Broucksou, K. A., & Hink, A. (2010). *Health literacy universal precautions tool kit* (Prepared by North Carolina Network Consortium, The Cecil G. Sheps Center for Health Services Research, The University of North Carolina at Chapel Hill, under Contract No. HHSA290200710014.) AHRQ Publication No. 10-0046-EF). Rockville, MD: Agency for Healthcare Research and Quality. Retrieved from www.ahrq.gov/professionals/quality-patientsafety/quality-resources/tools/literacy-toolkit/healthliteracytoolkit.pdf

Dudek, S. (2014). *Nutrition essentials for nursing practice* (7th ed.). Philadelphia: Wolters Kluwer.

Edelman, C. L., & Mandle, C. L. (2014). *Health promotion throughout the life span* (8th ed.). St. Louis, MO: Mosby-Year Book.

Giger, J. (2013). *Transcultural nursing: Assessment and intervention* (6th ed.). St. Louis, MO: Mosby-Year Book.

*Gordon, M. (1982). Historical perspective: The National Group for Classification of Nursing Diagnoses. In M. J. Kim & D. A. Moritz (Eds.), *Classification of nursing diagnoses: Proceedings of the fourth national conference.* New York: McGraw-Hill.

Grossman, S., & Porth, C. A. (2014). *Porth's pathophysiology: Concepts of altered health states* (9th ed.). Philadelphia: Wolters Kluwer.

Halter, M. J. (2014). *Varcarolis' foundations of psychiatric mental health nursing* (7th ed.). Philadelphia: W. B. Saunders.

Herdman, H., & Kamitsuru, S. (Eds.). (2014). *Nursing diagnoses/definitions and classification 2015–2017*. Ames, IA: Wiley Blackwell.

Hickey, J. (2014). *The clinical practice of neurological and neurosurgical nursing* (5th ed.). Philadelphia: Wolters Kluwer.

Hockenberry, M. J., & Wilson, D. (2015). *Wong's essentials of pediatric nursing* (10th ed.). New York: Elsevier.

Jenny, J. (1987). Knowledge deficit: Not a nursing diagnosis image. *The Journal of Nursing Scholarship*, 19(4), 184–185.

Joint Commission. (2010). *Achieving effective communication, cultural competence, and patient-family-centered care: A roadmap for hospitals.* Oakbrook Terrace, IL: Author.

Labs on Line. (2014). Retrieved from https://labtestsonline.org

Lutz, C., Mazur, R., & Litch, N. (2015). *Nutrition and diet therapy*. Philadelphia: F.A. Davis.

Lutz, C., & Przytulski, K. (2011). *Nutrition and diet therapy* (5th ed.). Philadelphia: F.A. Davis.

McCaffery, M., & Beebe, A. (1989). *Pain: Clinical manual for nursing practice.* St. Louis: CV Mosby.

Miller, C. (2015). *Nursing for wellness in older adults* (7th ed.). Philadelphia: Wolters Kluwer.

Morse, J. M. (1997). *Preventing patient falls.* Thousand Oaks: Sage Broda.

*Murray, R. B., Zentner, J. P., & Yakimo, R. (2009). *Health promotion strategies through the life span* (8th ed.). Upper Saddle River, NJ: Pearson Prentice Hall.

*Norris, J., & Kunes-Connell, M. (1987). Self-esteem disturbance: A clinical validation study. In A. McLane (Ed.), *Classification of nursing diagnoses: Proceedings of the seventh NANDA national conference.* St. Louis, MO: C.V. Mosby.

North American Nursing Diagnosis Association. (2002). *Nursing diagnosis: Definitions and classification 2001–2002*. Philadelphia: Author.

Pasero, C., & McCaffery, M. (2011). *Pain assessment and pharmacologic management.* St. Louis: Mosby.

Pasero, C., Paice, J., & McCaffery, M. (2014). Basic mechanisms underlying the causes and effects of pain. In M. McCaffery & C. Pasero (Eds.), *Clinical pain manual* (pp. 15–34). New York: Mosby.

Pillitteri, A. (2014). *Maternal and child health nursing* (7th ed.). Philadelphia:

Wolters Kluwer.

Procter, N., Hamer, H., McGarry, D., Wilson, R., & Froggatt, T. (2014). *Mental health: A person-centered approach*. Sydney: Cambridge Press.

*Ratzan, S. C. (2001). Health literacy: Communication for the public good. *Health Promotion International*, 16(2), 207–214.

Soussignan, R., Jiang, T., Rigaud, D., Royet, J., & Schaal, B. (2010). Subliminal fear priming potentiates negative facial reactions to food pictures in women with anorexia nervosa. *Psychological Medicine*, 40(3), 503–514. Retrieved from ProQuest Health and Medical Complete (Document ID: 1961359321).

Underwood, P. W. (2012). Social support. In V. H. Rice (Ed.), *Handbooks of stress, coping and health* (2nd ed.). Thousand Oaks, CA: SAGE Publications.

Varcarolis, E. M. (2011). *Manual of psychiatric nursing care planning* (4th ed.). St. Louis, MO: Saunders.

Varcarolis, E. M., & Halter, M. J. (2010). *Foundations of psychiatric mental health nursing* (6th ed.). Philadelphia: W. B. Saunders.

Weiss, B. D. (2007). *Health literacy and patient safety: Help patients understand*. Retrieved from http://med.fsu.edu/userFiles/file/ahec_health_clinicians_manual.pdf. American Medical Association.

*White, S., & Dillow, S. (2005). Key concepts and features of the 2003 National Assessment of adult literacy. National Center for Education Statistics. Retrieved from http://nces.ed.gov/NAAL/PDF/2006471.PDF.

Yarbro, C., Wujcik, D., & Gobel, B. (2013). *Cancer nursing: Principles and practice* (17th ed.). Boston: Jones & Bartlett.

第Ⅰ部：看護診断

アレルギー反応リスク状態　*Risk for Allergy Response*

Asthma and Allergy Foundation of America. (2011). *Reducing allergens in the home: A room-by-room guide*. Retrieved from msdh.ms.gov/msdhsite/_static/resources/2111.pdf

Mayo Clinic Staff. (2011). *Allergy-proof your house*. Retrieved from www.mayoclinic.com/health/allergy/HQ01514

安楽障害　*Impaired Comfort*

*D'Arcy, Y. (2008). Pain in older adults. *Nurse Practitioner*, 38(3), 19–25.

*Dewar, A. (2006). Assessment and management of chronic pain in the older

person living in the community. *The Australian Journal of Advanced Nursing, 24*(1), 33.

Institute of Medicine. (2011). *Relieving pain in America: A blueprint for transforming prevention, care, education, and research.* Washington, DC: National Academies Press.

*Simkin, P., & Bolding, A. (2004). Update on nonpharmacologic approaches to relieve labor pain and prevent suffering. *Journal of midwifery & women's health, 49*(6), 489–504.

Singh, M. (2014). Chronic pain syndrome treatment & management. In *Medscape.* Retrieved from http://emedicine.medscape.com/article/310834-treatment

*Von Korff, M., & Simon, G. (1996). The relationship between pain and depression comorbidity of mood. *The British Journal of Psychiatry, 168*(30), 101–108.

Williams, H., Svensson, A., & Diepgen, T. (2006). Epidemiology of skin diseases in Europe. *European Journal of Dermatology, 16*(2), 209–214.

意思決定葛藤　*Decisional Conflict*

Danis, M., Southerland, L. I., Garrett, J. M., Smith, J. L., Hielema, F., Pickard, C. G., . . . Patrick, D. L. (1991). A prospective study of advance directives for life-sustaining care. *New England Journal of Medicine, 324*(13), 882–888.

Lilley, M., Christian, S., Hume, S., Scott, P., Montgomery, M., Semple, L., . . . Somerville, M. J. (2010). Newborn screening for cystic fibrosis in Alberta: Two years of experience. *Paediatrics & Child Health, 15*(9), 590.

*Soholt, D. (1990). *A life experience: Making a health care treatment decision* (Unpublished master's thesis). South Dakota State University, Brookings, SD.

移転ストレス（シンドローム）　*Relocation Stress [Syndrome]*

Christie, L. (2014). *Foreclosures hit six-year low in 2013.* Retrieved from http://money.cnn.com/2014/01/16/real_estate/foreclosure-crisis/

Whittenhall, J. (2008). *Helping an adolescent student cope with moving.* The College of Information Sciences and Technology. Retrieved from http://citeseerx.ist.psu.edu/viewdoc/download?doi=10.1.1.509.86&rep=rep1&type=pdf

栄養摂取消費バランス異常　*Imbalanced Nutrition*

*Chima, C. (2004). *The nutrition care process: Driving effective intervention

and outcomes. Retrieved from
www3.uakron.edu/.../Screening%20Nutrition%20Ca

Fass, R. (2014). Overview of dysphagia in adults. In *UptoDate*. Retrieved from
www.uptodate.com/contents/overview-ofdysphagia-in-adults

Gröber, U., & Kisters, K., (2007). Influence of drugs on vitamin D and calcium
metabolism. *Dermatoendocrinology, 4*(2), 158–166.

*Hammond, K. A. (2011). Assessment: Dietary and clinical data. In L.
Kathleen Mahan, J. L Raymond, & S. Escott-Stump (Eds.), *Krause's food &
the nutrition care process* (13th ed.). St. Louis: Elsevier.

*Hunter, J. G. & Cason, K. L. (2006). *Nutrient Density*. Clemson University
Cooperative Extension Service. Retrieved from www.clemson.edu/
extension/hgic/food/nutrition/nutrition/dietary_guide/hgic40 62.html

Sura, L., Madhavan, A., Carnaby, G., & Crary M. A. (2012). Dysphagia in the
elderly: Management and nutritional considerations. *Clinical Interventions
in Aging, 7*, 287–298.

嚥下障害　*Impaired Swallowing*

*Emick-Herring, B., & Wood, P. (1990). A team approach to neurologically
based swallowing disorders. *Rehabilitation Nursing, 15*, 126–132.

介護者役割緊張　*Caregiver Role Strain*

American Association of Retired Persons. (2009). *AARP statement to the 53rd
session of the United Nations Commission on the Status of Women*.
Retrieved from www.un.org/womenwatch/daw/csw/53sess.htm

Gambert, S. R. (2013). Why do I always feel tired? Evaluating older patients
reporting fatigue. *Consultant, 53*(11), 785–789.

Hagen, B. (2001). Nursing home placement: Factors affecting caregivers'
decisions to place family members with dementia. *Journal of
Gerontological Nursing, 27*(2), 44–53.

Miller, B., Townsend, A., Carpenter, E., Montgomery, R. V., Stull, D., &
Young, R. F. (2001). Social support and caregiver distress a replication
analysis. *The Journals of Gerontology Series B: Psychological Sciences and
Social Sciences, 56*(4), S249–256.

*Pearlin, L., Mullan, J., Semple, S., & Skaff, M. (1990). Caregiving and the
stress process: An overview of concepts and their measures. *The
Gerontologist, 30*, 583–594.

*Shields, C. (1992). Family interaction and caregivers of Alzheimer's disease
patients: Correlates of depression. *Family Process, 31*(3), 19–32.

*Winslow, B., & Carter, P. (1999). Patterns of burden in wives who care for husbands with dementia. *Nursing Clinics of North America, 34*(2), 275–287.

角膜損傷リスク状態　*Risk for Corneal Injury*

Mayo Clinic. (2010). *Red eye*. Retrieved from www.mayoclinic.org/symptoms/red-eye/basics/definition/sym-20050748

家事家政障害　*Impaired Home Maintenance*

Edelman, C. L., Kudzma, E. C., & Mandle, C. L. (2014). *Health promotion throughout the life span* (8th ed.). CV Mosby: St. Louis.

家族機能破綻　*Interrupted Family Process*

Kaakinen, J. R., Gedaly-Duff, V., Hanson, S. M. H., & Padgett, D. (2010). *Family health care nursing: Theory, practice, and research* (4th ed.). Philadelphia: F.A. Davis.

*Lindeman, M., Hokanson, J., & Batek, J. (1994). The alcoholic family. *Nursing Diagnosis, 5*(2), 65–73.

US Census Bureau. (2013). *America's families and living arrangements: 2012*. Retrieved from www.census.gov/prod/2013pubs/p20-570.pdf

Varcarolis, E. M., Carson, V. B., & Shoemaker, N. C. (2010). *Foundations of psychiatric mental health nursing* (6th ed.). Philadelphia: W. B. Saunders.

活動耐性低下　*Activity Intolerance*

Bauldoff, G. S. (2015). When breathing is a burden: How to help patients with COPD. *American Nurse Today, 10*(2).

*Bauldoff, G., Hoffman, L., Sciurba, F., & Zullo, T. (1996). Home based upper arm exercises training for patients with chronic obstructive pulmonary disease. *Heart and Lung, 25*(4), 288–294.

*Breslin, E. H. (1992). Dyspnea-limited response in chronic obstructive pulmonary disease: Reduced unsupported arm activities. *Rehabilitation Nursing, 17*, 12–20.

感染リスク状態，感染仲介リスク状態
Risk for Infection & Infection Transmission

Armstrong, D. G., & Mayr, A. (2014). Wound healing and risk factors for non-healing. In *UpToDate*. Retrieved from www.uptodate.com/contents/wound-healing-and-risk-factors-fornon-healing.

Centers for Disease Control and Prevention. (2013). *Guidance for the Selection and Use of Personal Protective Equipment (PPE) in Healthcare Settings.* CDC. Retrieved from www.google.com/webhp?sourceid=chrome-instant&ion=1&espv=2&1e=UTF-8#q=www.cdc.gov%20gloves.

Centers for Disease Control and Prevention. (2015). *Hand Hygiene in Healthcare Settings.* CDC. Retrieved from www.cdc.gov/handhygiene/.

Diaz, V., & Newman, J. (2015). Surgical site infection and prevention guidelines: A primer for certified registered nurse anesthetists. *AANA Journal, 83*(1), 63.

O'Grady, N. P., Alexander, M., Burns, L. A., Dellinger, P. E., Garland, J., Heard, S. O., . . . The Healthcare Infection Control Practices Advisory Committee (HICPAC). (2011). *Guidelines for the prevention of intravascular catheter-related infections.* Atlanta, GA: Centers for Disease Control and Prevention. Retrieved from www.cdc.gov/hicpac/pdf/guidelines/bsi-guidelines-2011.pdf

●Internet Resources

Association for Professionals in Infection Control, www.apic.org

Centers for Disease Control and Prevention, www.cdc.gov

National Center for Infectious Disease, www.cdc.gov/ncidod/nicid.htm

---

記憶障害　*Impaired Memory*

*Maier-Lorentz, M. (2000). Effective nursing interventions for the management of Alzheimer's disease. *Journal of Neuroscience Nursing, 32*(3), 153–157.

気分転換活動不足　*Deficient Diversional Activity*

*Rantz, M. (1991). Diversional activity deficit. In M. Maas, K. Buckwalter, & M. Hardy (Eds.), *Nursing diagnoses and interventions for the elderly.* Redwood City, CA: Addison-Wesley Nursing.

下痢　*Diarrhea*

Clay, P. G., & Crutchley, R. D. (2014). Noninfectious diarrhea in HIV seropositive individuals: A review of prevalence rates, etiology, and management in the era of combination antiretroviral therapy. *Infectious Diseases and Therapy, 3*(2), 103–122.

Elseviers, M. M., Van Camp, Y., Nayaert, S., Dure, K., Annemans, L., Tanghe, A., & Vermeersch, S. (2015). Prevalence and management of antibiotic associated diarrhea in general hospitals. *BMC Infectious Diseases, 15*(1),

129. Retrieved from www.biomedcentral.com/1471-2334/15/129

Food and Drug Administration. (2014). *While you're pregnant. What is foodborne illness?* Retrieved from www.fda.gov/Food/ResourcesForYou/HealthEducators/ucm083316.htm

*Goodgame, R. (2006). A Bayesian approach to acute infectious diarrhea in adults. *Gastroenterology Clinics, 35*(2), 249–273.

MacArthur, R. (2014). Understanding noninfectious diarrhea in HIV-infected individuals. *GI Digest.* Retrieved from www.salix.com/healthcare-professionals-resources/gi-digest-newsletter/gi-digest-archive/id/432/understanding-noninfectious-diarrhea-in-hiv-infected-individuals

*Ravry, M. J. (1980). Dietetic food diarrhea. *JAMA, 244*(3), 270.

Siegal, K., Schrimshaw, E. W., Brown-Bradley, C. J., & Lekas, H. M. (2010). Sources of emotional distress associated with diarrhea among late middle-age and older HIV-infected adults. *Journal of Pain and Symptom Management, 40*(3), 353–369.

Spies, L. (2009). Diarrhea A to Z: America to Zimbabwe. *Journal of the American Academy of Nurse Practitioners, 21*(6), 307–313.

*Tramarin, A., Parise, N., Campostrini, S., Yin, D. D., Postma, M. J., Lyu, R., . . . Palladio Study Group. (2004). Association between diarrhea and quality of life in HIV-infected patients receiving highly active antiretroviral therapy. *Quality of Life Research, 13*(1), 243–250.

Wanke, C. A. (2016a). Epidemiology and causes of acute diarrhea in resource-rich countries. In *UpToDate.* Retrieved from www.uptodate.com/contents/epidemiology-and-causes-of-acutediarrhea-in-resource-rich-countries

Wanke, C. A. (2016b). Acute diarrhea in adults (beyond the basics). In *UpToDate.* Retrieved from www.uptodate.com/contents/acute-diarrhea-in-adults-beyond-the-basics

Weller, P. (2015). Patient information: General travel advice (beyond the basics). In *UpToDate.* Retrieved from www.uptodate.com/contents/general-travel-advice-beyond-thebasics?source=see_link

口腔粘膜障害 *Impaired Oral Mucous Membrane*

Eilers, J., Harris, D., Henry, K., & Johnson, L. A. (2014). Evidence-based interventions for cancer treatment-related mucositis: Putting evidence into practice. *Clinical Journal of Oncology Nursing, 18*, 80–96.

Feider, L. I., Mitchell, P., Bridges, E. (2010). Oral care practices for orally intubated critically ill adults. *American Journal of Critical Care, 19*(2),

175–183.

National Comprehensive Cancer Network. (2008). *Oral mucositis is often underrecognized and undertreated*. Retrieved from www.nccn.org/professionals/meetings/13thannual/highlights

Perry, S. E., Hockenberry, M. J., Lowdermilk, D. L., & Wilson, D. (2014). *Maternal child nursing care* (5th ed.). St. Louis, MO: Elsevier.

Quinn, B., Baker, D. L., Cohen, S., Stewart, J. L., Lima, C. A., & Parise, C. (2014). Basic nursing care to prevent nonventilator hospital-acquired pneumonia. *Journal of Nursing Scholarship, 46*(1), 11–17.

コーピング　*Coping*

Acquired Brain Injury Outreach Service. (2011). *Understanding emotional lability*. Buranda: State of Queensland (Queensland Health). Retrieved from www.health.qld.gov.au/abios/behaviour/professional/lability_pro.pdf

Ahmed, A., & Simmons, Z. (2013). Pseudobulbar affect: Prevalence and management. *Therapeutics and Clinical Risk Management, 9*, 483.

Allender, J., Rector, C., &Warner, K. (2010). *Community & public health nursing: Promoting the public's health* (8th ed.). Philadelphia: Lippincott Williams & Wilkins.

American Academy of Pediatrics. (2015). *Attention-deficit/hyperactivity disorder (ADHD)*. Retrieved from www.cdc.gov/ncbddd/adhd/guidelines.html

*Carson V. M., & Smith-DiJulio, K. (2006). Sexual assault. In E. Varcarolis, V. M. Carson, & N. C. Shoemaker (Eds.), *Foundations of psychiatric-mental health nursing* (5th ed.). Philadelphia: W. B. Saunders.

Centers for Disease Control and Prevention. (2015). *Vaccines & immunizations*. Accessed at www.cdc.gov/vaccines/

*Cowen, P. S. (1999). Child neglect: Injuries of omission. *Pediatric Nursing, 25*(4), 401–418.

*Finkelman, A. W. (2000). Self-management for psychiatric patient at home. *Home Care Provider, 5*(6), 95–101.

*Fulmer, T., & Paveza, G. (1998). Neglect in the elderly. *Nursing Clinics of North America, 33*(3), 457–466.

Grant, J. E. (2011). *Gambling and the brain: Why neuroscience research is vital to gambling research*. Beverly, MA: National Center for Responsible Gaming. Retrieved from www.ncrg.org/sites/default/files/uploads/docs/monographs/ncrgmonograph6final.pdf

Kaakinen, J. R., Gedaly-Duff, V., Coehlo, D., & Hanson, S. (2010). *Family health care nursing, theory, practice, and research* (4th ed.). Philadelphia: F.A. Davis.

*Shah, K. R., Potenza, M. N., & Eisen, S. A. (2004). Biological basis for pathological gambling. In J. E. Grant & M. N. Potenza (Eds.), *Pathological gambling: A clinical guide to treatment* (pp. 127–142). Washington, DC: American Psychiatric Publishing.

Videbeck, S. (2013). *Psychiatric-mental health nursing* (6th ed.). Philadelphia: Lippincott Williams & Wilkins.

World Health Organization. (2014). *Mental health: A state of well-being.* Retrieved from www.who.int/features/factfiles/mental_health/en/

Wortzel, H. S., Filley, C. M., Anderson, C. A., Oster, T., & Arciniegas, D. B. (2008). Forensic applications of cerebral single photon emission computed tomography in mild traumatic brain injury. *Journal of the American Academy of Psychiatry and the Law Online, 36*(3), 310–322.

コミュニケーション障害　*Impaired Communication*

*Bauman, R. A., & Gell, G. (2000). The reality of picture archiving and communication systems (PACS): A survey. *Journal Digit Imaging, 13*(4), 157–169.

DeWalt, D. A., Callahan, L., Hawk, V. H., Broucksou, K. A., & Hink, A. (2010). *Health literacy universal precautions tool kit.* Rockville, MD: Agency for Healthcare Research and Quality. Retrieved from www.ahrq.gov/professionals/quality-patient-safety/quality-resources/tools/literacy-toolkit/healthliteracytoolkit.pdf

Grossbach, I., Stranberg, S., & Chlan, L. (2011). Promoting effective communication for patients receiving mechanical ventilation. *Critical Care Nurse, 31*(3), 46–60.

Office of Student Disabilities Services, University of Chicago. (2014). *Teaching students with disabilities resources for instructors 2014–2015.* Chicago, IL: Author. Retrieved from https://disabilities.uchicago.edu/sites/disabilities.uchicago.edu/files/uploads/docs/Teaching%20Students%20with%20Disabilities%20201415.pdf

混乱（急性・慢性）　*Confusion (Acute & Chronic)*

Francis, J., & Young, G. B. (2014). *Diagnosis of delirium and confusional.* Retrieved from www.uptodate.com/contents/diagnosisof-delirium-and-confusional-states

*Hall, G. R., & Buckwalter, K. C. (1987). Progressively lowered stress

threshold: A conceptual model for care of adults with Alzheimer's disease. *Archives of Psychiatric Nursing, 1*, 399–406.

Khachiyants, N., Trinkle, D., Son, S. J., & Kim, K. Y. (2011). Sundown syndrome in persons with dementia: An update. *Psychiatry investigation, 8*(4), 275–287.

*Rasin, J. (1990). Confusion. *Nursing Clinics of North America, 25*, 909–918.

*Roberts, B. L. (2001). Managing delirium in adult intensive care patients. *Critical Care Nurse, 21*(1), 48–55.

Smith, G. (2010). *What is sundowning? Answer to question "Sundowning: Late day confusion"*. Retrieved from www.mayoclinic.com/health/sundowning/HQ01463

自己概念混乱　*Disturbed Self-Concept*

*Atherton, R., & Robertson, N. (2006). Psychological adjustment to lower limb amputation amongst prosthesis users. *Disability and Rehabilitation, 28*(9), 1201–1209.

*Camp-Sorrell, D. (2007). Chemotherapy: Toxicity management. In C. Yarbro, M. H. Frogge, M. Goodman, & S. Groenwald, *Career nursing* (6th ed.). Boston: Jones and Bartlett.

Holzer, L. A., Sevelda, F., Fraberger, G., Bluder, O., Kickinger, W., & Holzer, G. (2014). Body image and self-esteem in lower-limb amputees. *PLoS One, 9*(3), e92943. Retrieved from www.ncbi.nlm.nih.gov/pmc/articles/PMC3963966/

*Johnson, B. S. (1995). *Child, adolescent and family psychiatric nursing*. Philadelphia: J.B. Lippincott.

*Leuner, J., Coler, M., & Norris, J. (1994). Self-esteem. In M. Rantz & P. LeMone (Eds.), *Classification of nursing diagnosis: Proceedings of the eleventh conference*. Glendale, CA: CINAHL.

Martin, B. (2013). Challenging negative self-talk. In *Psych Central*. Retrieved on August 26, 2015, from psychcentral.com/lib/challenging-negative-self-talk/

*Murray, M. F. (2000). Coping with change: Self-talk. *Hospital Practice, 31*(5), 118–120.

自己損傷リスク状態　*Risk for Self-Harm*

American Foundation for Suicide Prevention. (2015). *Facts and figures*. Retrieved from www.afsp.org/understanding-suicide/facts-and-figures

*Carscadden, J. S. (1993). *On the cutting edge: A guide for working with people*

who self injure. London, Ontario: London Psychiatric Hospital.

Tofthagen, R., Talseth, A. G., & Fagerstrom, L. (2014). Mental health nurses' experiences of caring for patients suffering from self-harm. *Nursing Research and Practice. 2014*, Article ID 905741, 10pages doi:10.1155/2014/905741

術後回復遅延リスク状態　*Risk for Delayed Surgical Recovery*

Price, C. S., Williams, A., Philips, G., Dayton, M., Smith, W., & Morgan, S. (2008). *Staphylococcus aureus* nasal colonization in preoperative orthopaedic outpatients. *Clinical Orthopaedics and Related Research, 466*(11), 2842–2847.

死の不安　*Death Anxiety*

Braun, M., Gordon, D., & Uziely, B. (2010). Associations between oncology nurses' attitudes toward death and caring for dying patients. *Oncology Nursing Forum, 37*(1), E43–E49.

Yakimo, R. (2008). Mental health promotion of the young and middle-aged adult. In M.A. Boyd (Ed.), *Psychiatric nursing: Contemporary perspectives* (4th ed.). Philadelphia: Lippincott Wilkins & Williams.

自律神経反射異常亢進　*Dysreflexia*

*McClain, W., Shields, C., & Sixsmith, D. (1999). Autonomic dysreflexia presenting as a severe headache. *American Journal of Emergency Medicine, 17*(3), 238–240.

身体可動性障害　*Impaired Physical Mobility*

*Addams, S., & Clough, J. A. (1998). Modalities for mobilization. In A. B. Mahler, S. Salmond, & T. Pellino (Eds.), *Orthopedic nursing*. Philadelphia: W. B. Saunders.

Adler, J., & Malone, D. (2012). Early mobilization in the intensive care unit: A systematic review. *Cardiopulmonary Physical Therapy Journal, 23*(1), 5. Accessed at www.ncbi.nlm.nih.gov/pmc/articles/PMC3286494/table/T3/

American Association of Critical Care Nurses. (2012). *Early progressive mobility protocol*. ACCNPearl. Retrieved from www.aacn.org/wd/ practice/docs/tool%20kits/early-progressive-mobilityprotocol.pdf

American Hospital Association, & USDHHS. (2014). *Health Research & Educational Trust, American Hospital Association, partnership for patients ventilator associated events (VAE) change package: Preventing harm from*

VAE 2014 update. Retrieved from www.hret-hen.org/
index.php?option=com_content&view=article&id=10&Itemid=134

Gillis, A., MacDonald, B., & MacIssac, A. (2008). Nurses' knowledge, attitudes, and confidence regarding preventing and treating deconditioning in older adults. *The Journal of Continuing Education in Nursing, 39*(12), 547–554.

Halstead, J., & Stoten, S. (2010). *Orthopedic nursing: Caring for patients with musculoskeletal disorders.* Brockton, MA: Western Schools.

King, L. (2012). Developing a progressive mobility activity protocol. *Orthopaedic Nursing, 31*(5), 253–262.

Levin, R. F., Krainovitch, B. C., Bahrenburg, E., & Mitchell, C. A. (1989). Diagnostic content validity of nursing diagnoses. Image: *Journal of Nursing Scholarship, 21*(1), 40–44.

Timmerman, R. A. (2007). A mobility protocol for critically ill adults. *Dimensions of Critical Care Nursing, 26*(5), 175–179. Retrieved from www0.sun.ac.za/Physiotherapy_ICU_algorithm/Documentation/ Rehabilitation/References/Timmerman_2007.pdf

Vollman, K. M. (2012). Hemodynamic instability: Is it really a barrier to turning critically ill patients? *Critical Care Nurse, 32*(1), 70–75.

Zomorodi, M., Topley, D., & McAnaw, M. (2012). Developing a mobility protocol for early mobilization of patients in a surgical/trauma ICU. *Critical Care Research and Practice.* Article ID 964547. doi:10.1155/2012/964547

身体損傷リスク状態　*Risk for Injury*

American Association of Critical Care Nurses. (2011). *Prevention of aspiration.* Aliso Viejo, CA: Author. Retrieved from www.aacn.org/wd/practice/ docs/practicealerts/prevention-aspirationpractice-alert.pdf?menu=aboutus

Kaufman, H., & Kaplan, N. M. (2015). Mechanisms, causes, and evaluation of orthostatic hypotension. In *UpToDate.* Retrieved from www.uptodate.com/contents/mechanisms-causes-andevaluation-of- orthostatic-hypotension.

Perlmuter, L. C., Sarda, G., Casavant, V., & Mosnaim, A. D. (2013). A review of the etiology associated comorbidities and treatment of orthostatic hypotension. *American Journal of Therapeutics, 20,* 279.

*Riefkohl, E. Z., Bieber, H. L., Burlingame, M. B., & Lowenthal, D. T. (2003). Medications and falls in the elderly: A review of the evidence and practical considerations. *Pharmacy & Therapeutics, 28*(11), 724–733.

*Rothrock, J. C. (2003). *Alexander's care of the patient in surgery* (12th ed.). St.

Louis: Mosby.

*Schoenfelder, D. P. (2000). A fall prevention program for elderly individuals. *Journal of Gerontological Nursing, 26*(3), 43–45.

Webster, K. (2012). *Peripheral nerve injuries and positioning for general anesthesia.* London: World Federation of Societies of Anesthesiologists. Retrieved from www.frca.co.uk/Documents/258 Peripheral Nerve Injuries and Positioning for Anaesthesia.pdf

●Internet Sources

Centers for Disease Control and Prevention. (2011). Retrieved August 8, 2011 from www.cdc.gov/tobacco/data_statistics/

Professional Assisted Cessation Therapy (PACT), www.endsmoking.org

Tobacco.org, www.tobacco.org

心的外傷後シンドローム，レイプ−心的外傷シンドローム
Post-Trauma/Rape-Trauma Syndrome

Acierno, R., Hernandez, M. A., Amstadter, A. B., Resnick, H. S., Steve, K., Muzzy, W., & Kilpatrick, D. G. (2010). Prevalence and correlates of emotional, physical, sexual, and financial abuse and potential neglect in the United States: The National Elder Mistreatment Study. *American Journal of Public, 100*(2), 292–297.

*Burgess, A. W. (1995). Rape-trauma syndrome: A nursing diagnosis. *Occupational Health Nursing, 33*(8), 405–410.

Centers for Disease Control and Prevention. (2008). *HIV transmission rates in US.* Retrieved February 25, 2009, from www.cdc.gov/hiv/topics/surveillance/resources/fact-sheets/

Dudek, S. G. (2014). *Nutrition essentials for nursing practice* (7th ed.). Philadelphia: Wolters Kluwer.

Friedman, M. J. (2016). *PTSD history and overview.* Retrieved from www.ptsd.va.gov/professional/PTSD-overview/ptsdoverview.asp

*Ledray, L. E. (2001). *Evidence collection and care of the sexually assault survivor: SANE-SART response.* Retrieved from www.vaw.umn.edu/documents/commissioned/2forensicvidence.html

U.S. Department of Justice. (2014). *Rape and sexual assault.* Retrieved from www.bjs.gov/index.cfm?ty=tp&tid=317

睡眠パターン混乱　Disturbed Sleep Pattern

Arthritis Foundation. (2012). *Sleep problems with arthritis.* Retrieved from www.arthritis.org/living-with-arthritis/comorbidities/sleep-insomnia/

Bartick, M. C., Thai, X., Schmidt, T., Altaye, A., & Solet, J. M. (2010). Decrease in as-needed sedative use by limiting nighttime sleep disruptions from hospital staff. *Journal of Hospital Medicine, 5*(3), E20-E24.

Cole, C., & Richards, K. (2007). Sleep disruption in older adults: Harmful and by no means inevitable, it should be assessed for and treated. *AJN The American Journal of Nursing, 107*(5), 40-49.

Faraklas, I., Holt, B., Tran, S., Lin, H., Saffle, J., & Cochran, A. (2013). Impact of a nursing-driven sleep hygiene protocol on sleep quality. *Journal of Burn Care & Research, 34*(2), 249-254.

ストレス過剰負荷　*Stress Overload*

*Bodenheimer, T., MacGregor, K., & Sharifi, C. (2005). *Helping patients manage their chronic conditions.* Retrieved from www.chef.org/publications

Peaceful Parenting Institute. (2015). *Avoiding stress overload.* Retrieved from www.peacefulparent.com/avoiding-stress-overload/

U.S. Department of Health and Human Service. (2015). *Healthy people 2020.* Retrieved from www.healthypeople.gov/2020/topics-objectives

スピリチュアルペイン　*Spiritual Distress*

*Burkhart, L., & Solari-Twadell, A. (2001). Spirituality and religiousness: Differentiating the diagnoses through a review of the nursing literature. *International Journal of Nursing Knowledge, 12*(2), 44-54.

*Kendrick, K. D., & Robinson, S. (2000). Spirituality: Its relevance and purpose for clinical nursing in the new millennium. *Journal of Clinical Nursing, 9*(5), 701-705.

*O'Brien, M. E. (2010). *Spirituality in nursing: Standing on holy ground* (4th ed.). Boston: Jones and Bartlett.

Puchalski, C. M., & Ferrell, B. (2010). *Making Health Care Whole: Integrating Spirituality into Patient Care.* West Conshohocken, PA: Templeton Press.

Swift, C., Calcutawalla, S., & Elliot, R. (2007). Nursing attitudes towards recording of religious and spiritual data. *British Journal of Nursing, 16*(20), 1279-1282.

*Wright, L. M. (2004). *Spirituality, suffering, and illness: Ideas for healing.* Philadelphia: F.A. Davis Co.

絶望感　*Hopelessness*

Brothers, B. M., & Anderson, B. L. (2009). Hopelessness as a predictor of depressive symptoms for breast cancer patients coping with recurrence. *Psycho-Oncology, 18*, 267–275. doi:10.1002/pon.1394

*Herth, K. (1993). Hope in the family caregiver of terminally ill people. *Journal of Advanced Nursing, 18*, 538–547.

*Hinds, P., Martin, J., & Vogel, R. (1987). Nursing strategies to influence adolescent hopefulness during oncologic illness. *Journal of the Association of Pediatric Oncology Nurses, 4*(1/2), 14–23.

組織統合性障害, 褥瘡リスク状態
Risk for Impaired Tissue Integrity/Pressure Ulcer

Agency for Healthcare Research and Quality. (2011). *Are we ready for this change? Preventing pressure ulcers in hospitals: A toolkit for improving quality of care.* Rockville, MD: Author. Retrieved from www.ahrq.gov/professionals/systems/long-term-care/resources/pressure-ulcers/pressureulcertoolkit/putool1.html

Armstrong, A., & Meyr, D. (2014). Clinical assessment of wounds. In *UptoDate.* Retrieved from www.uptodate.com/contents/clinical-assessment-of-wounds

*Bennett, M. A. (1995). Report of the task force on the implications for darkly pigmented intact skin in the prediction and prevention of pressure ulcers. *Advances in Skin & Wound Care, 8*(6), 34–35.

*Bergstrom, N., Allman, R., Alvarez, O., Bennett, M., Carlson, C., Frantz, R., . . . Yarkony, G. (1994). *Treatment of pressure ulcers. Clinical practice guideline* (No. 15). Rockville, MD: Agency for Health Care Policy and Research, AHCPR Publication No. 95-0652.

Berlowitz, D. (2014). Epidemiology, pathogenesis and risk assessment of pressure ulcers. In *UpToDate.* Retrieved from www.uptodate.com/contents/epidemiology-pathogenesis-and-riskassessment-of-pressure-ulcers?source=search_result&search=pressure+ulcers&selectedTitle=4~120

Berlowitz, D. (2015). Clinical staging and management of pressure ulcers. In *UpToDate.* Retrieved from www.uptodate.com/contents/clinical-staging-and-management-of-pressure-ulcers?

Brem, H., Maggi, J., Nierman, D., Rolnitzky, L., Bell, D., Rennert, R., . . . Vladeck, B. (2010). High cost of stage IV pressure ulcers. *American Journal of Surgery, 200*(4), 473–477. Retrieved from www.ncbi.nlm.nih.gov/pmc/articles/PMC2950802/

Clark, M. (2010). Skin assessment in dark pigmented skin: A challenge in pressure ulcer prevention. *Nursing Times, 106*(30), 16–17.

Dorner, B., Posthauer, M. E., & Thomas, D. (2009). The role of nutrition in pressure ulcer prevention and treatment: National Pressure Ulcer Advisory Panel white paper. *Advances in Skin & Wound Care, 22*(5), 212–221.

*Fore, J. (2006). A review of skin and the effects of aging on skin structure and function. *Ostomy Wound Manage, 52*(9), 24–35.

Guo, S., & DiPietro, L. A. (2010). Factors affecting wound healing. *Journal of dental research, 89*(3), 219–229.

Ling, S. M., & Mandl, S. (2013). *Pressure ulcers: CMS update and perspectives.* National Pressure Ulcer Advisory Panel Biennial Conference, Houston, TX. Retrieved from www.npuap.org/wp-content/uploads/2012/01/NPUAP2013-LingMandlFINAL2-25-131.pdf

*Maklebust, J., & Sieggreen, M. (2006). *Pressure ulcers: Guidelines for prevention and nursing management* (3rd ed.). Springhouse, PA: Springhouse.

National Pressure Ulcer Advisory Panel, European Pressure Ulcer Advisory Panel. (2014). *Clinical practice guideline.* Retrieved from www.npuap.org/resources/educational-and-clinical-resources/prevention-and-treatment-of-pressure-ulcers-clinical-practiceguideline/

*Wound Ostomy Continence Nursing (WOCN). (2003). *Guideline for prevention and management of pressure ulcers.* Glenview, IL: Author.

体液量不足，体液量過剰 *Deficient and Excess Fluid Volume*

American Academy of Pediatrics. (2011). Policy statement. Climatic Heat Stress and Exercising Children and Adolescents. Council on Sports Medicine and Fitness and Council on School Health. *Pediatrics, 128*(3), e741–e747.

道徳的苦悩 *Moral Distress*

*American Association of Critical Care Nurses. (2004). *The 4 A's to rise above moral distress.* AACN Ethics Work Group. Aliso Viejo, CA: AACN.

American Nurse's Association. (2010a). *Just culture.* Retrieved from www.justculture.org/Downloads/ANA_Just_Culture.pdf

American Nurse's Association. (2010b). *Nursing: Scope and standards of practice* (2nd ed.). Silver Springs, MD: Author.

*Beckstrand, R. L., Callsiter, L. C., & Kirchhoff, K. T. (2006). Providing a "Good Death": Critical care nurse's suggestions for improving end-of-life

care. *American Journal of Critical Care, 15*(1), 38–45.

Gallup Poll. (2009). *Honesty and ethics poll finds congress' image tarnished.* Retrieved from www.gallup/poll124625/honestyethics-pol

LaSala, C. A., & Bjarnason, D. (2010). Creating workplace environments that support moral courage. *The Online Journal of Issues in Nursing, 15*(3), 1–11. Retrieved from www.nursingworld.org/OJIN

Lusardi P., Jodka, P., Stambovsky, M., Stadnicki, B., Babb, B., Plouffe, D., . . . Montonye, M. (2011). The going home initiative: Getting critical care patients home with hospice. *Critical Care Nurse, 31*(5), 46–57.

Zuzelo, P. R. (2007). Exploring the moral distress of registered nurses. *Nursing Ethics, 14*(3), 344–359.

乳児行動統合障害　*Disorganized Infant Behavior*

*American Academy of Pediatrics (AAP) Committee on Fetus and Newborn, American Academy of Pediatrics Section on Surgery, Canadian Paediatric Society Fetus and Newborn Committee. (2006). Prevention and management of pain in the neonate: An update. *Pediatrics, 118*(5), 2231–2241.

Askin, D., & Wilson, D. (2007). The high risk newborn and family. In M. J. Hockenberry & D. Wilson (Eds.), *Wong's nursing care of infants and children* (8th ed.). St. Louis: Mosby Elsevier.

*Bozzette, M. (1993). Observations of pain behavior in the NICU: An exploratory study. *Journal of Perinatal & Neonatal Nursing, 7*(1), 76–87.

Holditch-Davis, D., & Blackburn, S. (2007). Neurobehavioral development. In C. Kenner & J. W. Lott (Eds.), *Comprehensive neonatal care: An interdisciplinary approach* (4th ed., pp. 448–479). St. Louis: Saunders Elsevier.

Kenner, C. & McGrath, J. M. (Eds.) (2010). Developmental care of newborns and infants, *The Neonatal Intensive Care Unit Environment* (pp.63–74). Glenview, IL: NANN.

*Merenstein, G. B. & Gardner, S. L. (Eds.). (2002). The neonate and the environment: Impact on development. *In Handbook of neonatal intensive care* (pp. 219–282). St. Louis, MO: Mosby.

*Thomas, K. A. (1989). How the NICU environment sounds to a preterm infant. *MCN: American Journal of Maternal-Child Nursing, 14*, 249–251.

*Vandenberg, K. (1990). The management of oral nippling in the sick neonate, the disorganized feeder. *Neonatal Network, 9*(1), 9–16.

Vandenberg, K. (2007). State systems development in high-risk newborns in the neonatal intensive care unit: Identification and management of sleep, alertness, and crying. *Journal of Perinatal & Neonatal Nursing, 21*(2), 130–139.

乳児突然死症候群リスク状態　*Risk for Sudden Infant Death Syndrome*

Anderson, J. E. (2000). Co-sleeping: Can we ever put the issue to rest? *Contemporary Pediatrics, 17*(6), 98–102, 109–110, 113–114.

Corwin, M. J. (2015). Sudden infant death syndrome. In *UpToDate*. Retrieved from www.uptodate.com/contents/sudden-infantdeath-syndrome-risk-factors- and-risk-reduction-strategies

Edelman, C. L., Kudzma, E. C., & Mandle, C. L. (2014). *Health promotion throughout the life span* (8th ed.). St. Louis: C.V. Mosby.

人間の尊厳毀損リスク状態　*Risk for Compromised Human Dignity*

*Walsh, K., & Kowanko, I. (2002). Nurses' and patients' perceptions of dignity. *International Journal of Nursing Practice, 8*(3), 143–151.

ノンコンプライアンス　*Noncompliance*

Gruman, J. (2011). Engagement does not mean compliance. *Center for Advancing Health*. Retrieved from www.cfah.org/blog/2011/engagement-does-not-mean-compliance

排尿障害　*Impaired Urinary Elimination*

Davis, N. J., Vaughan, C. P., Johnson, T. M., Goode, P. S., Burgio, K. L., Redden, D. T., & Markland, A. D. (2013). Caffeine intake and its association with urinary incontinence in United States men: Results from National Health and Nutrition Examination Surveys 2005–2006 and 2007–2008. *The Journal of Urology, 189*(6), 2170–2174.

Derrer, D. (2014). *Diet, drugs and urinary incontinence*. WebMD. Retrieved from www.webmd.com/urinary-incontinence-oab/urinary-incontinence-diet-medications-chart?page=2

DuBeau, C. E. (2014). Treatment and prevention of urinary incontinence in women. In *UpToDate*. Retrieved from www.uptodate.com/home

DuBeau, C. (2015). Epidemiology, risk factors, and pathogenesis of urinary incontinence in women. In *UpToDate*. Retrieved from www.uptodate.com/contents/epidemiology-risk-factors-andpathogenesis-of-urinary-incontinence-in-women

Gleason, J. L., Richter, H. E., Redden, D. T., Goode, P. S., Burgio, K. L., &

Markland, A. D. (2013). Caffeine and urinary incontinence in US women. *International Urogynecology Journal, 24*(2), 295–302.

Holroyd-Leduc, J., Tannenbaum, C., Thorpe, K., & Straus, S. (2008). What type of urinary incontinence does this woman have? *Journal of the American Medical Association, 299*, 1446–1456.

Lukacz, E. (2015). Treatment of urinary incontinence in women. In *UpToDate*. Retrieved from www.uptodate.com/contents/treatment-of-urinary-incontinence-in-women

Mayo Clinic. (2012). Kegel exercises: A how-to guide for women. In *Healthy lifestyle/women's health*. Retrieved from www.mayoclinic.org/healthy-lifestyle/womens-health/in-depth/kegelexercises/art-20045283?pg=1

*Morant, C. A. (2005). ACOG guidelines on urinary incontinence in women. *American Family Physician, 72*(1), 175–178.

National Clinical Guideline Centre. (2010). *Nocturnal enuresis: The management of bedwetting in children and young people*. London, UK: National Institute for Health and Clinical Excellence (NICE) (Clinical Guideline No. 111). Retrieved from www.guideline.gov/content.aspx?id=25680

*Nygaard, I. E., Thompson, F. L., Svengalis, S. L., & Albright, J. P. (1994). Urinary incontinence in elite nulliparous athletes. *Obstetrics & Gynecology, 84*(2), 183–187.

Smeltzer, S., Bare, B., Hinkle, J., & Cheever, K. (2010). *Brunner & Suddarth's textbook of medical-surgical nursing* (12th ed.). Philadelphia: Lippincott Williams & Wilkins.

*Smith, D. B. (2004). Female pelvic floor health: A developmental review. *Journal of Wound Ostomy & Continence Nursing, 31*(3), 130–137.

Testa, A. (2015). Understanding urinary incontinence in adults. *Society of Urologic Nurses and Associates, 35*, 82–86.

Tu, N. D., Baskin, L. S., & Amhym, A. M. (2014). Nocturnal enuresis in children: Etiology and evaluation. In *UpToDate*. Retrieved from www.uptodate.com/contents/nocturnal-enuresis-inchildren-etiology-and-evaluation

Wilkinson, J., & Van Leuven, K. (2007). *Fundamentals of nursing: Theory, concepts & applications*. Philadelphia: F.A. Davis.

Wilson, P., Berghmans, B., Hagen, S., Hay-Smith, J., Moore, K., Nygaard, I., . . . Wyman, J. (2005). Adult conservative management in incontinence. In: *Incontinence Volume 2: Management*. Paris: International Continence Society Health Publication.

非効果的健康管理 *Ineffective Health Management*

DeWalt, D. A., Callahan, L. F., Hawk, V. H., Broucksou, K. A., Hink, A, Rudd, R., & Brach, C. (2010). *Health Literacy Universal Precautions Toolkit.* Retrieved from www.ahrq.gov/professionals/quality-patient-safety/quality-resources/tools/literacy-toolkit/index.html

Iuga, A. O., & McGuire, M. J. (2014). Adherence and health care costs. *Risk Management and Healthcare Policy, 7,* 35.

非効果的呼吸機能リスク状態 *Risk for Ineffective Respiratory Function*

*Chan, L. (1998). Effectiveness of a music therapy intervention on relaxation and anxiety for patients receiving ventilation assistance. *Heart and Lung, 27*(3), 169–176.

Epstien, S. (2015). Weaning from mechanical ventilation: Readiness testing. In *UpToDate.* Retrieved from www.uptodate.com/contents/weaning-from-mechanical-ventilation-readinesstesting

Institute for Healthcare Improvement. (2008). *Implement the ventilator bundle: Elevation of the head of the bed.* Retrieved from www.ihi.org/IHI/Topics/CriticalCare/IntensiveCare/Changes/IndividualChanges/Elevationoftheheadofthebed.htm

*Jenny, J., & Logan, J. (1991). Analyzing expert nursing practice to develop a new nursing diagnosis: Dysfunctional ventilatory weaning response. In R. M. Carroll-Johnson (Ed.), *Classification of nursing diagnoses: Proceedings of the ninth conference.* Philadelphia: J. B. Lippincott.

*Logan, J., & Jenny, J. (1990). Deriving a new nursing diagnosis through qualitative research: Dysfunctional ventilatory weaning response. *Nursing Diagnosis, 1*(1), 37–43.

*Morton, P., Fontaine, D., Hudak, C., & Gallo, B. (2005). *Critical care nursing* (8th ed.). Philadelphia: Lippincott Williams & Wilkins.

Nance-Floyd, B. (2011). Tracheostomy care: An evidence-based guide to suctioning and dressing changes. *American Nurses Today, 6*(7), 14–16.

Schwartzstein, R. M., & Richards, J. (2014). *Hyperventilation syndrome.* Retrieved from www.uptodate.com/contents/hyperventilation-syndrome

Sharma, S., Sarin, J., & Bala, G. K. (2014). Effectiveness of endotracheal suctioning protocol, In terms of knowledge and practices of nursing personnel. *Nursing and Midwifery Research Journal, 10*(2), 47–60.

Swadener-Culpepper, L. (2010). Continuous lateral rotation therapy. *Critical Care Nurse, 30*(2), S5.S7. Retrieved from Medline Database.

WebMD. (2012). *Hyperventilation*. Retrieved from
www.webmd.com/a-to-z-guides/hyperventilation-credits

●Internet Resources

Agency for Healthcare Research and Quality, www.ahrq.gov/

Asthma and Allergy Foundation of America, www.aafa.org/

Asthma Management Model, www.nhlbi.nih.gov/health/public/lung/index.
htm

Global Initiative for Chronic Obstructive Lung Disease, www.goldcopd.org

Joint Council of Asthma, Allergy, and Immunology, www.jcaai.org/

Quitting Smoking Guidelines, www.surgeongeneral.gov/tobacco/default.htm

QuitNet, www.quitnet.com

非効果的セクシュアリティパターン　*Ineffective Sexuality Patterns*

*Annon, J. S. (1976). The PLISST model: A proposed conceptual scheme for
the behavioral treatment of sexual problems. *Journal of Sex Education
and Therapy, 2*, 211–215.

Ginsburg, K. R. (2015). *Talking to your child about sex*. Retrieved from
www.healthychildren.org/English/ages-stages/gradeschool/puberty/
Pages/Talking-to-Your-Child-About-Sex.aspx.

Kazer, M. W. (2012a). Issues regarding sexuality. In M. Boltz, E. Capezuti, T.
Fulmer, & D. Zwicker (Eds.), *Evidence-based geriatric nursing protocols for
best practice* (4th ed., pp. 500–515). New York: Springer.

Kazer, M. W. (2012b). *Sexuality assessment for older adults best practices in
nursing care to older adults*. Retrieved from
http://consultgerirn.org/uploads/File/trythis/try_this_10.pdf

非効果的母乳栄養　*Ineffective Breastfeeding*

Amir, L. H., & The Academy of Breastfeeding Medicine Protocol Committee.
(2014). ABM clinical protocol #4: Mastitis. *Breastfeeding Medicine, 9*(5),
293–243.

Arizona Department of Health Services (AZDHS). (2010). Model Hospital
Policy Resource Guide. www.azdhs.gov/phs/bnp/gobreastmilk/
documents/AzBSBS-Model-Hospital-PolicyGuide.pdf/

AZDHS. (2012). *Arizona baby steps to breastfeeding success*. Retrieved from
www.azdhs.gov/phs/gobreastmilk/BFAzBabySteps.htm

Evans, A., Marinelli, K. A., Taylor, J. S., & The Academy of Breastfeeding
Medicine. (2014). ABM clinical protocol #2: Guidelines for hospital
discharge of the breastfeeding term newborn an mother "The going

文献　859

home protocol" (revised 2014). *Breastfeeding Medicine, 9*(1), 3–8.

Hale, T. (2010). *Breastfeeding and medications.* Retrieved from www.breastfeedingonline.com/meds.shtml#sthash.bx7EQILt.dpbs

Lawrence, R. A., & Lawrence, R. M. (2010). *Breastfeeding. A guide for the medical professional* (7th ed.). Philadelphia: Elsevier Health Services.

*Walker, M. (2006). *Breastfeeding management for the clinician: Using the evidence.* Boston: Jones and Bartlett.

悲嘆　*Grieving*

Ball, J., Bindler, R., & Cowen, K. (2015). *Principles of pediatric nursing: Caring for children* (6th ed.). Upper Saddle River, NJ: Pearson.

Block, S. (2013). Grief and bereavement. In *UpToDate.* Retrieved from www.uptodate.com

*Hooyman, N. R., & Kramer, B. J. (2006). *Living through loss: Interventions across the life span.* New York: Columbia University Press.

*Mina, C. (1985). A program for helping grieving parents. *Maternal-Child Nursing Journal, 10,* 118–121.

*Vanezis, M., & McGee, A. (1999). Mediating factors in the grieving process of the suddenly bereaved. *British Journal of Nursing, 8*(14), 932–937.

Worden, J. W. (2009). *Grief counseling and grief therapy: A handbook for the mental health practitioner* (4th ed.). New York: Springer Publishing.

肥満，過体重　*Obesity & Overweight*

*Hunter, J. G., & Cason, K. L. (2006). *Nutrient Density.* Clemson University Cooperative Extension Service. Retrieved at www.clemson.edu/extension/hgic/food/nutrition/nutrition/dietary_guide/hgic40 62.html

Institute of Medicine. (2009). *Weight gain during pregnancy: Reexamining the guidelines.* Retrieved from www.nap.edu

*Martin, L. R., Williams, S. L., Haskard, K. B., & DiMatteo, M. R. (2005). The challenge of patient adherence. *Therapeutic Clinical Risk Management, 1*(3), 189–199.

Pelzang, R. (2010). Time to learn: Understanding patient-centered care. *British Journal of Nursing, 19*(14), 912–917.

不安　*Anxiety*

*Grainger, R. (1990). Anxiety interrupters. *American Journal of Nursing, 90*(2), 14–15.

*Grealish, L., Lomasney, A., & Whiteman, B. (2000). Foot massage. A nursing

intervention to modify the distressing symptoms of pain and nausea in patients hospitalized with cancer. *Cancer Nursing, 23*, 237–243.

Guardino, C. M., & Dunkel Schetter, C. (2014). Coping during pregnancy: A systematic review and recommendations. *Health Psychology Review, 8*(1), 70–94.

Gurung, R. A., Dunkel-Schetter, C., Collins, N., Rini, C., & Hobel, C. J. (2005). Psychosocial predictors of prenatal anxiety. *Journal of Social and Clinical Psychology, 24*(4), 497.

*Jones, P. E., & Jakob, D. F. (1984). Anxiety revisited from a practice perspective. In M. J. Kim, G. K. McFarland, & A. M. McLane (Eds.), *Classification of nursing diagnoses: Proceedings of the fifth national conference.* St. Louis, MO: C.V. Mosby.

*Lobel, M., DeVincent, C. J., Kaminer, A., & Meyer, B. A. (2000). The impact of prenatal maternal stress and optimistic disposition on birth outcomes in medically high-risk women. *Health Psychology, 19*(6), 544.

*Lugina, H. I., Christensson, K., Massawe, S., Nystrom, L., & Lindmark, G. (2001). Change in maternal concerns during the 6 weeks postpartum period: A study of primiparous mothers in Dar es Salaam, Tanzania. *Journal of Midwifery and Women's Health, 46*(4), 248–257.

*May, R. (1977). *The meaning of anxiety.* New York: W.W. Norton.

*Stephenson, N. L., Weinrich, S. P., & Tavakoli, A. S. (2000). The effects of foot reflexology on anxiety and pain in patients with breast and lung cancer. *Oncology Nursing Forum, 27*, 67–72.

*Taylor-Loughran, A., O'Brien, M., LaChapelle, R., & Rangel, S. (1989). Defining characteristics of the nursing diagnoses fear and anxiety: A validation study. *Applied Nursing Research, 2*, 178–186.

*Whitley, G. (1994). Concept analysis in nursing diagnosis research. In R. Carroll-Johnson & M. Paquette (Eds.), *Classification of nursing diagnosis: Proceedings of the tenth conference.* Philadelphia: J.B. Lippincott.

*Yokom, C. J. (1984). The differentiation of fear and anxiety. In M. J. Kim, G. K. McFarland, & A. M. McLane (Eds.), *Classification of nursing diagnoses: Proceedings of the fifth national conference.* St. Louis, MO: C.V. Mosby.

不安定性衝動コントロール *Labile Emotional Response*

Beauchaine, T., Gatzke-Kopp, L., & Mead, H. (2007). Polyvagal theory and developmental psychopathology: Emotion dysregulation and conduct problems from preschool to adolescence. *Biological Psychology, 74*, 174–184.

Olney, N. T., Goodkind, M. S., & Lomen-Hoerth, C. (2011). Behavior, physiology and experience of pathological laughing and crying in amyotrophic lateral sclerosis. *Brain, 134*(12), 3455–3466. Retrieved from www.ncbi.nlm.nih.gov/pmc/articles/PMC3235565

不使用性シンドローム　*Disuse Syndrome*

*Maher, A., Salmond, S., & Pellino, T. (2006). *Orthopedic nursing* (3rd ed.). Philadelphia: W. B. Saunders.

Zomorodi, M., Topley, D., & McAnaw, M. (2012). Developing a mobility protocol for early mobilization of patients in a surgical/trauma ICU. *Critical Research and Practice*, 2012, 10. Retrieved from www.hindawi.com/journals/ccrp/2012/964547/

分娩陣痛　*Labor Pain*

*Association of Women's Health, Obstetric and Neonatal Nurses (AWHONN). (2008a). *Nursing care and management of the second stage of labor: Evidence-Based Clinical Practice Guideline* (2nd ed.). Washington, DC: Author.

*Association of Women's Health, Obstetric and Neonatal Nurses (AWHONN). (2008b). *Nursing care of the woman receiving regional analgesia/anesthesia in labor: Evidence-Based Clinical Practice Guideline* (2nd ed.). Washington, DC: Author.

Association of Women's Health, Obstetric and Neonatal Nurses (AWHONN). (2011). *Nursing support of laboring women*. Position Statement. Washington, DC: Author.

Burke, C. (2014). Pain in labor: Nonpharmacologic and pharmacologic management. In K. R. Simpson & P. Creehan (Eds.), *AWHONN's perinatal nursing* (4th ed., pp. 493–529). Philadelphia: Wolters Kluwer.

Simkin, P., & Ancheta, R. (2011). *The labor progress book: Early interventions to prevent and treat dystocia* (3rd ed.). New York: Wiley-Blackwell.

ペアレンティング障害　*Impaired Parenting*

Ball, J., Bindler, R., & Cowen, K. (2015). *Principles of pediatric nursing: Caring for children* (6th ed.). Upper Saddle River, NJ: Pearson.

*Gage, J., Everett, K., & Bullock, L. (2006). Integrative review of parenting in nursing research. *Journal of Nursing Scholarship, 38*(1), 56–62. Retrieved from CINAHL Plus with Full Text database.

慢性機能性便秘 *Chronic Functional Constipation*

Erichsen, E., Milberg, A., Jaarsma, T., & Friedrichsen, M. (2015). Constipation in specialized palliative care: Prevalence, definition, and patient-perceived symptom distress. *Journal of Palliative Medicine, 18*(7), 585–592.

McCay, S. L., Fravel, M., & Scanlon, C. (2012). Evidence-based practice guideline: Management of constipation. *Journal of Gerontological Nursing, 38*(7), 9–15.

*Shua-Haim, J., Sabo, M., & Ross, J. (1999). Constipation in the elderly: A practical approach. *Clinical Geriatrics, 7*(12), 91–99.

Wald, A. (2015). Patient information: Constipation in adults (Beyond the Basics). In *UpToDate*. Retrieved from www.uptodate.com/contents/constipation-in-adults-beyond-the-basics#H1

*Wisten, A., & Messner, T. (2005). Fruit and fibre (Pajala porridge) in the prevention of constipation. *Scandinavian Journal of Caring Sciences, 19*(1), 71–76.

慢性悲哀 *Chronic Sorrow*

*Burke, M. L., Hainsworth, M. A., Eakes, G. G., & Lindgren, C. L. (1992). Current knowledge and research on chronic sorrow: A foundation for inquiry. *Death Studies, 16*(3), 231–245.

Gordon, J. (2009). An evidence-based approach for supporting parents experiencing chronic sorrow. *Pediatric Nursing, 35*(2), 115–119.

*Melnyk, B., Feinstein, N., Moldenhouer, Z., & Small, L. (2001). Coping of parents of children who are chronically ill. *Pediatric Nursing, 27*(6), 548–558.

*Monsen, R. B. (1999). Mothers' experiences of living worried when parenting children with spina bifida. *Journal of Pediatric Nursing, 14*(3), 157–163.

Rhode Island Department of Health. (2011). *Resource guide for families of children with autism spectrum*. Retrieved from www.health.ri.gov/publications/guidebooks/2011ForFamiliesOf ChildrenWithAutismSpectrumDisorders.pdf

*Teel, C. (1991). Chronic sorrow: Analysis of the concept. *Journal of Advanced Nursing, 16*(11), 1311–1319.

無力感　*Powerlessness*

Orzeck, T., Rokach, A., & Chin, J. (2010). The effects of traumatic and abusive relationships. *Journal of Loss & Trauma, 15*(3), 167–192. doi:10.1080/15325020903375792

ヨード造影剤有害作用リスク状態
Risk for Adverse Reaction to Iodinated Contrast Media

American College of Radiology Committee on Drugs and Contrast Media. (2013). *ACR manual on contrast media: Version 9*. Reston, VA: American College of Radiology. Retrieved from www.acr.org/quality-%20safety/resources/~/media/37D84428BF1D4E1B9A3A2918DA9E27A3.pdf/

Pasternak, J., & Williamson, E. (2012). Clinical pharmacology, uses, and adverse reactions of iodinated contrast agents: A primer for the non-radiologist. *Mayo Clinical Proceedings, 87*(4), 390–402. Retrieved from www.ncbi.nlm.nih.gov/pmc/articles/PMC3538464/

Robbins, J. B., & Pozniak, M. A. (2010). *Contrast media tutorial*. Retrieved from www.radiology.wisc.edu/fileShelf/contrastCorner/files/ContrastAgentsTutorial.pdf

Siddiqi, N. (2011). Contrast medium reactions. In *Medscape*. Retrieved from http://emedicine.medscape.com/article/422855overview

Siddiqi, N. (2015). Contrast medium reactions. In *Medscape*. Retrieved from http://emedicine.medscape.com/article/422855overview

Singh, J., & Daftary, A. (2008). Iodinated contrast media and their adverse reactions. *Journal of Nuclear Medicine Technology, 36*(2), 69–74.

ラテックスアレルギー反応　*Latex Allergy Response*

American Association of Nurse Anesthetists. (2014). *Latex allergy management (Guidelines)*. Retrieved from www.aana.com/resources2/professionalpractice/Pages/Latex-Allergy-Protocol.aspx

DeJong, N. W., Patiwael, J. A., de Groot, H., Burdorf, A., & Gerth van Wijk, R. (2011). Natural rubber latex allergy among healthcare workers: Significant reduction of sensitization and clinical relevant latex allergy after introduction of powder-free latex gloves. *Journal of Allergy and Clinical Immunology, 127*(2), AB70.

Jenny, J. (1987). Knowledge deficit: Not a nursing diagnosis image. *The Journal of Nursing Scholarship, 19*(4), 184–185.

リスク傾斜健康行動　*Risk Prone Health Behavior*

Kann, L., Kinchen, S., Shanklin, S. L., Flint, K. H., Kawkins, J., Harris, W. A., . . . Whittle, L. (2014). Youth risk behavior surveillance. United States, 2013. *MMWR Surveill Summ, 63*(Suppl 4), 1–168.

Tyler, D. O., & Horner, S. D. (2008). Family-centered collaborative negotiation: A model for facilitating behavior change in primary care. *Journal of the American Academy of Nurse Practitioners, 20*(4), 194–203.

第Ⅱ部：ヘルスプロモーション型看護診断

Allender, J. A., Rector, C., & Warner, K. (2014). *Community health nursing* (8th ed.). Philadelphia, PA: Wolters Kluwer.

*Bodenheimer, T., MacGregor, K., & Sharifi, C. (2005). *Helping patients manage their chronic conditions*. Retrieved January 10, 2007, from www. chef.org/publications

*Blackburn, S. (1993). Assessment and management of neuralgic dysfunction. In C. Kenner, A. Brueggemeyer, & L. Gunderson (Eds.), *Comprehensive neonatal nursing*. Philadelphia: W. B. Saunders.

*Breslow, D., & Hron, B. G. (2004). Time-extended family interviewing. *Family Process, 16*(1), 97–103 (reprint, March 1977).

Edelman, C. L., Kudzma, E. C. & Mandle, C. L. (2014). *Health promotion throughout the Life span* (8th ed.). St. Louis: C.V. Mosby.

*Gordon, M. (2002). *Manual of nursing diagnosis*. St. Louis: Mosby-Year Book.

*Vandenberg, K. (1990). The management of oral nippling in the sick neonate, the disorganized feeder. *Neonatal Network, 9*(1), 9–16.

第Ⅲ部：共同問題

Barbar, S., Noventa, F., Rossetto, V., Ferrari, A., Brandolin, B., Perlati, M., . . . Prandoni, P. (2010). A risk assessment model for the identification of hospitalized medical patients at risk for venous thromboembolism: The Padua Prediction Score. *Journal of Thrombosis and Haemostasis, 8*(11), 2450–2457.

Barrisford, G., & Steele, G. S. (2014). Acute urinary retention. In *UpToDate*. Retrieved from www. uptodate.com/contents/acuteurinary-retention

Bordeianou, L., & Yeh, D. D. (2015). Epidemiology, clinical features, and diagnosis of mechanical small bowel obstruction in adults. In *UpToDate*.

Retrieved from www.uptodate.com/contents/epidemiology-clinical-features-and-diagnosis-ofmechanical-small-bowel-obstruction-in-adults

Chow, E., Bernjak, A., Williams, S., Fawdry, R. A., Hibbert, S., Freeman, J., . . . Heller, S. R. (2014). Risk of cardiac arrhythmias during hypoglycemia in patients with type 2 diabetes and cardiovascular risk. *Diabetes, 63*(5), 1738–1747.

Chu, Y. F., Jiang, Y., Meng, M., Jiang, J. J., Zhang, J. C., Ren, H. S., & Wang, C. T. (2010). Incidence and risk factors of gastrointestinal bleeding in mechanically ventilated patients. *World J Emergency Medicine, 1*(1), 32–36.

Deegens, J. K., & Wetzels, J. F. (2011). Nephrotic range proteinuria. In John T. Daugirdas (Ed.), *Handbook of chronic kidney disease management* (pp. 313–332). Philadelphia: Lippincott Williams & Wilkins.

Eriksson, E. A., Schultz, S. E., Cohle, S. D., & Post, K. W. (2011). Cerebral fat embolism without intracardiac shunt: A novel presentation. *Journal of Emergencies, Trauma, and Shock, 4*(2), 309–312.

Fazia, A., Lin, J., & Staros, E. (2012). *Urine sodium.* Retrieved December 28, 2012, from http://emedicine.medscape.com/article/2088449-overview#showall

Halloran, R. S. (2009). Caring for the patient with inflammatory response, shock, and severe sepsis caring for the patient with inflammatory response, shock, and severe sepsis (Chap. 61). In Osborn, K. (Ed.), *Medical surgical nursing: Preparation for practice* (Vol. 1). Upper Saddle River, NJ: Prentice Hall.

Heist, E. K., & Ruskin, J. N. (2010). Drug-induced arrhythmia. *Circulation, 122*(14), 1426–1435.

Institute for Clinical System Improvement [ICSI]. (2008). *Health care guideline: Venous thromboembolism prophylaxis* (5th ed.). Bloomington, MN: Author. Retrieved from www.icsi.org

Kovesdy, C. P., Kopple, J. D., & Kalantar-Zadeh, K. (2015). Inflammation in renal insufficiency. In *UpToDate.* Retrieved from www.uptodate.com/contents/inflammation-inrenal-insufficiency

Mabvuure, N. T., Malahias, M., Hindocha, S., Khan, W., & Juma, A. (2012). Acute compartment syndrome of the limbs: Current concepts and management. *The Open Orthopaedics Journal, 6*(1), 535–543.

McCutcheon, T. (2013). The Ileus and Oddities After Colorectal Surgery. *Gastroenterology Nursing, 36*(5), 368–375.

National Quality Forum. (2011). *Serious reportable events in healthcare. 2011 update: A consensus report.* Retrieved from www.qualityforum.org/projects/hacs_and_sres.aspx

Neviere, R. (2015). Sepsis and the systemic inflammatory response syndrome: Definitions, epidemiology, and prognosis. In *UpToDate*. Retrieved from www.uptodate.com/contents/sepsis-andthe-systemic-inflammatory-response-syndrome-definitionsepidemiology-and-prognosis

O'Dowd, L. C., & Kelle, M. A. (2015). Air embolism. In *UpToDate*. Retrieved from www.uptodate.com/contents/air-embolism

*Lynn-McHale Wiegand, D. J., & Carlson, K. K. (2005). *AACN procedure manual for critical care*. St. Louis, MO: Elsevier.

Payne, A. B., Miller, C. H., Hooper, W. C., Lally, C., & Austin, H. D. (2014). High factor VIII, von Willebrand factor, and fibrinogen levels and risk of venous thromboembolism in blacks and whites. *Ethnicity & Disease, 24*(2), 169–174.

Pereira de Melo, R., Venícios de Oliveira Lopes, M., Leite de Araujo, T., de Fatima da Silva, L., Aline Arrais Sampaio Santos, F., & Moorhead, S. (2011). Risk for decreased cardiac output: Validation of a proposal for nursing diagnosis. *Nursing in Critical Care, 16*(6), 287–294.

The Renal Association. (2013). *Clinical practice guidelines*. Retrieved at www.renal.org/information-resources/the-uk-eckd-guide/ckd-stages#sthash.B1UX7gPz.3q8WiJDw.dpbs

Schmidt, A., & Mandel, J. (2012). Management of severe sepsis and septic shock in adults. In *UpToDate*. Retrieved January 19, 2013, from www.uptodate.com/contents/management-of-severesepsis-and-septic-shock-in-adults

Shadgan, B., Menon, M., Sanders, D., Berry, G., Martin, C., Duffy, P., Stephen, D., O'Brien, P. J. (2010). Current thinking about acute compartment syndrome of the lower extremity. *Canadian Journal of Surgery, 53*(5), 329–334.

Shaughnessy, K. (2007). Massive pulmonary embolism. *Critical Care Nurse, 27*(1), 39–51.

Stracciolini, A., & Hammerberg, E. M. (2014). Acute compartment syndrome of the extremities. In *UpToDate*. Retrieved from www.uptodate.com/contents/acutecompartment-syndrome-ofthe-extremities

Weinhouse, G. L. (2016). Fat embolism syndrome. In *UpToDate*. Retrieved from www.uptodate.com/contents/fat-embolism-syndrome

●Internet Resources

Labs on Line. (2014). Retrieved from https://labtestsonline.org/

Urinary Retention. (2012,). Retrieved from http://kidney.niddk.nih.gov/kudiseases/pubs/UrinaryRetention/

付録

*Cornish, P. L., Knowles, S. R., Marchesano, R., Tam, V., Shadowitz, S., Juurlink, D. N., & Etchells, E. E. (2005). Unintended medication discrepancies at the time of hospital admission. *Archives of Internal Medicine, 165*(4), 424–429.

DeWalt, D. A., Callahan, L., Hawk, V. H., Broucksou, K. A., & Hink, A. (2010). *Health literacy universal precautions tool kit.* Rockville, MD: Agency for Healthcare Research and Quality. Retrieved from www.ahrq.gov/professionals/quality-patient-safety/quality-resources/tools/literacy-toolkit/healthliteracytoolkit.pdf

Entwistle, V. A., McCaughan, D., Watt, I. S., Birks, Y., Hall, J., Peat, M., . . . Wright, J. (2010). Speaking up about safety concerns: Multi-setting qualitative study of patients' views and experiences. *Quality and Safety in Health Care, 19*(6), e33–e33.

Franz, M. G., Robson, M. C., Steed, D. L., Barbul, A., Brem, H., Cooper, D. M., . . . Wiersema-Bryant, L. (2008). Guidelines to aid healing of acute wounds by decreasing impediments of healing. *Wound Repair and Regeneration, 16*(6), 723–748.

Frosch, D. L., & Elwyn, G. (2014). Don't blame patients, engage them: Transforming health systems to address health literacy. *Journal of Health Communication, 19*(Suppl 2), 10–14.

Frosch, D. L., May, S. G., Rendle, K. A., Tietbohl, C., & Elwyn, G. (2012). Authoritarian physicians and patients' fear of being labeled 'difficult' among key obstacles to shared decision making. *Health Affairs, 31*(5), 1030–1038.

*Hibbard, J. H., & Cunningham, P. J. (2008). *How engaged are consumers in their health and health care, and why does it matter?* Findings from HSC No. 8: Providing insights that contribute to better health policy. Washington, DC: HSC

*Kutner, M., Greenberg, E., Jin, Y., & Paulsen, C. (2006). *The health literacy of America's adults: Results from the 2003 National Assessment of Adult Literacy.* U.S. Dept. of Education. Washington, DC: National Center for Education Statistics. Retrieved from http://nces.ed.gov/pubs2006/2006483.pdf

Morse, J. M. (1997). *Preventing patient falls.* Thousand Oaks: Sage Broda

*National Association of Adult Literacy. (2003). *Health literacy of America's adults: Results of the National Assessment of Adult Literacy (NAAL).* Retrieved from https://nces.ed.gov/naal/

Pear, S. M. (2007). *Managing infection control: Patients risk factors and best practices for surgical site infection prevention* (pp. 56–63). Tucson, AZ: University of Arizona.

*Podsiadlo, D., & Richardson, S. (1991). The timed 'Up and Go' test: A test of basic functional mobility for frail elderly persons. *Journal of American Geriatric Society, 39*(2): 142–148. Retrieved August 2, 2012, www.fallrventiontaskforce.orgpdf.Timed UpandGoTest.pdf

Price, C. S., Williams, A., Philips, G., Dayton, M., Smith, W., & Morgan, S. (2008). *Staphylococcus aureus* nasal colonization in preoperative orthopaedic outpatients. *Clinical Orthopaedics and Related Research, 466*(11), 2842–2847.

*Ratzan, S. C. (2001). Health literacy: Communication for the public good. *Health Promotion International, 16*(2), 207–214.

*Roter, D. L., Rune, R. E., & Comings, J. (1998). Patient literacy: A barrier to quality of care. *Journal General Internal Medicine, 13*(12), 850–851.

Sofaer, S., & Schumann, M. J. (2013). *Fostering successful patient and family engagement.* This White Paper was prepared for the Nursing Alliance for Quality Care with grant support from the Agency for Healthcare Research and Quality (AHRQ); Approved. Retrieved from www.naqc.org/WhitePaper-PatientEngagement

Sørensen, L. T. (2012). Wound healing and infection in surgery: The pathophysiological impact of smoking, smoking cessation, and nicotine replacement therapy: A systematic review. *Annals of Surgery, 255*(6), 1069–1079. Retrieved from http://archsurg.jamanetwork.com/article.aspx?articleid=1151013

Weiss, B. D. (2007). *Health literacy and patient safety: Help patients understand.* American Medical Association. Retrieved from http://med.fsu.edu/userFiles/file/ahec_health_clinicians_manual.pdf

*White, S., & Dillow, S. (2005). *Key concepts and features of the 2003 National Assessment of Adult Literacy.* National Center for Education Statistics. Retrieved from http://nces.ed.gov/NAAL/PDF/2006471.PDF

*Williams, M. V., Parker, R. M., Baker, D. W., Parikh, N. S., Pitkin, K., Coates, W. C., & Nurss, J. R. (1995). Inadequate functional health literacy among patients at two public hospitals. *JAMA, 274*(21), 1677–1682.

索引

和文索引

あ

アセスメント　1
圧迫損傷　200
アテローム性動脈硬化症　376
アドヒアランス　828
アルコール依存症　544, 816
アレルギー反応リスク状態　114
アレルゲン　115
安楽　398
安楽障害　394
安楽促進準備状態　723

い

育児　564
意思決定　495
意思決定葛藤　442, 711
意思決定促進準備状態　725
移乗計画　314
移乗能力障害　313
依存症　624
一次予防活動　46, 48
一夫多妻　539, 545
溢流性尿失禁　243
移転　654, 657
移転ストレス　652
移転ストレス（シンドローム）　652
　—— リスク状態　657
意図的抑制　227, 233
遺尿症　238
イネイブリング行動　542
院内感染性肺炎　755

う

ウィーニング　333
　—— の客観的評価基準　335
ウェルネス　694
運動　825
　—— の利点　297
運動プログラム　297

え

栄養−代謝　17
　—— パターン　107, 707
栄養価の高い食物　91
栄養価の低い食物　91
栄養摂取消費バランス異常：必要量以
　下　163, 197, 344, 379, 715
栄養摂取消費バランス異常
　—— ：必要量以上　87
　—— リスク状態：必要量以上　87
栄養促進準備状態　715
嚥下困難　67
嚥下障害　67, 176
エンド・オブ・ライフ　689
エンプティカロリー　88, 94

お

嘔吐　401
嘔吐中枢　402
オープン・ダイアローグ　123
悪心　400
汚染
　—— ：家族　35
　—— ：個人　28

汚染除去法　33
汚染リスク状態
　――：個人　34
　――：地域社会　36
悪阻　402
オピオイド　411, 416
おやつ　168
親役割葛藤　566
温罨法　417

か

介護　593
介護者役割緊張　538, 592
　―― リスク状態　594, 599
介助付き能動的可動域訓練　307
外的統制型　495
回復力　468, 662, 663, 747
解放的意思決定促進準備状態　724
化学物質による影響　28
過換気　326
核家族　539, 545
角膜炎　182
角膜損傷リスク状態　181, 184
家事家政障害　281
過剰な追体験　643
ガス交換障害　329
家族
　―― の結束力　540, 550, 557, 560
　―― のヘルスプロモーション　731
家族機能障害　542
家族機能促進準備状態　731
家族機能破綻　537, 602, 733, 745
家族構成　539, 545
家族コーピング
　―― 促進準備状態　745
　―― 妥協化　538, 602
　―― 無力化　603, 747
過体重　87, 93
　―― リスク状態　87, 88, 96
価値-信念　21
　―― パターン　685, 709

葛藤　444
活動-運動　18
　―― パターン　257, 707
活動過多の子ども　616
活動耐性低下　258, 268, 303, 326, 329
家庭内虐待　605
家庭内暴力　570
カテーテル関連尿路感染症　148
下部消化管出血　801, 802
下部静脈血貯留　140
かゆみ　397
感覚麻痺症状　643
肝機能障害リスク状態　300
肝機能不全　300
看護介入　8
看護ケアが必要な状態　17
看護診断　4, 7, 8, 17
　―― のタイプ　10
感情の調整不全　631
感染仲介リスク状態　146, 151
感染リスク状態
　　　　　82, 144, 180, 197, 225, 379

き

キーゲル体操　251
記憶障害　453
機械的イレウス　807
危機　605
危険因子　2, 6
喫煙　826
機能性尿失禁　233
機能的健康パターン　12
気分調節障害　634
気分転換活動不足　277
希望促進準備状態　727
虐待　608, 642
吸引　323
急性冠症候群　753, 761
急性混乱　431
　―― リスク状態　437
急性腎不全　379

急性疼痛　368, 404
急性尿閉　791
急性の混乱　433
急性肺水腫　757
脅威　465
狭心症　810
強制的な移転　657
共同体家族　539, 545
共同問題　4, 7, 9, 22, 749
恐怖　465, 475
起立性低血圧　64
禁煙　825
筋骨格系の合併症リスク状態　23

く

空気感染症　154
空気塞栓症　776, 780
グリーフワーク　549, 557, 560
車椅子移動障害　317
クレーデ法　231

け

ケアプラン　1, 4
ケアリング　593
傾聴のスキル　697
結核　155
血管外傷リスク状態　380
血管外漏出　380
血管形成術　817
血栓溶解療法　766
血栓予防　779
血糖不安定リスク状態　120
下痢　217, 224
健康管理促進準備状態　45, 710
健康知覚-健康管理　17
　── パターン　27, 706
健康的な食事　824
健康リスク行動　41
言語的コミュニケーション障害　534
減量　825

こ

更衣セルフケア不足　339, 351
公害による影響　31
抗凝固療法　766, 778
口腔衛生　189
口腔粘膜炎　188
口腔粘膜障害　186, 193, 212
　── リスク状態　192
行動契約　629
高ナトリウム血症　798
高齢者虐待　608
誤嚥　179
　── のリスク　68
誤嚥リスク状態　59, 66
コーピング-ストレス耐性　21
　── パターン　591, 709
コーピング促進準備状態　737
呼吸器感染症　149
呼吸器系の合併症リスク状態　22
呼吸法　424
個人
　── の外的資源　486
　── の統合性　434, 440
　── の内的資源　485
骨盤底筋体操　251
孤独感リスク状態　575
子どもの問題行動　566
コミュニケーション　531, 534
　── スキル　730
コミュニケーション障害　529
コミュニケーション促進準備状態
　　　　　　　　　　　　　730
コミュニティヘルス不足　37
混合家族　539, 545
コンタクトレンズ　185
コンパートメント症候群　371, 771
コンプライアンス　85
混乱　433

和文索引　　873

さ

再構成　738
坐位障害　310
坐位中心ライフスタイル　296, 303
酸素飽和度　756
酸素飽和不全状態　330

し

自意識　512
自己概念　499
自己概念混乱　498
自己概念促進準備状態　729
自己観察法　614
自己虐待　666
自己傷害　666, 670
　── リスク状態　671
自己損傷　666
自己損傷リスク状態　664
自己知覚　20
　── パターン　461
自己知覚-自己概念パターン　708
自己調整鎮痛　411
自己同一性混乱　509
　── リスク状態　510
自己評価　521
自殺　666, 674
　── の危険度のアセスメント
　　　　　　　　　　　　　　　676
自殺行為　675
自殺リスク状態　484, 666, 674
自傷　666, 670, 671
自傷行為　673
歯生障害　171
持続性尿失禁　230
自尊感情　499
自尊感情混乱　499, 516
自尊感情状況的低下　499, 520
　── リスク状態　524
自尊感情慢性的低下　499, 511, 517
　── リスク状態　514
児童虐待　606

児童養護施設　607
死の回避　473
死の不安　471
自発換気障害　330
自発呼吸維持不能　330
ジフテリア　154
脂肪塞栓症　776, 782
脂肪塞栓症候群　776
社会的孤立　180, 574
社会的相互作用障害　278, 575
弱者集団　46
宗教性　694
周手術期体位性身体損傷リスク状態
　　　　　　　　　　　　　　　78
就寝時の慣例　387, 389
終末期シンドローム　472
手指衛生　146
手術　811
手術部位感染　148
　── の危険因子　832
手段的支援　600
出血　763
出血リスク状態　267
術後回復遅延　102
　── リスク状態　103
術後回復遅延ハイリスク状態　104
出産育児行動促進準備状態　736
循環器系／血管系の合併症リスク状
　態　22
循環血液量過多症　799
循環血液量減少　784
消化管運動機能障害　223
　── リスク状態　225
消化管出血　800
消化器系／肝臓／胆道系の合併症リ
　スク状態　22
床上移動障害　309
衝動コントロール　662
情動的支援　600
上部消化管出血　800, 802
情報的支援　600

静脈うっ血　140
静脈血栓症　777
静脈血栓塞栓症　778
静脈内輸液　758
消耗性疲労　180, 260
食事活動　345
褥瘡　180, 196, 212
　　── リスク状態　180, 204
褥瘡リスク　834
食物アレルギー　161
除草剤による影響　28
ショック　765, 785
ショックリスク状態　360
処方確認　828
処方薬の経済的影響　56
自律神経反射異常亢進　447
　　── リスク状態　451
腎／泌尿器系の合併症リスク状態
　　　　　　　　　　　　22
腎機能障害　793
腎機能不全の合併症　379
神経系／感覚器系の合併症リスク状
　　態　23
心係数低下　769
心血管合併症　752
人工換気離脱困難反応　331, 338
　　── リスク状態　337
信仰心障害　695, 699
　　── リスク状態　703
信仰心促進準備状態　748
人工妊娠中絶　812
心室機能　770
心室性不整脈　761
新生児黄疸　156
　　── リスク状態　157
心臓血管疾患　752
心臓血管の状態　755
心臓組織循環減少リスク状態　365
心臓のバイオマーカー　753
心臓ブロック　761
身体外傷リスク状態　59, 77

身体可動性障害　197, 301, 310, 311
身体損傷リスク状態　58, 70, 75, 79
診断クラスター　1, 809
診断指標　13
診断の表記　11
陣痛のサポート　422
心的外傷　641
心的外傷後シンドローム　639
　　── リスク状態　645
心電図パターン　760
シンドローム　10
心拍出量減少　268, 769
心拍出量減少の合併症リスク状態
　　　　　　　　　　　　768
深部静脈血栓症　775, 776
心不全　756
腎不全　793, 796
　　── の初期徴候　795
心房性不整脈　761

す

水痘　154
水分摂取量　135
髄膜炎　155
睡眠-休息　19
　　── パターン　381, 708
睡眠サイクル　385
睡眠障害　384
睡眠促進準備状態　722
睡眠の妨げ　386
睡眠剥奪　392
睡眠パターン混乱　382, 391, 392
スキンケア　208
ストレス　605
ストレス閾値　441
ストレス過剰負荷　265, 680
ストレス低減方法　738
スピリチュアリティ　694
スピリチュアルウエルビーイング促進
　　準備状態　723, 743
スピリチュアルニーズ　683

和文索引　875

スピリチュアルペイン　693
　── リスク状態　704
スライディングボード　314

せ

性教育　588
成熟性遺尿症　238
正常新生児　814
生殖器系の合併症リスク状態　23
性的機能　586
性的機能障害　585, 589
性的健康　587
性的パートナー　586
性的暴行　647
性的暴行外傷シンドローム　646
生物学的製剤による影響　29
生理学的合併症　749
セクシュアリティ-生殖　21
　── パターン　581, 708
セックスセラピスト　585
摂食セルフケア不足　339, 344
切断手術　503
切迫性尿失禁　252
　── リスク状態　256
絶望感　481, 493
セルフケア　341
セルフケア促進準備状態　721
セルフケア不足シンドローム　339
セルフネグレクト　491
全身性炎症反応症候群　787
全面的セルフケア不足　341
せん妄　433

そ

造影剤反応　112
早期段階的運動プログラム（プロト
　コール）　302, 304
喪失　559
創傷ケア　201
創傷ドレッシング材　201
組織間橋　201

組織統合性障害　187, 210
組織統合性障害リスク状態　379

た

体液の状態　764
体液量過剰　138
体液量不足　132, 137
　── リスク状態　137, 714
体液平衡異常リスク状態　143
体液平衡促進準備状態　714
対自己暴力リスク状態　666
代謝系／免疫系／造血器系の合併症
　リスク状態　22
体重　756
帯状疱疹　154
タイムアウト　567
唾液分泌の減少　189
多剤耐性菌　155
多世代家族　539, 545
脱水　134
タッチ　424
タッピング　231
他動的関節可動域訓練　307
段階的運動活動プロトコール
　　　　　　　　　　　　302, 304
単親家庭　539, 545
弾性ストッキング　140, 778
弾性包帯　140
炭疽　154

ち

地域社会コーピング促進準備状態
　　　　　　　　　　　　　　739
地域のプログラム　739
知覚欠損　457
知識獲得促進準備状態　726
知識不足　452
窒息リスク状態　59, 74
中心静脈カテーテル抜去　781
中毒リスク状態　59, 73
長期療養施設　659

腸蠕動　802
鎮痛薬　407, 411

つ・て

強み　3, 706
手洗い　146
低アルブミン血症　799
低酸素血症　330, 755
適応障害　40
電解質平衡異常リスク状態　131
転倒・転落
　―― のハイリスク　830
　―― 予防計画　70
転倒転落リスク状態　59, 69

と

頭蓋内許容量減少　295
同居家族　539, 545
道具使用セルフケア不足　340, 357
同性婚　539, 545
疼痛　405
疼痛緩和　407, 411
疼痛尺度　427
道徳的苦悩　686
　―― リスク状態　687, 690
道徳的勇気　691
洞房結節性不整脈　761
動脈塞栓症　326
読唇術　532
読話　532
ドライアイ　184
ドライアイリスク状態　183
トライポッド姿勢　263
トロポニン　753

に

二者家族　539, 545
二重焦点臨床実践モデル　8
二次予防活動　48
日常生活活動　458
乳児行動統合障害　285

　―― リスク状態　294
乳児行動統合促進準備状態　717
乳児突然死症候群　362
乳児突然死症候群リスク状態　361
乳児の自己制御力　290
入浴活動　349
入浴セルフケア不足　339, 348
尿閉　243, 792
尿量　756, 770
尿路損傷リスク状態　59, 82
人間の尊厳毀損リスク状態　488
妊娠期　100
認知－知覚　19
　―― パターン　393, 708
認知症　433
認知的変化　570

ね

熱傷凍傷リスク状態　59, 75, 75
熱中症の防止　135

の

脳性ナトリウム利尿ペプチド　753
脳脊髄幹無痛法　425
農薬による影響　28
ノーコード　689, 691
ノンアドヒアランス　53
ノンコンプライアンス　40, 84

は

バースボール　424
パートナー　569
パートナーシップ促進準備状態　734
肺炎　155, 326
バイオフィルム　201
廃棄物による影響　30
敗血症　787
敗血症症候群　787
敗血症性ショック　788
排泄　18, 355
排泄セルフケア不足　340, 354

排泄パターン　213, 707
肺塞栓　778
肺塞栓症　326, 329, 776
排尿障害　226
排尿促進準備状態　716
排尿パターン　707
排便コントロール　215
排便パターン　707
排便方法　216
発達　718
母親／胎児二者関係混乱リスク状態
　　　　　　　　　　　　582

パルスオキシメータ　757
パワー促進準備状態　728
反射性尿失禁　246
反射性排尿　247
半側無視　456
半側無視シンドローム　456

ひ

ひきこもり　535
非効果的気道浄化　322
非効果的健康維持　40, 44
非効果的健康管理
　　　38, 45, 52, 120, 265, 368, 452
非効果的行動計画　264
　── リスク状態　266
非効果的コーピング
　　　　　　87, 609, 663, 747
非効果的呼吸機能　329
非効果的呼吸機能リスク状態
　　　　　　　　　319, 333
非効果的呼吸パターン　325
非効果的出産育児行動　526
　── リスク状態　527, 528
非効果的消化管組織循環リスク状態
　　　　　　　　　　　369
非効果的衝動コントロール　627
非効果的腎臓組織循環リスク状態
　　　　　　　　　　　378

非効果的セクシュアリティパターン
　　　　　　　　　　　583
非効果的組織循環　364
非効果的地域社会コーピング　636
非効果的抵抗力　180
非効果的乳児哺乳パターン　172
非効果的脳組織循環リスク状態　367
非効果的パートナーシップ　569
　── リスク状態　571
非効果的否認　622
非効果的母乳栄養　121, 128, 130
非効果的末梢組織循環　364, 373
　── リスク状態　377
非効果的役割遂行　572
非侵襲的ストレス緩和法　430
非侵襲的疼痛緩和法　417
悲嘆　128, 547, 557, 577, 612, 663
悲嘆過程　553
悲嘆作業　548
悲嘆反応　550, 558, 563
悲嘆複雑化　548, 559
　── リスク状態　559, 563
引越し　655, 658
否定的な自己評価　521
皮膚統合性障害　180, 194, 212
　── リスク状態　180, 195
飛沫感染症　154
肥満　86, 87
肥満の改善　89
百日咳　155
非薬理学的疼痛緩和　423
評価的支援　600
病原体の伝播　152
標準予防策　146
病的悲嘆　551
非ラテックス代替製品　159
貧血　798

ふ

ファストフード　167
不安　265, 368, 452, 462

不安定性情動　632
不安定性情動コントロール　630
不安のレベル　466
風疹　155
腹圧性尿失禁　228, 249
複婚家族　539, 545
腹部コンパートメント症候群　771
不使用性シンドローム　270, 320
不使用性シンドロームリスク状態
　　　　　212, 269
不整脈　759
物質乱用(者)　544, 570
不動状態による身体系統への有害作
　用　272
不眠　384, 390
フラストレーション　535
ブリッジ　201
プレイセラピー　276
ブレーデンスケール　205, 834
分娩陣痛　420
分娩シンドローム　421

へ

ペアレンティング　564
ペアレンティング障害　564
　── リスク状態　566
ペアレンティング促進準備状態　733
米国疾病予防管理センター
　　　　　147, 152
ペインスケール　427
ペーパーバッグ法　328
ペスト　155
ベッドアラームシステム　241
ペットセラピー　279
ヘルスプロモーション型看護診断
　　　　　10, 706
ヘルスプロモーションのアセスメン
　ト　706
便失禁　214
便秘　224
　── リスク状態　225

ほ

防衛的コーピング　612, 618
膀胱拡張　792
膀胱機能の改善　236
膀胱への刺激　236, 253
放射線による影響　30
法的移転　658
暴力　666
歩行障害　315
ホスピスケア　474
ボディイメージ混乱　502
母乳栄養　122, 124, 130
母乳栄養促進準備状態　713
母乳栄養中断　128
母乳分泌不足　129, 130

ま

麻疹　154
末期疾患　473
末期状態　473
末梢性神経血管性機能障害リスク状態
　　　　　371
麻痺性イレウス　805
マルブルグウイルス病　154
慢性混乱　438
慢性腎不全　379
慢性疼痛　414, 428
慢性疼痛症候群　428
慢性疼痛シンドローム　427
慢性の錯乱　433
慢性肺機能不全　262
慢性悲哀　576, 594

み・む・め

水疱瘡　154
無視側　457
無力感　483, 492
　── リスク状態　497
メンタルヘルス　612

和文索引　879

も

妄想　620
モースフォールスコア　831
沐浴　720
モチベーションの欠如　279
問題焦点型看護診断　10

や

薬物治療の有害反応の合併症リスク
　状態　23
薬理的緩和措置　425
役割-関係　20
　―― パターン　525, 708
役割責任　566

ゆ・よ

遊戯療法　276
夕暮れ症候群　441
誘発流産　812
ユニバーサル・プリコーション
　　　　　　　　　　　　　146
ヨード造影剤　109
ヨード造影剤有害作用リスク状態
　　　　　　　　　　　　　108
予期悲嘆　548, 555
予防接種　48

ら

ラッサ熱　154
ラテックスアレルギー　162
ラテックスアレルギー反応　158
　―― リスク状態　161
ラテックス製品　159
ラポール　613

り

理学療法プログラム　429
リスクアセスメントツール　830
リスク型看護診断　10
リスク傾斜健康行動　39, 53, 87
立位障害　311
リテラシー　820
リフレイミング　738
流行性耳下腺炎　155

れ

冷罨法　417
レイプ　647
レイプ-心的外傷シンドローム
　　　　　　　　　　　641, 646
レジリエンス　468, 662, 663, 747
レジリエンス障害　661
　―― リスク状態　663
レジリエンス促進準備状態　746

欧文索引

A

Activity Intolerance　258
Acute Confusion　431
Acute Pain　404
ADL　458
Anticipatory Grieving　555
Anxiety　462
Autonomic Dysreflexia　447

B

B型ナトリウム利尿ペプチド　753
Bathing Self-Care Deficit　348
BNP　753
Bowel Incontinence　214

C

Caregiver Role Strain　592
CAUTI　148
CDC　147, 152
Chronic Confusion　438
Chronic Low Self-Esteem　511
Chronic Pain　414
Chronic Pain Syndrome　427
Chronic Sorrow　576
CK-MB　753
Complicated Grieving　559
Compromised Family Coping　602
Continuous Urinary Incontinence
　　230

D

Death Anxiety　471
Decisional Conflict　442
Decreased Cardiac Output　268
Decreased Intracranial Adaptive
　Capacity　295
Defensive Coping　618
Deficient Community Health　37

Deficient Diversional Activity　277
Deficient Fluid Volume　132
Deficient Knowledge　452
Delayed Surgical Recovery　102
Diarrhea　217
Disabled Family Coping　603
Disorganized Infant Behavior　285
Disturbed Body Image　502
Disturbed Personal Identity　509
Disturbed Self-Concept　498
Disturbed Self-Esteem　516
Disturbed Sleep Pattern　382
Dressing Self-Care Deficit　351
Dysfunctional Family Processes
　　542
Dysfunctional Gastrointestinal
　Motility　223
Dysfunctional Ventilatory Weaning
　Response　331

E・F

Excess Fluid Volume　138
Family Contamination　35
Fear　475
Feeding Self-Care Deficit　344
Functional Urinary Incontinence
　　233

G・H

Grieving　547
Hopelessness　481

I

Imbalanced Nutrition: Less Than
　Body Requirements　163
Impaired Bed Mobility　309
Impaired Comfort　394
Impaired Communication　529

881

Impaired Dentition　171

Impaired Gas Exchange　329

Impaired Home Maintenance　281

Impaired Individual Resilience
661

Impaired Memory　453

Impaired Mood Regulation　634

Impaired Oral Mucous Membrane
186

Impaired Parenting　564

Impaired Physical Mobility　301

Impaired Religiosity　699

Impaired Sitting　310

Impaired Skin Integrity　194

Impaired Spontaneous Ventilation
330

Impaired Standing　311

Impaired Swallowing　176

Impaired Tissue Integrity　210

Impaired Transfer Ability　313

Impaired Urinary Elimination　226

Impaired Verbal Communication
534

Impaired Walking　315

Impaired Wheelchair Mobility　317

Individual Contamination　28

Ineffective Activity Planning　264

Ineffective Airway Clearance　322

Ineffective Breastfeeding　121

Ineffective Breathing Pattern　325

Ineffective Childbearing Process
526

Ineffective Community Coping
636

Ineffective Coping　609

Ineffective Denial　622

Ineffective Health Maintenance
44

Ineffective Health Management
52

Ineffective Impulse Control　627

Ineffective Infant Feeding Pattern
172

Ineffective Peripheral Tissue
Perfusion　373

Ineffective Protection　180

Ineffective Relationship　569

Ineffective Role Performance　572

Ineffective Sexuality Pattern　583

Ineffective Tissue Perfusion　364

Insomnia　390

Instrumental Self-Care Deficit　357

Insufficient Breast Milk　129

Interrupted Breastfeeding　128

Interrupted Family Processes　537

L

Labile Emotional Control　630

Labor Pain　420

Latex Allergy Response　158

M

Maturational Enuresis　238

Moral Distress　686

MyPlate　88, 95, 101, 824

N

N 末端プロ脳性ナトリウム利尿ペプ
チド　753

Nausea　400

Neonatal Jaundice　156

Noncompliance　84

NT-ProBNP　753

O

Obesity　86

Overflow Urinary Incontinence
243

Overweight　93

P

PLISSITT モデル　586

Post-Trauma Syndrome 639
Powerlessness 492
Pressure Ulcers 196
PTSD 641

R

Rape-Trauma Syndrome 646
RC 749
Readiness for Enhanced
  Breastfeeding 713
Readiness for Enhanced
  Childbearing Process 736
Readiness for Enhanced Comfort
  723
Readiness for Enhanced
  Communication 730
Readiness for Enhanced
  Community Coping 739
Readiness for Enhanced Coping
  737
Readiness for Enhanced Decision
  Making 725
Readiness for Enhanced
  Emancipated Decision Making
  724
Readiness for Enhanced Family
  Coping 745
Readiness for Enhanced Family
  Processes 731
Readiness for Enhanced Fluid
  Balance 714
Readiness for Enhanced Health
  Management 710
Readiness for Enhanced Hope 727
Readiness for Enhanced
  Knowledge 726
Readiness for Enhanced Nutrition
  715
Readiness for Enhanced Organized
  Infant Behavior 717

Readiness for Enhanced Parenting
  733
Readiness for Enhanced Power
  728
Readiness for Enhanced
  Relationship 734
Readiness for Enhanced Religiosity
  748
Readiness for Enhanced Resilience
  746
Readiness for Enhanced Self-Care
  721
Readiness for Enhanced Self-
  Concept 729
Readiness for Enhanced Sleep 722
Readiness for Enhanced Spiritual
  Well-Being 743
Readiness for Enhanced Urinary
  Elimination 716
Reflex Urinary Incontinence 246
Relocation Stress [Syndrome]
  652
Risk-Prone Health Behavior 39
Risk for Acute Confusion 437
Risk for Adverse Reaction to
  Iodinated Contrast Media 108
Risk for Allergy Response 114
Risk for Aspiration 66
Risk for Autonomic Dysreflexia
  451
Risk for Bleeding 267
Risk for Caregiver Role Strain
  599
Risk for Chronic Low Self-Esteem
  514
Risk for Community Contamination
  36
Risk for Complicated Grieving
  563
Risk for Complications of
  Decreased Cardiac Output 768

欧文索引　883

Risk for Compromised Human
　Dignity　488
Risk for Corneal Injury　181
Risk for Decreased Cardiac Tissue
　Perfusion　365
Risk for Deficient Fluid Volume
　　　　　　　　137
Risk for Delayed Surgical
　Recovery　103
Risk for Disorganized Infant
　Behavior　294
Risk for Disturbed Maternal/Fetal
　Dyad　582
Risk for Disturbed Personal
　Identity　510
Risk for Disuse Syndrome　269
Risk for Dry Eye　183
Risk for Dysfunctional
　Gastrointestinal Motility　225
Risk for Dysfunctional Ventilatory
　Weaning Response　337
Risk for Electrolyte Imbalance
　　　　　　　　131
Risk for Falls　69
Risk for Imbalanced Fluid Volume
　　　　　　　　143
Risk for Impaired Liver Function
　　　　　　　　300
Risk for Impaired Oral Mucous
　Membrane　192
Risk for Impaired Religiosity　703
Risk for Impaired Resilience　663
Risk for Impaired Skin Integrity
　　　　　　　　195
Risk for Individual Contamination
　　　　　　　　34
Risk for Ineffective Activity
　Planning　266
Risk for Ineffective Cerebral Tissue
　Perfusion　367

Risk for Ineffective Childbearing
　Process　528
Risk for Ineffective Gastrointestinal
　Tissue Perfusion　369
Risk for Ineffective Peripheral
　Tissue Perfusion　377
Risk for Ineffective Relationship
　　　　　　　　571
Risk for Ineffective Renal Perfusion
　　　　　　　　378
Risk for Ineffective Respiratory
　Function　319
Risk for Infection　144
Risk for Infection Transmission
　　　　　　　　151
Risk for Injury　58
Risk for Latex Allergy Response
　　　　　　　　161
Risk for Moral Distress　690
Risk for Neonatal Jaundice　157
Risk for Overweight　96
Risk for Perioperative Positioning
　Injury　78
Risk for Peripheral Neurovascular
　Dysfunction　371
Risk for Poisoning　73
Risk for Post-Trauma Syndrome
　　　　　　　　645
Risk for Powerlessness　497
Risk for Pressure Ulcer　204
Risk for Relocation Stress
　[Syndrome]　657
Risk for Self-Harm　664
Risk for Self-Mutilation　671
Risk for Shock　360
Risk for Situational Low Self-
　Esteem　524
Risk for Spiritual Distress　704
Risk for Sudden Infant Death
　Syndrome　361
Risk for Suffocation　74

Risk for Suicide 674
Risk for Thermal Injury 75
Risk for Trauma 77
Risk for Unstable Blood Glucose Level 120
Risk for Urge Urinary Incontinence 256
Risk for Urinary Tract Injury 82
Risk for Vascular Trauma 380

S
SBAR 72, 385
Sedentary Lifestyle 296
Self-Care Deficit Syndrome 339
Self-Mutilation 670
Self-Neglect 491
Sexual Assault Trauma Syndrome 646

Sexual Dysfunction 589
SIRS 787, 788
Situational Low Self-Esteem 520
Sleep Deprivation 392
Social Isolation 574
Spiritual Distress 693
SSI 148
Stress Overload 680
Stress Urinary Incontinence 249

T
Teach-Back 法 55, 821
Toileting Self-Care Deficit 354

U・W
Unilateral Neglect 456
Urge Urinary Incontinence 252
WAVE 87